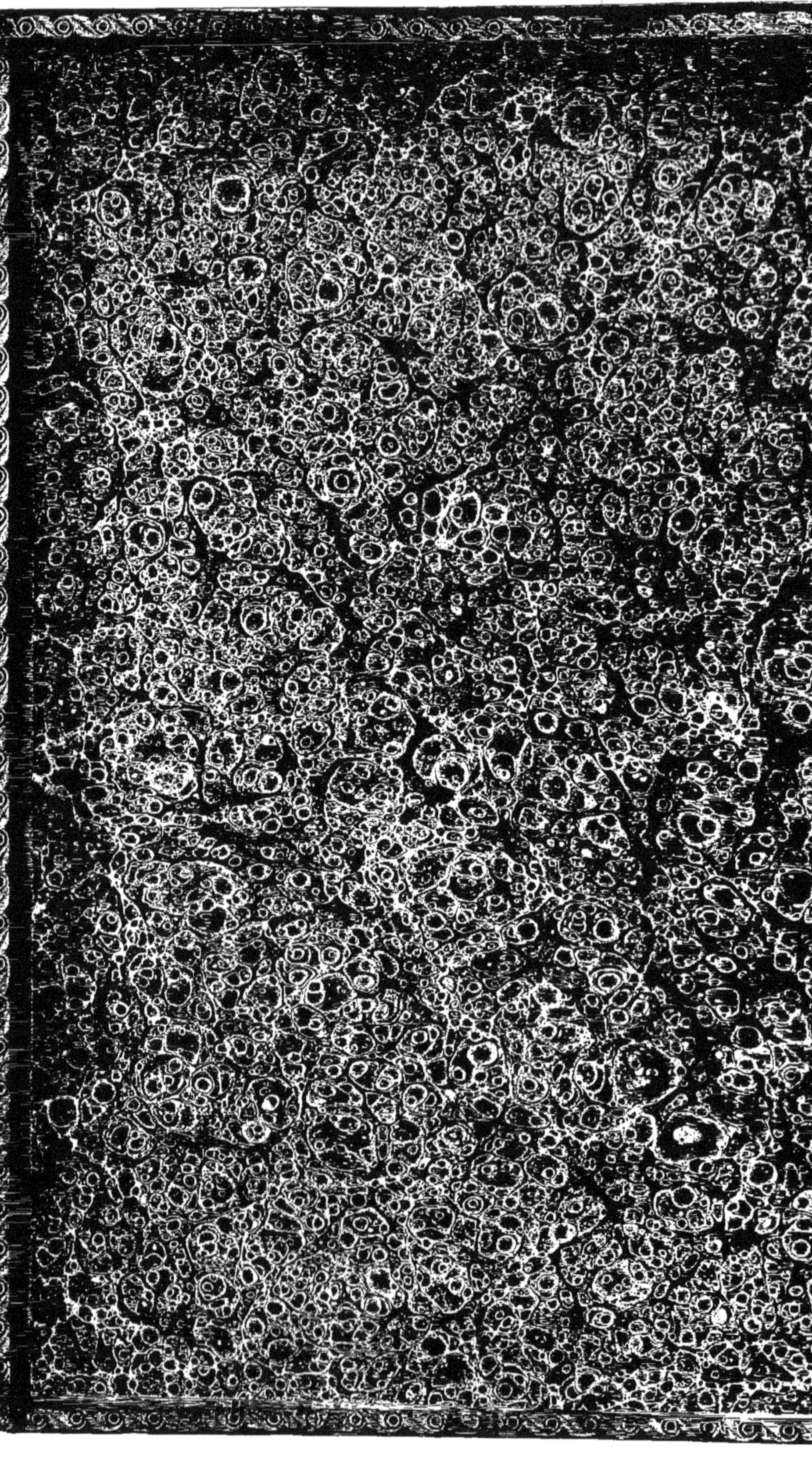

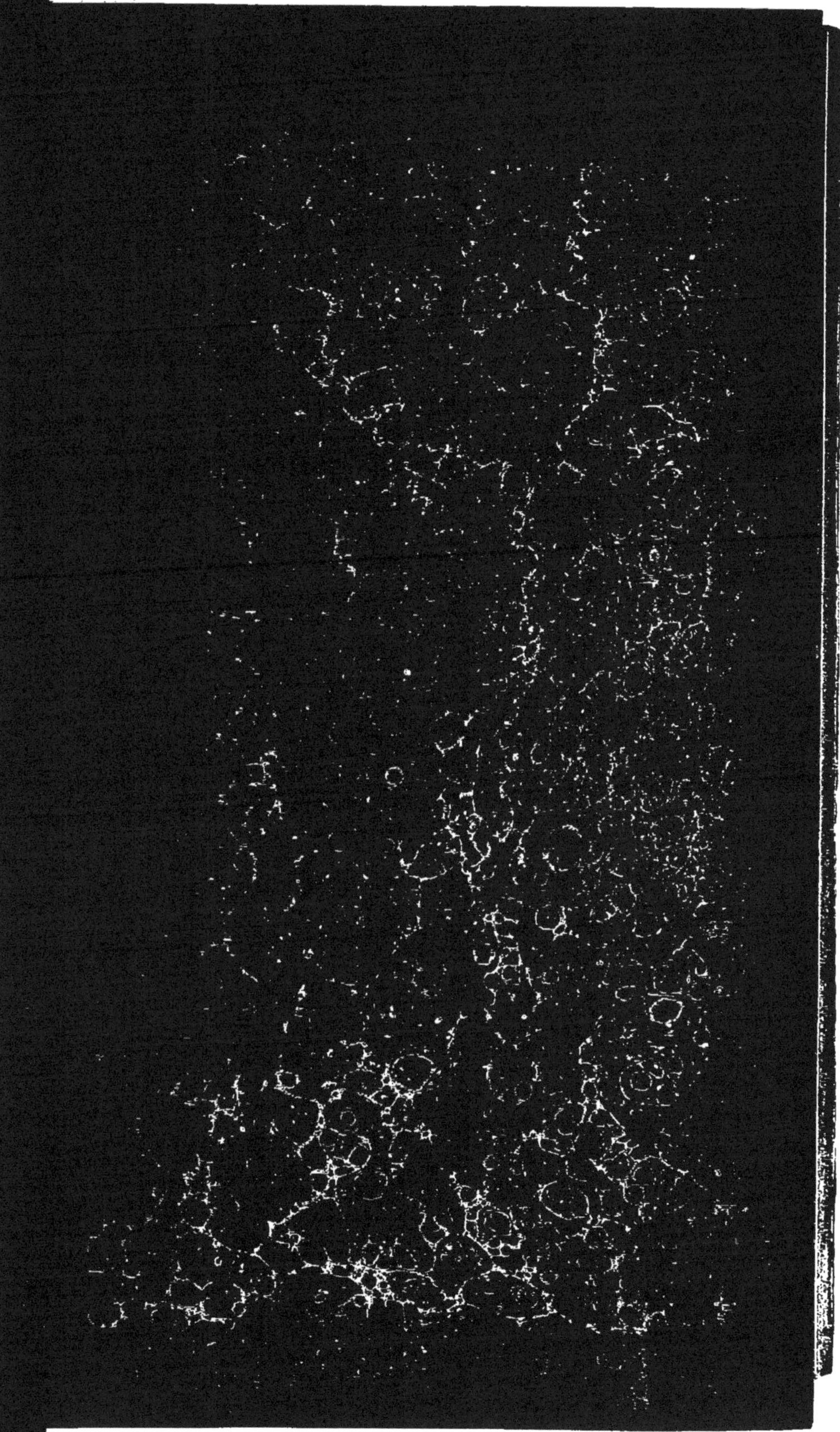

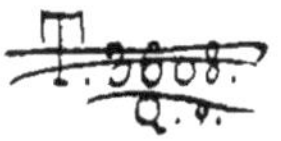

TRAITÉ

DES

SECTIONS TENDINEUSES

ET MUSCULAIRES.

PRINCIPAUX TRAVAUX DE L'AUTEUR.

Mémoire sur les Fistules lactées (*Archives générales de Médecine*, 1836).

Mémoire sur la composition chimique et l'absorption du Pus (*Gazette Médicale*, Paris, 1837).

Mémoire sur la Cautérisation des parties latérales et supérieures du pharynx dans le traitement de certaines surdités (*Bulletin de Thérapeutique* 1837).

Mémoire sur l'introduction et le séjour des épingles dans le sac herniaire, comme moyen d'obtenir la cure radicale des hernies (*Gazette Médicale*, 1837).

Mémoire sur le traitement des Varices des membres inférieurs (*Archives générales de Médecine*, 1839).

Méthode (de la) à suivre pour arriver à la connaissance et au perfectionnement de la Chirurgie (*Chez* Savy, *libraire*).

Mémoire sur les Fractures du fémur et du col de l'humérus, avec des recherches sur les déplacements que produisent dans ces fractures les mouvements des articulations (*Gazette Médicale*, 1839).

Mémoire sur les positions des membres dans les maladies articulaires, considérées sous le rapport de leurs causes, de leurs effets et de leurs applications thérapeutiques (*Gazette Médicale*, 1841).

Pour paraître incessamment :

TRAITÉ

DES

MALADIES DES ARTICULATIONS,

2 vol. avec Atlas de plus de 40 Planches.

RECHERCHES

SUR LES

MALADIES DES ORGANES GÉNITO-URINAIRES,

ET EN PARTICULIER

SUR

LA LITHOTRITIE,

Un vol. avec Planches.

TRAITÉ
DES
SECTIONS TENDINEUSES
ET MUSCULAIRES

DANS LE STRABISME, LA MYOPIE,
LA DISPOSITION A LA FATIGUE DES YEUX, LE BÉGAIEMENT,
LES PIEDS BOTS,

LES DIFFORMITÉS DU GENOU,
LES TORTICOLIS, LES RESSERREMENTS DES MACHOIRES,
LES FRACTURES, ETC., ETC.;

Suivi d'un Mémoire
SUR
LA NÉVROTOMIE SOUS-CUTANÉE;
Avec 16 Planches;

PAR A. BONNET,
CHIRURGIEN EN CHEF DE L'HÔTEL-DIEU DE LYON.

PARIS.
J.-B. BAILLIÈRE, | GERMER BAILLIÈRE,
Rue de l'Ecole-de-Médecine.

LYON.
CHARLES SAVY JEUNE, LIBRAIRE-ÉDITEUR,
Quai des Célestins, N° 48.

1841.

LYON. — DUMOULIN, RONET ET SIBUET,
Quai Saint-Antoine, 33.

INTRODUCTION.

Il est des infirmités qui ne produisent aucune douleur, n'empêchent l'exercice d'aucune fonction et ne menacent pas l'existence; elles entraînent seulement certaines altérations dans la forme et dans l'exercice des organes. La plupart de ces infirmités, telles que les pieds bots, les strabismes, la myopie, le bégaiement, etc., ont été considérées jusqu'à ces dernières années comme au dessus des ressources de l'art; les malades qui en étaient affectés, s'y résignant comme à une condition nécessaire de leur existence, se bornaient à l'emploi de quelques palliatifs, et ne sollicitaient point les opérateurs de trouver un remède à leurs maux. Ceux-ci, à leur tour, en présence de lésions qui n'entraînent aucun danger, hésitaient à recourir à des opérations qui, pour être raisonnables, doivent avant tout être innocentes, et

*

dont cependant on ne peut jamais avant l'expérience assurer l'innocuité.

Par ces diverses causes, la plupart des infirmités qui se bornent à altérer la forme ou les fonctions des organes, n'étaient point entrées jusqu'à ces derniers temps dans le domaine de la médecine opératoire; et comme elles étaient cependant incurables par les moyens de l'orthopédie et de la gymnastique, elles offraient à la chirurgie un champ nouveau et encore inexploré. L'activité de la génération présente s'en est emparée, et, le succès dépassant toute attente, l'on a vu naître en quelques années les opérations les plus heureuses, contre les pieds bots, les strabismes, la myopie, le bégaiement, etc.

Sans doute, dans cette série de découvertes, la chirurgie nouvelle n'en peut présenter aucune qui soit aussi importante que celle des opérations anciennes de la cataracte, de la pierre, des hernies étranglées. Mais cette infériorité dépend de la difficulté des conditions où elle s'est trouvée placée; et lorsque les hommes admirateurs exclusifs des travaux du passé lui reprochent le peu d'importance des sujets dont elle s'est occupée, et par cette considération jettent sur elle un regard affecté de dédain, elle peut leur répondre qu'elle a découvert dans le champ où il lui était donné de découvrir. On n'accuse point les voyageurs modernes de ne plus trouver de nouveaux continents : si les pays dans lesquels ils abordent les premiers, n'ont pas l'étendue et la fertilité de ceux que leurs prédécesseurs ont découverts, on attribue ce résultat à ce que la terre est bornée et que les explorations les plus fructueuses ont déjà été faites.

Le même esprit de justice doit s'appliquer aux travaux des chirurgiens modernes; s'il ne leur a pas été donné de découvrir des choses aussi importantes en soi que celles qu'ils doivent à leurs devanciers, la raison en est simple; c'est que les maladies qui sont douloureuses, qui empêchent l'exercice de certaines fonctions, ou menacent l'existence, et qui, par ces diverses conditions, sont les plus importantes à guérir, étaient celles qui avaient appelé presque exclusivement l'attention des anciens, et sur lesquelles toutes les recherches antérieures avaient été dirigées.

Parmi les moyens nouveaux que les opérateurs ont opposés à ces infirmités dans lesquelles il y a seulement altération de la forme et des fonctions des organes, il est un ordre tout entier d'opérations qui consiste dans la section des tendons et des muscles. C'est cet ordre d'opérations qui doit faire le sujet de cet ouvrage, et comme je désire, avant tout, donner une idée de l'ensemble des travaux dont il a été le sujet, je vais exposer d'abord l'histoire générale des sections tendineuses et musculaires; j'analyserai ensuite les diverses parties de ce livre, en faisant ressortir spécialement les idées nouvelles qui y sont contenues.

HISTOIRE GÉNÉRALE DES SECTIONS TENDINEUSES ET MUSCULAIRES.

Dans cette histoire, je ne tiendrai compte que des découvertes; je dois donc m'expliquer sur le sens dans lequel j'emploie ce mot.

Faire une chose nouvelle, ce n'est pas faire une découverte.

On peut observer un fait nouveau, créer une opération nouvelle, en se servant d'une méthode d'exploration connue dans la science, ou en déduisant une conséquence d'un principe établi. Dans ce cas il y a nouveauté dans le résultat; il n'y a pas découverte. Un chimiste qui analyse, par exemple, une eau minérale et qui trouve une substance qui n'y avait pas été signalée, de l'iode ou du brôme, par exemple, fait une observation nouvelle, mais ne fait pas une découverte; la découverte appartient à celui qui, le premier, a observé l'iode ou le brôme, qui le premier a indiqué les caractères distinctifs de ces substances et montré comment on pouvait les séparer des corps avec lesquels elles sont mélangées ou combinées. Il en est de même en chirurgie, lorsque les principes d'un ordre d'opérations sont créés. Si vous appliquez ces principes dans des conditions où ils ne l'ont pas encore été; si, par exemple, partant des théories aujourd'hui établies sur les rétractions musculaires comme causes des difformités du système osseux, et des principes de la méthode sous-cutanée comme moyen de faire des sections, vous coupez des tendons ou des muscles à travers une piqûre de la peau, dans une région où ces sections n'ont pas encore été faites, je reconnais à votre travail un certain caractère de nouveauté; je lui refuse celui de la découverte. S'il n'en était pas ainsi, quand un principe fécond a été établi dans la science, que ses conséquences tendent à modifier la pratique chirurgicale dans toutes les parties du corps, dans la section de chaque muscle, par exemple; on pourrait donc faire autant de découvertes qu'il y a de muscles à couper; ce qui évidemment est inadmissible.

Ainsi, ne reconnaissant le caractère de la découverte qu'aux inventions nouvelles qui ne peuvent pas se déduire logiquement des inventions antérieures, qui ne sont pas une simple conséquence, mais une création, et voulant dans cette histoire ne m'occuper que de découvertes, je circonscris singulièrement, comme on le voit, l'espace que je veux parcourir.

Parmi toutes les innovations récentes je reconnais le caractère de la découverte: 1° à la création du procédé à suivre dans la section des tendons; 2° à l'établissement de la théorie des rétractions musculaires, comme causes des difformités du système osseux; 3° aux principes de la méthode sous-cutanée; 4° à l'opération du strabisme; 5° à celle du bégaiement; 6° et enfin à l'opération de la myopie. Sans aucun doute toutes ces découvertes sont unies entre elles par les liens les plus étroits; sans la première, la seconde et la troisième n'auraient pas été faites; sans celles-ci et leurs nombreuses applications, l'on ne serait pas arrivé au strabisme; sans le strabisme, on n'aurait pas créé l'opération de la myopie, etc. Mais si les premières de ces découvertes ont été nécessaires à la création de celles qui les ont suivies, si les unes ont donné l'idée de chercher les autres, leur succession n'était pas nécessaire; il y avait entre les unes et les autres un intervalle à franchir, et cet intervalle ne supposait pas seulement un effort logique, il supposait une invention.

Un caractère historique commun à toute découverte, c'est que depuis le moment où l'idée première en est conçue jusqu'à celui où cette idée s'est assez perfectionnée pour devenir utile, on trouve toujours des tâtonnements nombreux et successifs. Jamais le même homme ne conçoit l'idée première et ne la féconde jusqu'à son entier développement; celui qui a entrevu la découverte n'est jamais celui qui la formule et la perfectionne; il a posé la première pierre de l'édifice, il n'en couvrira pas le faîte; et celui qui en couvrira le faîte n'en aura pas posé la première pierre. Dans les innovations, au contraire, qui ne sont que des applications des principes connus, des extensions de méthodes créées, le même homme peut commencer et terminer son œuvre. Mais s'il arrive si promptement à la perfection, c'est que son travail ne lui appartient pas à lui seul; ce travail était tout préparé par les recherches de ses devanciers.

En général, moins une découverte peut se déduire des connaissances acquises, moins elle s'harmonise avec les idées du temps, plus elle est repoussée, plus lent est son développement, plus grands sont les espaces qui séparent un perfectionnement d'un autre. Ce sont ces caractères que nous allons trouver dans la découverte *des procédés à suivre dans la section sous-cutanée des tendons*, découverte la plus importante entre toutes celles dont nous allons faire l'histoire, si l'on en juge du moins par sa puissance génératrice ou en d'autres termes, par le nombre des innovations utiles qu'elle a entraînées à sa suite. Cette découverte se fit parallèlement dans des essais sur la section du tendon d'Achille pour les extensions permanentes du pied et du sterno-mastoïdien pour des torticolis chroniques.

Thélénius, le premier (1784), eut l'idée de couper le tendon d'Achille pour remédier à l'extension permanente du pied; dans l'opération exécutée par ses conseils l'on divisa transversalement le tendon et la peau.

En 1816, Delpech reprit la section du tendon d'Achille; il conserva intacte la peau qui est appliquée sur ce tendon, et se contenta de deux incisions longitudinales sur chacun des côtés de celui-ci.

En 1831, Stromeyer imita la conduite de Delpech, en substituant deux piqûres étroites aux incisions latérales du chirurgien de Montpellier.

En 1836, l'on supprima la piqûre de sortie faite par le ténotome; cette suppression fut faite simultanément par plusieurs chirurgiens.

Dans l'histoire de ces modifications successives qui ont amené la section du tendon d'Achille au point de perfectionnement où nous la voyons aujourd'hui, on voit quelle succession d'hommes a été nécessaire pour arriver à la découverte d'une méthode si simple en apparence. A l'un appartient l'idée première de la section du tendon d'Achille, mais d'une section faite suivant des procédés si vicieux, qu'elle meurt en naissant et n'exerce aucune influence sur la pratique. Un second a l'idée de conserver la peau intacte en coupant le tendon; mais dans le pas immense que fait cet auteur, il reste encore attaché à la méthode ancienne des incisions. Il faut un troisième inventeur pour que le procédé des piqûres soit enfin trouvé, et celui-la encore, restant fidèle à la route que lui a tracée son devancier, laisse à un quatrième le soin de supprimer une piqûre inutile, et de faire ainsi du procédé à suivre dans la section du tendon d'Achille un procédé aussi parfait que nous pouvons le concevoir dans l'état présent de nos connaissances.

Pendant que la section du tendon d'Achille arrivait, par une lente et pénible évolution, au point où elle en est aujourd'hui, la section du sterno-mastoïdien, dans l'inflexion latérale et permanente de la tête sur le cou, suivait une marche à peu près parallèle. Roohuisen la pratiquait en 1670, en coupant tout à la fois la peau et le muscle, comme Thélénius le fit plus tard pour le tendon d'Achille. En 1822, Dupuytren coupait le muscle sterno-mastoïdien en ne faisant que deux piqûres à la peau, une en dedans, et l'autre en dehors du muscle. C'était, avec un perfectionnement de plus, ce que Delpech avait déjà fait pour le tendon d'Achille. En 1836, Stromeyer imitait la conduite de Dupuytren, avec cette seule différence qu'il coupait le tendon d'avant en arrière, tandis que Dupuytren l'avait coupé d'arrière en avant; enfin quelque temps plus tard, Dieffenbach supprimait l'une des piqûres faites par le ténotome.

De telle sorte, que, commencées au milieu des mêmes errements, modifiées à peu près de la même manière, perfectionnées à la même époque, les sections du tendon d'Achille et du sterno-mastoïdien arrivaient en même temps (vers l'année 1837), au degré de perfection où nous les voyons aujourd'hui.

Lorsqu'à la suite de ces tâtonnements l'on fut arrivé à connaître le procédé à suivre dans la section sous-cutanée du tendon d'Achille et du sterno-mastoïdien, on n'avait encore fait que cette œuvre d'inventeur qui devine ce qui est bien, sans déterminer avec précision les principes dont il part; œuvre semblable à celle des artistes qui ont le sentiment inné du beau, et qui savent l'exprimer, sans qu'il leur soit cependant possible de dire en quoi il consiste et d'après quels principes doit être manifesté sa réalisation. C'est à tort que l'on appelle empiriques les hommes qui inventent sans formuler, sans même se rendre compte des règles qui leur servent de guide; il faut les appeler inventeurs, car ce qui distingue les hommes nés avec l'esprit de création, c'est de trouver le vrai ou l'utile, sans savoir pourquoi ils le trouvent; comme ce qui caractérise les vrais artistes, c'est de deviner le beau, et non de le comprendre par des raisonnements.

Cependant les procédés découverts pour les sections du tendon d'Achille et du sterno-mastoïdien, n'auraient pas exercé sur la science et la pratique chirurgicales une influence très-étendue, si l'on ne se fût point élevé à une notion générale du caractère des plaies pratiquées à travers une piqûre faite à la peau, si l'on n'eût pas découvert, en un mot, *les principes de la méthode des sections sous-cutanées.*

Ces principes peuvent être formulés de deux manières, ou bien d'après l'observation des phénomènes extérieurs qu'on observe au lit du malade, ou bien d'après celle des phénomènes intimes qui se dérobent à l'observation clinique.

En suivant la première méthode d'observation, on arrive à cette idée, que le caractère essentiel des plaies sous-cutanées est de guérir rapidement, sans suppuration, sans produire de la douleur, sans exposer à l'exfoliation des tendons.

En étudiant les phénomènes intimes dont les plaies sous-cutanées sont le siége, on reconnaît qu'elles s'organisent immédiatement, ou pour parler un langage plus clair, que les matières qui s'y épanchent s'organisent sans traces d'inflammation, et en quelque sorte, comme l'œuf qui, placé dans une incubation favorable, donne naissance à un être organisé.

Les caractères propres aux plaies sous-cutanées, tels qu'on peut les reconnaître par l'observation clinique, ont été pressentis (1)

(1) A la page 129, t. I de sa *Chirurgie clinique*, publiée en 1823, Delpech dit, en parlant de la section du tendon

par Delpech, et observés (2) par Stromeyer et par Dieffenbach, c'est-à-dire par ceux qui

d'Achille : « La seule chose qui nous parut sérieusement à craindre était la mortification du tendon coupé, d'où seraient résultées des suppurations longues et fatigantes. Quoique l'exfoliation d'un tendon découvert ne soit pas toujours la conséquence du contact de l'air, nous l'avions observée fréquemment; cet agent était au moins un stimulant de plus qu'il paraissait prudent d'éviter. C'est dans ce dessein que nous avons pratiqué notre opération, de manière à ne point intéresser la peau qui recouvre le tendon: et la légère exfoliation que nous avons observée, malgré ce soin, a pleinement confirmé nos craintes et justifié nos mesures. »

(1) M. Stromeyer (*Archives de médecine*, 2e série, 1834, page 103) écrivait : « L'indication de faire des plaies aussi petites que possible, afin d'éviter l'entrée de l'air, l'exfoliation du tendon et la suppuration, fut parfaitement remplie, car la pointe du bistouri traversa du côté opposé sans faire de plaie saignante, et la plaie d'entrée n'avait que la largeur de la lame. »

M. Dieffenbach, dans une publication qu'il a faite en 1838, dit : « Les avantages de cette section de muscles sous la peau, à travers une petite piqûre, sont principalement de procurer une guérison prompte et radicale, et d'éviter une cicatrice difforme qui dispose à un raccourcissement. »

Je me contente de ces citations pour justifier les assertions que j'ai émises sur la part qu'ont eue divers auteurs à l'établissement des principes de la méthode sous-cutanée; les titres de M. Guérin sont trop généralement connus pour avoir besoin d'être rappelés ici.

ont le plus contribué à l'établissement du procédé à suivre dans la section du tendon d'Achille.

C'est à M. J. Guérin qu'on doit la découverte des phénomènes intimes dont les plaies sous-cutanées sont le siége. Mais il faut ajouter que là ne se borne point la part de cet auteur, dans l'établissement des principes de la méthode sous-cutanée; doué de cette puissance d'esprit qui permet d'analyser les éléments des problèmes, de déduire de cette analyse des lois simples et générales, sachant poursuivre ensuite un principe nettement formulé dans toutes ses conséquences, M. Guérin, quoique n'ayant pas été l'inventeur proprement dit des principes de la méthode sous-cutanée, a contribué plus que personne à lui assigner son véritable caractère, et à en montrer les nombreuses et fécondes applications.

Cependant, la connaissance de l'innocuité des plaies pratiquées à travers une étroite piqûre faite à la peau, fût restée stérile si l'on n'avait eu des principes pour se diriger dans le choix des circonstances où l'on devait faire usage des plaies sous-cutanées : ces principes se trouvent dans *la découverte du rôle que jouent les muscles contractés dans la production des difformités du système osseux.*

Cette découverte se compose de deux parties principales : 1° de l'influence que les maladies du système nerveux exercent sur la rétraction des muscles; 2° de l'action qu'ont les muscles rétractés sur les changements que subissent les os dans leurs formes et dans leurs rapports. Dans cette théorie, la difformité des os est subordonnée à la rétraction des muscles, et la rétraction des muscles est subordonnée à la lésion de la moelle ou des nerfs.

Le rôle que joue le système nerveux dans la production des rétractions musculaires, a été assez bien apprécié par Delpech qui, dans son *Traité sur l'orthomorphie* (1), ouvrage

(1) Dans un article intitulé : *Des effets de la paralysie et de la contraction de certains muscles.* (*Orthomorphie*, t. I.)

Delpech, après avoir cité une observation de pied bot en dedans, survenu à la suite d'une maladie du nerf poplité interne, ajoute (page 83) : « Cette observation démontre que lorsqu'un nerf ou ses principales branches viennent à être soumis à une action irritative, ils peuvent la transmettre à tous les muscles qui reçoivent leur influence ; au point que ces derniers organes se livrent à un effort permanent de raccourcissement, capable d'al-

où se trouvent tant d'idées précieuses, que les travaux modernes n'ont fait que confirmer ou développer, a plusieurs fois insisté sur le rôle de la moelle et des nerfs, dans la production des difformités osseuses par l'intermédiaire des muscles.

térer profondément les formes en changeant le rapport et l'inclinaison mutuelle des os. . . . .
(Page 84.) Ce qui est arrivé à un membre doit arriver de même au tronc dans des circonstances identiques; et non seulement les affections des nerfs, mais encore celles de la pulpe médullaire de leurs origines peuvent avoir la même influence sur les muscles du tronc que sur ceux des membres auxquels ils se distribuent. »

Cette phrase est suivie de l'observation d'une femme qui eut une rétracture des doigts et des orteils à la suite d'une maladie de la moelle épinière. A la suite de cette observation l'auteur ajoute : « Si, au lieu d'avoir lieu vers la région lombaire, la lésion organique qui a précédé le premier épanchement et qui s'est bornée à un seul côté, s'était formée dans un point de la région dorsale, de manière à exercer son influence sur les muscles d'une gouttière vertébrale, la contracture de ces derniers, semblable à celle qui s'est manifestée si clairement dans les muscles des membres, aurait pu déverser l'épine dans ce point, et d'autant plus fortement que l'accident serait arrivé dans l'enfance.. . . . .
Et que l'on dise si l'on pourrait nier que les convulsions, si communes dans l'enfance, ne pussent avoir des rapports importants avec quelque lésion de la moelle épinière, de l'origine des nerfs dorsaux, de l'arachnoïde

Il était réservé à M. J. Guérin d'établir en lois nettement formulées les propositions émises par Delpech d'une manière incidente, et de faire passer ces lois, à l'aide d'une suite de démonstrations rigoureuses, dans l'ordre des vérités acquises à la science.

Quant au fait du raccourcissement des muscles considéré comme cause immédiate de la difformité des os, nous le trouvons encore indiqué par Delpech (1); mais, quoique cet

ou de la pie-mère, dont les effets consécutifs et plus ou moins éloignés seraient la contracture de quelques muscles et une difformité de l'épine. »

Enfin, Delpech (ouvrage cité, t. I, p. 99) termine ainsi un chapitre :

« Il nous semble difficile de séparer l'idée de ces difformités de celle d'un état anormal antérieur de l'un des grands foyers vitaux, la moelle épinière par exemple. L'étude, sur ce point, est encore peu avancée; mais il est à souhaiter que les observateurs qui seront appelés à recueillir ou à conserver des faits de cette espèce ne négligent pas de les comparer à ceux qui sont déjà connus. »

(1) Delpech, dans son *Traité sur l'orthomorphie*, t. I, p. 161, dit, en traitant du pied bot :

« La brièveté de quelques muscles, et notamment de ceux du mollet, est le fait général et primitif que la dissection présente et qu'il importe de noter; ce fait suffit pour expliquer tous les phénomènes; et, si nous ne sommes trompés par les apparences les plus séduisantes, il est la clef de toute la doctrine applicable à cette partie

auteur lui eût déjà donné un certain caractère de généralité, il ne l'avait pas suivi dans toutes ses conséquences et ne l'avait pas érigé en loi générale, comme cause des difformités du système osseux; c'est ce qu'a fait M. J. Guérin, en portant dans ce travail le même esprit d'analyse et de généralisation, que dans ses recherches sur la méthode sous-cutanée.

Aux trois faits dont je viens d'examiner l'histoire s'arrêtent les vraies découvertes qui ont signalé les travaux modernes sur les difformités du système osseux. Tout ce qui a paru depuis sur le même sujet a eu le caractère de la nouveauté et non celui de l'invention; il n'y a pas eu invention lorsque l'on a étendu les sections sous-cutanées à des tendons du pied autres que le tendon d'Achille, aux tendons du jarret, à ceux de la cuisse ou bien enfin au masséter ou au temporal, comme je l'ai fait le premier. Toutes ces innovations n'ont été que l'extension des procédés déjà connus pour la section du tendon d'Achille,

de la question. Ces muscles étant trop courts comparativement, résistent à l'effort d'allongement des os correspondants; de là la déviation de tout ce qui peut céder, à la faveur des articulations voisines. »

que la conséquence des principes déjà posés sur le rôle des rétractions musculaires et sur les caractères des plaies sous-cutanées; par cela même qu'elles découlaient logiquement des connaissances acquises, elles ne supposaient aucune création, et elles n'ont pas exigé, comme les découvertes dont j'ai esquissé plus haut l'histoire, les tâtonnements et le concours de plusieurs hommes se succédant les uns aux autres. Cependant, pour faire connaître en quelques mots l'histoire de ces applications de la méthode sous-cutanée, je dirai qu'elles ont suivi le développement des principes dont elles étaient la conséquence. A l'époque de Delpech où ces principes étaient restés à peu près à l'état théorique, elles furent simplement proposées; plus tard, Stromeyer et Dieffenbach qui connaissaient très-bien le caractère des plaies sous-cutanées, tel qu'on peut l'observer au lit des malades, plus avancés que Delpech sous le rapport scientifique, allèrent

(1) Dans son Mémoire sur les pieds bots (*Chirurgie clinique de Montpellier*, t. I, p. 231), Delpech termine en disant : « Nous sommes pleinement convaincu aujourd'hui que cette opération est très-praticable dans toutes les régions où des tendons s'opposent à l'attitude naturelle des membres, quelle que soit l'origine de la difformité. »

plus loin que lui sous le rapport des applications; ils étendirent les sections sous-cutanées au tendon du jarret, aux extenseurs des orteils, aux jambiers antérieurs, etc.

Cependant ce ne fut qu'à partir de l'époque où M. J. Guérin formula avec tant de généralité et de précision les principes de la méthode sous-cutanée, ceux des rétractions musculaires, comme causes des difformités, que les applications de ces principes se succédèrent avec rapidité. La plupart de celles-ci furent dues à M. Guérin lui-même; ce fut lui qui appliqua le premier la section des tendons et des muscles aux incurvations de la colonne vertébrale, aux luxations congénitales du fémur, et à tous les tendons du pied et de la jambe. Je les ai étendues moi-même aux resserrements forcés des mâchoires, produits par la rétraction permanente du temporal et du masséter.

Cependant, il faut le dire, les sections nouvelles qui sont dérivées des idées générales récemment introduites dans la science, sont loin d'avoir le degré d'utilité des premières sections qui s'étaient présentées à l'esprit des opérateurs. La section du tendon d'Achille et celle du sterno-mastoïdien restent toujours les plus importantes entre celles que nous connaissons. L'instinct des premiers inventeurs leur fit reconnaître de suite les parties où la méthode qu'ils créaient devaient avoir le plus d'utilité. Ceux qui les ont suivis ont fait des travaux plus savants, plus riches en développements logiques, mais inférieurs sous le rapport de l'utilité pratique.

Pour retrouver le caractère de la découverte dans les opérations nouvelles, il nous faut quitter les difformités du système osseux pour arriver à l'histoire de l'opération du strabisme.

C'est bien à tort que l'on a considéré *l'opération du strabisme* comme née des opérations qui l'ont précédée, et que l'on pratiquait sur les muscles qui s'attachent aux os. C'est à tort aussi qu'on l'a regardée simplement comme une conséquence des idées qui, à l'époque de sa création, étaient généralement répandues dans la science, sur la méthode sous-cutanée, et sur le rôle des rétractions musculaires dans la production des difformités osseuses. La méthode sous-cutanée a été complètement étrangère à la découverte de l'opération du strabisme, puisque cette opération a été créée et pratiquée avec succès, sans que l'on songeât à la faire par une section sous-conjonctivale. La théorie des rétractions musculaires, même en l'appliquant à l'étiologie du strabisme, ne conduisait pas nécessairement à couper les muscles de l'œil, puisque l'idée d'attribuer les déviations de cet organe à la rétraction de l'un de ses muscles est très-ancienne, qu'elle était généralement admise avant le mémoire de Buffon, et qu'elle n'a pas conduit jusqu'à ces dernières années à l'opération du strabisme. Sans doute, les succès qu'on avait obtenus en coupant des tendons ou des muscles pour remédier à certaines difformités des os, devaient encourager à étendre la même méthode aux difformités de l'œil; mais tant de difficultés s'opposaient à cette extension nouvelle, qu'il fallait une véritable création pour la réaliser.

On savait bien qu'après la section du tendon d'Achille qui sert à l'extension du pied, les muscles antagonistes n'entraînent pas cet organe dans une flexion permanente, et qu'il peut continuer à être étendu au gré du malade; mais rien ne pouvait faire penser qu'après la section de l'un des muscles de l'œil l'on dût observer des phénomènes analogues; tout, au contraire, portait à croire que l'un des muscles droits coupés, l'œil devait être entraîné d'une manière permanente du côté opposé. L'on savait bien que la section du tendon d'Achille, ou de tout autre tendon du même genre, n'entraînait pas d'inflammation dangereuse; mais n'était-il pas probable, au contraire, que la section des muscles de l'œil serait suivie d'inflammations dont l'opacité de la cornée pourrait être la conséquence? L'on savait bien enfin que rien n'est plus aisé que de couper un tendon qui fait saillie au dessous de la peau ou qui est appliqué sur des os; mais combien de difficultés d'exécution se présentaient à l'esprit de l'opérateur lorsqu'il s'agissait de couper l'un des muscles de l'œil? Là, il voyait les paupières par leur contraction se fermer et masquer le lieu sur lequel il devait agir; il songeait à la difficulté de fixer l'œil, puis de trouver un muscle qui ne fait point de relief et qui est en rapport avec les organes les plus importants à ménager.

Quand on réfléchit à toutes ces difficultés d'exécution, et à toutes les craintes que devait inspirer la section des muscles de l'œil, on voit que l'opération du strabisme ne découlait point des opérations qui l'avaient logiquement précédée, et qu'elle supposait des inventions véritables pour entrer dans la pratique. Aussi, comme toutes les découvertes qui ne se lient nécessairement point à la science antérieure, a-t-elle exigé les efforts successifs de plusieurs hommes, pour arriver au degré de perfection où elle est aujourd'hui.

Ce fut M. Stromeyer (1) qui le premier

(1) Je puis assurer que, vers l'année 1837 ou 1838, M. Gensoul me fit part de l'idée qu'il avait eue de couper l'un des muscles de l'œil pour guérir le strabisme, et qu'il vint s'exercer à cette opération dans l'amphithéâtre de l'Hôtel-Dieu de Lyon, en présence d'un grand nombre d'élèves, parmi lesquels je citerai particulièrement M. Andrieux.

Cependant il m'est difficile, dans cette histoire où je cherche à démontrer l'influence que chaque découverte a exercée sur celles qui l'ont suivie, de tenir compte d'une idée qui, bien que très-importante et connue de diverses personnes, n'a pu contribuer aux progrès ultérieurs de la chirurgie, puisqu'elle n'a pas été publiée. Et, tout en rappelant que M. Gensoul conçut l'idée de l'opération du strabisme au moins à la même époque que M. Stromeyer, je ne puis qu'exprimer le regret de ce qu'il n'a pas donné à son travail une publicité plus étendue, et qu'il n'ait pas assuré à son pays l'honneur d'une découverte dans laquelle l'histoire, qui ne tient compte que des faits publiés, doit reconnaître que la chirurgie allemande a devancé la chirurgie française.

(en 1838) eut l'idée nettement arrêtée de guérir les déviations de l'œil par la section de l'un des muscles de cet organe; il poussa assez loin son idée pour découvrir un procédé très-applicable, mais il s'arrêta à la conception de l'opération du strabisme, et il n'essaya point de la pratiquer sur le vivant. Un chirurgien de Londres fit cette tentative, mais sans aucune espèce de succès, et ce fut M. Dieffenbach qui eut l'honneur de réussir le premier dans la section des muscles de l'œil. L'indifférence qui accueillit d'abord l'annonce des succès du chirurgien de Berlin, l'opposition que ses conseils rencontrèrent ensuite, montrent mieux que tous les raisonnements combien l'opération du strabisme devançait les idées qui avaient cours dans la science au commencement de 1840, époque à laquelle M. Dieffenbach publia ses premiers travaux. Par son exemple, par ses écrits, et surtout par ses élèves, au milieu desquels il faut distinguer M. Phillips, il répandit dans toute l'Europe l'opération qu'il avait contribué, plus que personne, à créer; mais il ne fit pas connaître avec précision les suites de la section des muscles de l'œil; il n'indiqua pas les modifications que devait subir le procédé opératoire dans les cas où des difficultés particulières s'opposaient au redressement, et il ne donna pas la raison des phénomènes qui suivent l'opération du strabisme. Les travaux qui étaient nécessaires pour régler la section des muscles de l'œil, et pour donner à cette opération un caractère vraiment scientifique, ont été faits par MM. Phillips, Baudens, Guérin, Velpeau, Dufresse Chassagne, et j'oserai ajouter que j'y ai pris une certaine part, non seulement par les recherches qui se trouvent consignées dans cet ouvrage, mais par les observations que j'ai déjà publiées sur l'anatomie et la physiologie des annexes de l'œil.

L'opération du strabisme n'avait pas découlé nécessairement des opérations antérieures; un grand intervalle avait dû être franchi pour passer de la section des muscles qui meuvent les os, à celle des muscles qui s'attachent à l'œil; un intervalle non moins grand séparait la section des muscles de l'œil dans le strabisme, de celle des muscles de la langue dans le *bégaiement*.

J'ai dit que je considérais cette dernière section comme une découverte, ou, en d'autres termes, qu'elle ne découlait pas logiquement des opérations qui l'avaient précédée. En effet, si l'opération du bégaiement fût née logiquement de l'opération du strabisme, ces deux opérations auraient été destinées, dans l'esprit de l'inventeur, à remédier à des maladies analogues; loin de là, Dieffenbach qui considérait la déviation de l'œil comme le résultat d'une rétraction musculaire, ne voyait dans le bégaiement que l'effet d'un mouvement convulsif des muscles, et tandis que dans le premier cas, il pensait que la section avait pour but de couper un muscle raccourci, il pensait que dans le second elle faisait cesser des tremblements convulsifs. Ce ne fut qu'après que Dieffenbach eut coupé la langue en travers dans sa partie supérieure, sous l'influence des idées qui le conduisaient à assimiler le bégaiement à une chorée locale, que l'on chercha en France à établir quelques rapports entre le bégaiement et le strabisme, et à créer pour la première de ces infirmités une opération analogue à celle que l'on faisait pour la seconde.

En se rappelant que Mme Leigh avait observé chez les bègues que la langue se tient habituellement trop bas, et qu'elle a de la peine à se porter en haut, on pensa que le bégaiement dépendait de cette position de la langue qui était ainsi entraînée en bas, comme l'œil l'est en dedans dans le strabisme interne. Alors commença la seconde période de l'opération du bégaiement, celle où l'on imagina de couper le muscle génio-glosse et qui dérive directement de l'opération du strabisme.

A qui appartient l'idée de cette division du génio-glosse dans le bégaiement? MM. Amussat et Phillips la revendiquent chacun pour eux; je ne me ferai point juge de leurs débats, et je me contenterai de remarquer combien il est difficile de résoudre ces questions de priorité, lorsqu'elles portent sur des problèmes dont la solution découle des principes qui sont admis dans la science et qui préoccupent tous les esprits. La conséquence qu'un auteur en tire, découle si rigoureusement des principes posés, qu'en même temps qu'il la déduit, un autre marche à ses côtés; quelques semaines seulement séparent le travail de l'un, du travail de l'autre; la découverte dans ces cas appartient à l'époque où il vit, plus qu'à l'intelligence de celui qui s'est présenté le premier en date.

Je pourrais démontrer que la communication de M. Dieffenbach et la déduction du fait observé par Mme Leigh sur la position trop basse de la langue chez les bègues, conduisirent d'autres chirurgiens que ceux que j'ai cités, à penser en même temps qu'eux à la section du génio-glosse. Mais il faut remarquer combien est grande, dans les découvertes, la part de ceux qui, tout en concevant une idée qui germe en même temps dans l'esprit de quelques-uns de leurs compétiteurs, savent pousser cette idée assez loin dans ses applications pour concevoir avec netteté les conséquences pratiques qui en découlent, et qui ont assez de foi dans leur œuvre pour ne pas s'arrêter à une contemplation stérile, qui osent agir et ne reculent pas devant des entreprises qui, très-faciles dans leur reproduction, entraînent bien des anxiétés à leur début. A ce titre, MM. Amussat et Phillips me paraissent tenir une place très-importante dans l'histoire nouvelle de l'opération du bégaiement.

Après avoir reconnu que ce fut M. Dieffenbach qui eut l'idée de l'opération du bégaiement, M. Phillips ou M. Amussat celle de la seule opération pratique que nous possédions contre cette infirmité, je crois pouvoir dire qu'il m'appartient d'avoir découvert le procédé suivant lequel doit être faite la section du muscle génio-glosse, procédé qui n'est, il est vrai, qu'une application nouvelle de la méthode sous-cutanée, mais une application jusqu'ici sans analogue; car l'on n'avait coupé, jusqu'à moi, à travers une piqûre faite à la peau, que les tendons ou les muscles situés au dessous de cette membrane, tandis que dans mon procédé pour la section du muscle génio-glosse, on traverse trois muscles pour faire la section du quatrième. On s'était guidé, pour faire les sections, sur les saillies tendineuses ou musculaires, et j'introduis une méthode opératoire où l'on dirige l'instrument directement contre les os, et où l'on se guide sur les saillies qui s'en élèvent.

J'ai dit que je reconnaissais le caractère de la découverte dans *l'opération de la myopie* telle qu'elle me paraît être constituée aujourd'hui. Dans les premières tentatives qui furent faites pour allonger la vue, lorsque la brièveté était indépendante du strabisme, l'on ne fit qu'étendre à la myopie la section des muscles qu'on avait coupés jusque-là, dans le but de guérir les déviations de l'œil. M. Phillips, qui avait vu la section du grand oblique être suivie de la guérison de la myopie coïncidente avec le strabisme, pensa à étendre cette section au traitement de la myopie sans strabisme. M. Guérin proposa, dans le même but, la section des muscles droits internes et externes; il avait été conduit à songer à la section de ces muscles dans le but d'allonger la vue, par le succès qu'il avait obtenu, sous ce rapport, en coupant les mêmes muscles dans le but de guérir le strabisme.

Tant que l'opération de la myopie se maintint dans cette limite, elle n'eut point le caractère de l'invention; elle ne fut que l'extension à la myopie des opérations destinées au strabisme. Dans cet état, elle n'était pas plus une découverte que ne le fut la section des tendons du jarret lorsque celle du tendon d'Achille était déjà perfectionnée; elle rentrait dans l'ordre de ces opérations nombreuses qui sont nées de la strabotomie, et par lesquelles on a cherché à guérir les amauroses ou les mouvements convulsifs des yeux, par la section des muscles de l'œil près de leur insertion à la sclérotique; elle appartenait, si je puis dire ainsi, aux innovations secondaires, à celles qui sont subordonnées à d'autres, et non point aux inventions primitives qui entraînent d'autres progrès à leur suite.

Pour que l'opération de la myopie eût le caractère d'une véritable découverte, il fallait qu'elle fût déduite de connaissances précises sur la nature de l'infirmité qu'elle était destinée à combattre ; il fallait qu'elle fût différente de l'une des opérations qu'on pratique dans le strabisme, et surtout que d'autres découvertes en fussent la conséquence.

C'est ce caractère que je crois lui avoir donné en créant la section sous-cutanée du muscle petit oblique. Cette dernière section est née d'une théorie sur la myopie, et non d'une extension empirique de l'opération du strabisme; elle est différente de cette dernière opération, puisque, dans le strabisme, les muscles sont coupés près de leur insertion à la sclérotique, et que, dans mon opération, le petit oblique est coupé à son insertion orbitaire ; que, dans le premier cas, la méthode sous-cutanée est inapplicable, et que, dans le second, c'est celle que je mets en usage.

Enfin la section sous-cutanée du muscle petit oblique, employée d'abord comme moyen de guérir la myopie, a entraîné plusieurs innovations à sa suite. Parmi ces dernières, je citerai surtout l'application que j'ai faite de la section du petit oblique à la guérison d'un état particulier que j'ai désigné sous le nom de disposition à la fatigue des yeux. J'ai commencé à me préoccuper de cet état, en voyant des myopes qui ne pouvaient appliquer quelques instants leurs yeux, sans y éprouver un sentiment de fatigue et de trouble, et qui ont recouvré la faculté de prolonger indéfiniment l'exercice de la vision, quelques jours après la section du petit oblique, que je leur avais pratiquée pour allonger la vue.

Cette observation m'a conduit à étudier les symptômes et à rechercher la cause prochaine de cette disposition à la fatigue des yeux, dont aucun auteur n'a fait mention jusqu'ici, et qui est cependant si pénible et si fréquente. Je l'ai considérée comme le résultat de la compression douloureuse que l'œil éprouve de la part des muscles qui l'accommodent à la vision des objets rapprochés, et j'ai pensé à lui appliquer la section du muscle petit oblique. On verra, par le mémoire que j'ai consacré à ce sujet, les résultats remarquables que j'ai obtenus de cette application.

Dans cette histoire rapide des progrès récents de la chirurgie, sur les principes qui dirigent dans les sections musculaires et sur les applications nombreuses qui ont été faites de ces sections, j'ai surtout cherché à distinguer les découvertes fondamentales, génératrices d'autres découvertes, de ces innovations qui ne sont que la conséquence des principes établis, et qui n'entraînent à leur suite aucun autre perfectionnement.

Si, en exposant les faits dans cet esprit, je suis parvenu à faire comprendre tout ce qu'il y a eu d'important, de nouveau, dans les travaux de la chirurgie moderne, j'ai accompli le but que je m'étais proposé. Les recherches de chaque homme s'effacent en quelque sorte en présence du travail de tous. Cependant, s'il m'est permis de détacher de l'ensemble les recherches qui me sont propres et que j'ai cru devoir mentionner dans cette histoire, je dirai que, dans l'ordre des découvertes, j'ai introduit dans la science la section sous-cutanée du muscle petit oblique, comme moyen de guérir la myopie et la disposition à la fatigue des yeux, et que, dans l'ordre des innovations qui peuvent se déduire des principes connus, j'ai appliqué le premier la méthode sous-cutanée à la section du génio-glosse, dans l'opération du bégaiement, et à celle du masséter et du temporal, dans les resserrements des mâchoires.

Les recherches scientifiques que j'ai faites sur les maladies auxquelles s'appliquent les opérations nouvelles, seront exposées dans l'analyse que je vais présenter de mon ouvrage; elles ont rapport surtout à l'anatomie et à la physiologie des aponévroses et des muscles de l'œil, à la théorie de l'accommodation de cet organe à la vision des objets placés à des distances diverses, à la nature et aux diverses variétés de la myopie et de la fatigue des yeux, à l'interprétation scientifique des résultats que donne l'opération du bégaiement, et enfin à la connaissance du pied bot encore si imparfaite, malgré les travaux nombreux publiés dans es dernières années.

ANALYSE DE CHACUNE DES PARTIES DE CET OUVRAGE.

L'aperçu historique que je viens de présenter sur les travaux dont les sections tendineuses et musculaires ont été le sujet dans ces dernières années, peut faire comprendre toutes les questions que devrait embrasser un traité complet sur ces opérations. L'auteur de ce traité, prenant la science au point où elle est aujourd'hui, devrait examiner tous les principes théoriques qui y ont été récemment introduits, tels que ceux de la méthode sous-cutanée, de l'influence des rétractions musculaires dans la production des difformités osseuses, du strabisme, du bégaiement, de la myopie, et il devrait suivre ces principes dans chacune de leurs applications pratiques.

Je n'ai point essayé d'aborder un sujet aussi vaste. Ayant moins pour but d'écrire un traité complet des sections, que de faire connaître celles de ces opérations que je crois avoir éclairées par mes travaux, j'ai négligé l'examen d'un grand nombre de questions qui rentreraient dans le cadre d'un traité général, et je me suis occupé successivement :

1° Des aponévroses et des muscles de l'œil;

2° Du strabisme;

3° De la myopie;

4° De la disposition à la fatigue des yeux;

5° De quelques extensions de la strabotomie;

6° Du bégaiement;

7° Des pieds bots;

8° Des difformités du genou;

9° Des torticolis chroniques, et des goîtres qui compriment la trachée artère;

10° De quelques applications nouvelles de la méthode sous-cutanée, telles que la section des élévateurs de la mâchoire, celle du tissu fibreux qui unit les os dans les fractures non consolidées;

11° Enfin, de la section sous-cutanée des nerfs affectés de névralgie.

Si l'on jugeait de l'état de la science sur *les aponévroses et les muscles de l'œil* par les recherches qui sont exposées dans les traités modernes d'anatomie et de physiologie, et dans les mémoires qui ont été publiés récemment sur le strabisme, l'article que j'ai consacré à l'anatomie et à la physiologie de ces aponévroses et de ces muscles, serait entièrement nouveau. Il n'a cependant ce caractère de nouveauté que sous certains rapports, si l'on tient compte des travaux oubliés de Ténon, qui a poussé très-loin l'anatomie des muscles et des enveloppes membraneuses de l'œil, et qui a, mieux que personne, apprécié l'action des muscles droits. J'ai eu soin de citer textuellement les travaux de cet auteur; j'ai complété sa description, insuffisante sous plusieurs rapports pour l'intelligence de l'opération du strabisme, et j'ai tâché de faire comprendre par des planches les dispositions les plus importantes et les moins connues de la capsule fibreuse de l'œil.

La physiologie des muscles de l'œil ne demandait pas moins impérieusement que l'anatomie des annexes de cet organe, des recherches nouvelles. Les opinions les plus contradictoires, les moins motivées, se heurtaient dans la science sur les mouvements que les muscles obliques impriment au globe oculaire, et sur les changements de formes que celui-ci peut subir sous l'influence de la contraction des muscles obliques et des muscles droits.

Pour résoudre ces problèmes, j'ai interrogé toutes les méthodes qui peuvent conduire à connaître l'action d'un muscle, les inductions anatomiques, les expériences sur le cadavre et sur les animaux vivants, et enfin les résultats des opérations sur l'homme. C'est en mettant à profit toutes ces méthodes que je crois avoir démontré, le premier, que les muscles obliques entraînent l'un et l'autre la pupille en dehors : le supérieur la portant un peu en bas, l'inférieur en la portant un peu en haut. Je crois aussi avoir fait passer dans l'ordre des vérités définitivement acquises à la science, cette proposition : que les muscles de l'œil, quels qu'ils soient, compriment cet organe en se contractant, et allongent alors son diamètre antéro-postérieur.

On ne saurait trop insister dans les sciences sur la différence qui sépare les assertions vagues, des démonstrations rigoureuses. C'est en confondant des choses aussi distinctes, que des hommes jaloux de toutes les découvertes de leur temps, prétendent les retrouver dans les ouvrages des anciens. Tant qu'une proposition est émise, sans que l'auteur indique de quelle manière il a été conduit à la découvrir, et sans qu'il en démontre la vérité, cette proposition n'est qu'une pierre d'attente ; elle n'appartient pas encore à la science, et elle n'y rentre définitivement que lorsqu'elle est appuyée sur une série de preuves suffisantes pour entraîner la conviction.

Si mon travail sur le *strabisme* se distingue de ceux qui ont été publiés jusqu'à présent sur le même sujet, c'est surtout par les applications que j'ai faites à la section des muscles oculaires, de la connaissance plus approfondie des tissus fibreux que ces muscles traversent, et des fonctions qu'ils sont chargés de remplir.

Pour s'élever à une connaissance vraiment scientifique de l'opération du strabisme, il fallait déterminer à quelles conditions les muscles coupés à leur insertion sur la sclérotique conservent ou perdent leur influence sur les mouvements de l'œil. Sans cette détermination, on ne pouvait savoir qu'elle est la conduite à tenir lorsque le strabisme persiste après la division du muscle rétracté. On ne pouvait établir les différences que doit présenter le manuel opératoire, dans les strabismes des enfants ou des adultes, dans ceux qui sont faibles ou dans ceux qui sont prononcés ; on ne pouvait dire dans quelles conditions les strabismes en sens inverse tendent à se produire, et de quelle manière l'opérateur peut les prévenir.

En démontrant, comme je l'ai fait dans une lettre adressée à l'Académie des sciences dans le mois de février 1841, que les conditions de cette persistance sont, l'adhérence des muscles à la capsule oculaire, et l'adhérence de cette capsule à l'œil lui-même, j'ai fourni les éléments qui peuvent servir à déterminer les conditions de la persistance d'action d'un muscle coupé à son insertion sur la sclérotique, et fait connaître les moyens d'affaiblir ou de détruire cette persistance d'action.

On ne peut isoler les muscles de la capsule à laquelle ils adhèrent, mais on peut séparer la capsule de l'œil ; c'est dans cette séparation plus ou moins étendue que se trouve le moyen d'affaiblir à divers degrés l'action des muscles sur le globe oculaire.

A chaque page du travail que j'ai publié sur le strabisme, on trouvera des applications de ce principe de la séparation plus ou moins étendue de l'œil et de la capsule. C'est à son aide, que je montrerai en quoi l'opération pratiquée dans les déviations faibles, diffère de l'opération pratiquée dans les déviations très-prononcées, et pourquoi les enfants ne doivent pas être opérés de la même manière que les adultes. Il faut isoler l'œil de sa capsule dans une bien plus grande étendue dans les strabismes intenses, que dans les strabismes faibles, chez les adultes que chez les enfants.

Ce sera le principe de l'isolement de la capsule et de l'œil, qui nous servira à démontrer dans quels cas se produisent des strabismes en sens inverse de ceux que l'on veut guérir, et quels sont les moyens à l'aide desquels on prévient ces déviations consécutives. On les produit lorsque, divisant tous les tissus qui vont de la sclérotique à la capsule autour du muscle rétracté, on anéantit l'action de ce muscle; on les prévient en laissant encore quelque action à celui-ci par la conservation des adhérences qui unissent l'œil à sa membrane d'enveloppe. Toujours à l'aide du même principe, j'expliquerai comment on peut éviter les sections multiples des muscles droits, et comprendre de quelle manière les fonctions de ces muscles se rétablissent par la cicatrisation.

S'il est peu de parties dans l'histoire du strabisme qui n'aient été éclairées par la connaissance des rapports de l'œil avec sa capsule, la détermination de ce fait physiologique, que les deux muscles obliques tirent l'œil en dehors, n'a pas été suivie d'applications moins intéressantes.

C'est à l'aide de cette connaissance physiologique que j'ai pu expliquer ce fait incontestable, quoique méconnu par des auteurs qui mettaient leurs préjugés à la place des faits, savoir : que le strabisme en dehors est beaucoup plus difficile à guérir que le strabisme interne, et que presque jamais après la section du droit externe, on ne voit l'œil se porter en dedans ; enfin, c'est cette même connaissance de l'action des obliques qui m'a encouragé à joindre presque constamment la section du petit oblique à celle du droit externe dans les strabismes en dehors.

Les lumières que jettent sur le manuel et sur les suites de l'opération du strabisme, la connaissance des effets de l'isolement de l'œil et de la capsule, ainsi que la démonstration de l'action véritable des obliques, constituent la partie la plus neuve de mon travail sur la strabotomie.

Quant aux résultats que donne cette opération, je les ai exposés dans le but de guider autant qu'il était en moi les opérateurs qui voudront entreprendre le traitement des déviations oculaires. Je n'ai dissimulé ni les fautes qu'on peut commettre, ni les accidents qui peuvent être la suite de ces fautes. Moins désireux de faire connaître indistinctement tout ce qui avait été publié sur le strabisme, que de signaler ce qui est utile dans les procédés et ce qui est vrai dans les observations, j'ai porté sur les sujets si nombreux de discussion qui se rattachent à la strabotomie, un examen critique dont j'ai puisé les éléments, soit dans les faits si nombreux que j'ai observés, soit dans les connaissances anatomiques que m'ont données de longues dissections des annexes de l'œil.

Une tendance qu'on ne saurait trop blâmer, et qui se retrouve dans les écrits de la plupart de ceux qui publient aujourd'hui des mémoires ou des ouvrages de médecine ou de chirurgie, est le soin minutieux qu'ils prennent de reproduire indistinctement tous les procédés, bons ou mauvais, qui sont jetés en circulation par leurs auteurs. Jamais, on peut le dire, grâce à cette publicité sans critique, les productions sans valeur n'ont été plus encouragées. Dans ce pêle-mêle de citations aussi incohérentes qu'elles sont incomplètes, le lecteur cherche en vain où se trouve la vérité ou l'erreur dans les observations, le bon ou le mauvais dans les procédés opératoires. Etonné de ne trouver que la reproduction amplifiée des catalogues d'instruments, là où il pensait trouver un guide, il flotte incertain au milieu des richesses apparentes qui lui sont présentées; sa mémoire s'est enrichie, ses connaissances pratiques sont restées tout aussi incertaines. J'ai cherché autant qu'il était en moi à éviter cette direction fâcheuse, à n'exposer aucune opinion sans la soumettre à la critique. Je puis m'être égaré en donnant certaines solutions des questions litigieuses, mais j'ai certainement raison en cherchant à porter la critique sur tout ce qui fait le sujet de mes expositions.

On pourra juger par la lecture des mémoires consacrés *à la myopie et à la fatigue des yeux* quels résultats remarquables j'ai obtenus dans ces deux infirmités par la section du muscle petit oblique. Le seul point que je veuille mettre ici en relief, est le côté physiologique de cette curieuse opération. Désireux de faire passer le lecteur par toute la série d'idées qui m'a conduit à entreprendre la section du muscle petit oblique, j'ai commencé par exposer avec détail la théorie de l'accommodation de l'œil à la vision des objets rapprochés.

On peut voir dans la Physiologie du système nerveux par Muller, comment cet auteur, le plus complet cependant qui ait écrit sur la matière, a exposé cette théorie; il fait connaître avec détail les travaux dont l'accommodation a été l'objet; mais après cette exposition des travaux des auteurs et celle de ses propres idées, il n'arrive à aucune conclusion précise, et il laisse le lecteur indécis entre toutes les opinions dont il est l'historien. Je crois avoir fait sortir la question de cet état d'incertitude, à l'aide de deux expériences qui acquièrent surtout de la valeur, par leur conformité avec les conséquences qu'on peut déduire des lois de l'optique et des connaissances anatomiques.

Si l'on prend un œil de lapin albinos, et que l'on regarde à travers son épaisseur, on voit que la compression circulaire exercée autour de lui, rend l'image des objets qui viennent se peindre sur la partie profonde, confuse, lorsque les objets sont éloignés; nette, lorsque ces objets sont rapprochés; de telle sorte que l'on peut, à l'aide de cet œil, comme avec une lunette de spectacle, voir distinctement et à volonté les objets proches ou les objets éloignés. Quand on veut voir les premiers, on serre l'œil circulairement, ce qui l'allonge d'avant en arrière; lorsqu'on veut voir des objets éloignés, on cesse d'exercer la compression, ce qui permet à la cornée de s'affaisser.

Cette expérience, suffisante pour démontrer que la compression de l'œil le met dans les conditions où il s'accommode à la vision des objets rapprochés, resterait stérile si l'on ne trouvait pas quels sont les organes qui peuvent exercer cette compression. Une seconde expérience, qui est exposée avec détail dans le mémoire sur la myopie, peut servir à démontrer que tous les muscles de l'œil peuvent concourir à cette compression. Il suffit pour cela de faire des tractions sur chacun d'eux isolément, ou sur plusieurs d'entre eux simultanément; après chacune de ces tractions, on voit la cornée faire saillie en avant, et le diamètre antéro-postérieur augmenter.

Lorsque ces expériences, qui sont si bien en rapport avec les conclusions qu'on peut déduire des lois de l'optique, m'eurent conduit à penser que l'œil s'accommodait à la vision des objets rapprochés par l'allongement de son diamètre antéro-postérieur, et que cet allongement se faisait sous l'influence d'une compression, je me dis que la myopie, qui n'est que l'accommodation permanente à la vision des objets rapprochés, pouvait bien n'être que la conséquence d'une compression trop forte, exercée sur le globe oculaire par les muscles environnants. Pour la guérir, il fallait donc diminuer cette compression; et pour parvenir à ce résultat, couper l'une des cordes par lesquelles elle était produite. Je songeai alors à la section du muscle petit oblique, la plus facile, la plus prompte et la plus innocente entre toutes celles que l'on peut faire sur les muscles de l'œil.

Ce ne fut pas sans émotion que je pratiquai pour la première fois cette opération, dont le succès ou l'inutilité allait me démontrer si j'étais dans le vrai, ou si je ne m'étais pas laissé égarer en suivant le fil trompeur des inductions scientifiques. Peut-être m'exagérais-je alors l'importance de la confirmation que les faits pouvaient donner aux théories qui me servaient de guide. Quoi qu'il en soit, ce fut pour moi, comme pour les rares assistants que j'avais convoqués, une révélation pleine de joie que celle que nous donna le malade en s'écriant aussitôt après l'opération : *Je vois mieux et plus loin!* La théorie était confirmée dès sa première application. Les faits ultérieurs, comme on le verra par la suite, lui donnèrent encore une plus complète confirmation.

Cependant, un myope m'ayant fait remarquer que depuis son opération il pouvait lire et écrire sans fatiguer sa vue, tandis qu'auparavant celle-ci se troublait après une lecture de quelques minutes, j'appliquai mon esprit à la recherche des causes qui pouvaient produire cette disposition à la fatigue des yeux. Considérant qu'elle se développait dans le cas où le malade accommodait ses yeux à la vision des objets rapprochés, c'est-à-dire lorsque le globe oculaire était comprimé par les muscles, je fus conduit à penser que le trouble de la vue et la lassitude oculaire sont l'effet de la compression qu'éprouve l'œil lorsqu'il s'accommode à la vision des objets placés à de courtes distances, et que, pour rendre à cet organe la faculté de continuer longtemps ses fonctions, lorsqu'il a perdu cette faculté, il faut diminuer la pression qu'il éprouve. Pour atteindre ce but, je m'arrêtai, comme dans l'opération de la myopie, à la section sous-cutanée du muscle petit oblique. On verra, dans le mémoire que j'ai consacré à la disposition au trouble de la vue, quelle remarquable confirmation les faits ont donnée à ces idées en apparence si étranges.

L'ensemble des théories relatives à la myopie et à la fatigue des yeux, et la conséquence que j'en ai déduite en pratiquant la section du petit oblique, constituent la partie de ce livre qui m'appartient le plus incontestablement.

Il n'y a pas une année, que l'on discutait pour savoir si l'œil éprouvait ou non des changements intérieurs, suivant qu'on regardait des objets proches ou des objets éloignés. Incertains sur l'existence des phénomènes de l'accommodation, les physiologistes étaient bien plus indécis encore sur la nature de ce phénomène. L'œil s'allongeait-il pour regarder les objets rapprochés? Le cristallin était-il alors porté plus en avant, ou bien le phénomène s'accomplissait-il par l'augmentation de convexité de la cornée? Si l'œil s'allongeait pour la vision à courte distance, sous quelle influence se produisait ce changement? Etait-il le résultat d'une contraction musculaire, ou bien était-il indépendant de cette contraction? Dans le cas où il se produisait sous l'influence des muscles, étaient-ce les muscles droits, les muscles obliques ou tous ces muscles réunis, qui concouraient à le produire par leur contraction? Ces questions et beaucoup d'autres n'étaient résolues qu'hypothétiquement et semblaient appartenir aux parties les plus spéculatives de la physiologie. L'accord parfait des réponses que l'on peut y faire en s'appuyant sur les lois de l'optique, sur les expériences cadavériques, et enfin sur les résultats que donnent les opérations du strabisme et de la myopie, font espérer que nous sommes parvenus à la résoudre.

Or, je le demande, est-il un résultat plus propre que cet enchaînement de découvertes physiologiques, cette harmonie lumineuse de la science et de la pratique, pour repousser les accusations d'ignorance et de légèreté qui ont accueilli les travaux de la chirurgie nouvelle? Non contente d'agrandir son domaine, elle a jeté une vive lumière sur les questions les plus ardues de la physiologie, et elle n'a répondu que par des découvertes scientifiques aux accusations d'industrialisme dont on a prétendu l'accabler.

S'il est une question qui exige de nouvelles lumières, c'est assurément la question du bégaiement. Depuis que la section du génio-glosse a été inventée, les partisans de cette méthode n'ont publié que des mémoires insignifiants sur leurs procédés opératoires, et sur le résultat de leurs opérations; les adversaires de la méthode se sont livrés à des déclamations dépourvues du calme et des connaissances qu'exigent les discussions scientifiques. L'on n'a point perfectionné la connaissance des diverses variétés du bégaiement, ni ajouté à ce que l'on savait sur la nature de cette infirmité, ni précisé les cas dans lesquels la section du génio-glose peut réussir, et ceux dans lesquels elle échoue.

On verra dans le mémoire que je publie sur le bégaiement, tous les efforts que j'ai faits pour combler ces lacunes. Reproduisant chez les bègues les observations que M. Michelot, professeur au conservatoire de Paris, a faites sur les positions de la langue dans l'articulation de chaque consonne et de chaque voyelle, j'ai ajouté aux moyens que l'on possédait déjà pour étudier le caractère de leur infirmité. Je crois avoir prouvé que les mouvements répétés des lèvres et des joues ne constituent pas le caractère essentiel du bégaiement, et qu'on est dans l'erreur en assimilant ces mouvements à ceux de la chorée; enfin j'ai prouvé, soit par les faits, soit par l'examen comparé des travaux des auteurs, que le bégaiement a deux espèces principales : l'une qui dépend d'une difficulté dans les mouvements de la langue, l'autre qui dépend d'un trouble dans la respiration. Sous le rapport pratique, on remarquera la détermination des cas où la section du génio-glosse guérit ou améliore le bégaiement, et ceux où cette section reste sans effet.

J'ai surtout insisté dans ce mémoire sur les précautions à prendre dans la section sous-mentale du muscle génio-glosse, méthode qui permettra seule à l'opération du bégaiement de rester dans la pratique; car puisque cette opération échoue dans un grand nombre de cas, il faut, pour se décider à l'entreprendre, qu'elle soit suivie d'une prompte guérison, qu'elle n'expose à aucun accident grave; la section sous-cutanée du génio-glosse a seule cet avantage.

En m'occupant du bégaiement, et surtout de la myopie et de la lassitude oculaire, je traitais de questions neuves et à peine effleurées : le champ m'était largement ouvert. Mais après les travaux nombreux dont les pieds bots, et en général toutes les difformités du système osseux, ont été l'objet, on comprend que, si l'on peut ajouter aux connaissances acquises, il est impossible, en adoptant le principe des sections tendineuses par la méthode sous-cutanée, de faire un travail fondamental; puisque ce qu'il y a de fondamental, dans le traitement du moins, est incontestablement trouvé.

J'appellerai cependant l'attention du lecteur sur la division que j'ai établie des pieds bots, en ceux qui sont la conséquence de la rétraction des muscles auxquels se distribue le nerf poplité interne, et ceux que produit la rétraction des muscles auxquels se distribue le nerf poplité externe. Après avoir lu les raisons qui m'ont conduit à cette division, on sera convaincu, j'espère, du caractère de généralité et de précision dont elle est revêtue; on verra qu'elle coordonne bien des faits dont les rapports n'étaient pas indiqués dans la théorie des rétractions musculaires, telle qu'elle a été exposée jusqu'à présent; et que si elle ne révèle pas des indications d'une haute importance, elle sert à régulariser plusieurs points de la thérapeutique actuelle, et à donner la raison de quelques-uns des effets qui en suivent les applications.

Dans cette dissertation sur le pied bot j'ai démontré, entre autres choses, que jamais le pied n'est entraîné en dedans sans qu'il n'y ait en même temps élévation du talon, et par suite rétraction du tendon d'Achille; que dès-lors le varus simple n'existe pas, et qu'il est toujours compliqué d'équinisme. Par là j'ai expliqué ce fait de pratique généralement connu, mais non encore interprété, savoir: que dans tous les pieds bots en dedans, la section du tendon d'Achille est nécessaire, et que, chez les enfants, elle suffit à elle seule pour remédier aux varus les plus prononcés.

J'ai réussi à faire rentrer le pied plat dans

la théorie générale des difformités du membre inférieur, en dehors de laquelle il avait été laissé jusqu'à présent. En prouvant qu'il dépend surtout de l'élévation du quatrième et du cinquième métatarsien, ainsi que de l'abaissement du premier de ces os, j'ai fait voir qu'il pouvait être attribué principalement à la rétraction des péroniers latéraux, c'est-à-dire des muscles qui produisent surtout le pied bot en dehors.

J'ai reconnu que le pied plat simple ne produisait de difficultés dans la marche, qu'il ne mettait obstacle à la progression, que lorsqu'il se combinait avec un léger renversement en dehors, ce qui suppose une distension continue du ligament latéral interne de l'articulation tibio-tarsienne. Dans ces cas où la difficulté semblait au premier aspect se réduire à l'aplatissement du pied, la section des péroniers latéraux a rendu au membre inférieur la faculté de reprendre le libre exercice de ses fonctions.

En traitant de la section des tendons du jarret, je me suis surtout appliqué à montrer la limite étroite dans laquelle se trouve circonscrite son utilité pratique. J'ai cherché à prévenir les praticiens contre la valeur exagérée que l'on a donnée à cette opération, et je me suis appuyé sur l'anatomie pathologique des ankyloses de l'articulation tibio-fémorale, sur les expériences que j'ai faites en cherchant après la mort à redresser des genoux depuis longtemps fléchis, et enfin sur les résultats habituellement imparfaits qu'a produits la section des tendons fléchisseurs de la jambe, soit dans mes opérations, soit dans celles que les auteurs ont fait connaître avec assez de détails pour que l'on pût analyser les conditions où les malades étaient placés.

En traitant de la section du sterno-mastoïdien, j'ai signalé l'application que l'on peut en faire au soulagement des oppressions que produisent les tumeurs volumineuses de la glande thyroïde. Si ces tumeurs compriment la trachée artère, c'est qu'elles sont comprimées elles-mêmes, et que leur développement du côté de la peau est empêché par les aponévroses et par les muscles qui les recouvrent. De tous les obstacles qui s'opposent à leur développement extérieur et qui les refoulent contre la trachée artère, les muscles sterno-mastoïdiens sont les plus puissants, et ce n'est qu'en les divisant qu'on peut faire cesser la gêne de la respiration. A des maladies toutes physiques, il faut des remèdes physiques, et dans les oppressions que produisent mécaniquement les tumeurs du cou, la chirurgie peut seule suppléer à l'impuissance des moyens médicaux, lorsque ceux-ci n'ont pu déterminer la résolution des tumeurs.

Les deux dernières parties de cet ouvrage sont consacrées à une série de mémoires sur quelques applications nouvelles que j'ai faites des sections sous-cutanées (1).

(1) Au moment où je corrige la dernière feuille de cet ouvrage, celle qui termine l'introduction, je remarque, quoiqu'un peu tardivement, que le procédé de symphyséotomie proposé par M. Imbert, ex-chirurgien en chef de la Charité de Lyon, rentre complètement dans l'ordre des opérations auquel cet ouvrage est consacré. Pour diviser la symphyse des pubis, M. Imbert fait une piqûre à la membrane muqueuse du vestibule, il introduit à travers cette piqûre un bistouri mousse à son extrémité; et, après l'avoir fait pénétrer entre la vessie et la symphyse, il coupe celle-ci d'arrière en avant et s'arrête dès que la section du fibro-cartilage est achevée. Puisqu'en opérant ainsi il laisse la peau parfaitement intacte, son procédé rentre dans les applications de la méthode sous-cutanée, et, comme toutes les opérations du même genre, il ne doit entraîner ni inflammation, ni formation de pus. Sans doute, lorsque les chirurgiens qui connaissent l'in-

L'un de ces mémoires a pour but de faire connaître l'influence que la rétraction des muscles peut avoir sur la production des resserrements des mâchoires, et la manière dont on peut pratiquer dans ces cas la section sous-cutanée des muscles masséter et temporal.

nocuité des plaies sous-cutanées auront bien compris le véritable caractère du procédé de M. Imbert, non seulement ils le préfèreront à ceux qui ont été proposés jusqu'à présent, mais ils ne craindront pas de l'employer dans des cas où aucun de ces derniers ne leur aurait paru applicable. En un mot, il en sera de la section de la symphyse comme de celle du tendon d'Achille que l'on coupe dans les pieds bots, parce que l'on connaît la méthode sous-cutanée et que l'on ne songerait jamais à diviser si cette méthode n'avait pas été découverte.

M. Imbert a conçu l'idée de son procédé en 1832, il le fait connaître la même année dans le journal de médecine qu'il publiait à Lyon, de concert avec M. Dupasquier; M. Biguet le décrivit dans sa thèse, en 1834, M. Pétrequin, dans le tome onzième du bulletin de thérapeutique, en 1836; enfin M. Malgaigne en a fait mention dans la deuxième édition de sa *Médecine opératoire*, publiée en 1837, etc. Cependant aucun de ces auteurs n'ayant montré que le procédé de M. Imbert rentrait dans l'ordre des opérations qu'on pratique au dessous de la peau, il n'en a jamais été fait mention depuis dans les mémoires et dans ouvrages consacrés à ces opérations.

Quoique empressé de mettre en relief les travaux de mes compatriotes, j'ai failli commettre la même omission. Je l'aurais regretté d'autant plus vivement que l'o-

Un autre est relatif à la section sous-cutanée du tissu fibreux qui unit les fragments dans les fractures non consolidées, et à celle des tendons et des muscles qui, dans ces fractures, s'opposent au rétablissement de la longueur du membre.

Enfin, dans un dernier mémoire je traite de la section des nerfs à travers une piqûre faite à la peau; cette section, facile à exécuter, a des suites si simples qu'elle ne doit pas inspirer plus de crainte que l'emploi d'un médicament. L'expérience et le raisonnement tendant à démontrer que les guérisons qu'elle procure sont plus durables que celles qui suivent les sections à travers une large ouverture de la peau, je ne doute pas qu'elle ne soit appelée à prendre bientôt

pération de M. Imbert est remarquable non seulement par les applications utiles que l'on peut en faire, mais par l'époque à laquelle elle a été conçue (1832). On sait que ce n'est qu'en 1836 que la section du tendon d'Achille, publiée depuis la tentative de Delpech, commenca à se répandre en France, et que ce n'est que dans les années suivantes que l'on a découvert les caractères propres aux plaies sous-cutanées; le procédé de M. Imbert devançait donc beaucoup les idées de l'époque à laquelle il fut créé; il mérite d'être remis en lumière et de prendre place parmi les travaux remarquables de la chirurgie nouvelle.

une place utile dans la thérapeutique des affections rebelles des nerfs sensitifs de la face et du front.

Si j'ai pu, au milieu des occupations nombreuses qui me sont imposées, rassembler en une année tous les matériaux, faire toutes les recherches qui ont servi de base à cet ouvrage; si j'ai pu dans le même temps coordonner les faits que j'avais recueillis et les livrer à la publicité, je le dois, avant tout, à la coopération active autant qu'intelligente de plusieurs de mes amis. Je me fais un devoir de citer parmi ceux qui m'ont le plus utilement secondé, MM. les docteurs Teissier et Paul Brun.

M. Teissier, en répétant mes premières dissections des aponévroses et des muscles de l'œil, est allé plus loin que je ne l'avais fait moi-même dans ces recherches délicates; à l'aide de ses observations plus complètes que les miennes, il a pu comprendre tout ce que Ténon avait écrit sur le même sujet, et me mettre à même de publier le travail d'anatomie qui forme la première partie de cet ouvrage. M. Teissier a pris l'observation de tous les strabiques que j'ai opérés, il a visité plusieurs fois et à des intervalles éloignés, tous ceux qui résidaient à Lyon; et c'est surtout avec les faits qu'il a recueillis avec beaucoup d'exactitude dans ces longues et pénibles visites, que nous avons pu composer le travail sur les suites de l'opération du strabisme, le plus complet et le plus véridique, peut-être, de ceux qui ont été publiés jusqu'ici sur le même sujet.

De son côté, M. Brun a visité tous les malades que j'avais opérés du pied bot et qui résidaient à Lyon; il a étudié ainsi les suites éloignées de cette opération, et apprécié l'influence qu'elle peut avoir sur le rétablissement des fonctions et de la forme des membres. Par des dissections exactes et par des essais répétés sur le cadavre, il a rendu plus précises mes premières recherches sur la section du masséter et du temporal dans les resserrements des mâchoires, et sur celle des nerfs dans les névralgies.

Je me fais aussi un devoir de rappeler la coopération active que j'ai trouvée dans les internes de nos hôpitaux, et spécialement celle que m'ont fournie MM. Martin, Garin, Lacour, et mon parent, M. Eugène Bonnet; il est peu de parties de cet ouvrage pour lesquelles les observations qu'ils ont recueillies, les recherches qu'ils ont faites, soit en étudiant le cadavre, soit en consultant des ouvrages, ne m'aient été d'une grande utilité.

Dévoué aux intérêts de la jeunesse qui se livre à l'étude, heureux d'encourager ceux qui ne demandent qu'à la science les gages de leurs succès à venir, et qui se préparent par des travaux sérieux aux épreuves difficiles de notre profession, je satisfais à mes convictions les plus profondes aussi bien qu'au besoin de ma reconnaissance, en rendant une pleine justice aux jeunes médecins et aux internes que je viens de nommer. L'appui qu'ils m'ont prêté, je le retrouverai, j'en suis convaincu, aussi constant et aussi dévoué dans l'œuvre à laquelle j'ai déjà consacré plusieurs années de travail, et que j'ai interrompue un instant pour m'associer au mouvement rapide de la chirurgie nouvelle; je veux parler d'un *Traité des maladies articulaires,* mon œuvre de prédilection, sur laquelle j'oserais fonder l'espoir de me créer une certaine position dans la science, si le succès de mes recherches sur ce sujet difficile répondait à la constance et à l'activité de mes efforts.

TRAITÉ

DES

SECTIONS TENDINEUSES ET MUSCULAIRES

DANS LE TRAITEMENT

DU STRABISME, DE LA MYOPIE, DE LA FATIGUE DES YEUX, DU BÉGAIEMENT, DES PIEDS BOTS, ETC. ETC.

Première Partie.

DES APONÉVROSES ET DES MUSCLES DE L'ŒIL.

Dans les parties de ce livre consacrées aux sections musculaires dans le traitement des maladies des yeux, je me propose surtout d'examiner les applications de la myotomie au strabisme, à la myopie et à la fatigue des yeux. Mais ces opérations ne pouvant être bien comprises qu'à la condition de connaître avec précision l'anatomie et les usages des parties sur lesquelles on opère, je commencerai par un mémoire sur la structure, les rapports et les fonctions des aponévroses et des muscles de l'œil.

De toutes les opérations nouvelles, il n'en est aucune qui ait conduit à autant de recherches d'anatomie et de physiologie que l'opération du strabisme. Pratiquée sur des parties dont la disposition était imparfaitement connue, donnant naissance à des phénomènes que la science était loin de prévoir et d'expliquer, cette opération est venue poser des problèmes qui n'avaient pas même été soulevés, ou dont la solution était loin d'avoir le degré de précision qu'exigent les applications pratiques. Lorsqu'on vit la section complète de l'un des muscles droits n'être pas suivie de la perte des fonctions de ce muscle; lorsqu'on vit, par exemple, l'œil se porter encore plus ou moins en dedans après que le droit interne avait été séparé de la sclérotique, on se demanda avec étonnement quelle était la cause de cette persistance d'action qu'on avait été si loin de prévoir. L'évènement dépassa bien plus encore les prévisions de la science, lorsque la vue des strabiques myopes devint plus étendue après la section des muscles qui maintenaient l'œil dévié. Quelle était donc la cause mystérieuse de cette influence des muscles sur la vision? Comment une action physique exercée sur un muscle, partie extérieure à l'œil, pouvait-elle modifier ainsi profondément les fonctions intimes de cet organe?

A ces phénomènes inattendus, savoir, la persistance des fonctions des muscles complètement divisés et l'allongement dans la portée de la vue, par suite d'une section musculaire, s'en joignaient d'autres dans les suites de l'opération du strabisme qui, pour être moins frappants, n'en étaient pas moins inexplicables. Pourquoi l'œil dévié en dehors était-il si difficile à redresser, tandis que l'on faisait cesser, en général, si aisément la déviation en dedans? Pourquoi le strabisme externe ne se convertissait-il jamais après les sections appropriées, en strabisme interne, tandis que l'œil dévié en dedans se portait si aisément en dehors, si la section de l'adducteur et de ses aponévroses avait été trop étendue?

Tous ces problèmes et beaucoup d'autres que je pourrais citer, étaient insolubles dans l'état où l'opération du strabisme trouva l'anatomie et la physiologie de l'œil. Il fallait cependant les résoudre, si l'on voulait faire sortir la strabotomie de cet empirisme heureux, au milieu duquel elle avait pris naissance, et la faire rentrer dans le cercle de ces tentatives que justifie et que dirige une connaissance approfondie des organes sur lesquels on opère.

Ces pensées n'ont cessé de me préoccuper dans mes travaux sur l'opération du strabisme. Etranger à son invention et aux perfectionnements, du reste assez bornés, qu'elle a reçus depuis M. Dieffenbach, je me suis surtout appliqué à lui donner un caractère scientifique, et à résoudre les problèmes que soulevaient en quelque sorte les phénomènes inattendus qu'elle était venue nous révéler. Mes études ont eu principalement pour objet la disposition anatomique de la capsule et des muscles de l'œil. Je vais dire dans quel ordre se sont développées mes connaissances sur ces questions : cette histoire servira mieux qu'une dissertation générale, d'introduction aux travaux de détail qui seront exposés plus loin.

Dans le mois de janvier de cette année (1841), je lisais une leçon de M. Baudens sur la section des muscles de l'œil. Je fus frappé de l'observation que faisait ce chirurgien de la nécessité où l'on était, dans l'opération du strabisme, de couper non seulement les muscles, mais encore l'aponévrose qui les entoure. Il émettait cette idée que si, le muscle coupé, on laissait intactes quelques-unes de ses fibres aponévrotiques, celles-ci pouvaient suffire pour maintenir la déviation oculaire que l'on avait voulu guérir.

N'ayant jamais entendu parler jusque-là de l'aponévrose des muscles de l'œil, je me demandai ce que pouvait être cette aponévrose, et je me livrai à des dissections dans le but de l'étudier. Cependant dès le premier jour, je remarquai non seulement avec M. Baudens la toile cellulo-fibreuse qui entoure les muscles oculaires, mais je crus reconnaître que les droits interne et externe étaient, à une certaine distance de la sclérotique, adhérents à un tissu fibreux qui allait se rendre à l'orbite, et je me demandai si ces muscles n'auraient pas comme le grand oblique, une aponévrose qui leur servait en quelque sorte de poulie de réflexion. Cette première observation me conduisit à mieux étudier les adhérences que pouvaient avoir les muscles droits avant de se terminer à l'œil. Dans cette recherche, j'aperçus une toile fibreuse dont je me fis une idée assez complète pour concevoir qu'il me serait possible de la distinguer nettement, si j'enlevais l'œil en totalité, après avoir détaché le nerf optique et les muscles aussi près que possible de la sclérotique. Cette dissection achevée, je pus voir de la manière la plus évidente une capsule fibreuse, dans laquelle l'œil est reçu comme le gland du chêne dans sa cupule, comme une sphère pourrait l'être dans la corolle d'une campanule. Je passai près d'un mois à étudier chaque jour cette capsule fibreuse, j'examinai ses rapports avec l'œil, avec les paupières, l'orbite, et lorsque je me crus assez avancé dans ce travail pour le livrer à la publicité, j'écrivis une lettre, communiquée à l'Institut le 1er février 1841, et dans laquelle j'exposais les résultats principaux de mes observations anatomiques. Après avoir décrit la capsule que je considérais alors comme se terminant par sa partie antérieure seulement aux paupières, j'émettais, entre autres, les propositions suivantes: « Les muscles de l'œil traversent la capsule pour se rendre à la sclérotique et contractent avec elle des adhérences intimes. Ils ont ainsi deux insertions, l'une à la sclérotique, l'autre à la capsule fibreuse, et ils ne peuvent se mouvoir sans transmettre à celle-ci tous les mouvements qu'ils exécutent. Or, comme la capsule est unie à l'œil par la conjonctive, lorsqu'un muscle coupé à son insertion scléroticale se contracte et met en mouvement la capsule à laquelle il adhère, les mouvements de celle-ci peuvent se transmettre à l'œil, si l'œil et la capsule n'ont pas été séparés par une section trop étendue de la conjonctive qui passe de l'un à l'autre. Par là s'explique la faculté qu'ont dans certains cas les muscles de l'œil de mouvoir cet organe, lors même qu'ils en ont été complètement séparés. »

Ces faits et plusieurs autres qui seront reproduits plus bas furent publiés à une époque où tous les esprits étaient préoccupés de la question du strabisme, et la lettre où je les faisais connaître fut reproduite dans un grand nombre de journaux, (*Gazette Médicale*, *Gazette des Hôpitaux*, *Revue Médicale*, *Annales Oculistiques.*) Quoique exposés à la critique par suite de cette publicité étendue, ils ne furent contredits par aucun auteur, et ils reçurent même un assentiment dont personne ne contestera la valeur comme preuve de leur justesse ; leur découverte fut revendiquée par plusieurs chirurgiens. MM. Jules Guérin et Lucien Boyer, entre autres, annoncèrent les avoir publiés, au moins partiellement, le premier, dans ses cours ; le second, dans un mémoire inséré dans la *Revue Médicale.*

Les réclamations de MM. Guérin et Lucien Boyer ne portaient que sur les tissus aponévrotiques que l'on intéresse dans l'opération du strabisme. Elles ne tendaient donc point à m'enlever la priorité de la partie essentielle de mes recherches, c'est-à-dire la description de la capsule qui embrasse le fond de l'œil et celle de la double insertion des muscles de cet organe, et de l'application de cette double insertion à l'intelligence des phénomènes consécutifs à l'opération du strabisme; elles ne s'appliquaient qu'à un point d'anatomie dont j'avais attribué la découverte à Ténon, en disant : « Cette connais- « sance (celle de la méthode à suivre dans l'opé- « ration du strabisme,) me paraît ressortir, en « partie du moins, des dispositions d'une mem- « brane fibreuse..... que Ténon a fait connaître « sous le nom de membrane nouvelle. Cette « membrane se confond avec les gaînes fibreu- « ses des muscles, et sert à les unir les unes aux « autres formant ainsi une couche intermédiaire « à la conjonctive et à la sclérotique.......... « .... Je me suis assuré sur le « vivant comme sur le cadavre de la facilité que « la connaissance de la membrane de Ténon « donne à la section des muscles de l'œil. » On le voit par cette citation, il ne pouvait s'élever aucune question de priorité entre MM. Guérin, Lucien Boyer et moi, puisque la partie de ma description qu'ils réclamaient était due aux recherches de Ténon, que j'avais eu soin de citer d'après M. Malgaigne.

Cependant je crus devoir consulter l'ouvrage original de Ténon, intitulé : *Mémoires d'Anatomie et Physiologie*. Ce ne fut pas sans quelque peine que je me procurai cet ouvrage, publié en 1806, et à peu près oublié aujourd'hui. A sa lecture, je ne fus pas frappé d'abord de tout ce qu'il renfermait de précis sur l'anatomie des annexes de l'œil, tant la description en est obscure, et quelques-uns des termes différents de ceux avec lesquels nous sommes familiarisés. Mais lorsque j'en eus pénétré le sens, je reconnus que non seulement Ténon avait décrit, comme je l'avais indiqué d'après M. Malgaigne, la couche intermédiaire à la conjonctive et à la sclérotique, et que M. Guérin a désignée depuis sous le nom de fascia sous-conjonctival, mais qu'il avait connu la capsule qui embrasse le fond de l'œil, ainsi que les expansions fibreuses que les muscles droits envoient à l'orbite, et qui m'avaient frappé dans mes premières dissections.

L'intelligence complète de la description que Ténon a faite de la capsule oculaire, m'a plus coûté de peine que la découverte sur le cadavre de la plupart des dispositions qui y sont signalées. Mais aujourd'hui que je suis parvenu à débrouiller ce sujet obscur, à bien comprendre le rapport de ce que j'ai vu avec ce qui a été publié, je peux donner une espèce de monographie des tissus fibreux extérieurs à l'œil, et renouant en quelque sorte la chaîne interrompue de la science, sur ce point d'anatomie, je peux exposer la succession des découvertes dont il a été l'objet, et rapporter à chaque auteur ce qui lui appartient réellement.

Je décrirai d'abord la capsule, comme je l'ai vue et comme je la conçois aujourd'hui. Je citerai ensuite textuellement et dans l'ordre chronologique tous les auteurs qui en ont parlé, et s'il résulte de cette histoire que j'ai cru à une époque pouvoir m'attribuer quelques-unes des observations qui sont dues réellement à Ténon, on m'excusera sans peine en se rappelant que les travaux de cet auteur ont été complètement passés sous le silence par tous les auteurs modernes d'anatomie, M. Malgaigne excepté, et que même aujourd'hui, après un an de discussions continues sur tout ce qui a rapport à l'opération du strabisme, je suis le premier qui mette ces travaux en lumière et vienne en démontrer la justesse et la valeur.

Après la description de la capsule et de ses dépendances, j'ai donné une large place à la physiologie des muscles de l'œil.

La connaissance des rapports qu'ont les muscles droits avec l'orbite et les paupières, au moyen des expansions fibreuses qui les unissent à ces parties, et que je décris comme des dépendances de la capsule, modifie singulièrement les idées que l'on se fait en général de l'action de ces muscles sur les paupières et sur la position du globe de l'œil. J'ai eu soin de tenir compte des changements que les progrès de l'anatomie ont entraînés, sous ce rapport, dans nos connaissances physiologiques.

On est loin d'être arrêté sur les mouvements

que les muscles obliques impriment au globe oculaire, et sur les changements de forme que celui-ci peut éprouver de l'action de ces muscles obliques et de celle des muscles droits. Les solutions qui ont été données à ces questions obscures sont si nombreuses qu'il semble presque impossible d'en émettre qui n'aient pas été déjà proposées. Ainsi l'on a pensé que sous l'influence du grand oblique, la cornée était entraînée en bas et en dehors (Albinus); 2° en haut et en dedans (Dieffenbach); 3° en bas et en dedans (Portal); 4° en bas (Charles Bell). L'on a émis des opinions tout aussi divergentes sur l'action du muscle petit oblique.

Les changements de forme que l'œil éprouve lorsque ses muscles se contractent n'ont pas été moins diversement interprétés. Les muscles droits allongent l'œil d'avant en arrière, suivant les uns; ils le raccourcissent dans le même sens, suivant les autres. Les muscles obliques ont aussi été chargés alternativement d'après divers auteurs de l'allongement et du raccourcissement de l'œil.

En voyant ainsi épuisées presque toutes les suppositions imaginables sur les fonctions des muscles oculaires, on conçoit que ce ne sont pas des opinions nouvelles que réclame la science, mais une discussion approfondie qui permette de discerner au milieu de tant d'opinions contraires celles où se trouve la vérité et celles où se trouve l'erreur. C'est en combinant entre elles les diverses méthodes d'investigation que j'ai cherché à résoudre ces problèmes ; le lecteur jugera si j'y suis parvenu.

DESCRIPTION ANATOMIQUE DE LA CAPSULE FIBREUSE DE L'ŒIL.

La capsule oculaire est formée par une membrane fibreuse, dans laquelle l'œil est reçu comme le gland du chêne dans sa cupule ; elle est concave en avant, s'insère autour de l'extrémité antérieure du nerf optique, entoure les deux tiers postérieurs de l'œil sans adhérer intimement à cet organe, et vient se terminer en avant par plusieurs expansions fibreuses dont la plus apparente est celle qu'elle envoie aux cartilages tarses des paupières et qui en semblent la véritable terminaison.

Pour étudier sur le cadavre ce premier point de ma description, il faut couper l'un des muscles droits comme si l'on pratiquait une opération de strabisme, et à travers l'ouverture faite par cette section, introduire des ciseaux avec lesquels on détache circulairement toutes les insertions des muscles droits aussi près que possible de la sclérotique. Tous ces muscles coupés, l'œil est un peu attiré en dehors ; on en sépare les muscles grand et petit obliques à leur insertion scléroticale, et on termine par la section du nerf optique au point ou il pénètre dans l'œil. L'extraction de cet organe terminée, on découvre toute la surface interne de la capsule formant avec les cartilages des paupières une cavité ouverte en devant dans laquelle l'œil est reçu. On peut se faire une idée de cette disposition en consultant la planche N° 1.

Tous les muscles de l'œil traversent la capsule pour arriver à la sclérotique. Ils ont ainsi deux portions, l'une *extra-capsulaire*, et l'autre *intra-capsulaire*. La première s'étend depuis leur insertion à l'orbite jusqu'à leur passage à travers la capsule, la seconde depuis la capsule jusqu'à la sclérotique. Ces deux parties sont entourées de gaînes aponévrotiques qui ont leur point de départ à la capsule; les gaînes qui recouvrent la partie intra-capsulaire des muscles vont jusqu'à la sclérotique à laquelle elles adhèrent, et celles qui sont destinées à leur partie extra-capsulaire se prolongent jusqu'aux os; ces gaînes sont très-minces sur les muscles droits, surtout en arrière; beaucoup plus denses autour des obliques qu'elles accompagnent jusqu'à l'orbite sur lequel elles s'insèrent. Tous les muscles droits et obliques non seulement adhèrent intimement à la capsule dans les parties où ils la traversent, mais ils adhèrent également aux gaînes que cette capsule leur fournit. Le tendon du grand oblique, entre la capsule et sa poulie de réflexion, est seul entouré d'une gaîne dans laquelle il glisse librement.

On peut reconnaître, au moins en partie, ces dispositions dans la préparation que j'ai indiquée plus haut et dont la planche N° 1 peut donner une idée. On remarque dans cette planche que la concavité de la capsule est percée de plusieurs trous: ces trous ne se voient pas aussitôt qu'on a fait extraction de l'œil; l'on a même de la difficulté à distinguer alors les extrémités des muscles que l'on vient de couper; mais si on les cherche, et si après avoir saisi leur extrémité on les enlève dans une étendue de quatre à cinq millimètres, on voit la série de trous qui est figurée dans la planche N° 1 et qui indique le lieu où les muscles traversent la capsule.

En cherchant à enlever les extrémités des muscles pendants à la surface interne de la capsule, on reconnaît sans peine la gaîne fibreuse qui entoure leur partie intra-capsulaire et les adhérences intimes qu'ils ont avec cette gaîne et avec la capsule dans le lieu où ils traversent celle-ci. Une observation qui peut étonner dans cette préparation, c'est que lorsqu'on a découvert le trou qui sert de passage au muscle à travers la capsule, ce trou disparaît dès qu'on cesse de le maintenir ouvert, en saisissant ses bords avec des pinces. Cet effet dépend de ce que la gaîne que la capsule fournit à la partie intra-capsulaire de chaque muscle se replie sur elle-même et bouche le trou au contour duquel elle prend naissance.

Après avoir fait les observations que je viens d'indiquer à la surface interne de la capsule, on passe à l'examen de sa surface extérieure afin d'étudier les gaînes qui entourent la partie extra-capsulaire des muscles. Celle qui peut être vue le plus aisément est la gaîne du muscle petit oblique. Pour l'étudier, il suffit de mettre ce muscle à découvert sur son côté externe. On voit alors sans peine la membrane fibreuse qui l'entoure et l'insertion de cette membrane au rebord orbitaire autour de celle du muscle. Pour juger des adhérences intimes que le muscle contracte avec la capsule, on met à nu ses fibres musculaires, et on les tire à soi en les saisissant avec des pinces. Dans ces tractions on ne peut déplacer le muscle, bien qu'il soit coupé à son insertion à la sclérotique; toutes les tractions qu'on exerce sur lui se transmettent à la capsule.

Pour achever l'étude des gaînes aponévrotiques qui entourent la partie extra-capsulaire des muscles droits et du muscle grand oblique, on n'a pas besoin de changer de pièce, on enlève la paroi supérieure de l'orbite en laissant intacte l'arcade orbitaire; et après avoir enlevé les graisses de l'orbite, on voit les prolongements que la capsule envoie sur les muscles droits et qui dégénèrent en une toile celluleuse en se rapprochant de l'orbite. En répétant sur les muscles droits les expériences que je viens d'indiquer pour le muscle petit oblique, on reconnaît également les adhérences intimes qu'ils ont contractées avec la capsule et avec la gaîne que celle-ci leur envoie. La même préparation suffit pour vérifier ce que j'ai dit sur les aponévroses qui accompagnent le tendon du grand oblique.

La capsule se termine en avant par deux feuillets : l'un de ces feuillets va à l'œil, en formant le fascia sous-conjonctival et la gaîne de la partie intra-capsulaire des muscles droits; l'autre se rend aux cartilages tarses qui trouvent sur lui leur principale insertion.

La partie libre et antérieure de ces deux feuillets est tapissée par la conjonctive, et l'angle ouvert en devant qu'ils forment en s'éloignant l'un de l'autre, est le lieu sur lequel la conjonctive se réfléchit en passant de la sclérotique aux paupières.

En faisant la préparation qui est représentée dans la planche N° 1 et qui consiste à enlever l'œil par devant sans intéresser aucun des tissus qui l'entourent, on peut reconnaître de quelle manière la capsule se rend aux paupières.

Pour voir comment elle se prolonge sur le globe de l'œil autour de la cornée, en formant le fascia sous-conjonctival, on enlève la partie postérieure de l'orbite par une coupe perpendiculaire; on extrait l'œil par derrière, en laissant intactes la cornée et la partie de la sclérotique à laquelle s'insèrent les muscles droits; on voit alors distinctement de quelle manière la capsule forme une gaîne aux muscles droits près de leur insertion, et comment toutes ces gaînes sont unies entre elles par un tissu fibreux qu'il est aisé de détacher de la conjonctive placée au devant de lui.

Les rapports de la capsule avec l'orbite sont très-nombreux et importants à connaître. Elle fournit, comme je l'ai déjà indiqué, deux gaînes assez résistantes qui suivent, l'une le muscle petit oblique, et l'autre le tendon de l'oblique supérieur jusqu'à l'orbite auquel elles adhèrent.

Au niveau de la partie postérieure des cartilages tarses, elle se réunit à angle aigu avec les ligaments palpébraux qui, partis des bords supérieur et inférieur de l'orbite, vont se rendre aux paupières. Par suite de cette disposition, les cartilages tarses ont deux insertions à leur face adhérente, l'une aux ligaments palpébraux qui viennent de l'orbite, et l'autre au feuillet le plus antérieur de la capsule fibreuse.

Enfin, les gaînes que celle-ci fournit aux muscles droits interne et externe, envoient aussi deux forts prolongements qui se fixent à l'orbite, au niveau des angles interne et externe des paupières, et que nous retrouverons parfaitement décrits dans leur disposition et bien appréciés dans leurs usages par Ténon, qui les désigne sous le nom de faisceaux tendineux des muscles adducteur et abducteur.

On peut étudier les dispositions que je viens de décrire, par des préparations multipliées; celles qui m'ont paru les plus avantageuses sont les coupes perpendiculaires et transversales de l'orbite, telles que je les ai représentées dans les planches N°s 2 et 3.

On enlève la paroi externe de l'orbite, comme on le voit dans la planche N° 2, les graisses qui entourent les muscles de l'œil, et l'on dissèque les ligaments palpébraux supérieurs et inférieurs en enlevant la peau et le muscle orbiculaire qui les recouvre. Quand ces ligaments sont bien isolés on les voit aller de l'orbite aux paupières et se confondre, en arrière des cartilages tarses, avec la partie de la capsule qui se termine aux paupières.

Si l'on fait la coupe transversale de l'orbite qui est représentée dans la planche N° 3, on voit sans peine les faisceaux tendineux que les muscles droits internes et externes envoient à l'orbite. Ces faisceaux sont de toutes les parties que je viens de décrire celle que l'on peut distinguer le plus aisément.

Pour compléter la description de la capsule et faire l'histoire des observations dont elle a été le sujet, je vais citer les divers auteurs qui en ont parlé, en commençant par un extrait de l'ouvrage de Ténon.

« Il ne serait pas étonnant que l'on cherchât en vain la tunique dont je vais parler, elle est difficile à trouver ; il fallait bien que cela fût, puisqu'elle a échappé aux efforts de tant d'anatomistes célèbres qui se sont occupés de recherches sur l'œil. Cette tunique est commune au nerf optique, au globe de l'œil et aux paupières. Elle fournit une enveloppe à l'œil ; elle sert de plus à le suspendre en devant à l'entrée de l'orbite et à le lier avec les paupières. Elle passe du globe de l'œil à la conjonctive, s'adosse avec elle dans les paupières, l'accompagne jusqu'aux ligaments tarses, passe sur la convexité de ces cartilages, et la conjonctive à son tour passe à leur face concave. Cette tunique ressemble, pour le tissu et la couleur, à la conjonctive ; elle n'est pas aussi épaisse ; est fort adhérente au nerf optique à l'endroit où ce nerf a son entrée dans l'œil. Elle est assez adhérente à la sclérotique en arrière, n'y est liée en devant que par un tissu cellulaire très-fin ; elle donne passage aux tendons des muscles droits et obliques ; elle fournit une gaîne au tendon du muscle grand oblique. Parvenu à l'insertion des muscles adducteur et abducteur du globe de l'œil, c'est-à-dire près de la conjonctive, et avant de s'adosser à cette membrane, elle procure de chaque côté une espèce d'aile ligamenteuse qui attache le globe de l'œil à l'orbite au grand et au petit angle. Ces ailes ligamenteuses sont formées de l'adossement des portions de cette tunique, qui passent l'une dessus, l'autre dessous le globe de l'œil. »

M. Malgaigne dans le premier volume de son *Anatomie chirurgicale*, page 375, analyse en ces termes les travaux de Ténon :

« Cette membrane, décrite pour la première fois par Ténon, ne se voit bien qu'en disséquant l'œil par sa face postérieure, et enlevant à la fois le tissu adipeux, les muscles, les vaisseaux et les nerfs de l'orbite. On voit alors distinctement, autour de la sclérotique, une enveloppe membraneuse blanche, élastique, s'arrêtant en arrière au nerf optique, avec le névrilemme duquel elle semble se continuer ; en avant, elle va jusqu'à la cornée, mais elle se replie alors à la face interne de la conjonctive oculaire, et envoie de chaque côté une espèce d'aile ligamenteuse, qui attache le globe de l'œil au petit et au grand angle de l'orbite; là, elle se confond avec le ligament palpébral, et avec le périoste. Sur la sclérotique, elle est très-mobile, et une couche de tissu cellulaire séreux sépare ces deux membranes. Dans les points d'insertion des tendons au globe de l'œil, elle n'est point interrompue, mais se replie autour de ses tendons, de manière à leur former une sorte de fourreau fibreux qui dégénère en tissu cellulaire sur les fibres charnues.

« Cette membrane constitue donc une nouvelle couche à traverser pour pénétrer dans l'œil par la sclérotique, et dans le ptérygion très-ancien; elle explique comment, après avoir enlevé une première couche de vaisseaux avec un pli de la conjonctive, on trouve quelquefois une seconde couche à enlever avant d'arriver à la sclérotique. Ne serait-elle pas le siége spécial de l'ophthalmie rhumatismale ou arthritique? L'analogie et l'observation clinique permettraient du moins de le présumer. »

Dans cette description l'auteur insiste sur la membrane intermédiaire à la conjonctive et à la sclérotique, beaucoup plus que Ténon, car c'est à peine si dans la description de ce dernier, on trouve une indication assez précise de cette membrane sous-conjonctivale pour lui en rapporter la découverte. On voit par cette première difficulté historique, combien la description de Ténon peut prêter à des interprétations diverses.

M. Baudens, dans une leçon publiée le 26 novembre 1840, parle aussi de la capsule fibreuse. Voici le passage textuel de sa brochure qui est relatif à cette aponévrose :

« La conjonctive dans son angle de réflexion oculo-palpébrale est doublée d'un tissu aponévrotique digne de remarque. Ce tissu enveloppe comme d'une atmosphère celluleuse, tout le globe oculaire dans ses deux tiers postérieurs et à partir de l'angle de réflexion précité. Cette atmosphère celluleuse en se condensant dans ses points de contact avec le globe de l'œil, forme autour de lui une véritable coiffe aponévrotique, dont le rôle est important à connaître. Et d'abord elle jette des prolongements autour des six muscles moteurs oculaires, pour leur fournir un étui ou gaîne aponévrotique.

« Cette gaîne contient de la synovie assez abondante, surtout dans celle qui reçoit le muscle droit externe, et cette synovie facilite le glissement.

« La continuité de ces six gaînes avec l'aponévrose d'enveloppe, fait comprendre tout d'abord comment il peut s'établir entre tous les muscles, outre leur action spéciale, une solidarité d'action commune, et pourquoi il importe souvent de largement débrider cette aponévrose oculaire, sous peine de voir les muscles voisins rétablir, partiellement au moins, la puissance du muscle strabique qui a été coupé en entier. De plus, comme cette aponévrose empiète sur la partie antérieure de la grande circonférence de l'œil, elle forme une bride qui souvent empêche le redressement complet de ce dernier, redressement que maintes-fois nous avons obtenu, en ouvrant largement cette toile aponévrotique. »

Cette description est loin d'avoir l'exactitude et la fidélité de celle donnée par Ténon. L'expression d'atmosphère celluleuse lui donne de l'obscurité et empêche d'y reconnaître la nature du tissu que l'auteur a voulu décrire. Il faut noter cependant qu'il indique les gaînes que la capsule envoie à chaque muscle, gaînes qui ne sont mentionnées ni par Ténon, ni par M. Malgaigne.

M. Lucien Boyer, qui, dans la *Gazette des hôpitaux* du 6 février, revendique aussi l'honneur d'avoir le premier démontré la véritable disposition de l'aponévrose qui enveloppe l'œil, fournit des gaînes aux muscles et les rend solidaires les uns des autres, renvoie pour la description détaillée de cette aponévrose à un mémoire qui devait être présenté à l'Académie des Sciences, mais qui n'a été ni lu ni imprimé; de sorte que nous ne pouvons le connaître et que nous sommes dans l'impossibilité de le discuter. Il renvoie aussi pour établir ses titres de priorité à un numéro de janvier de la *Revue médicale*, dans laquelle, dit-il, les dispositions anatomiques de la capsule se trouvent mentionnées. Or voici tous les détails relatifs à la capsule, qu'on trouve dans cet article.

« Il est indispensable pour pratiquer avec succès la myotomie oculaire de connaître la disposition qu'affecte la gaîne fibro-celluleuse des muscles de l'œil autour de leur insertion scléroticale. Chaque gaîne celluleuse fournit une expansion qui, réunie à celle de la gaîne voisine, forme une espèce d'anneau aponévrotique unissant ensemble l'insertion de tous les muscles de l'œil sur la sclérotique. Nous avons constaté cette disposition bien évidente, sur une pièce anatomique préparée par M. Lucien Boyer. »

On voit que cette partie de la capsule était déjà indiquée dans la description bien antérieure de M. Malgaigne. J'en dirai autant des réclamations de M. Jules Guérin sur le fascia sous-conjonctival dont il a sans doute mieux précisé la disposition, mais qui, ainsi qu'on le voit, était connu avant lui.

Après toutes ces citations, nous pouvons, je crois, bien établir l'histoire des découvertes relatives à la capsule oculaire.

Ténon a découvert l'existence de cette capsule; il a reconnu qu'elle embrassait l'œil dans sa concavité, qu'elle était traversée par tous les muscles oculaires, et il a indiqué vaguement sa terminaison à l'œil et aux paupières.

M. Malgaigne a insisté plus que Ténon sur la partie de la capsule qui est intermédiaire à la conjonctive et à la sclérotique.

M. Baudens a vu les gaînes que la capsule envoie sur les muscles droits et obliques.

J'ai découvert les adhérences intimes de ces muscles avec leurs gaînes et avec la capsule; j'ai montré comment le fascia sous-conjonctival était une dépendance de cette dernière, et fait l'application de ces découvertes à l'intelligence de quelques-uns des phénomènes qui suivent l'opération du strabisme. Enfin j'ai fait voir par quelles préparations on pouvait reconnaître l'ensemble des faits relatifs à la capsule, qui étaient jusqu'à présent épars et vaguement indiqués.

ANATOMIE DES MUSCLES DE L'ŒIL.

Je n'ai pas l'intention de décrire avec détail dans ce chapitre, tout ce qui est relatif à l'anatomie de ces muscles. Il est inutile d'insister sur des choses parfaitement connues et qui sont exposées dans tous les livres. Je me bornerai à indiquer les particularités qui ont été omises jusqu'à présent par les auteurs classiques et surtout celles qui offrent des applications soit physiologiques, soit chirurgicales.

Tous les muscles de l'œil ont trois insertions, la première à l'orbite, la seconde à la capsule et la troisième à la sclérotique. Placés dans les deux tiers de leur trajet en dehors de la capsule oculo-palpébrale, ils sont, dans cette portion à laquelle nous conserverons le nom de portion *extra-capsulaire*, recouverts par une masse assez épaisse de tissu adipeux. Arrivés au niveau de la portion moyenne de l'œil, ces muscles percent obliquement la capsule, en s'insérant sur elle, et après l'avoir traversée ils se portent vers l'œil, entourés d'une gaîne fibreuse de forme conique, et qui doit être considérée comme un prolongement de la capsule. Enfin ils vont s'insérer à la sclérotique, à une distance variable de la cornée. Nous appellerons *intra-capsulaire* la portion de ces muscles étendue depuis leur entrée dans la capsule jusqu'à leur attache à la coque fibreuse de l'œil. Il est inutile d'insister ici sur ce fait que nous avons déjà indiqué en parlant de la capsule, savoir, que toutes les gaînes des muscles sont unies entre elles par l'aponévrose d'enveloppe, ce qui établit entre tous les muscles de l'œil une connexion intime et une communauté d'action dont la connaissance conduit à des applications importantes dans l'opération du strabisme.

Telle est, d'une manière sommaire, la disposition générale des muscles de l'œil : maintenant, prenons chacun de ces muscles, et montrons en peu de mots, les particularités qui peuvent offrir quelque intérêt sous le rapport de la myotomie oculaire.

Il est inutile de parler des insertions postérieures des muscles droits. Mais leurs points d'attache antérieurs doivent être étudiés avec beaucoup de soin ; car ils ne s'insèrent pas tous à la même distance de la cornée, et il est important que l'opérateur sache d'une manière précise dans quel point il doit implanter sa pince ou son crochet, et porter son bistouri pour tomber avec certitude sur le tendon qu'il veut couper. Le muscle droit interne et le droit inférieur sont ceux qui se rapprochent le plus de la cornée; car ils viennent se placer à peu près à cinq millimètres de distance de cette membrane. Le droit externe s'insère à deux ou trois millimètres plus en arrière. Enfin le droit supérieur se termine habituellement à peu près à un centimètre de la cornée.

Les muscles droits, interne et externe, doivent encore être examinés dans leur rapports avec les angles des paupières. Ainsi il faut savoir que le muscle droit interne ne répond pas exactement à l'angle interne des paupières, mais que pour trouver son insertion scléroticale il faut le chercher au dessus et immédiatement en avant de la caroncule lacrymale.

Quoique l'angle externe des paupières soit, chez un très-grand nombre de personnes, plus élevé que l'interne, le muscle abducteur étant sur le même diamètre que son antagoniste, doit aussi être recherché un peu au-dessus de l'angle palpébral correspondant.

Les muscles droits supérieur et inférieur ont avec les paupières des connexions qui doivent être notées. Ces connexions ne sont pas indiquées dans les livres d'anatomie, et l'on se rend facilement compte de cette omission, puisqu'elles sont établies par l'intermédiaire de la capsule fibreuse qui avait jusqu'à ces derniers temps échappé au scalpel de tous les anatomistes, Ténon excepté.

La gaîne fibreuse du muscle droit supérieur se continue avec celle de l'élévateur de la paupière supérieure, en sorte qu'il y a une solidarité d'action très-intime entre ces deux muscles, à un tel point que sur le cadavre l'on ne peut tirer le droit supérieur sans tirer en même temps les paupières en haut et en arrière.

Le droit inférieur à des rapports encore plus immédiats avec la paupière inférieure. En effet, la capsule fibreuse après avoir fourni la gaîne de ce muscle forme un prolongement qui va s'adosser au cul de sac de la conjonctive, et qui accompagne cette membrane en lui restant intimement unie jusqu'au cartilage tarse. Ainsi il y a une liaison fort étroite entre le muscle abaisseur de l'œil et la paupière inférieure, et cette liaison est établie au moyen de la gaîne fibreuse du muscle.

Les muscles obliques présentent aussi des dispositions anatomiques dignes d'être notées, et sur lesquelles il faut nous arrêter un instant.

Le grand oblique est le plus long et le plus mince de tous les muscles de l'œil; il se termine en avant par un tendon cylindrique et allongé qui est la seule partie sur laquelle je dois insister. Ce tendon commence à 2 ou 3 millimètres en arrière d'une poulie de réflexion qui s'attache à l'angle supérieur et interne de l'ouverture orbitaire; il se dirige, après sa réflexion, en bas, en arrière et en dehors, s'enroule autour de la partie supérieure du globe oculaire, et s'insère à son côté externe et supérieur. Dans son trajet, ce tendon perce la capsule entre le droit supérieur et le droit interne, contracte avec elle des adhérences intimes, et a ainsi deux portions, l'une extra-capsulaire et l'autre intra-capsulaire. La première glisse dans une gaîne fibreuse dont la surface interne est tapissée par une membrane synoviale, et qui s'étend de la poulie cartilagineuse à la capsule. La seconde est entourée d'une gaîne qui lui est intimement adhérente, et qui s'étend jusqu'au globe oculaire auquel elle s'insère.

Le muscle petit oblique est pour nous d'une très-grande importance, puisque c'est sur la connaissance exacte de sa disposition anatomique que repose l'opération que nous avons imaginée pour la guérison de la myopie, et de la disposition à la fatigue des yeux.

Le muscle petit oblique s'insère au rebord inférieur de l'orbite à un centimètre environ du sac lacrymal, souvent sur ce sac lui-même. Sa portion extra-capsulaire est plus longue que sa portion intra-capsulaire. L'ouverture aponévrotique dans laquelle il s'engage, est très-rapprochée de celle du droit inférieur. La portion intra-capsulaire s'enroule autour de l'œil pour embrasser sa partie inférieure, se porte en arrière, en dehors et un peu en haut, et va s'insérer en arrière de la partie moyenne de l'œil.

Si après avoir enlevé la paroi externe et supérieure de l'orbite, détaché tous les muscles droits et laissé seulement les deux obliques, on examine avec soin les rapports qu'ils ont l'un avec l'autre, l'on trouve que leurs tendons peuvent être considérés comme liés l'un avec l'autre, par la portion de sclérotique qui est placée entre eux et que leur ensemble forme une anse qui entoure l'œil obliquement en arrière et en dehors, et qui les dispose ainsi non seulement à attirer l'œil en avant et en dedans lorsqu'ils se contractent de concert, mais à comprimer cet organe dans cette contraction simultanée.

Ténon, dont nous avons exposé plus haut les recherches sur la tunique fibreuse, a écrit sur l'anatomie des muscles droits un chapitre très-remarquable que nous croyons devoir reproduire en entier.

Des faisceaux tendineux des muscles droits.

« Les quatre muscles droits de l'œil s'attachent, comme on sait, par leur extrémité postérieure, au fond de l'orbite et au nerf optique. Ces muscles droits, par leur autre extrémité, s'attachent antérieurement au globe de l'œil. Telles sont en général leur origine et leur terminaison connues. Voici maintenant ce que la méthode de disséquer, à laquelle j'ai eu recours, m'a découvert touchant la terminaison de ces muscles en avant du globe de l'œil.

« Un peu en arrière du tendon que chacun des muscles droits envoie à l'œil, il se forme un *fais-*

ceau tendineux, lequel procède des fibres charnues de chacun des muscles droits et d'une gaîne membraneuse qui les enveloppe et les pénètre. Peu loin de cette origine, et à mesure que ces *faisceaux tendineux* augmentent en longueur, ils s'éloignent du tendon du muscle dont ils procèdent. La destination, le volume, la direction de ces *faisceaux tendineux* sont différents. Je désigne ces parties sous le nom de *faisceaux tendineux* et non pas sous celui de tendons, distinction fondée sur ce qu'avec des propriétés qui leur sont communes avec les tendons, ils en ont d'autres qui ne paraissent point convenir aux tendons.

« Comme les fibres tendineuses, celles de ces *faisceaux tendineux* sont la continuation des fibres charnues des muscles droits ; pour m'assurer de cette disposition, j'ai déchiré les muscles adducteur et abducteur selon leur longueur, après avoir coupé leurs tendons. En procédant de la sorte, il est arrivé que je déchirais les *faisceaux tendineux* dans toute leur longueur, jusqu'aux endroits où ils se terminent et dont nous parlerons. Au surplus, on juge aisément à la vue simple que les fibres blanches, droites et rassemblées de ces faisceaux, sont la continuation des fibres charnues de ces muscles droits. Voilà en quoi les *faisceaux* dont il s'agit ressemblent à des tendons. Ils en diffèrent en ce qu'ils sont en partie une émanation de la gaîne membraneuse qui enveloppe chacun de ces muscles ; en ce qu'ils sont d'un tissu moins solide, moins serré que celui des tendons, et qu'ils sont en outre singulièrement souples et élastiques.

« Le muscle abducteur, le plus gros et le plus long des muscles droits, possède le plus gros et le plus fort faisceau tendineux. Ce faisceau prend naissance au côté externe de ce muscle au-delà de son tendon, puis s'en éloigne, se porte en avant et de côté en gagnant l'angle externe de l'orbite, où il s'attache à l'os même près le bord inférieur de la glande lacrymale.

« Par cette disposition le faisceau dont il s'agit force le tendon du muscle abducteur à se couder; en changeant ainsi sa direction, il fait par rapport à ce tendon et au muscle entier l'office de poulie de renvoi. En effet, lorsque le muscle abducteur se contracte, son *faisceau tendineux* s'allonge par degrés, et de plus en plus, sans pourtant que le coude qu'il fait faire au muscle abducteur puisse s'effacer entièrement; ensuite le ressort dont ce faisceau est doué, ramène les choses dans leur premier état aussitôt que le muscle a cessé de se contracter.

« Il est incontestable que le *faisceau tendineux* dont il s'agit, attaché d'un bout au muscle abducteur, de l'autre à l'angle externe de l'orbite, change la direction suivant laquelle on estimait que ce muscle abducteur agissait sur l'œil; je veux dire que ce muscle ne détourne pas l'œil vers l'angle externe de l'orbite, en se contractant, comme on le pense, suivant une ligne droite, mais qu'il agit sur cet organe suivant une ligne qui, partant de son insertion à l'œil, doit tenir un certain milieu entre cette attache en devant et celle du *trousseau tendineux* à l'angle externe de l'orbite.

« Au moyen de ces dispositions, le faisceau dont il s'agit modère la pression que le muscle abducteur et son tendon ne manqueraient pas d'exercer sur le côté externe du globe de l'œil au préjudice de ses fonctions; pression dont nonobstant la présence de ce faisceau on découvre en certains sujets des traces en forme de sillons sur le côté du globe de l'œil. Ce faisceau a d'autres distinctions, j'en parlerai dans un instant.

« Celui du muscle adducteur, ou qui entraîne l'œil du côté du nez, est moins gros et moins long que celui du muscle abducteur. Il commence à peu près où finissent en devant les fibres charnues du muscle adducteur; de là il se porte à l'angle interne de l'orbite et s'y implante au bord du canal nasal osseux. Ce que j'ai dit du *faisceau tendineux* du muscle abducteur, lorsque je l'ai considéré comme faisant l'office de poulie de renvoi, est applicable au *faisceau tendineux* du muscle adducteur.

« Quant aux faisceaux tendineux des muscles releveurs et abaisseurs de l'œil, ils n'aboutissent pas aux os qui bordent l'orbite comme font les précédents.

« Celui du releveur se rend à une bride aponévrotique qui traverse l'orbite d'un côté à l'autre, dans l'épaisseur de la paupière supérieure. Cette bride est ce qui donne lieu au pli enfoncé en manière d'arc qu'on remarque à la peau de cette paupière lorsqu'elle est relevée. Quand ce muscle droit supérieur se contracte, il tire l'œil en haut, et à la faveur de son *faisceau tendineux*, il entraîne en même temps l'arcade ou bride aponévrotique de la paupière; par là il force la peau à se plisser en arcade et l'oblige à se dégager en même temps lorsque la paupière d'en haut s'éloigne de celle d'en bas.

« A l'égard du *faisceau tendineux* du muscle abaisseur, il se perd dans la paupière inférieure.

« On s'assurera de l'existence de ces *faisceaux tendineux* et de celle de quelques autres parties dont je rendrai compte, en procédant à leurs recherches ainsi qu'il suit :

« Prenez la tête d'un cadavre humain, emportez avec la scie le haut du crâne en suivant une ligne qui passe immédiatement sur le plancher de l'orbite ; retranchez la partie postérieure du crâne en arrière et au niveau du trou optique ; séparez la partie droite de la partie gauche de la face ; ensuite, avec une scie très-fine, telle que celles dont se servent les horlogers, sciez le plancher de l'orbite, de l'angle interne au trou optique, et de l'angle externe au même trou ; après quoi, soulevez cette coupe osseuse qui offre un tronçon de forme pyramidale, en commençant par sa pointe, vers le trou optique ; renversez ce tronçon osseux sur la paupière supérieure sans le détacher de celle-ci. Alors détachez chacun de ces muscles des environs du trou et du nerf optique, soulevez-en les extrémités postérieures et les disséquez avec soin d'arrière en avant; bientôt vous rencontrerez les faisceaux en question et leurs terminaisons telles qu'on vient de les décrire. »

ACTION DES MUSCLES DE L'ŒIL.

Avant que Dieffenbach fît, pour la première fois, l'application des sections musculaires au strabisme, les chirurgiens s'étaient fort peu occupés de la question de savoir quelle est l'action des muscles de l'œil; mais depuis cette époque, et surtout depuis qu'on a eu l'idée de guérir la myopie par la myotomie oculaire, ils ont dû s'occuper activement de ce point de physiologie; car l'indication de couper un muscle plutôt qu'un autre dans une variété donnée de strabisme et dans la myopie, découle nécessairement de la connaissance exacte des fonctions de ces muscles.

Il semble, au premier abord, que rien ne soit aussi simple que de déterminer le mode d'action de chacun d'eux, et cependant les auteurs sont dans le plus grand désaccord sur cette question. C'est surtout pour l'action des muscles obliques que cette divergence singulière doit être signalée. A quoi tient-elle? Je ne puis le rapporter qu'à une observation incomplète et à des expériences vicieuses. La preuve de cette assertion ressortira bientôt des considérations dans lesquelles je vais entrer.

Avant de trancher le problème de l'action des muscles de l'œil, on aurait dû se poser toujours préalablement la question suivante : *Quels sont tous les moyens à l'aide desquels on peut arriver à déterminer avec certitude le mode d'action d'un muscle?* Cette première question une fois résolue, on aurait dû rechercher si l'opinion qu'on s'était formée sur l'action des muscles de l'œil, était confirmée par tous les moyens les plus rigoureux de vérification.

On peut arriver à la connaissance exacte du mode d'action d'un muscle par quatre voies principales : 1° les inductions anatomiques; 2° les expériences cadavériques; 3° les expériences sur les animaux vivants; 4° les résultats des opérations pratiquées sur l'homme.

Qu'ont fait ceux qui ont écrit sur les fonctions des muscles de l'œil? Les uns ont déterminé ces fonctions seulement d'après les connaissances anatomiques qu'ils possédaient sur ces organes; les autres, d'après les seuls résultats de leurs opérations; ceux-ci en ne s'appuyant que sur des expériences faites sur le cadavre; ceux-là enfin, que sur quelques vivisections. Aussi sont-ils arrivés, pour la plupart, à des résultats différents. Au lieu d'employer tous les moyens capables de faire découvrir la vérité, au lieu de s'en servir, comme contre-épreuve les uns des autres, ils se sont contentés de quelques-uns d'entre eux, et c'est d'après ces recherches insuffisantes qu'ils ont prétendu déterminer les mouvements imprimés à l'œil par les muscles qui s'y insèrent. La marche que nous avons suivie expose moins à l'erreur. Avant d'adopter une opinion sur l'action des muscles de l'œil, nous avons consulté tour à tour les données fournies par l'anatomie, par la pathologie, par les expériences sur le cadavre et par les expériences sur les animaux vivants. Ces différentes recherches n'ont pas cependant toutes la même valeur, et il n'est peut-être pas inutile de dire quelques mots sur leur importance relative.

Inductions anatomiques.

Il existe des règles à l'aide desquelles on peut apprécier à priori et avec justesse le mode d'action des muscles, une fois que l'on connaît leurs points d'attache. Ces règles, qui sont connues de tout le monde, peuvent se résumer ainsi : 1° Les muscles à direction droite qui n'affectent aucune courbure dans leur trajet, ne font que rapprocher, en se contractant, leur extrémité mobile de leur extrémité fixe. 2° Les muscles recourbés, mais sans poulie de réflexion, présentent deux temps dans leur contraction : *A*, le redressement de la courbure ; *B*, le rapprochement des points d'insertions. 3° Dans les muscles à direction réfléchie, l'action ne doit s'estimer qu'à partir du point de la réflexion.

A l'aide de ces principes on peut, je le répète, arriver à l'appréciation véritable de l'action des muscles; mais il est facile de s'égarer, si l'on n'a pas les notions les plus parfaites sur leurs dispositions anatomiques. Cette méthode d'exploration appliquée à l'œil, qui est un organe sphérique et qui offre des mouvements combinés de rotation, de circumduction et de transport, expose à des erreurs qui ne sont pas aussi à craindre quand on l'applique à l'action d'un muscle sur un levier osseux comme le fémur.

Enfin, cette méthode est insuffisante dans son application aux muscles de l'œil, parce que cet organe, étant compressible, subit, quand il est mis en mouvement, non seulement des changements de direction, mais encore des changements de forme que la connaissance des points d'attache peut faire présumer, mais qu'elle ne peut faire apprécier d'une maniere assez exacte.

Expériences sur les animaux vivants.

Ces expériences, faites dans le but de vérifier quelle est l'action des muscles de l'œil, n'ont aussi qu'une valeur très-restreinte; je crois qu'elles peuvent fournir des éléments utiles pour la solution du problème, mais je pense qu'il ne faut pas leur accorder une importance trop grande, parce que la douleur produite par les vivisections peut, comme l'a dit M. Phillips, produire des mouvements insolites qu'il est impossible d'isoler et d'attribuer à un muscle plutôt qu'à un autre.

Une autre raison qui rend ce mode d'expérimentation insuffisant, peut-être même infidèle, c'est qu'en coupant ces muscles sur un animal vivant, on peut bien juger directement des effets de leur destruction, mais non des effets de leur action physiologique. En deux mots, comme moyen complémentaire, on peut employer les vivisections; mais comme moyen exclusif d'appréciation, je ne puis leur accorder que peu de confiance.

Résultats des opérations pratiquées sur l'homme vivant.

C'est aux résultats fournis par ces opérations que MM. Dieffenbach et Phillips se sont principalement adressés pour apprécier l'action des muscles de l'œil.

Un homme est affecté de strabisme en haut et en dedans. On lui coupe d'abord le droit interne, et cette première section est insuffisante pour ramener la pupille au centre des paupières; l'œil reste encore dévié en haut et en dedans. Mais si on étend l'incision en haut et que l'on coupe le muscle grand oblique, alors, d'après ces auteurs, la déviation cesse tout-à-fait, et l'œil reprend sa direction normale. Ils en concluent que le muscle grand oblique porte l'œil en haut et en dedans, puisqu'en le coupant on fait cesser le strabisme qui tourne l'œil dans ce sens.

Je ne puis admettre les conclusions auxquelles ces auteurs sont arrivés, et que presque tous les chirurgiens ont adoptées depuis eux. Le fait sur lequel ils s'appuient est incontestable, mais on peut l'interpréter autrement qu'ils ne l'ont fait.

Le muscle droit interne, lors même qu'il a été coupé à son insertion à la sclérotique, peut encore maintenir l'œil en dedans, parce qu'il adhère à la capsule, et que celle-ci, de son côté, est unie à l'œil. Mais si on vient à isoler complètement la capsule de la sclérotique, le droit interne n'aura plus d'action sur l'œil, et le strabisme en dedans et en haut pourra cesser entièrement. Or, c'est cette séparation que l'on opère en allant à la recherche du grand oblique et en pratiquant la section de ce muscle. Le résultat qu'on obtient alors peut être compris sans supposer que le grand oblique tire l'œil en haut et en dedans, et dès-lors l'effet produit par l'opération n'a pas une signification assez claire pour conduire à la connaissance des fonctions de ce muscle. On peut dire d'une manière générale que la myotomie ne conduit pas à la détermination rigoureuse des fonctions encore obscures des muscles de l'œil.

Expériences cadavériques.

Cette méthode d'investigation ne me paraît pas aussi trompeuse que M. Phillips le prétend. Suivant lui, la dissection ayant complètement isolé les agents musculaires, ces derniers impriment à l'œil les mouvements que l'expérimentateur veut déterminer. Cette accusation ne peut s'adresser qu'à une expérimentation mal faite, car il n'est pas besoin d'isoler complètement les muscles pour les faire mouvoir sur le cadavre.

Il suffit d'enlever, avec un ciseau ou avec une scie, le sommet du cône représenté par l'orbite, à un centimètre seulement en avant du trou optique pour mettre à découvert les attaches postérieures des quatre muscles droits et du grand oblique. Pour découvrir l'attache orbitaire du petit oblique, il suffit de faire une incision le long du bord inférieur de l'orbite en dehors du sac lacrymal. Une fois qu'on a mis à nu les extrémités postérieures des six muscles de l'œil, on attache à chacune de ces extrémités un fil avec lequel on tire chacun d'eux dans le sens de sa direction naturelle. L'on peut ainsi apprécier avec certitude le sens dans lequel chacun d'eux fait mouvoir le globe oculaire. Toutefois je dois signaler une précaution qu'il est nécessaire de prendre pour le petit oblique.

Si après avoir attaché un fil à l'extrémité orbitaire de ce muscle préalablement détaché, on tirait le fil par l'ouverture faite à la paupière, pour juger de son action, il est évident qu'on s'exposerait à une grossière erreur, puisqu'on aurait ainsi modifié la direction du petit oblique. Pour que l'expérience soit faite avec rigueur et pour placer ce muscle dans les conditions où il se trouve quand il se contracte naturellement, il faut faire passer le fil à travers une ouverture pratiquée à l'apophyse montante de l'os maxillaire supérieur et venant aboutir dans les fosses nasales. Alors on tire le muscle sans changer sa direction naturelle, et l'on est à l'abri de toute erreur.

Je crois que ce mode d'expérimentation est le meilleur pour apprécier les changements de forme et de direction que les muscles de l'œil impriment à cet organe. Toutes les fois que je l'ai employé il m'a donné des résultats identiques, et toujours en harmonie avec ceux que donne l'étude anatomique des attaches de ces muscles. Je montrerai aussi dans quelques instants que les faits pathologiques bien interprétés s'accordent parfaitement avec les expériences sur le cadavre.

ACTION DES MUSCLES DROITS.

Les muscles droits agissent tout à la fois sur la direction et sur la forme de l'œil.

Tout le monde connaît les changements de direction que ces muscles droits impriment à l'œil; chacun sait que le droit inférieur porte la pupille en bas, le droit supérieur en haut, le droit interne en dedans, et le droit externe en dehors.

Mais il est, sur l'action de ces muscles, plusieurs particularités qui ne sont pas suffisamment connues. La première que je signalerai, c'est l'action des droits supérieur et inférieur sur les mouvements des paupières. Nous avons vu que la partie de la capsule fibreuse qu'ils traversent en y adhérant, se continue avec les cartilages tarses, en sorte qu'ils ne peuvent se contracter sans tirer en arrière les paupières sur lesquelles ils ont ainsi une aponévrose d'insertion. On voit, d'après ces dispositions, qu'il est aisé de comprendre pourquoi les mouvements des paupières suivent constamment ceux du globe de l'œil en haut et en bas, puisque le droit supérieur élève tout à la fois l'œil et la paupière supérieure, et que le droit inférieur, en abaissant l'œil, abaisse aussi la paupière inférieure. Ainsi se trouve résolue la question de savoir par quel mécanisme la paupière inférieure peut s'abaisser. Comme on ne trouvait aucun muscle chargé spécialement d'exécuter ce mouvement, véritablement actif, on était obligé de faire intervenir la pression exercée par l'œil lui-même. Aujourd'hui la difficulté est tranchée, car on voit que l'abaisseur de la paupière inférieure n'est autre que le muscle droit inférieur, qui agit sur cette paupière par l'intermédiaire de la capsule fibreuse.

Il est un second point relatif à l'action des muscles droits interne et externe qu'il me reste à examiner; je veux parler de l'influence qu'exerce sur cette action les prolongements fibreux qu'ils envoient au rebord orbitaire. On se rappelle sans doute que dans le chapitre où nous avons décrit la capsule fibreuse, nous avons mentionné deux prolongements tendineux qu'elle envoie au niveau des angles interne et externe de l'orbite, prolongements qui vont se continuer avec les ligaments palpébraux interne et externe, et que Ténon a décrits sous le nom de *faisceaux tendineux*. Ces prolongements modifient la direction dans laquelle les muscles adducteurs et abducteurs tireraient l'œil s'ils n'avaient, par suite de leur adhérence à l'orbite, une sorte de poulie de réflexion. En effet, quand ces muscles se contractent, comme ils s'insèrent à la capsule avant de se rendre à l'œil, ils la tirent en arrière; mais la capsule se trouve alors en même temps tirée par ces prolongements fibreux qui lui font subir un coude, comme Ténon l'avait déjà très-bien compris, et alors les muscles subissent une véritable réflexion qui fait que le droit interne non seulement tourne la pupille en dedans, mais encore imprime à l'œil un mouvement de transport dans le même sens, et que le muscle droit externe porte aussi la totalité de l'œil un peu en dehors.

Changements de forme du globe de l'œil, sous l'influence des muscles droits.

J'aborde maintenant une question vivement controversée et bien peu connue, c'est celle des changements de forme qu'impriment à l'œil les muscles droits. Ces modifications de forme ont reçu de quelques auteurs le nom de mouvements internes de l'œil.

Trois opinions sont en présence. Les uns veulent que les muscles droits, en se contractant, diminuent le diamètre antéro-postérieur de l'œil

(*Muller*, *Tréviranus*). D'autres pensent au contraire qu'ils l'allongent (*Everard Home*, *Ramsden*, *Pravaz*). Suivant les troisièmes enfin les droits n'ont aucune influence sur la forme de l'œil.

Pour résoudre ces questions, je ne pense pas qu'on puisse consulter avec fruit la pathologie ou les vivisections. L'anatomie elle-même ne peut apprendre à ce sujet que bien peu de chose; les expériences cadavériques seules peuvent fournir, à mon avis, des données sûres et précises. L'anatomie nous apprend que les muscles droits se contournent un peu autour de l'œil; qu'en se contractant ils doivent se redresser, et qu'en se redressant ils peuvent aplatir l'œil latéralement, c'est-à-dire allonger son diamètre antéro-postérieur, ce qui se trouve encore confirmé par cet autre fait anatomique, savoir, qu'il n'est pas rare de trouver sur l'œil des sillons correspondants à la direction des muscles droits. En définitive, l'anatomie peut faire présumer la compression latérale de l'œil par l'action des muscles droits, mais elle ne peut servir à démontrer rigoureusement cette compression.

Les vivisections ne peuvent fournir que très-peu et même point de lumière dans l'appréciation des changements de forme que les muscles droits impriment à l'œil. Car pour déterminer si la section d'un muscle droit allonge ou raccourcit le diamètre antéro-postérieur de l'œil, il faudrait mettre à découvert la partie postérieure de cet organe, ce qu'il n'est pas possible de faire sans enlever la voûte du crâne et le cerveau, par conséquent, sans anéantir la vie de l'animal. Au reste, quand bien même on pourrait mesurer l'œil, sur des animaux vivants, sans faire des dégâts aussi graves, en coupant un ou plusieurs des muscles droits, on détruirait seulement l'action des faisceaux coupés, mais on ne pourrait en aucune manière apprécier par cette expérience l'influence de leur contraction sur la forme de l'œil.

L'expérimentation cadavérique nous conduit à des résultats plus sûrs et plus complets. Rien n'est si facile par cette méthode que d'estimer d'une manière rigoureuse quels changements de forme l'œil éprouve pendant la contraction des muscles droits. Pour cela, il suffit de mettre à découvert le globe de l'œil en arrière, en enlevant la moitié postérieure de l'orbite, et d'attacher des fils à l'extrémité orbitaire de chacun des muscles droits. Cela fait, il s'agit de déterminer si la traction de ces muscles allonge ou raccourcit l'œil. Pour y parvenir on peut recourir à deux moyens différents, mais qui ne sont pas également bons. L'un de ces moyens consiste à poser simplement la pulpe d'un doigt sur la cornée pendant qu'on exerce la traction des muscles; soit qu'on tire isolément chaque muscle, soit au contraire qu'on les tire tous les quatre à la fois, le doigt sent la cornée qui se soulève, devient plus convexe, et par conséquent plus saillante en avant. Nous avons répété l'expérience un très-grand nombre de fois, et le résultat a toujours été identique. Ce résultat peut faire présumer que l'œil s'allonge par la contraction des muscles droits, mais il ne prouve pas cet allongement d'une manière incontestable; car on peut objecter que pendant la traction, l'œil est porté en arrière contre la capsule fibreuse qui résiste, qu'ainsi la moitié postérieure de l'œil se trouve écrasée, ce qui doit refouler le corps vitré et le cristallin en avant, et par suite l'iris, l'humeur aqueuse et la cornée.

Le second moyen est beaucoup plus rigoureux. Il consiste à mesurer avec un compas d'épaisseur, à branches très-flexibles, en fil de plomb, par exemple, l'intervalle qui existe entre le point où le nerf optique pénètre dans l'œil et le point central de la cornée, avant de pratiquer la traction des muscles droits, et de comparer cette mesure avec celle obtenue pendant les tractions. En procédant de la sorte, on voit de la manière la plus sensible que sous l'influence d'une traction exercée sur les muscles droits, le diamètre antéro-postérieur de l'œil s'allonge, car les branches du compas s'écartent, ce qu'il est on ne peut plus facile de vérifier. Cet allongement de l'œil sur le cadavre pendant que l'on tire les quatre muscles droits à la fois, est de 3 ou 4 millimètres. Ces résultats de l'expérimentation cadavérique sont confirmés par ceux qu'on obtient en employant d'autres méthodes d'investigation; car d'après les insertions et la direction des muscles droits, on peut avancer que ces muscles, pendant leurs contractions, doivent se redresser et aplatir les parties latérales du globe oculaire, et comme l'œil représente une sphère pleine de liquides, son diamètre transverse ne peut être diminué sans que son diamètre antéro-postérieur n'augmente aussitôt. L'allongement de l'œil par les muscles droits sert à démontrer que ces muscles jouent un grand rôle dans l'accommodation de l'œil à la vision des objets rapprochés. Dans la partie consacrée à la myopie, je reviendrai avec beaucoup de détails sur ce sujet.

ACTION DES MUSCLES OBLIQUES.

Je suivrai pour les muscles obliques la même marche que pour les muscles droits, c'est-à-dire que j'examinerai successivement leur influence 1° sur la direction; 2° sur la forme de l'œil.

Action du grand oblique sur la direction de l'œil.

Cette action n'a pas été appréciée de la même manière par tous les auteurs. L'on comprend même difficilement comment une question aussi simple en apparence a pu donner lieu à des opinions si différentes, si contradictoires.

Suivant Albinus, le grand oblique porte la partie supérieure du globe de l'œil en dedans et la partie inférieure en dehors. Il dirige la pupille au dessous de l'angle externe dee paupières.

Suivant Portal et Hippolyte Cloquet, le grand oblique tourne le globe de l'œil de dehors en dedans, de derrière en devant, et de haut en bas.... La pupille est portée en bas et en dedans.

Suivant Charles Bell, le grand oblique porte l'œil en bas.

Bichat pense que le grand oblique ne déplace pas l'œil, qu'il lui fait subir seulement un mouvement de rotation sur son axe de dedans en dehors.

M. Cruveilhier n'a tenu compte comme Bichat que du mouvement de rotation sur l'axe antéro-postérieur, et, comme Bichat, il dit aussi que ce mouvement de rotation se fait de dehors en dedans.

Alex. Lauth pense que le muscle grand oblique dirige la partie supérieure de l'œil en dedans et en avant vers le nez. Toutefois il est très-disposé à croire avec Schrœder Vans der Kock, que ce muscle n'agit jamais seul et qu'il se contracte toujours simultanément avec le petit oblique.

Dieffenbach et M. Phillips admettent que par l'action du grand oblique la pupille est dirigée en haut et en dedans.

Enfin M. Lucien Boyer dans la *Gazette des Hôpitaux* du 20 juillet, a publié de nouvelles expériences tendant à renverser l'opinion de M. Dieffenbach et à réhabiliter celle de Bichat et de M. Cruveilhier, qui veulent que le grand oblique fasse seulement subir à l'œil un mouvement de rotation sur son axe de dehors en dedans, c'est-à-dire, pour traduire avec plus de précision l'opinion de ces auteurs, un mouvement de rotation par lequel l'extrémité externe du diamètre horizontal de la pupille serait relevé.

Comment découvrir la vérité au milieu de ce chaos d'idées contradictoires?

Le moyen le plus sûr de résoudre le problème est, suivant moi, de prendre pour guides les expériences cadavériques, et les connaissances anatomiques. Quant aux observations pathologiques auxquelles MM. Dieffenbach et Phillips accordent la plus grande importance, et quant aux vivisections, j'ai démontré plus haut qu'elles étaient très-difficiles à interpréter et pouvaient induire facilement en erreur.

Les expériences cadavériques faites avec beaucoup de soin et d'après le procédé que j'ai conseillé dans le chapitre qui précède, c'est-à-dire en enlevant le sommet du cône formé par l'orbite, et en attachant un fil à l'extrémité postérieure du grand oblique sans le disséquer, et sans altérer en rien sa direction, m'ont appris que la traction de ce muscle portait la pupille en bas et en dehors et qu'elle imprimait au globe de l'œil un mouvement de rotation par lequel la partie supérieure de cet organe était portée en dedans et la partie inférieure en dehors. Le premier de ces résultats réhabilite l'opinion proposée autrefois par Albinus, et rejetée depuis par une multitude d'auteurs. Du reste, il est parfaitement en harmonie avec les inductions que nous pouvons tirer de l'anatomie, et je ne puis comprendre aujourd'hui comment il n'a pas été annoncé à priori par tous les anatomistes. En effet, comment se comporte le grand oblique depuis sa poulie cartilagineuse jusqu'à l'œil, seule partie dont il faille tenir compte pour juger de l'action de ce muscle? Il se dirige en bas, en dehors et en arrière; il dépasse l'axe antéro-postérieur de l'œil, et s'insère un peu au côté externe et supérieur de cet organe.

D'après cette disposition, la contraction qui rapproche l'insertion oculaire du muscle de sa poulie cartilagineuse, conduit cette insertion en haut, en dedans et en avant. Or, comme la partie antérieure du globe de l'œil se porte en sens inverse de sa partie postérieure, tandis que celle-ci est tirée en haut et en dedans, celle-là se porte en bas et en dehors; ce qui revient à dire que, par l'action du grand oblique, la pupille se porte en bas et en dehors. De plus, le tendon du grand oblique s'enroulant autour de l'œil, ne peut tirer la partie supérieure de celui-ci en dedans sans lui imprimer un mouvement de rotation dans le même sens.

Voilà ce qu'apprennent les expériences cadavériques et la connaissance raisonnée de la disposition anatomique du grand oblique sur le mode d'action de ce muscle.

MM. Dieffenbach, Phillips et Lucien Boyer ont avancé des opinions tout-à-fait contraires à celles que j'ai adoptées. Ces opinions doivent être examinées avec soin, et si elles sont erronées, il faut en chercher la cause.

Dieffenbach et M. Phillips ont écrit tous les deux que le muscle grand oblique porte l'œil en haut et en dedans. S'ils entendent parler de la partie postérieure de l'œil, ils ont raison ; mais s'ils veulent dire, ce qui ressort évidemment de la lecture de leurs ouvrages, que le grand oblique porte la pupille en haut et en dedans, je ne saurais partager leur opinion. Pour étayer celle-ci, ils s'appuient sur des observations pathologiques tirées de l'étude du strabisme.

« Après avoir opéré des strabismes convergents, dit M. Phillips, en coupant seulement le muscle droit interne, j'ai vu des yeux conserver une déviation en dedans et en haut. La dissection de la membrane muqueuse fut étendue plus au loin sous la paupière supérieure, et le tendon du grand oblique fut coupé en travers ; aussitôt libre de tout obstacle, le globe de l'œil vint reprendre sa position normale. »

Je ne puis admettre l'opinion de Dieffenbach et de M. Phillips pour deux raisons : 1° parce que le fait sur lequel ils ont basé leur théorie est loin d'être constant ; 2° parce que l'existence même de ce fait peut s'expliquer très-naturellement sans l'intervention du muscle grand oblique.

Il n'est pas vrai de dire que la section du muscle grand oblique remédie toujours à la déviation de l'œil en haut et en dedans, alors qu'elle a résisté à la section du droit interne.

Dans la *Gazette des hôpitaux* du 20 juillet, M. Lucien Boyer dit positivement que, sur six malades chez lesquels la section du grand oblique a été pratiquée par lui ou par M. Amussat, pour remédier à cette espèce de strabisme, trois n'en ont retiré aucun avantage, et que depuis longtemps il a renoncé à la pratiquer.

Mais si le redressement du strabisme en haut et en dedans ne s'opère pas constamment après la section du droit interne et du grand oblique, il faut bien avouer qu'il s'observe souvent ; car Dieffenbach et M. Phillips en ont cité d'assez nombreux exemples.

Comment expliquer ces faits? Faut-il absolument rapporter le succès à la section du grand oblique? Je ne le pense pas. L'explication qui me paraît la plus rationnelle consiste à attribuer la réussite, dans les cas observés par Dieffenbach et M. Phillips, à la séparation étendue de l'œil et de la capsule. Qu'on se rappelle la description que nous avons donnée de cette coiffe aponévrotique qui enveloppe l'œil, les adhérences que les six muscles moteurs oculaires contractent avec elle, ce que nous avons dit sur la persistance d'action des muscles après la section de leur partie antérieure, dans l'opération du strabisme, et l'on comprendra facilement comment, après la section du droit interne, l'œil peut se porter en dedans et en haut, la portion extra-capsulaire du muscle coupé continuant à tirer l'œil par l'intermédiaire de la capsule qui n'a pas été séparée de la sclérotique dans une assez grande étendue.

Nous sommes d'autant plus autorisés à adopter l'opinion que nous venons d'exposer, que jamais nous n'avons coupé le grand oblique, et que cependant, dans presque tous les cas de strabisme en haut et en dedans que nous avons eu l'occasion d'opérer, nous avons obtenu le redressement complet de l'œil en divisant largement la capsule par en haut.

Le résultat des observations de strabisme, comme je viens de le prouver, n'est pas aussi favorable à la théorie de Dieffenbach qu'il le semblait au premier abord; en sorte qu'il ne lui reste plus aucun appui, car toutes les autres méthodes d'investigation lui sont directement opposées.

Il était important de combattre l'opinion qui veut que le muscle grand oblique porte la cornée en haut et en dedans, car elle est le fondement d'une erreur sur laquelle nous serons obligés de revenir plus tard; erreur qui consiste à faire croire que la section du muscle droit externe, faite pour remédier au strabisme divergent, peut amener facilement un strabisme convergent consécutif.

A propos des vivisections faites par M. Lucien Boyer pour apprécier l'action du grand oblique, je me bornerai à répéter ce que j'ai déjà dit des expériences faites sur les animaux vivants. C'est une méthode défectueuse par son insuffisance; en l'appliquant, on peut apprécier l'effet qui résulte de la destruction d'un muscle, mais non l'effet de son action. Aussi n'a-t-il été donné à M. Lucien Boyer de constater qu'une partie des fonctions du grand oblique, la rotation de l'œil de dehors en dedans sur son axe antéro-postérieur.

Quant aux opinions émises par Bichat, MM. Lauth, Charles Bell, etc., elles sont comme celles de M. Lucien Boyer plutôt incomplètes que fausses, et si elles paraissent si divergentes, c'est moins parce qu'elles sont réellement opposées que parce qu'elles n'expriment chacune qu'un phénomène isolé d'une fonction complexe.

En résumé, le grand oblique, d'après les recherches auxquelles je me suis livré, porte la pupille en bas et en dehors, et il imprime au globe de l'œil un mouvement de rotation par lequel la partie supérieure de celui-ci est entraînée en dedans. Ces mêmes recherches m'ont démontré que c'était ce mouvement de rotation qui était le plus marqué.

La planche N° 4 représente la direction que prend la pupille lorsqu'on exerce une traction sur le grand oblique.

Je devrais parler maintenant des changements de forme qui sont imprimés à l'œil par le muscle grand oblique; mais ces changements étant les mêmes que ceux produits par le petit oblique, je préfère y consacrer un article commun qui trouvera plus naturellement sa place un peu plus loin.

Action du muscle petit oblique.

Examinées seulement sous le rapport de la direction qu'il imprime à l'œil, les fonctions du petit oblique sont aussi complexes que celles du grand oblique dont il est l'antagoniste. Il n'est donc pas surprenant que les auteurs soient aussi en grande dissidence sur l'action de ce muscle.

Suivant Albinus, le petit oblique dirige la pupille en haut vers la partie externe du sourcil, et fait tourner la partie inférieure de l'œil de dehors en dedans.

Portal et Hippolyte Cloquet ont émis une opinion tout-à-fait semblable.

Bichat et M. Cruveilhier pensent que le petit oblique n'accomplit qu'un mouvement de rotation de dedans en dehors sur l'axe antéro-postérieur.

M. Phillips veut que le petit oblique porte l'œil en bas et en dedans.

M. Lucien Boyer a écrit que le petit oblique abaissait l'extrémité interne du diamètre horizontal de la cornée.

L'étude attentive de la direction et des attaches du petit oblique, et des expériences cadavériques répétées un très-grand nombre de fois et faites avec beaucoup soin, m'ont conduit à ce résultat, savoir : qu'Albinus, Portal et Hippolyte Cloquet avaient parfaitement compris l'action du petit oblique, en disant qu'il dirige la pupille en haut et en dehors.

En effet, en jugeant de l'action du petit oblique d'après les connaissances anatomiques, on voit que si son insertion oculaire tend à se rapprocher de son insertion orbitaire, la première se porte en avant, en dedans et un peu en bas; qu'il tend aussi à faire tourner l'œil de telle manière que la partie externe de sa moitié postérieure soit tirée en bas, en dedans et en avant, mouvement qui ne peut s'accomplir sans que la cornée ne se dirige en haut et en dehors.

L'expérimentation cadavérique confirme en tous points les inductions tirées de l'anatomie. Ainsi en tirant l'extrémité orbitaire du muscle petit oblique sans altérer en rien sa direction, on voit l'œil se porter en avant et la pupille se tourner en haut et en dehors. Ces différents mouvements sans doute sont peu marqués, cependant ils sont facilement appréciables, même en opérant des tractions très-faibles. De même que pour le grand oblique, le mouvement de rotation est plus évident que les autres.

La planche n° 5 représente la direction que prend la pupille lorsqu'on exerce une traction sur le muscle petit oblique.

M. Phillips est de tous les auteurs celui qui s'est le plus écarté de la vérité, si toutefois, comme la chose paraît évidente, en attribuant au petit oblique la propriété de porter l'œil en bas et en dedans, il entend aussi parler de la déviation de la cornée dans le même sens. Ce sont encore des faits pathologiques tirés de l'histoire du strabisme qui l'ont égaré. Je n'ai pas besoin de revenir sur l'explication que j'ai donnée des phénomènes qui avaient pu l'induire en erreur. Ce serait faire des répétitions pour le moins inutiles.

Quant aux autres auteurs, l'opinion de chacun d'eux est incomplète. Ils ont pour la plupart reconnu une des faces de la vérité, mais ils ne l'ont pas discernée tout entière.

Lorsque les muscles obliques, au lieu d'agir d'une manière isolée, se contractent ensemble, leurs mouvements antagonistes se neutralisent et leurs mouvements congénères persistent. Ainsi l'œil est tiré en avant et en dedans, et la pupille est tournée un peu en dehors, mais elle ne se porte ni en haut ni en bas. On peut vérifier ce résultat en tirant à la fois les extrémités orbitaires des deux muscles obliques sur un cadavre, avec toutes les précautions que nous avons indiquées pour pratiquer convenablement cette expérience.

Changements de forme du globe de l'œil sous l'influence des muscles obliques.

Il nous faut maintenant examiner avec soin les changements de forme qu'éprouve l'œil par la traction des muscles obliques.

On se rappelle sans doute que nous avons fait remarquer, en décrivant les particularités anatomiques de ces deux muscles, que leur ensemble forme une anse complète qui entoure l'œil obliquement en arrière et en dehors. Que les muscles obliques agissent isolément ou bien, au contraire, qu'ils agissent de concert, il est bien évident que non seulement il y aura un mouvement de transport de l'œil en avant et en dedans, mais encore qu'il y aura compression de cet organe dans le sens de sa longueur; car le redressement d'un seul ou des deux muscles obliques diminue nécessairement l'intervalle qui sépare, dans l'état de relâchement, les deux branches de l'anse formée autour de l'œil par ces muscles.

L'expérience cadavérique démontre d'une manière directe l'allongement de l'œil par l'action des muscles obliques, et vient encore confirmer le résultat que nous avons déduit des connaissances anatomiques. En tirant simultanément les extrémités orbitaires des deux obliques, on peut déjà s'assurer, en plaçant la pulpe du doigt sur la cornée, que celle-ci devient plus convexe. Mais on peut encore démontrer d'une manière plus rigoureuse que l'axe antéro-postérieur de l'œil s'allonge par la contraction des muscles obliques. Il suffit pour cela de mesurer, comme nous l'avons déjà conseillé pour l'appréciation fonctionnelle des muscles droits, avec un compas d'épaisseur à branches très-flexibles, l'intervalle qui sépare le point d'immersion du nerf optique dans l'œil, du point central de la cornée, pendant qu'on tire les muscles et pendant qu'ils sont dans le relâchement.

Cette expérience cadavérique est on ne peut

plus concluante ; c'est elle, comme nous le verrons plus loin, qui nous a dévoilé la raison de plusieurs phénomènes pathologiques relatifs au strabisme, à la myopie et à la fatigue des yeux dans la vision des objets rapprochés.

Nous sommes donc conduits à admettre que, sous le rapport des changements de forme qu'ils impriment à l'œil, les muscles obliques sont congénères des muscles droits, que tous l'allongent et concourent ainsi à l'accommodation de l'œil aux objets rapprochés. Cette opinion a déjà été émise par M. Pravaz devant la Société de médecine de Lyon. Nous réclamons pour nous seulement de l'avoir démontrée d'une manière péremptoire.

Je me borne, dans ce Mémoire, à l'examen des mouvements et des changements de forme que les muscles de l'œil impriment à cet organe, sans rechercher quelle est leur influence sur la vision. C'est dans la partie consacrée à la myopie que je rechercherai quelle est cette influence.

Deuxième Partie.

DU STRABISME.

Ce mémoire sur le strabisme se compose de trois chapitres.

Dans le premier j'examine la méthode à suivre dans l'observation de cette maladie ;

Dans le second, les opérations qu'elle réclame ;

Et dans le troisième j'expose avec détail les suites de ces opérations.

CHAPITRE PREMIER.

MÉTHODE A SUIVRE DANS L'OBSERVATION DU STRABISME.

Les observations qu'on peut faire sur les strabiques doivent porter :

1° Sur la direction des yeux ;

2° Sur l'état de la vue ;

3° Sur les altérations anatomiques des yeux ;

4° Sur les causes qui produisent la déviation oculaire et qui en modifient l'intensité.

§ 1.

EXAMEN DU STRABISME SOUS LE RAPPORT DE LA DIRECTION DES YEUX.

Dans cet examen il faut chercher : 1° dans quel sens l'œil est dévié ; 2° si la déviation est simple ou double ; 3° si elle est continue ou intermittente ; 4° quel est le degré de la déviation ; 5° compliquée ou non de tremblements convulsifs des yeux.

Divers sens suivant lesquels l'œil peut être dévié.

L'œil peut être dévié directement en dedans ou en dehors, en haut ou en bas. Il peut être entraîné dans l'une des positions intermédiaires à ces positions directes, par exemple, en haut et en dedans, en haut et en dehors.

Le strabisme convergent est de toutes les déviations oculaires celle qui s'observe le plus souvent. On a donné plusieurs explications de ce fait.

Les uns ont pensé que la plus grande fréquence du strabisme interne était due à la force plus considérable du muscle droit interne, et en partie aussi à la convergence naturelle des deux yeux, dont nous pouvons beaucoup mieux exagérer le mouvement naturel vers l'angle interne que vers l'angle externe des paupières.

Les autres ont écrit que la cause du plus grand nombre de strabismes convergents devait être attribuée à ce que le droit interne et les deux obliques se réunissent pour le produire; tandis que le strabisme divergent est l'effet de la contraction d'un seul muscle, le droit externe (*Phillips*).

Il est assez embarrassant de déterminer au juste la cause qui justifie la plus grande fréquence des strabismes convergents; mais s'il fallait choisir entre les deux opinions que je viens de citer, je n'hésiterais pas à donner la préférence à la première.

L'opinion de M. Phillips qui a été adoptée par un grand nombre de chirurgiens, repose sur ce fait que nous avons déjà combattu et détruit par des expériences directes, savoir : que les muscles obliques en se contractant portent la cornée en dedans. Nous avons démontré qu'à la vérité, la partie postérieure de l'œil subit par l'action des obliques un déplacement en dedans et en avant, mais que la pupille est au contraire portée en dehors.

J'insiste sur ce point, parce qu'il est d'une grande importance dans l'histoire du strabisme, et qu'il se rattache à des questions pratiques on ne peut plus graves. En effet, si l'on admet que les muscles obliques peuvent concourir à la production du strabisme convergent, il faut de suite admettre ce précepte que, si la déviation ne cesse pas par la simple section du droit interne, la division de l'un des obliques est nécessaire. Tandis que s'il est prouvé que ces muscles n'ont pas la moindre part dans la production de cette espèce de strabisme, la section des obliques doit être rejetée. Or, nous verrons par la suite, que ce dernier parti est de beaucoup le plus sage.

Le strabisme en dehors se voit bien plus rarement que le strabisme interne. Sa fréquence est à celle de ce dernier à peu près comme 1 est à 10.

Les strabismes directs en haut ou en bas sont encore beaucoup plus rares.

On n'a pas fréquemment l'occasion d'étudier les variétés de strabismes obliques ou intermédiaires. Cependant la déviation en haut et en dedans n'est pas rare. Cette variété a été attribuée par Dieffenbach, MM. Phillips, Amussat, Florent Cunier, à l'action du grand oblique. Cette opinion est erronée suivant moi, et l'erreur repose encore ici sur la connaissance imparfaite des fonctions du grand oblique qui porte la pupille en bas et en dehors, et non en haut et en dedans, comme on le croit généralement. Quelle explication peut-on substituer à celle des auteurs que je viens de citer, sur la production du strabisme en haut et en dedans? On peut penser ou bien que dans quelques circonstances, le muscle droit interne au lieu de se diriger horizontalement, se dirige un peu obliquement de haut en bas et d'avant en arrière, ce qui existe en effet surtout pour la portion intra-capsulaire de ce muscle; ou bien on peut croire que les muscles droit supérieur et droit interne sont tous deux dans un état de rétraction. Ces deux opinions sont admissibles; car, d'une part, il n'est pas rare de voir le strabisme en haut et en dedans disparaître après la section seule du droit interne. D'une autre part, quand la difformité persiste après la section de ce muscle et après le débridement de l'aponévrose, on peut retirer de grands avantages de la section du droit supérieur, comme l'ont observé MM. Baudens et Lucien Boyer.

Les variétés de strabismes en bas et en dedans, en haut et en dehors, et en bas et en dehors ne s'observent qu'un très-petit nombre de fois; quand elles existent, elles résultent probablement de l'action combinée de deux muscles droits.

Le strabisme est simple ou double.

Le strabisme peut être simple ou double. Le strabisme convergent est presque toujours double. Cette proposition est contraire à celle qui est professée par la plupart des auteurs; car, en général, ils pensent que le plus grand nombre des malades ne louchent que d'un seul œil.

Buffon soutenait déjà cette opinion, et, dans ces derniers temps, MM. Florent Cunier et Baudens l'ont reproduite. Ce dernier admet en outre que souvent, quand la loucherie paraît double, le strabisme n'affecte cependant qu'un seul œil, et que la déviation du côté opposé s'opère par une véritable sympathie ; si bien que si l'on redresse l'organe qui est le plus dévié, l'autre se redresse aussi, et sans aucune opération.

On conçoit combien il est utile de résoudre

d'une manière précise cette question, et de savoir à quoi s'en tenir sur l'opinion de M. Baudens; car, suivant qu'on l'adoptera ou qu'on la rejettera, on sera nécessairement conduit à n'opérer que d'un seul côté, quand bien même le strabisme paraîtrait double, ou, au contraire, à opérer les deux yeux, quoique de prime abord la déviation oculaire parût n'exister que d'un seul côté.

Il est vrai que lorsqu'on examine les personnes qui louchent en dedans, l'on est souvent disposé à croire qu'un seul œil est dévié, car c'est presque toujours le même œil qui se porte vers le nez, et par conséquent celui de l'autre côté reste droit, parce qu'il sert seul à la vision. Mais on peut facilement se convaincre que l'œil qui paraît d'abord dans une bonne direction est lui-même affecté de strabisme. Il suffit pour cela de recommander au malade de tenir la tête fixe et de l'engager à regarder un objet quelconque, le doigt par exemple, que l'on place alternativement à droite et à gauche. En faisant cette expérience on s'aperçoit facilement que l'œil qui semblait dans sa direction normale, s'enfonce plus qu'il ne devrait le faire, et que sa pupille se perd même dans l'angle interne des paupières, lorsqu'il est obligé de se tourner en dedans pour regarder l'objet qu'on lui présente.

Voici encore un fait en faveur de l'opinion que je soutiens. Les louches en général peuvent, comme on sait, redresser leur œil dévié en fermant celui qui est habituellement droit. Eh bien! pour peu qu'ils soient attentifs, ils peuvent sentir avec leurs doigts, pendant que l'œil strabique se redresse ainsi, l'autre œil se déplacer sous les paupières.

Il est une autre expérience dont quelques chirurgiens se servent pour déterminer les cas dans lesquels les deux yeux sont affectés de strabisme. On place alternativement le doigt devant chaque globe oculaire, et l'on dit au malade de regarder seulement avec l'œil devant lequel le doigt se trouve placé. Alors si l'œil qui ne regarde pas se tourne fortement en dedans, quel que soit le côté où l'on fasse l'expérience, on en conclut que le strabisme n'est simple qu'en apparence, qu'il est bien réellement double, et qu'il faut opérer les deux yeux. Cette expérience est très-défectueuse, elle conduit non seulement à faire croire que ceux qui n'ont qu'un strabisme simple sont louches des deux côtés, mais encore que les individus dont les yeux fonctionnent avec la plus parfaite harmonie ont aussi une déviation des axes oculaires. J'en ai fait l'essai sur une multitude de personnes, et constamment j'ai vu lorsqu'on plaçait un doigt devant un œil et que cet organe seul regardait l'objet, l'autre œil se porter aussitôt, et très-fortement, vers le nez de manière à produire un strabisme momentané très-évident.

La méthode d'examen que nous avons adoptée n'expose pas aux mêmes erreurs. C'est elle qui nous a démontré que presque tous les strabismes convergents étaient doubles : vérité qui se trouve d'ailleurs confirmée par les résultats de l'opération du strabisme elle-même. En effet, quand on se borne à opérer l'œil qui paraît seul dévié, et que la section du droit interne a produit le redressement de cet organe, on voit presque toujours l'autre œil qui paraissait d'abord parfaitement droit se dévier à son tour vers l'angle interne des paupières.

Ce phénomène a été observé chez presque tous les malades sur lesquels nous n'avons fait l'opération que d'un seul côté. Il s'est manifesté, par exemple, d'une manière très-sensible chez les personnes dont les noms suivent :

Joséphine Mollard, âgée de 7 ans. Strabisme convergent.

Pierre Zinc, âgé de 21 ans. Strabisme convergent.

Avina, âgée de 5 ans. Strabisme convergent.

Colliard, 5 ans. Strabisme convergent.

Cécile Rousset, 18 ans. Strabisme convergent.

Mlle Mathieu, 16 ans. Strabisme convergent.

Mme Bariot, 35 ans. Strabisme en haut et en dedans.

On peut se demander pourquoi un œil affecté de strabisme paraît être habituellement dans une rectitude parfaite. Voici une explication de ce fait qui me paraît très-raisonnable.

Chez les strabiques, il suffit de fermer l'un des yeux pour que celui qui reste découvert se dirige librement dans tous les sens et ne manifeste aucune trace de déviation. Or, quand un œil est habituellement entraîné dans l'angle interne des paupières et que sa force visuelle est affaiblie, le malade se trouve dans la même condition que si cet œil était fermé; l'autre doit donc affecter une bonne direction. Mais lorsque le premier est redressé, l'autre doit, à son tour, éprouver des changements subordonnés, et sa déviation, que l'on n'apercevait pas d'abord, doit devenir apparente.

Une chose digne de remarque, c'est qu'il n'y a que le strabisme convergent qui soit presque toujours double. Le divergent est, au contraire, très-souvent simple, et, quand on l'opère, on n'observe pas qu'après le redressement de l'œil dévié, celui qui paraissait d'abord dans un état parfait de rectitude se porte à son tour dans une direction anormale.

Toutes les fois que le strabisme divergent ne m'a paru visible que d'un côté, je n'ai opéré qu'un œil, et après avoir redressé celui-ci, je n'ai jamais aperçu que celui du côté opposé se déviât à son tour. Cette différence est très-remarquable, et je ne vois pas quelle explication satisfaisante on pourrait en donner.

Le strabisme est continu ou intermittent.

1° Il y a des strabismes qu'on peut appeler périodiques ou intermittents parce qu'ils ne paraissent que dans certaines conditions, qui peuvent dépendre soit d'un état de l'ame, soit de la nature des objets qu'on regarde, de leur éloignement ou de leur trop grand rapprochement, de l'intensité de la lumière.

2° Il y en a d'autres qui sont permanents ou continus. Entre ces derniers il faut établir une distinction. Il y a des strabismes qui sont permanents en ce sens qu'il n'y a jamais de parallélisme entre les deux axes oculaires, et dans lesquels pourtant chacun des deux yeux peut, sous l'influence seule de la volonté du malade, se redresser isolément, mais jamais simultanément avec celui du côté opposé.

Il y a d'autres strabismes qu'on peut appeler avec plus de raison continus ou fixes, parce que l'œil dévié ne peut se redresser dans aucune circonstance, quels que soient les efforts tentés par le malade.

De ces trois espèces de strabisme celle qu'on observe le plus fréquemment, c'est sans aucun doute la seconde, c'est-à-dire celle qui est permanente d'un côté ou de l'autre, mais dans laquelle chaque œil observé séparément peut se redresser sous l'influence de la volonté.

Le strabisme périodique est loin d'être rare; il est assez commun de voir des gens qui ne louchent que lorsqu'ils se regardent dans un miroir ou qu'ils sont dominés par une forte émotion ou par l'ennui; d'autres aussi dont les yeux ne se dévient que lorsqu'ils regardent des objets très-minutieux et très-rapprochés.

Le strabisme périodique est très-fréquent chez les enfants, pendant la période de dentition.

Enfin le strabisme absolument fixe est une maladie rare. Sur près de 300 malades, nous ne l'avons rencontré que trois ou quatre fois.

Intensité de la déviation oculaire.

Le strabisme peut offrir des degrés variables d'intensité. En effet, tantôt la pupille se cache presque complètement derrière les paupières, en sorte que l'ouverture palpébrale ne laisse apercevoir que la sclérotique et une faible partie de la cornée. Tantôt au contraire le désaccord qui existe entre les axes visuels est extrêmement faible, et il faut y regarder attentivement pour découvrir le strabisme. Cette variété de loucherie a reçu le nom de *faux trait du regard.* Voilà les deux degrés extrêmes d'intensité. Mais entre eux il peut exister une foule de degrés intermédiaires.

Le strabisme varie souvent d'intensité chez un même individu, d'un instant à l'autre, suivant une foule de circonstances. J'ai vu beaucoup de louches qui, lorsqu'ils regardaient attentivement un objet, faisaient disparaître presque complètement la déviation habituelle de leurs yeux. Le regard distrait est une des conditions qui augmentent le plus l'intensité du strabisme. Quelques personnes ne louchent que très-peu en regardant un objet placé, par exemple, à un mètre de distance, et louchent au contraire beaucoup si leurs yeux se portent sur un corps plus éloigné ou plus rapproché. L'ennui est aussi une des causes les plus puissantes d'augmentation du strabisme. Enfin, j'ai remarqué qu'au déclin du jour la déviation oculaire était, chez un grand nombre de louches, plus considérable qu'aux autres heures de la journée.

Il y a toutefois une espèce de strabisme qui ne change jamais d'intensité quelles que soient les circonstances au milieu desquelles se trouve placé l'individu qui en est affecté; je veux parler du strabisme fixe, dont j'ai déjà dit quelques mots précédemment, et dans lequel l'œil semble bridé dans son état de déviation, sans pouvoir en sortir, quelques efforts que fasse le malade.

Tremblements convulsifs des yeux strabiques.

Le strabisme est quelquefois accompagné de mouvements spasmodiques de l'œil. Cette complication est une des plus rares et en même temps des plus graves que l'on puisse observer. Elle se présente dans des conditions très-variées : ainsi, on voit des strabismes dans lesquels l'œil est agité de petits mouvements convulsifs et continus par lesquels cet organe se porte alternativement en dedans et en dehors ou bien en haut et en bas, sans pour cela que la pupille ne dépasse jamais le centre de l'ouverture palpébrale.

Il en est d'autres où l'œil roule dans l'orbite comme chez les enfants qui ont la cataracte congéniale, et exécute des mouvements de totalité qui l'entraînent successivement dans tous les sens.

Ces oscillations, suivant M. Phillips, ne produisent jamais l'affaiblissement de la vue. Je crois que cette assertion est erronée. Dans tous les cas de strabisme avec mouvements convulsifs que j'ai eu l'occasion d'observer, la vue était extrêmement faible des deux côtés; tandis que, dans les strabismes sans oscillations, elle n'est habituellement affaiblie que dans un seul œil. Comme preuve de ce que j'avance, je citerai seulement les trois malades suivants : Charles Foire, Mlle Blandine Vignés, et Mlle Benoîte Chavanne. Je rapporterai longuement les observations des deux premiers dans le troisième chapitre de ce mémoire.

Si l'on m'objecte néanmoins, que cette altération de la vision était chez ces malades le résultat de la déviation oculaire, et non celui du tremblement convulsif, je répondrai en citant le fait d'une jeune fille de quinze ans (Clotilde Salès), atteinte d'un mouvement convulsif des deux yeux depuis sa plus tendre enfance, sans complication de strabisme. Chez cette malade la vision est tellement altérée qu'aucun objet n'est distinct pour elle au delà de 30 centimètres. Quand elle s'est occupée à la couture pendant dix minutes seulement, ses yeux se troublent tellement que la vue s'abolit presque d'une manière complète. Elle n'a pu apprendre à lire; aucune espèce de lunettes n'a pu améliorer ni augmenter la portée de sa vue.

§. 2.

EXAMEN DU STRABISME SOUS LE RAPPORT DE L'ÉTAT DE LA VUE.

La direction vicieuse qu'affecte l'œil n'est pas le seul phénomène symptomatologique qu'il faille étudier dans le strabisme. Les altérations de la vue dont il s'accompagne doivent aussi être examinées avec beaucoup de soin, car elles offrent souvent beaucoup de gravité et par suite un grand intérêt pratique. Ces altérations de la vue sont loin d'être rares dans le strabisme ; on peut même dire qu'elles existent dans le plus grand nombre des cas.

Les altérations visuelles qui coïncident habituellement avec le strabisme sont : l'affaiblissement de la vue, c'est-à-dire l'amblyopie qui peut aller jusqu'à l'amaurose presque complète, la myopie, la diplopie, enfin la disposition à la fatigue des yeux. Quand le strabisme n'existe que d'un côté, l'œil qui est dévié présente seul des troubles, dans la vision : quand il est double, les deux yeux peuvent être altérés dans leurs fonctions ; mais en général la vue reste toujours meilleure d'un côté que de l'autre, parce que le strabisme est rarement porté au même degré des deux côtés.

Affaiblissement de la vue.

L'affaiblissement de la vue ou amblyopie s'observe très-souvent chez les louches. Ainsi, il y en a un grand nombre qui ne peuvent, avec l'œil dévié, voir nettement les objets qui les entourent. Ces objets leur paraissent confus, recouverts de brouillards : la lecture est impossible, car les caractères les plus gros ne peuvent être distingués. Quelquefois même la vue est complètement abolie, mais il est rare que l'altération aille jusqu'à ce point de gravité.

Toute proportion gardée, cette complication s'observe à peu près aussi fréquemment dans toutes les déviations oculaires : mais comme le strabisme interne est de toutes ces déviations celle qu'on a l'occasion d'étudier le plus grand nombre de fois, il en résulte que c'est presque toujours dans les cas de strabisme interne que nous rencontrons l'amblyopie.

Comment le strabisme peut-il produire l'amblyopie? Comment peut-il pervertir la sensibilité de la rétine? Voici une première explication de ce phénomène proposée par M. Baudens.

« L'œil strabique (*Leçons sur le strabisme*, p. 29), dit-il, ne recevant de l'objet éclairé que des rayons obliques, fonctionne moins bien que celui du côté opposé qui reçoit en plein et directement les rayons solaires. La prunelle qui va se cacher dans l'angle interne de l'œil semble fuir la lumière dont l'excitation fait défaut sur le nerf optique : ce défaut d'exercice fonctionnel et d'excitation solaire fait tomber la rétine dans un état de paresse et d'inertie qui souvent se traduit par une dilatation de la pupille, et toujours par une faiblesse de la vue telle que la plupart des personnes atteintes de strabisme ne voient point de l'œil strabique assez pour lire, et que souvent même la vue est si courte qu'il leur est impossible de distinguer les objets placés à trois pas de distance. » M. Baudens, comme on le voit par ce passage, attribue l'affaiblissement de la vue qu'on observe si souvent dans les yeux strabiques à l'inactivité, au défaut d'exercice de la rétine. Cette opinion se trouve corroborée par un fait qu'on observe assez souvent; c'est que les yeux qui sont en même temps louches et faibles après avoir été redressés par la section d'un muscle, reprennent graduellement la faculté de voir distinctement, une fois que la rétine se trouve en contact avec son excitant naturel, la lumière. Toutefois il est un autre fait qui n'est pas aussi favorable à cette théorie et qu'on pourrait même regarder comme une objection, c'est qu'il n'est pas rare de voir des malades qui, immédiatement après la section du muscle rétracté, s'écrient tout étonnés : *J'y vois beaucoup plus clair. Les objets ne me paraissent plus entourés de brouillards.*

M. Phillips a proposé une autre explication de l'affaiblissement de la vue coïncidant avec le strabisme Voici comme il s'exprime à ce sujet.

« J'ai remarqué plusieurs fois que des sujets qui louchaient fortement ne voyaient pas avec l'œil dévié qui était aussi insensible à la lumière vive qu'à l'obscurité. Lorsque le muscle contracté était coupé, l'œil agissait comme dans son état normal; .... je crois pouvoir expliquer cet effet de la manière suivante. Le nerf oculo-moteur qui anime les muscles droits, produit aussi leur contraction spasmodique : cet état maladif est porté au ganglion ciliaire par continuité, c'est-à-dire par la courte racine de ce ganglion, et ce centre nerveux transmet l'état spasmodique du muscle à la membrane sensible de l'œil, par le nerf central de la rétine, ce qui rend cette membrane insensible. Elle recouvre toute la sensibilité par la section des filets nerveux qui font contracter les muscles. (*Du Strabisme* p. 104.) »

Si le muscle droit externe, comme les trois autres muscles droits, recevait les filets nerveux de l'oculo-moteur, la théorie adoptée par M. Phillips serait certainement très-satisfaisante, mais il n'en est rien. Comme M. Phillips le dit lui-même, dans le chapitre de sa brochure qu'il a consacré aux considérations générales, le muscle abducteur de l'œil reçoit ses rameaux nerveux du moteur oculaire externe qui se jette tout entier dans ce muscle et qui n'a aucune connexion avec le ganglion ciliaire. Dès lors, l'état maladif du nerf moteur oculaire externe ne peut être transmis à la rétine par le ganglion ciliaire. Il est donc impossible d'expliquer par la théorie de M. Phillips l'affaiblissement de la vue qui coïncide avec le strabisme divergent, et dont il cite lui-même des observations très-remarquables.

On pourrait encore avec quelque raison attribuer l'affaiblissement de la vue dans le strabisme à la compression du globe oculaire par le muscle rétracté. Il est possible qu'il en soit ainsi dans quelques cas; je suis même assez disposé à croire que lorsque, immédiatement après la section d'un des muscles de l'œil, la vue devient plus claire, plus nette et plus longue, l'amblyopie qui accompagnait la déviation de l'œil n'avait pas d'autre cause que la compression de cet organe.

Une expérience très-simple prouve d'ailleurs que la compression de l'œil peut diminuer d'une manière très-notable la puissance de vision dont il jouit. En effet, il suffit d'appuyer légèrement avec un doigt sur un point quelconque du globe de l'œil, pour qu'immédiatement la portée de la vue devienne moins considérable, pour que les objets paraissent confus et environnés de brouillards. Cette théorie de la compression qui a été défendue tout récemment par M. Dufresse Chassaigne (*Du strabisme et du bégaiement*, 1841, page 17) me paraît préférable aux deux autres, et cependant elle ne peut s'appliquer heureusement à tous les cas. Par exemple, il est impossible de l'appliquer à deux faits très-curieux que j'ai observés et sur lesquels j'aurai plus tard l'occasion de revenir avec détails; je veux parler de deux individus affectés, l'un de strabisme convergent, l'autre de strabisme divergent, et qui n'ont été opérés que d'un seul côté. Chez tous les deux, la vue s'est améliorée non seulement dans l'œil opéré, mais encore et d'une manière très-notable dans celui qui ne l'avait pas été; ces faits, quoiqu'isolés, suffisent pour convaincre que la compression de l'œil et que l'inactivité de ces organes ne sont pas les seules causes qui diminuent la puissance de la vision chez les louches.

Enfin il ne serait pas impossible, surtout quand l'un des muscles obliques contribue à la production de la difformité, que l'affaiblissement de la vue ne fût favorisé par la torsion que doit éprouver le nerf optique. J'établis cette opinion à priori, sans pouvoir l'appuyer sur aucun fait, et par conséquent sans lui attacher une valeur plus grande qu'elle ne mérite.

Myopie et Pseudomyopie.

En interrogeant avec soin les personnes strabiques on peut facilement se convaincre que chez un grand nombre d'entre elles, la vue est plus courte que dans l'état normal. Ainsi, j'en ai rencontré plusieurs qui ne pouvaient lire les caractères cicéro à la distance de 15 centimètres et qui ne pouvaient reconnaître une personne à plus de dix pas.

Cette brièveté de la vue est rarement portée au même degré dans les deux yeux. En général, elle est beaucoup plus prononcée dans l'œil qui est le plus dévié, elle peut même n'exister que d'un côté, si le strabisme n'affecte qu'un seul œil. Il m'a paru aussi qu'elle était toujours en raison directe de l'intensité et de la durée du strabisme.

Cet état de la vision peut être une véritable myopie, mais souvent aussi il n'est que le symptôme d'un affaiblissement de la rétine. Dans le dernier ouvrage que M. Phillips a publié (*De la Ténotomie sous cutanée*, page 305), on lit le passage suivant : « Chez les strabiques quelquefois l'œil perçoit seulement les objets les plus volumineux et les plus éclairés à la condition d'être très-rapprochés. Cette altération est toujours la suite du strabisme, et je ne connais pas jusqu'à ce jour un seul fait de cette nature qui ait précédé la déviation de l'œil. Cet état a souvent été confondu avec la myopie ; ce qui prouve que le sujet n'est pas myope, c'est que, en le faisant regarder à travers des lunettes de puissance graduée, il ne voit pas davantage. » Mes propres observations m'ont conduit depuis longtemps aux mêmes résultats que ceux auxquels est arrivé M. Phillips.

Parmi les malades que j'ai opérés, il en est un grand nombre qui ne pouvaient distinguer les objets que lorsqu'ils étaient très-rapprochés, et dont la vue ne pouvait acquérir une portée plus grande par l'usage d'aucunes lunettes.

Ces deux espèces de myopie peuvent donc coïncider avec le strabisme, et même le grand nombre de faits qui établissent leur co-existence autorisent à affirmer que le strabisme a une grande influence sur leur production.

Il serait assez utile de rechercher quels sont les rapports de la myopie avec les différentes espèces de strabisme ; de déterminer, par exemple, si elle s'observe aussi souvent dans les déviations interne, externe, supérieure et inférieure.

Je puis affirmer que dans le strabisme interne la diminution de la portée de la vue est assez fréquente : dans le strabisme externe j'ai eu moins souvent l'occasion de la voir. Probablement cette différence tient, non pas à la nature de la déviation, mais seulement à la proportion beaucoup plus considérable des strabismes internes. D'ailleurs, parmi les observations de strabisme divergent qui sont consignées dans l'ouvrage de M. Phillips, on trouve cette co-existence de la myopie notée un assez grand nombre de fois, pour être autorisé à penser qu'elle n'est pas rare.

Il est probable que les strabismes en haut et en bas peuvent s'accompagner des mêmes modifications dans la vue que les convergents et les divergents, mais l'observation ne m'a rien appris à ce sujet.

De la Diplopie.

Enfin, parmi les troubles de la vue qui peuvent accompagner le strabisme, il faut citer la vue double ou diplopie. M. Phillips a observé ce phénomène dans un assez grand nombre de cas.

Le quart des malades dont il a consigné l'histoire dans sa brochure sur le strabisme, voyaient double avant l'opération. Je ne sache pas qu'aucun autre auteur ait rencontré la diplopie dans une proportion aussi considérable. Pour moi, je n'ai observé ce symptôme que très-rarement; sur près de 300 personnes louches examinées avec soin, je n'ai pas vu dix fois la diplopie avant l'opération. J'ignore complètement à quoi peut tenir une pareille différence dans les résultats.

Une chose bien remarquable, c'est que la diplopie existe chez quelques malades alors même qu'ils ferment un des yeux. Les *Ephémérides des curieux de la nature* renferment une observation de ce genre, consignée par Daniel Hoffmann. M. Phillips a fait connaître aussi plusieurs faits analogues.

La diplopie s'observe principalement dans les cas de strabisme peu marqué. Quand la déviation oculaire est très-prononcée, il est extrêmement rare que la vue double existe, ce qui se conçoit très-bien, puisque dans ce dernier cas, les axes visuels s'entrecroisent trop loin de l'objet pour que les deux yeux puissent en percevoir l'image. C'est le même fait qui explique pourquoi la vue double existe souvent au début du strabisme, et s'efface peu à peu à mesure que la difformité devient plus considérable.

Il faut encore noter que certains louches ne voient double que lorsqu'ils regardent un objet trop éloigné ou trop rapproché.

La vue double accompagne plus souvent les déviations de l'œil en dedans que les déviations de l'œil en dehors. M. Phillips, qui a observé si fréquemment ce phénomène dans le premier cas, ne l'a jamais rencontré dans le second, excepté lorsque la divergence de l'œil était la suite d'une opération sur le muscle droit interne. Cependant la co-existence de la diplopie avec le strabisme divergent n'est pas impossible; j'ai eu l'occasion de la rencontrer, une seule fois il est vrai, chez un homme de 40 ans (Armandy Jh-Louis), demeurant à St-Georges, affecté d'un strabisme en dehors de l'œil gauche, datant seulement de deux ans et qui avait été occasionné par une chute de dix pieds de hauteur sur la tête. La pupille de l'œil dévié était énormément dilatée.

Quant à la théorie encore si obscure des doubles images, je renvoie le lecteur au chapitre remarquable que M. Muller a écrit sur ce point *Physiologie du système nerveux*).

Disposition à la fatigue des yeux.

On voit un assez grand nombre de strabiques qui ne peuvent soutenir une application tant soit peu prolongée des yeux sans éprouver une lassitude, une fatigue très-remarquable. Par exemple, j'en ai vu qui ne pouvaient lire pendant plus de quelques minutes, sans éprouver dans l'œil une espèce de trouble, du larmoiement, de la céphalalgie, etc. Beaucoup de femmes louches ne peuvent travailler longtemps à la couture. L'at-

6

tention portée sur les objets minutieux surtout augmente singulièrement chez les strabiques cette disposition à la fatigue des yeux, sur laquelle aucun auteur n'a insisté, et à laquelle je consacrerai la quatrième partie de cet ouvrage.

§ 3.

EXAMEN DU STRABISME SOUS LE RAPPORT DES CHANGEMENTS ANATOMIQUES DE L'ŒIL.

Les yeux affectés de strabisme présentent très-souvent des changements anatomiques. Ces changements sont très-variés. Les uns sont occasionnés par la déviation oculaire elle-même, ce sont : 1° la déformation du globe de l'œil ; 2° la dilatation de la pupille.

Les autres peuvent préexister au strabisme, concourir à sa formation ou modifier son intensité, rendre la guérison plus ou moins difficile. Ce sont : 1° les taies de la cornée ; 2° les pupilles anormales ; 3° l'opacité du cristallin, etc.

Déformation du globe de l'œil.

Dans le plus grand nombre de strabismes l'œil a perdu sa sphéricité normale. Avec un peu d'attention, il est facile de reconnaître que son globe est aplati du côté du muscle rétracté, et qu'au contraire il est devenu plus convexe du côté opposé. Pour cela, il suffit de dire au malade de regarder fortement en dedans, puis en dehors.

Cette déformation de l'œil a été indiquée par M. Jules Guérin, et montrée bien des fois par ce professeur aux médecins qui assistent à ses opérations. Je l'ai aussi vérifiée sur un très-grand nombre de malades.

Assurément elle est le résultat de la compression de l'œil par le muscle qui produit la déviation. Plus le strabisme est prononcé, et plus la déformation est considérable. Dans le strabisme passager elle est souvent insensible. Dans le strabisme fixe au contraire elle est toujours très-notable.

Dilatation de la pupille.

La dilatation de la pupille accompagne assez souvent le strabisme, principalement le strabisme convergent. Quelques auteurs, ceux qui pensent que le strabisme est presque toujours simple en réalité quoique double en apparence, ont regardé l'agrandissement de la pupille comme un signe propre à faire reconnaître l'œil qui ne louche que par sympathie. J'affirme que ce moyen est très-infidèle. Dans un grand nombre de déviations oculaires internes très-marquées, avec trouble considérable de la vue, j'ai vu la pupille offrir sa dilatation ordinaire et quelquefois même être resserrée du côté le plus strabique. Il faut avouer cependant que l'affaiblissement de la vision coexiste assez fréquemment dans le strabisme avec la dilatation de la pupille.

A quelle cause peut-on rattacher ce phénomène?

Suivant M. Baudens : « L'œil dévié en dedans, ne reçoit dans la direction antéro-postérieure de son axe, que les rayons obliques des objets éclairés, et pour en admettre un plus grand nombre la pupille se dilate naturellement : d'une autre part, en se portant en dedans, il reçoit moins vivement l'impression de la lumière, et on sait que moins celle-ci est intense, plus la pupille se dilate. En troisième lieu, le globe de l'œil dévié ne remplissant ses fonctions qu'incomplètement, puisqu'il ne lui arrive de l'objet éclairé que les rayons obliques, il résulte de cet état d'inertie ce qui survient dans toute partie du corps condamnée au repos, un affaissement de puissance; la rétine devient paresseuse, la pupille se dilate. »

M. Dufresne Chassaigne (ouvrage cité, page 19) pense que cette dilatation pupillaire tient à la compression du globe oculaire. Il s'appuie sur ce qu'on peut faire naître à volonté le phénomène en exerçant sur l'un des yeux une compression avec la pulpe du doigt indicateur. Pour moi, je crois que si la dilatation de la pupille dans le strabisme était un phénomène mécanique, dépendant de la compression, elle serait : 1° constante; 2° d'autant plus marquée que la déviation serait plus intense, ce qui ne s'observe pas. Je préfère considérer ce phénomène comme un acte purement vital, dépendant d'une modification fonctionnelle et inconnue de la rétine, qui est probablement transmise à celle-ci par le nerf qui se distribue au muscle rétracté.

Cataracte, taies de la cornée, déformation de la pupille.

Il importe, quand on examine des yeux strabiques qu'on veut soumettre à l'opération, de noter exactement les altérations du cristallin, de la pupille ou de la cornée, qui peuvent coexister avec la déviation oculaire. Ces observations servent à apprécier d'une manière rigoureuse la juste valeur de la strabotomie dans ces cas compliqués. Et même ce n'est qu'en tenant compte de toutes ces circonstances qu'on pourra plus tard établir avec plus de certitude qu'on ne l'a fait jusqu'à présent les avantages et les inconvénients de cette opération, déterminer les cas dans lesquels il faut la pratiquer et ceux dans lesquels il faut s'en abstenir. Suivant M. Baudens, tous les cas sans exception sont opérables et il n'existe point de strabisme qu'on ne puisse guérir par la section d'un ou plusieurs muscles de l'œil. MM. Florent Cunier et Guérin au contraire posent des contr'indications à la strabotomie et parmi ces contr'indications, ils signalent précisement les altérations organiques de l'œil, les taies de la cornée, les pupilles anormales, la cataracte. Evidemment l'expérience seule peut prononcer en pareille matière. Les faits de ce genre que nous avons observés sont assez nombreux, et nous les exposerons en traitant des indications et des contr'indications de l'opération du strabisme.

§ 4.

EXAMEN DES CAUSES DU STRABISME.

Les causes du strabisme doivent être examinées; 1° sous le rapport des dispositions anatomiques qui maintiennent l'œil dans une situation vicieuse; 2° sous le rapport des maladies de l'œil ou des centres nerveux qui ont donné naissance à ces dispositions anatomiques.

Ce n'est que depuis qu'on a pratiqué un grand nombre d'opérations du strabisme que l'on a pu reconnaître le siége véritable des lésions qui produisent cette difformité. On verra dans le chapitre suivant, consacré en partie à l'examen anatomique des sections que nécessite le redressement des yeux déviés, que tantôt ces sections doivent être bornées aux muscles vers lesquels l'œil est entraîné, et que tantôt elles doivent s'étendre plus ou moins aux tissus fibreux environnants, quelquefois même à d'autres muscles que celui qui est le siége principal de la rétraction, tels que les muscles obliques ou même dans les strabismes en dedans ou en dehors, aux droits supérieur et inférieur. D'où il suit que le siége des rétractions qui maintiennent l'œil dévié se trouve soit dans les muscles, soit dans les tissus fibreux qui entourent l'œil.

Rien de plus aisé à comprendre que l'un des muscles droits, s'il est raccourci, maintienne l'œil habituellement dans la situation qui résulte de sa contraction normale ; en admettant, comme je crois l'avoir démontré, que les muscles obliques portent la pupille en dehors, rien de plus aisé aussi que de comprendre que ces muscles obliques, lorsqu'ils sont rétractés, contribuent à produire le strabisme externe. Mais on a peine à comprendre comment les muscles droits supérieurs et inférieurs peuvent contribuer à maintenir l'œil en dedans ou en dehors; cependant leur influence sur la production de certains strabismes internes ou externes est démontrée par ce fait qu'on ne peut remédier à ces strabismes, qu'en étendant les sections jusqu'aux droits supérieurs et inférieurs; voici de quelle manière je comprends l'action de ces muscles, comme cause de la persistance du strabisme interne, par exemple : lorsque la cornée est fortement entraînée en dedans par la rétraction du droit interne, le fond de l'œil se porte en dehors. Les muscles droits supérieurs et inférieurs, au lieu de répondre à la partie moyenne de l'œil, se placent en dedans de cette partie ; ils ne correspondent plus alors au grand diamètre de l'œil, ils sont séparés l'un de l'autre par un intervalle perpendiculaire moins grand que dans l'état normal, et lorsqu'après la section du droit interne l'œil tend à se redresser, il ne peut pas reprendre sa position naturelle, parce que pour exécuter le mouvement qui le ramène à celle-ci, il faut que son grand diamètre perpendiculaire s'engage entre les droits supérieurs et inférieurs qui lui offrent, en quelque sorte, une boutonnière étroite à travers laquelle il a peine à passer.

La lésion qu'éprouvent les muscles, lorsqu'ils entraînent l'œil dans une direction vicieuse, est difficile à caractériser. Ce n'est que dans les cas très-rares de strabismes fixes, qu'on peut l'assimiler à celles qui produit les pieds bots, laquelle est continue et n'éprouve point d'intermittence dans son intensité. Dans les strabismes ordinaires, la rétraction des muscles est intermittente, augmente ou diminue sous l'influence des causes les plus légères; elle a un caractère spécial que l'on ne trouve jamais dans d'autres difformités.

Si l'on ne peut préciser le genre de rétraction dont les muscles de l'œil sont affectés, on peut toujours assurer que cette rétraction, jointe à certaines modifications dans les tissus fibreux environnants, est la cause immédiate des strabismes, quelle que soit la nature de ceux-ci, puisqu'il n'en n'est aucun que l'on ne puisse faire disparaître par des sections plus ou moins étendues.

Mais quelle est la cause éloignée de la rétraction des muscles de l'œil? Cette rétraction est-elle toujours primitive, comme on le pensait avant Buffon? Est-elle toujours consécutive à l'affaiblissement de l'un des yeux, ainsi qu'on l'a si longtemps admis d'après ce grand naturaliste, ou bien peut-elle avoir l'un ou l'autre de ces caractères, comme l'a établi M. J. Guérin dans le mémoire où il a distingué les strabismes en strabismes optiques et strabismes musculaires?

Je suis très-disposé à partager l'opinion de ce dernier auteur. Lorsque la déviation de l'œil survient, comme on le voit d'ordinaire après des convulsions, on a bien lieu de croire que ce sont les muscles de l'œil qui ont ressenti l'influence de ces convulsions, avant l'œil lui-même. Car, d'une part, ces convulsions laissent à leur suite des pieds bots dont la cause est incontestablement une rétraction musculaire, et de l'autre, la section des muscles raccourcis est suivie du rétablissement de la vue dans l'œil opéré, preuve que cet affaiblissement était subordonné à la contraction musculaire, que celle-ci était primitive et tenait les autres phénomènes sous sa dépendance.

Mais si dans le cas où des convulsions, ont été la cause du strabisme, on ne peut douter que la rétraction des muscles n'ait précédé toute autre lésion de l'œil, il est des cas au contraire où une maladie de l'œil est évidemment primitive et où l'affection musculaire est secondaire, subordonnée à la maladie de l'œil : tels sont les cas où la difformité ne se manifeste qu'après des taches de la cornée, des déformations de l'iris, etc. etc.

Quoi qu'il en soit du reste de l'enchaînement des divers phénomènes qu'on trouve réunis dans les déviations oculaires, que la lésion des muscles précède ou non celle de l'œil, voici les diverses conditions dans lesquelles le strabisme se développe.

Souvent il est congénital et il appartient alors à des causes qui nous échappent entièrement. Dans le plus grand nombre des cas, il survient à la suite de diverses maladies cérébrales et spécialement de celles qui se manifestent par des convulsions. On assure qu'il peut dépendre des efforts que font certains enfants pour imiter les louches; je ne puis nier l'influence de cette cause, quoique je ne l'ai pas observée, mais ce que je ne crains pas d'assurer, c'est que l'étiologie de certains strabismes que l'on attribue aux efforts souvent renouvelés par des enfants pour porter les yeux de leur berceau vers une fenêtre de côté, est sans aucune espèce de fondement. Si l'habitude de regarder du même côté pouvait produire le strabisme, les yeux dans ces cas se fixeraient dans la direction où ils se tenaient d'ordinaire, c'est-à-dire que l'un d'eux conserverait sa direction en dedans et l'autre sa direction en dehors, ce qui ne se voit jamais; car les strabismes doubles sont toujours internes ou externes, de l'un et l'autre côté à la fois.

Il n'est aucune maladie de l'œil qui produise habituellement le strabisme. Mais dans quelques cas, les taches de la cornée, les déformations de la pupille sont suivie d'une déviation oculaire. L'observation n'a pas permis de décider quelles variétés des taches de la cornée ou des déformations de la pupille entraînaient le strabisme; il est probable cependant que ce phénomène secondaire survient surtout dans les cas où le passage qui reste à la lumière est placé de telle façon que le malade est obligé de porter l'œil fortement en dedans ou en dehors, pour que les rayons qui partent des objets qu'il regarde puissent pénétrer jusqu'à la rétine. Que la maladie primitive ait son siége dans le cerveau ou dans l'œil, le strabisme est donc toujours la conséquence directe des contractions involontaires ou instinctives des muscles. Ceux-ci sont les agents immédiats de son développement. Il n'est pas étonnant dès lors que l'opération qui agit sur eux en faisant cesser leur action exagérée, puisse conduire à un succès constant.

CHAPITRE II.

OPÉRATION DU STRABISME.

L'opération du strabisme consiste dans la section de toutes les parties qui maintiennent l'œil dans une situation vicieuse. Chacun sait que ces parties varient suivant que l'œil est entraîné en dedans ou en dehors, en haut ou en bas ; mais ce qui est moins généralement connu, c'est que dans un strabisme donné, le strabisme interne, par exemple, les tissus qu'on est obligé de diviser pour obtenir le redressement de l'œil, ne sont pas toujours les mêmes.

Dans tous les cas, la section du muscle droit vers lequel l'œil est entraîné, est nécessaire; ordinairement, lorsqu'elle est faite, l'œil reprend sa direction normale, mais dans quelques cas, cette section est insuffisante, et il faut pour rendre l'opération complète diviser d'autres parties.

Les premières, sur lesquelles on puisse agir dans ces cas, sont la conjonctive et le fascia sous-conjonctival, au-dessus et au dessous de la partie où le muscle lui-même a été divisé. Que ces membranes soient rétractées, ou, ce qui est beaucoup plus probable, qu'elles servent à transmettre à l'œil les mouvements que le muscle coupé communique à la capsule sur laquelle il s'insère, il est certain que leur division plus ou moins étendue est quelquefois iudispensable, et qu'après l'avoir faite, on voit l'œil, encore dévié malgré la section du muscle, venir reprendre sa place au centre des paupières.

Cependant, il est des strabismes si difficiles à guérir qu'ils ne cèdent pas aux sections réunies d'un muscle droit, de la conjonctive et du fascia sous-conjonctival au-dessus et au-dessous de ce muscle. Dans ces cas, que l'on n'observe que chez les adultes et dans les strabismes très-prononcés, j'ai reconnu que la sclérotique, au lieu d'être lâchement unie à la capsule, avait contracté avec elle des adhérences assez intimes par des brides fibreuses qui vont de l'une à l'autre. Lorsque ces brides existent, elles maintiennent la déviation de l'œil ; leur section est nécessaire et permet seule un redressement complet.

Malgré la succession des débridements que je viens d'indiquer, le strabisme peut persister encore simplement affaibli. Dans ces cas assez communs, lorsque la déviation est en dehors, ce sont les muscles autres que ceux qu'on a coupés, tels que les obliques ou les droits supérieurs et inférieurs, qui s'opposent au redressement. Leur section doit s'ajouter à toutes celles qu'on a déjà faites, si l'on ne veut pas se contenter d'un résultat incomplet.

Cet aperçu sur les parties qu'on peut être obligé de couper dans l'opération du strabisme montre, d'une part, que les dispositions anatomiques qui maintiennent un œil dévié ne tiennent pas seulement aux muscles, mais aux tissus fibreux ou cellulaires qui entourent l'œil; de l'autre, que l'opération du strabisme n'est pas une opération *une*, si je puis m'exprimer ainsi, et qu'elle offre de nombreuses variétés suivant que l'on a besoin de couper seulement un muscle droit ou de joindre à la section de ce muscle celle des membranes, des brides fibreuses environnantes, et même de certains muscles qui concourent avec lui à maintenir l'œil dévié.

A l'époque où l'opération du strabisme fut introduite dans la pratique, l'on eut bien des mécomptes, parce que l'on ignorait la variété de ces dispositions anatomiques ; et aujourd'hui qu'on les connaît et que l'on sait qu'il faut modifier l'opération suivant l'intensité du strabisme, et l'âge du malade, on est encore exposé à n'obtenir dans quelques circonstances que des résultats imparfaits. La section qui suffit pour redresser l'œil chez un enfant, dans un strabisme donné, peut être insuffisante dans le même strabisme, chez un adulte; par contre, les sections qu'il faudra faire chez ce dernier pour obtenir un résultat parfait, entraîneront, si on les reproduit chez un enfant, un strabisme en sens inverse de celui que l'on voulait guérir. On répète tous les jours que l'opération du strabisme est facile : rien n'est plus vrai, si l'on veut dire qu'il est aisé de couper sans accident un des muscles de l'œil; mais tous ceux qui ont opéré un grand nombre de louches, et qui ne sont satisfaits que lorsqu'après la cicatrisation il ne reste aucune trace de la difformité, diront qu'il y a une grande difficulté à obtenir constamment ce résultat désirable. Pour y parvenir, il faut proportionner l'opération à l'intensité du strabisme, couper ce qu'il faut et rien que ce qu'il faut. Or, c'est dans cette limitation précise qu'est la difficulté et que se montre l'artiste ; je dirai quelles règles peuvent servir de guide pour présumer l'étendue des sections à faire, mais je dois prévenir par avance que ces règles ne peuvent avoir encore toute la précision désirable, et que dans les cas où la section d'un muscle est insuffisante, ce n'est que par des tâtonnements que l'on peut atteindre le but sans jamais le dépasser.

Après ces considérations générales sur les parties qu'il faut couper dans l'opération du strabisme, je vais aborder la question du manuel opératoire. Quel que soit celui des muscles droits que l'on veuille couper, il faut :

1° Ecarter les paupières à l'aide d'instruments appropriés.

2° Fixer l'œil.

3° Découvrir et diviser le muscle.

Instruments propres à écarter les paupières.

On a imaginé un grand nombre d'instruments dans le but de maintenir les paupières suffisamment écartées. Les uns ont conseillé de se servir du spéculum de Lusardi; d'autres de l'élévateur de Pellier. M. Florent Cunier a inventé une espèce de pinces dont les branches se terminent par deux valves courbes qui s'écartent ou se rapprochent à l'aide d'un ressort. Cet instrument, suivant son inventeur, est excessivement commode et dispense de plusieurs aides. M. Jules Guérin a fait aussi confectionner des crochets mousses de forme particulière auxquels il a donné le nom de refouleurs des paupières. Enfin, M. Charrière a proposé, toujours dans le même but, un petit instrument qui porte le nom de *blépharostat*, instrument qui a l'avantage de fonctionner et de maintenir les deux paupières écartées sans le secours d'aucun aide.

Je ne m'arrêterai point à la description détaillée

de tous ces instruments; il me suffira de dire que les dilatateurs des paupières doivent, pour être parfaitement adaptés à leurs usages, présenter les mêmes formes que les parties sur lesquelles on les applique. Ainsi, leur surface qui regarde l'œil doit avoir une concavité parfaitement en rapport avec la courbure antérieure de cet organe, et celle qui touche le bord libre et la face antérieure des paupières, ainsi que la face et le front, doivent se mouler sur ces parties avec une parfaite exactitude. Le prolongement de l'abaisseur des paupières qui touche l'œil ne doit jamais être plus long que la distance du bord libre des paupières au cul-de-sac de la conjonctive, et offrir une convexité légère dans la partie où il peut toucher ce cul-de-sac. C'est d'après ces principes que je fis construire, il y a près d'un an, des dilatateurs des paupières; ils étaient alors de beaucoup supérieurs à ceux que l'on trouvait chez les fabricants d'instruments de chirurgie. Depuis, les idées qui m'avaient dirigé dans leur construction s'étant présentées à d'autres personnes, ils n'ont plus aujourd'hui la même supériorité. Je les crois cependant encore préférables à ceux qui sont connus, et même à celui de M. Charrière, qui me paraît construit d'après de très-bons principes. En essayant ce dernier instrument chez des enfants indociles, j'ai cru trouver qu'il se déplaçait plus facilement que le mien.

On peut se faire une idée juste des dilatateurs que j'emploie, en consultant la planche n° 6; on voit que, pour remplir toutes les conditions que je viens d'énumérer, l'élévateur de la paupière supérieure n'a pas la même forme que l'abaisseur de la paupière inférieure ; le premier, qui doit se mouler sur la saillie du front, offre une courbure beaucoup plus marquée que le second, qui s'applique sur le maxillaire supérieur. C'est surtout au contact étendu de ces instruments avec le front et la face, ainsi qu'à leur forme moulée sur celle des paupières, que j'attribue la fixité avec laquelle ils permettent de maintenir l'œil largement découvert. Leur emploi nécessite, il est vrai, deux aides; mais je ne puis comprendre l'importance que l'on a attachée à diminuer le nombre déjà si restreint de ces aides, dans une opération à laquelle on a toujours le temps de se préparer, et que l'on fait presque constamment en présence d'un certain nombre de témoins.

Moyens propres à fixer l'œil.

On peut se servir pour fixer l'œil de petites airignes ou de pinces à dents de rat. MM. Dieffenbach, Jules Guérin, Baudens préfèrent l'emploi des premières ; MM. Amussat, Velpeau, celui des secondes. Les unes et les autres peuvent être employées indifféremment, pourvu que l'on ait une égale habitude de les manier. Je me sers ordinairement de pinces, parce que celles-ci fixent l'œil d'une manière très-solide, dès que l'on a eu soin de pincer avec leurs dents la conjonctive et le fascia sous-conjonctival, et qu'elles contribuent, en saisissant ces membranes, à former le pli que l'on doit diviser. En se servant, au reste, d'une pince à ressort, on a l'avantage de maintenir les parties fixées sans avoir besoin de faire aucun effort pour que l'instrument reste en place, et sans que celui-ci puisse lâcher les tissus qu'il embrasse, dans les mouvements que peut exécuter le malade.

On a reproché aux pinces de mâcher les parties qu'elles saisissent, mais cet inconvénient est de peu d'importance si les pinces sont fines et aiguës; on peut du reste, pour prévenir les effets de leur pression, exciser avec des ciseaux les parties qui ont été soumises à cette pression. C'est à tort aussi que l'on accuse l'emploi des pinces de favoriser le développement des tubercules charnus; ceux-ci ne se forment jamais sur la partie de la conjonctive qui a été pincée, mais bien sur la plaie nécessitée par la section du muscle.

Moyens propres à découvrir et à couper le muscle rétracté.

Pour arriver à l'un des muscles droits, on a deux membranes à traverser, la conjonctive et la toile fibreuse qui couvre la partie antérieure de ces muscles. Ces membranes ne contiennent que des vaisseaux capillaires; on peut les inciser chez les adultes, sans que le sang s'écoule en assez grande abondance pour masquer le muscle mis à découvert; chez les enfants, dont les tissus sont plus vasculaires, le sang permet de distinguer moins nettement que chez les adultes les parties situées au fond de la plaie qu'on vient de faire. Sous ce rapport, comme sous beaucoup d'autres, l'opération est plus difficile dans le jeune âge qu'à une époque plus avancée de la vie.

Pour couper les parties situées au devant des muscles rétractés, on peut se servir de ciseaux mousses à leur extrémité, ou d'un petit scalpel. L'on n'a aucun motif pour employer l'un de ces instruments à l'exclusion de l'autre ; tous les deux permettent d'exécuter l'opération sans peine. Si j'emploie habituellement le scalpel, c'est qu'à son aide on peut commencer et terminer l'opération, et par suite éviter des mutations d'instruments qui entravent toujours le manuel opératoire. Lorsque le muscle qu'on cherche est mis à découvert, on peut le couper, ou bien de sa partie profonde à sa partie superficielle, après avoir glissé un instrument au dessous de lui, ou bien de sa partie superficielle à sa partie profonde, après l'avoir soulevé et éloigné de la sclérotique, au moyen de pinces à crochets.

Si, avant de le couper, on veut glisser entre lui et la sclérotique un instrument quelconque, on ne peut faire pénétrer celui-ci avec facilité qu'autant que l'on perce la partie du fascia sous-conjonctival qui va d'un muscle à l'autre, et que l'on introduise à travers cette ouverture l'instrument qui doit soulever le faisceau musculaire. A l'aide de cette précaution, cet instrument glisse avec la plus grande facilité, d'abord, entre la sclérotique et le fascia sous-conjonctival, qui ne sont unis, à une certaine distance de la cornée, que par un tissu cellulaire extrêmement lâche ; puis entre la sclérotique et le muscle. Dans ma lettre du mois de février, à l'Académie des sciences, j'avais déjà insisté sur ces précautions indispensables pour passer aisément sous les muscles de l'œil ; mais je suis convaincu aujourd'hui, d'après les réclamations de M. Jules Guérin, que cet auteur les avait déjà fait connaître dans ses cours, et avait fondé en partie sur elles sa méthode sous-conjonctivale.

Si, au lieu de procéder comme je viens de l'indiquer, c'est-à-dire de percer le fascia sous-conjonctival pour passer ensuite un instrument au dessous du muscle, on fait un trou à la gaîne de celui-ci, et que l'on tâche d'en ramasser les fibres en passant un stylet entre celles-ci et leur gaîne fibreuse, on ne pénètre qu'avec difficulté, à cause des adhérences qui unissent le muscle à son enveloppe. Cette enveloppe n'est pas soulevée par l'instrument, et, en coupant tout ce qui est au devant de celui-ci, on ne fait qu'une section insuffisante.

Ainsi, dans l'opération du strabisme, lorsqu'on a découvert le muscle affecté, ce n'est qu'après des tâtonnements assez nombreux que l'on peut glisser au dessous de lui un stylet cannelé, et le couper de sa partie profonde à sa partie superficielle ; il est très-aisé, au contraire, de le diviser alors de sa partie superficielle à sa partie profonde. Pour exécuter cette dernière manœuvre sans danger, il suffit de saisir le muscle avec des pinces, de le soulever, de l'éloigner de la sclérotique, et de le couper ensuite en dédolant. La promptitude de cette manœuvre et la possibilité de l'exécuter sans changer d'instruments m'ont décidé à l'adopter.

A part les cas où le strabisme est très-léger et existe chez les enfants, il faut couper en totalité le muscle rétracté. On reconnaît que cette section est complète lorsque l'on voit la sclérotique parfaitement à nu, et lorsqu'on peut apercevoir dans toute son étendue le relief que forme l'extrémité du muscle qui reste adhérente à cette membrane.

Conduite à tenir immédiatement après la section du muscle.

Aussitôt après la section du muscle, on enlève les instruments qui tenaient les paupières écartées et qui servaient à fixer l'œil. Souvent, alors, ce lui-ci reprend sa position normale et vient se placer au centre de l'ouverture palpébrale. En même temps, il ne peut se porter que faiblement du côté du muscle qui a été coupé, tandis qu'il se porte facilement dans le sens contraire. Quand toutes ces conditions se trouvent réunies, on peut considérer le succès comme complet.

Mais l'œil ne reprend pas dans tous les cas sa rectitude parfaite après la division de l'un des muscles droits, adducteur ou abducteur, les seuls dont je veuille parler dans ces considérations générales. Tantôt la déviation persiste, tantôt, au contraire, il se produit une déviation en sens inverse.

Redressement imparfait.

Le redressement imparfait peut tenir : 1° à la section incomplète du muscle; 2° au débridement trop peu étendu de la conjonctive et du fascia sous-conjonctival ; 3° aux adhérences de la capsule à la sclérotique ; 4° à l'obstacle opposé par des muscles autres que celui qu'on a coupé ; 5° à l'affaiblissement des muscles qui pourraient ramener l'œil à sa position normale.

L'existence de chacune de ces causes a été souvent démontrée par l'expérience. Il arrive assez fréquemment que l'on ne coupe pas du premier coup toutes les fibres du muscle malade, soit, comme cela s'observe quelquefois, que ce muscle s'implante à la sclérotique par plusieurs faisceaux isolés, et qu'un de ces faisceaux échappe aux premières recherches de l'opérateur ; soit que les pinces ou le crochet à l'aide desquels on soulève le muscle, en aient séparé les fibres et laissé quelques-unes appliquées contre la sclérotique. L'influence des autres causes, telles que les adhérences de l'œil et de la capsule, etc., a été prouvée par les faits exposés dans les premières pages de ce chapitre. Il me reste encore à parler de l'affaiblissement des muscles antagonistes ; on ne saurait douter non plus de son influence, lorsqu'on voit les suites de l'opération devenir de plus en plus favorables, à mesure que les malades s'exercent à regarder et donnent plus de forces, par cet exercice, aux muscles qui avaient été distendus et affaiblis pendant toute la durée du strabisme.

On comprend sans peine le mode suivant lequel peuvent agir chacune des dispositions anatomiques auxquelles j'ai attribué le redressement incomplet. Inutile d'expliquer comment le muscle adducteur ou abducteur, incomplètement coupé, continue à maintenir l'œil dans sa situation vicieuse. Voici comment ce muscle agit lorsque toutes ses fibres ont été détachées de la sclérotique. Il continue à adhérer à la capsule et à la mettre en mouvement; or, comme celle-ci est unie à l'œil par la conjonctive, le fascia sous-conjonctival, et par des adhérences cellulaires, les mouvements qu'elle reçoit se transmettent à l'œil simplement affaiblis.

Enfin, lors même qu'en séparant l'œil de la capsule dans une grande étendue, on a détruit complètement l'influence de l'adducteur ou de l'abducteur sur le globe oculaire, des muscles voisins peuvent encore maintenir celui-ci dans sa position vicieuse : les deux muscles obliques, en entraînant l'œil en dehors par leur contraction, et les muscles droits supérieur et inférieur, par le rapprochement qu'ils ont pu éprouver l'un vers l'autre lorsqu'ils ont été déjetés sur l'un des côtés de l'œil, par suite de la déviation prolongée de celui-ci. Dans ce cas, l'ouverture qu'ils laissent entre eux est trop étroite pour que le grand diamètre de l'œil puisse s'y engager, ce qui est nécessaire au redressement.

Ce n'est en quelque sorte que par une méthode d'élimination que l'on peut juger de la part de chacune de ces causes à la production du strabisme. On achève la section du muscle rétracté, si cette section était incomplète; lorsqu'elle n'est pas suivie d'un redressement parfait, on sépare, dans une étendue plus ou moins grande, l'œil de la capsule. Les résultats de cette dissection éclairent sur l'influence des parties qui vont de l'œil à sa membrane d'enveloppe.

Enfin, la persistance du strabisme, si elle a lieu après tant d'efforts, ne peut dépendre que des muscles autres que les adducteurs ou les abducteurs. Le diagnostic se base donc surtout sur la méthode expérimentale. Il est possible cependant de présumer à l'avance la part de chacunes des causes énumérées. Dans les strabismes anciens très-prononcés, les adhérences de l'œil à la capsule existent toujours au point d'empêcher le redressement sous l'influence seule de la section d'un muscle; les strabismes fixes, qui sont toujours extrêmes, sont constamment maintenus par plusieurs muscles à la fois, ils ne peuvent guérir que par la section simultanée de ces muscles. Enfin, dans les strabismes en dehors très-difformes, il faut s'attendre aussi à voir le petit oblique se réunir constamment au droit externe pour produire la déviation.

Voici du reste la conduite à tenir dans ces cas

difficiles. Après avoir enlevé tous les instruments, comme nous l'avons dit, et reconnu que l'œil est toujours entraîné dans le même sens, on replace les dilatateurs des paupières, on fixe l'œil de nouveau, et, après avoir épongé avec soin, on recherche s'il ne reste pas quelques fibres tendineuses et musculaires collées contre la sclérotique, et qui aient échappé à l'action du scalpel. Si on les trouve, et qu'en les coupant on sente une résistance qui cède, il faut s'arrêter et observer de nouveau l'état de l'œil avant d'aller plus loin. Mais si l'on trouve que le muscle est coupé complètement, on s'occupe d'isoler l'œil de la capsule, soit en coupant au dessus et au dessous de la première plaie la conjonctive et le fascia sous-conjonctival, soit en divisant les fibres celluleuses qui vont de l'œil à la capsule.

Dans cette manœuvre, il faut agir avec beaucoup de circonspection; car, si l'on pousse trop loin la dénudation de l'œil, l'action du muscle rétracté étant anéantie, on peut déterminer un strabisme en sens inverse de celui que l'on voulait guérir.

J'examinerai plus loin ce qu'il convient de faire si la section d'un muscle droit et l'isolement de l'œil et de la capsule au voisinage de ce muscle ont été insuffisants. Il me suffira de faire remarquer ici que le redressement incomplet, après toutes ces sections, peut dépendre de l'affaiblissement des muscles antagonistes. Cet affaiblissement, qui est d'autant plus marqué que le strabisme est plus ancien et plus interne, peut disparaître par un exercice approprié ; et lorsqu'on en soupçonne l'existence, on doit s'arrêter et se confier aux soins que réclament les suites de l'opération, pour procurer une guérison complète.

Déviation en sens inverse.

Il est très-facile, dans le strabisme convergent, de dépasser le but qu'on s'était proposé d'atteindre, et il n'est pas rare de voir, immédiatement après la section du muscle droit interne, l'œil se porter en dehors.

Cette déviation en sens inverse dépend d'une dissection un peu trop étendue de la conjonctive et de la membrane fibreuse qui unissent l'œil à la capsule. Par exemple, voici ce qui m'est arrivé chez un certain nombre de malades; après avoir coupé complètement le muscle droit interne, m'étant aperçu que la déviation de l'œil persistait simplement affaiblie, je pensai pour la faire cesser devoir couper la conjonctive et le fascia sous-conjonctival au-dessus et au-dessous du muscle; en faisant cette section, je l'étendis probablement un peu trop, et immédiatement après je m'aperçus que l'œil se portait en dehors.

Si l'on se rappelle comment la partie extra-capsulaire des muscles de l'œil agit sur ce globe par l'intermédiaire du fascia sous-conjonctival, on concevra facilement pourquoi, quand après la section complète du muscle interne on dissèque dans une trop grande étendue ce fascia, on peut donner naissance à une déviation en dehors. En effet, c'est ce fascia qui doit lutter contre l'action du muscle droit externe : si on le coupe trop largement, le muscle droit externe n'a plus d'antagoniste, et pour peu qu'il ait conservé une assez grande force de contraction il emmène l'œil en dehors.

Quelquefois chez les enfants et dans les déviations très-peu prononcées, le strabisme convergent se change en strabisme divergent, alors même que le chirurgien s'est borné à couper le droit interne, et qu'il a épargné la capsule. Ce résultat n'a rien de surprenant pour celui qui connaît bien les fonctions des muscles de l'œil. En effet, le droit interne est seul pour diriger la pupille en dedans, tandis que trois forces peuvent concourir à la diriger en dehors, celle du droit externe et celles des deux obliques. (*Voyez article des muscles obliques* p. 46.)

Dieffenbach, MM. Phillips et Veraeghe ont avancé qu'après la section du muscle abducteur, l'œil obéit sans résistance à l'action du droit interne et des deux obliques, et que le strabisme divergent est souvent transformé en strabisme convergent, ce qui rend nécessaire une seconde opération. Les faits que j'ai observés sont tous contraires à cette opinion ; car jamais je n'ai vu l'œil se dévier en dedans après la division du droit externe.

Ainsi, je ne crains pas d'affirmer que ces chirurgiens s'en sont laissé imposer par leurs idées théoriques sur l'action des muscles obliques qu'ils considèrent comme des adducteurs, tandis qu'en réalité ce sont de véritables abducteurs de l'œil.

L'expérience prouve que non seulement il ne suffit pas, quand la déviation est en dehors, de couper le droit externe pour donner à l'œil une direction inverse, mais encore que la section de ce muscle est souvent insuffisante pour faire cesser la difformité, et qu'on est obligé, pour réussir, de débrider largement l'aponévrose et même le petit oblique. M. Baudens, qui a rencontré quatre-vingt-deux fois le strabisme externe, est arrivé aux mêmes conclusions que nous à cet égard (*Leçons sur le strabisme* p. 12).

Ainsi, il est pour nous bien démontré, que c'est surtout après la section du droit interne que l'on peut dépasser le but désiré, et donner lieu à une déviation en sens inverse.

Une chose qu'il faut bien savoir et dont on peut d'ailleurs fournir une explication satisfaisante, c'est que le strabisme en sens inverse s'observe plus fréquemment chez les enfants que chez les adultes, et plus souvent aussi dans les cas où la déviation est peu marquée et périodique que dans ceux où elle est permanente. La raison de ces différences est bien simple. Plus le strabisme est ancien et prononcé, plus les muscles antagonistes de ceux qui sont rétractés sont affaiblis, car l'inactivité d'une part et la distension de l'autre les paralysent en quelque sorte ; il n'est donc pas étonnant que chez un adulte, par exemple, qui a un strabisme permanent depuis 20 ou 25 ans, la section du muscle droit interne entraîne difficilement la déviation en dehors, puisque le droit externe qui surtout contribue à la produire a perdu en grande partie sa force de contraction; et il n'est pas plus étonnant que chez un enfant, ou chez une personne plus âgée dont le strabisme est très-léger et intermittent, la déviation en sens inverse se manifeste avec une plus grande facilité après l'incision du muscle rétracté, puisque les fibres antagonistes ont conservé presque toute leur puissance d'action.

Ces considérations physiologiques nous conduisent à cette conséquence pratique, que chez les enfants, il faut se contenter de couper le muscle rétracté, et ne débrider le feuillet sous-conjonctival de la capsule qu'avec une extrême circonspection. Mais enfin, je suppose que, malgré les précautions les plus attentives de la part de l'opérateur, le strabisme en sens inverse vienne à se produire, comment remédier à cette nouvelle difformité? Faut-il l'abandonner aux seuls efforts de la nature, ou bien faut-il pratiquer une nouvelle opération?

Voici ce que mon expérience m'a appris à cet égard.

Quand la déviation consécutive est très-légère, on observe toujours qu'elle disparaît à la longue et d'une manière insensible, sans qu'on ait besoin de faire aucune section nouvelle, surtout si l'on a eu le soin de soumettre l'œil dévié à un exercice gymnastique, dans le but d'augmenter sa force visuelle et de ramener la pupille dans une position meilleure. A l'appui de cette opinion je citerai, seulement pour exemples, les malades dont les noms suivent :

Charlotte Barenoud, âgée de 23 ans, opérée le 18 mars 1841.

Joséphine Balmont, âgée de 6 ans, opérée le 14 juin 1841.

Marie Bordat, 12 ans, opérée le 6 mai 1841.

Maria Piquet, âgée de 12 ans, opérée le 14 avril 1841.

Mme Brière, âgée de 23 ans, opérée le 25 mai 1841.

Quand la déviation en sens inverse se prononce d'une manière marquée immédiatement après l'opération, il ne faut plus compter sur le temps pour voir diminuer ou disparaître la difformité. Les moyens orthophthalmiques eux-mêmes, dans ce cas, sont complètement inutiles. C'est pour cela que j'ai eu l'idée, dans plusieurs circonstances analogues, de faire sans désemparer la section du muscle droit externe. Cette conduite m'a parfaitement réussi dans deux cas.

Les considérations générales que je viens de présenter sur l'opération du strabisme, ne s'appliquent qu'à l'opération pratiquée seulement sur un seul œil, et faite en ne coupant qu'un muscle. Je vais examiner la question de savoir quand il faut opérer les deux yeux, et dans quels cas on doit recourir à la section de plusieurs muscles.

Dans quels cas faut-il opérer les deux yeux? et dans quels cas au contraire faut-il n'en opérer qu'un seul?

Dans le strabisme convergent, il faut presque constamment opérer les deux yeux; dans le strabisme divergent, au contraire, l'on peut assez souvent réussir en n'opérant que d'un côté. Du moins voilà ce que m'ont appris près de 300 faits étudiés avec beaucoup de soin.

Ces règles de médecine opératoire découlent d'ailleurs tout naturellement de ce que j'ai dit dans un autre chapitre sur les strabismes simples et doubles. Contrairement à l'opinion de Buffon, de M. Baudens, etc., j'ai soutenu que le loucher en dedans était double dans la presque totalité des cas, tandis que le loucher en dehors était simple très-souvent. Je ne puis fournir une interprétation satisfaisante de cette différence, mais j'affirme qu'elle est réelle.

Je regrette aujourd'hui de m'être laissé influencer dans mes débuts par l'opinion de M. Baudens, qui conseille de n'opérer qu'un seul œil quand la déviation en dedans n'est apparente que d'un côté, et même quand elle est visiblement double, dans l'espérance de voir le second œil se redresser par synergie ou par sympathie. Je n'ai jamais vu le redressement spontané de l'œil non opéré. Tous les louches en dedans dont je n'ai opéré qu'un œil, bien que guéris du côté où la section a été faite, ont conservé un strabisme plus ou moins apparent de l'autre côté, et jamais ils ne sont arrivés à l'une de ces guérisons que j'obtiens presque constamment aujourd'hui, et qui font disparaître jusqu'au soupçon de l'existence antérieure du mal. Du reste, l'œil opéré se portant toujours plus ou moins en avant, écarte les paupières et paraît plus grand que celui qui n'a pas été touché. Cette saillie de l'œil, qui n'est pas apparente lorsqu'elle est égale à droite et à gauche, est souvent disgracieuse quand elle n'existe que d'un seul côté.

C'est pour éviter ces inconvénients et arriver à des résultats complets que, depuis huit mois, j'opère presque toujours les deux yeux dans le strabisme convergent. C'est à tort que M. Phillips a présenté cette double opération comme devant entraîner nécessairement le strabisme externe ; celui-ci est possible dans ces doubles opérations, mais il ne se produit comme dans les opérations bornées à un seul œil, que lorsque celui-ci a été complètement isolé de toutes les parties qui le maintenaient en dedans.

Des cas dans lesquels il faut couper plusieurs muscles.

M. Baudens a poussé plus qu'aucun autre chirurgien la hardiesse en fait de sections des muscles de l'œil. Toutes les fois que le globe oculaire se porte en dedans et fortement en haut, il coupe sans *désemparer* le muscle droit interne et le grand oblique. Dans tous les cas de strabisme en haut, il coupe le grand oblique et le droit supérieur. Quand le strabisme est externe et trop prononcé pour que la simple section du muscle abducteur soit suffisante, il incise le petit oblique; et si le redressement est encore incomplet, il divise sur-le-champ les muscles droits supérieur et inférieur. Quand la déviation est tellement forte que la prunelle se cache presque entièrement dans l'angle interne ou externe de l'œil, M. Baudens coupe quatre muscles, savoir : le droit supérieur et le droit inférieur, le droit interne et le grand oblique, si le strabisme est convergent; le supérieur, l'inférieur, l'externe et le petit oblique, si le strabisme est en dehors. Dans certains cas même il n'a épargné que le droit interne. Enfin, quand l'œil est dans un état spasmodique, qu'il vacille comme un pendule de montre à secondes, M. Baudens coupe les droits interne, externe et grand oblique. Je suis convaincu par expérience que les cas qui réclament la division de plusieurs muscles ne sont pas aussi nombreux que l'a écrit M. Baudens. Ainsi, par exemple, la section du muscle droit interne, aidée de la section de toutes les fibres qui unissent la partie interne de l'œil à la capsule fibreuse, suffit, le plus souvent, pour redresser les strabismes en haut et en dedans qui ne sont pas fixes. Pour mon compte, j'ai toujours réussi à l'aide de ces seuls moyens. La section du grand oblique me paraît inutile dans le strabisme en haut et en dedans, ou du moins on ne doit la pratiquer que lorsque l'isolement de l'œil et de

8

l'aponévrose dans une grande étendue a été insuffisant.

Quant à la section du petit oblique que M. Baudens recommande de joindre à celle du droit externe, dans les cas de strabisme divergent rebelle à la division du muscle abducteur, M. Phillips ne partage pas cette manière de voir.

« Je n'ai jamais vu, dit-il, la section du petit oblique faire disparaître la divergence de l'œil, alors qu'elle avait résisté à la section du droit externe, et plusieurs opérateurs qui ont fait cette section disent n'en avoir obtenu aucun résultat satisfaisant. Dans ces cas de strabismes divergents, rebelles à la section du droit interne, je débride l'aponévrose depuis le muscle droit supérieur jusqu'au muscle droit inférieur. Il arrive alors que l'on découvre quelquefois des fibres isolées appartenant au muscle droit supérieur ou à l'inférieur, qui retiennent l'œil en dehors, il suffit de les couper pour faire disparaître tout obstacle au redressement de l'œil. La difformité est toujours diminuée après ces diverses sections, et si le résultat n'est pas complet, je pense qu'il est plus prudent de laisser au malade une légère déviation que de l'exposer aux chances des sections multiples qui produisent toujours des exophthalmies. »

Les observations que j'ai recueillies sur les résultats de la section du droit externe et du petit oblique ne sont pas en harmonie avec ces paroles de M. Phillips.

J'ai rencontré un bon nombre de strabismes

en dehors, dans lesquels la division du muscle droit externe et le débridement de l'aponévrose, depuis le droit supérieur jusqu'à l'inférieur, a été insuffisante pour redresser l'œil, et dans lesquels j'ai pratiqué avec un succès complet, et sans occasionner d'exophthalmie, la section du muscle petit oblique.

Que doit-on penser enfin de la division de trois, quatre ou cinq muscles proposée par M. Baudens, à l'effet de redresser les yeux dont la déviation est très-prononcée et permanente, malgré tous les efforts du malade? Je n'hésite pas à dire qu'elle doit être proscrite de la pratique. Ce n'est pas que j'ignore qu'il est des strabismes qui ne cèdent qu'à ces sections multiples ; mais les inconvénients qu'elles entraînent sont beaucoup plus graves que le redressement incomplet auquel elles servent à remédier.

Dès qu'on les a pratiquées, l'œil fait en avant une saillie plus ou moins grande, il est presque fixe, sans expression et d'un aspect bien plus désagréable que le strabisme le plus prononcé.

Je n'ai pratiqué qu'une seule fois la division de quatre muscles, c'était pour un cas de strabisme fixe en dedans; en voici l'observation.

1re OBSERVATION.

Strabisme fixe en dedans. — Section de trois muscles. — Redressement. — Exophthalmie.

M. Jean Pompalier, marchand d'indiennes, à l'angle des rues Raisin et de l'Hôpital, âgé de 45 ans, était affecté d'un strabisme en dedans, du côté gauche, si prononcé que la cornée se cachait entièrement dans l'angle interne de l'orbite ; elle était maintenue fixe dans cette position vicieuse, et le malade ne pouvait, quelques efforts qu'il fît, diminuer sa difformité, même en fermant l'œil droit. La vue était en outre extrêmement affaiblie dans l'œil dévié.

J'opérai d'abord la section du droit interne et celle de l'aponévrose sous-conjonctivale, jusque près des muscles droits supérieur et inférieur ; la dénudation de la sclérotique dans une aussi grande étendue fut complètement impuissante. Alors j'eus recours successivement à la section des droits supérieur et inférieur.

Ces diverses sections une fois pratiquées, l'œil se porta tellement en avant, que j'en fus vraiment effrayé, et que je crus qu'il allait complètement sortir de l'orbite.

Le résultat de cette opération fut que l'œil se redressa presque complètement, et que la vue même s'améliora. L'inflammation consécutive fut assez vive ; l'organe resta long-temps rouge. Mais la conséquence la plus fâcheuse qui survint, fut l'exophthalmie qui était considérable et qui persiste encore aujourd'hui, un peu affaiblie il est vrai, mais accompagnée d'une fixité de l'œil qui lui donne un aspect très-étrange.

Ce fait, que d'autres chirurgiens auraient peut-être regardé comme un succès, ne m'a pas encouragé. Il n'a, du reste, rien d'exceptionnel ; car M. Baudens n'a pas été aussi heureux dans ses divisions de trois, quatre et même cinq muscles, qu'il l'a bien voulu dire. Ces opérations ont produit très-souvent des exophthalmies, des chutes de la paupière inférieure, diminué les mouvements de l'œil et altéré la vue. (Phillips, *Ténotomie sous-cutanée*, p. 288, 325.)

Avant de quitter ce chapitre, je veux faire encore remarquer combien M. Florent Cunier était dans l'erreur lorsqu'il prétendait que la section des muscles ne pouvait être appliquée à la guérison du strabisme que lorsque celui-ci était permanent. L'exception qu'il admettait se bornait ainsi aux cas les plus difficiles, à ceux où la section de plusieurs muscles peut seule produire un redressement complet, et où l'on ne peut conséquemment guérir le strabisme qu'en produisant des difformités plus graves que le strabisme lui-même.

Procédé que je suis habituellement dans l'opération du strabisme.

Lorsque l'on connaît bien la disposition anatomique des parties sur lesquelles on opère, les tissus que l'on doit diviser et ceux qu'il faut épargner, lorsqu'on sait quel est le but de chacun des temps de l'opération du strabisme, l'on possède les connaissances essentielles à la pratique de l'opération. Les principes de la méthode établis, les détails des procédés n'ont plus qu'une valeur secondaire. Que le malade soit assis ou couché, l'opérateur placé au devant de lui ou à l'un de ses côtés, qu'il fixe l'œil avec un crochet ou avec des pinces, qu'il coupe avec un scalpel ou avec des ciseaux, le succès peut être le même, si le chirurgien est également familiarisé avec les moyens qu'il met en usage. Aussi, ce n'est pas sans étonnement que je vois l'importance que certains opérateurs attachent à ces détails secondaires, et les soins qu'ils mettent à insister sur la part qu'ils peuvent avoir à leur introduction dans la pratique. Je tâcherai d'éviter cet écueil, et pensant qu'après avoir insisté sur les principes de l'opération, je peux glisser rapidement sur la manière dont on applique ces principes, je me contenterai de décrire le procédé que je suis d'ordinaire ; la raison de la préférence que j'ai accordée à tel ou tel instrument ayant été indiquée plus haut, je ne reviendrai point sur les motifs de cette préférence. Si dans la description que je vais donner, j'entre dans des détails qui peuvent sembler minutieux, je suis convaincu qu'ils ne paraîtront pas inutiles à ceux qui voudront répéter sur le vivant l'opération du strabisme.

Les instruments dont je me sers sont : 1° un élévateur et un abaisseur de paupières ; 2° une pince à griffes et à ressort, une *idem* sans ressort ; 3° un petit scalpel en rondache ; 4° une paire de ciseaux mousses ; 5° une éponge.

Les aides sont au nombre de deux, si le malade est docile ; ils doivent être plus nombreux, si l'on a besoin de contenir l'opéré.

Celui-ci est assis sur un fauteuil à crémaillière, sa tête est soutenue par le dos du fauteuil, et son corps légèrement incliné en arrière.

Si j'opère un strabisme interne, je me place du côté opposé à l'œil que je veux redresser : à droite du malade, par exemple, si j'opère l'œil du côté gauche; les aides sont vis-à-vis de moi; ce n'est que dans cette position que l'opérateur peut voir et couper les parties sur lesquelles il agit; les aides, relever les paupières et entraîner l'œil en dehors, sans se gêner les uns les autres. Tout étant ainsi disposé, l'on place l'élévateur de la paupière supérieure et l'abaisseur de la paupière inférieure, et l'on met l'œil largement à découvert. (Je suppose que je veuille couper le muscle droit interne gauche). Un aide fixe l'élévateur; un autre aide, l'abaisseur; je tiens la pince sans ressort de la main droite, la pince à ressort de la main gauche. Avec la première, je saisis la conjonctive près de la partie interne de la cornée, et j'entraîne l'œil assez en dehors pour étaler la partie sur laquelle s'insère le muscle droit interne. Je vois ordinairement ce muscle à travers la transparence des parties, et je saisis la conjonctive et le fascia sous-conjonctival, près de cette insertion, avec la pince à ressort, que je confie immédiatement à l'aide qui tient l'élévateur de la paupière supérieure; l'œil est alors solidement fixé, et en le tirant en dehors, l'on voit parfaitement les parties sur lesquelles on doit agir.

Ce temps de l'opération est très-important; car si la pince est mal placée, la dissection qui reste à faire est toujours difficile. Aussi ne faut-il commencer cette dissection que lorsqu'on est sûr que la pince à ressort est bien placée. Si on trouve que du premier coup on n'a pas réussi à l'implanter convenablement, il faut saisir de nouveau le pli qu'elle embrasse avec la pince sans ressort, fixer momentanément l'œil avec celle-ci, et puis la replacer avec soin sur le lieu ou s'insère le muscle qu'on veut couper.

En agissant ainsi, on parvient toujours à son but, quels que soient la petitesse de l'ouverture des paupières, et les efforts que fait le malade pour en rapprocher les bords.

Quand la partie sur laquelle je veux opérer est ainsi étalée sous mes yeux, je saisis la conjonctive et les tissus sous-jacents avec la pince sans ressort, 2 à 3 millimètres en dedans du lieu où la pince à ressort est implantée. Entre ces deux pinces, la conjonctive et les tissus sous-jacents forment un repli que je coupe jusqu'à sa base. Au fond de la section, j'aperçois toujours, surtout chez les adultes, les fibres rouges du muscle parfaitement à découvert. Je saisis de nouveau celles-ci avec la pince sans ressort, je les soulève, les éloigne de la sclérotique, et d'un coup de scalpel je les coupe sans peine; le scalpel agit sur le muscle entre l'insertion de celui-ci et le lieu où il est saisi par la pince. Son tranchant regarde la caroncule lacrymale, en dedans et en arrière; ainsi dirigé, il ne peut blesser la sclérotique. Je cherche dans quelle étendue cette membrane est mise à découvert, en enlevant avec une éponge le sang qui s'écoule, et si je trouve que quelques fibres musculaires ont échappé, je les saisis de nouveau avec la pince et je les coupe. Je ne m'arrête qu'après avoir divisé la totalité du muscle, à moins que je n'opère de très-jeunes enfants et des strabismes très-faibles. Dans ces cas je laisse quelques fibres, pour éviter le strabisme en dehors.

A ce temps de l'opération j'enlève les pinces, j'abandonne l'œil à lui-même et je vois s'il se place et s'il se maintient au centre des paupières; dans le cas où ce résultat est atteint, je m'arrête; l'opération est terminée. Mais si l'œil tend à se porter encore en dedans, je place de nouveau les dilatateurs des paupières, et je saisis avec la pince à ressort le bout du muscle coupé qui est adhérent à la sclérotique. En tirant sur cette partie, j'entraîne l'œil en dehors plus solidement que lorsque je ne le tenais que par la conjonctive et le fascia sous-conjonctival, et je mets parfaitement à découvert les parties de la sclérotique qui ont été dénudées par suite de la section du muscle; alors je coupe avec des ciseaux au dessus et au dessous de ma première incision, et je détache plus ou moins profondément l'œil de la capsule, en divisant les adhérences qui peuvent les unir l'un à l'autre. A moins d'agir sur des strabismes très-prononcés et chez des adultes, je ne fais que des sections peu étendues, et j'abandonne de temps en temps l'œil à lui-même, aimant mieux prolonger l'opération que de créer un strabisme en dehors.

Un œil opéré, j'examine le malade et je passe immédiatement à l'autre œil, si, comme on le voit d'ordinaire, celui-ci est très-détourné de sa direction normale. Dans mes premières opérations je faisais la résection du bout du muscle adhérent à la sclérotique, mais depuis long-temps j'ai abandonné cette pratique : d'une part, parce qu'en procédant comme je le fais aujourd'hui, je coupe le muscle si près de la sclérotique qu'il ne me reste presque rien à enlever sur cette membrane; de l'autre, parce que cette résection d'une partie du muscle me paraît complètement inutile; qu'on l'ait ou non pratiquée, la guérison, si elle est obtenue, persiste également bien. J'ai crains aussi que cette résection ne favorisât la formation d'un creux à la partie interne de l'œil.

L'opération du strabisme ne dure que de deux à trois minutes, lorsque la section du muscle rétracté suffit et que le malade est docile; mais elle peut être beaucoup plus longue, s'il faut débrider les parties qui entourent le muscle, et en venir à des sections multipliées. Dans ce dernier cas, il faut mettre et enlever plusieurs fois les instruments qui écartent les paupières et fixent l'œil; l'opération dans son ensemble est alors longue, pénible et assez douloureuse. Dans les cas simples, la douleur est peu intense.

Une chose singulière et qui doit être notée c'est qu'un grand nombre de malades se plaignent plus de la douleur produite par la pression de l'élévateur que de celle produite par l'incision. M. Dufresse Chassagne a cité l'histoire d'un malade chez qui cette sensibilité se présenta à un degré très-prononcé. De quelle cause dépend un pareil phénomène? il est le résultat d'une erreur des malades qui attribuent aux élévateurs une souffrance qui dépend de toute autre cause. La preuve, c'est le peu de douleur qu'ils éprouvent lorsque, pour enlever le tubercule consécutif à l'opération, on leur écarte les paupières avec les instruments appropriés. Sitôt qu'on veut exécuter cette manœuvre, ils se récrient, ils s'y refusent en disant que ces élévateurs les ont trop fait souffrir à l'époque de leur première opération. Une fois ces instruments replacés, ils sont étonnés de n'avoir pas souffert et ils reconnaissent leur erreur.

Les détails que je viens d'exposer sur les procédés opératoires à suivre dans l'opération du strabisme, s'appliquent à cette opération, quel que soit le muscle droit que l'on veuille couper. Je vais indiquer à présent les particularités que l'on doit connaître quand on opère le strabisme interne ou le strabisme externe.

Opération dans le strabisme en dedans ou dans le strabisme en haut et en dedans.

Quelle que soit celle de ces deux déviations que l'on ait à traiter, l'opération est la même ; il faut couper le muscle droit interne, et au besoin séparer plus ou moins l'œil de sa capsule ; ce que j'ai dit jusqu'à présent sur l'opération, s'applique surtout à la section du muscle droit interne ; il est cependant quelques particularités sur lesquelles je dois encore insister, et qui sont des conséquences de la disposition anatomique du muscle droit interne. L'incision par laquelle on le met à découvert, doit être faite immédiatement en avant et un peu au dessus de la caroncule lacrymale. Si l'on incise dans une partie plus rapprochée de la cornée , on tombe sur la partie aponévrotique du muscle , c'est-à-dire sur une partie qu'il est difficile d'isoler et de couper. D'une autre part , si l'on se rapproche trop de l'angle interne des paupières , on tombe dans le tissu cellulo-fibreux de la caroncule lacrymale , l'on s'y égare , et ce n'est qu'avec beaucoup de peine et à travers le sang que l'on parvient à découvrir le muscle. La hauteur à laquelle on doit faire l'incision, n'est pas moins importante à connaître. Il faut bien se rappeler que le milieu du globe de l'œil ne répond pas aux angles des paupières , mais bien un peu au dessus. En conséquence, on comprend très-bien que si l'on pratique l'incision au niveau de cet angle , on risque de tomber au dessous du muscle.

Comme je l'ai dit plus haut, lorsque je pratique la section du muscle droit interne, je me place toujours du côté opposé à l'œil que je veux opérer, et j'ai les deux aides vis-à-vis de moi; par là , j'évite toute la confusion qui pourrait résulter de la présence de la main des aides, entre mon œil et la partie sur laquelle je dois agir.

Si la section du droit interne est insuffisante pour obtenir le redressement , je détache l'œil de la capsule, dans une étendue d'autant plus grande que l'œil est plus dévié et le malade plus avancé en âge. Je ne crains pas d'établir en principe que, lorsqu'on a dénudé le tiers interne de l'œil, il faut s'arrêter et ne couper ni le droit supérieur, ni le droit inférieur, ni même le grand oblique.

Si l'on coupe les droits supérieur et inférieur en totalité, on a inévitablement une exophthalmie, une fixité de l'œil et quelquefois un strabisme en dehors, difformités mille fois plus désagréables que le redressement incomplet que l'on a voulu éviter. Si l'on ne coupe ces muscles qu'en partie, comme les sections ne sont pas toujours exactement égales sur le droit supérieur et sur le droit inférieur, l'œil se maintient après l'opération ou trop haut ou trop bas.

Quant à la section du grand oblique, elle n'est pas plus indiquée dans les strabismes en haut et en dedans, que dans les strabismes directement internes. Les premiers cessent par les seules sections que j'indique, tout aussi bien que les seconds; et si pour y remédier, quelques auteurs ont songé à couper le muscle grand oblique, c'est qu'ils partageaient cette erreur de physiologie que nous avons suffisamment réfutée, savoir : que le grand oblique entraîne la cornée en haut et en dedans, tandis qu'il la porte en bas et en dehors. Aujourd'hui même les succès, du reste peu constants, que MM. Dieffenbach, Phillips, Amussat ont obtenus de la section de ce muscle, dans des strabismes en haut et en dedans qui avaient résisté à la section du droit interne, ne sauraient nous décider à imiter la conduite de ces chirurgiens. Ils ont réussi, parce qu'en coupant le grand oblique ils étaient obligés d'isoler l'œil de la capsule dans une grande étendue, et de détruire par là tous les liens fibreux qui maintenaient le strabisme en dedans. En se contentant de la section de ces liens fibreux, on arrive au but désiré, sans recourir à une section embarrassante d'une part, et de l'autre contraire aux conséquences qui découlent des véritables fonctions du muscle grand oblique.

Opération du strabisme externe.

L'opération du strabisme en dehors réussit plus difficilement que celle du strabisme interne; toutefois, si la section du droit externe est souvent insuffisante pour opérer le redressement, elle n'expose jamais à un strabisme en sens inverse. Ces particularités remarquables tiennent, comme nous l'avons déjà dit, à ce que les deux obliques concourent avec le muscle abducteur à porter la cornée en dehors.

L'incision par laquelle on découvre le droit externe doit se rapprocher du cul-de-sac de la conjonctive. En l'éloignant ainsi de la cornée, on arrive plus directement sur le corps du muscle. Quant à la hauteur à laquelle il faut chercher celui-ci, je ferai la même observation que pour le droit interne; c'est immédiatement au dessus de l'angle externe des paupières qu'il convient d'ouvrir la conjonctive et le fascia sous-conjonctival. Dans le début, ne connaissant pas la particularité anatomique sur laquelle je base ce conseil pratique, j'incisais trop bas, et plusieurs fois j'eus de la peine à découvrir le muscle. Je recherchai sur le cadavre la cause de ces difficultés, et je vis qu'il fallait les attribuer à ce que l'angle externe des paupières ne répond pas au milieu de l'œil, et par conséquent au muscle abducteur. Depuis que j'ai reconnu mon erreur, je pratique mon incision au dessus de l'angle palpébral, et je découvre le droit externe avec certitude.

Dans cette opération, je me place toujours du côté correspondant à l'œil que je veux opérer, et les aides se tenant du côté opposé, leurs mains ne me gênent en aucune manière.

Lorsqu'après la section du droit externe, l'agrandissement de la plaie au dessus et au dessous du muscle jusqu'auprès des droits supérieur et inférieur, lorsqu'après l'isolement de la capsule et de l'œil, celui-ci ne se replace pas, ce qui est très-ordinaire, au centre des paupières, il faut couper le muscle petit oblique. Pour faire cette section, il suffit d'entraîner fortement l'œil en dedans, afin d'en mettre à découvert la partie externe et postérieure. On facilite singulièrement ce mouvement, en plaçant la pince à ressort sur le bout antérieur du droit externe adhérent à la sclérotique. Lorsque la face externe de l'œil est ainsi étalée sous les yeux, on peut voir l'insertion oculaire du petit oblique et la couper avec des ciseaux dont on glisse un branche entre lui et la sclérotique. Si les ciseaux ne suffisent pas, on le ramasse avec le crochet mousse, et après l'avoir soulevé et ramené vers la partie antérieure avec cet instrument, on le coupe sans peine.

Il est bien peu de strabismes externes qui résistent à cet ensemble de sections, et depuis que je les pratique habituellement, je réussis dans la grande majorité des cas. Auparavant je n'obtenais d'ordinaire que des résultats imparfaits.

Cependant, que faire lorsque l'œil ne revient pas à sa place malgré sa dénudation dans tout son tiers externe? Me fondant sur l'action du grand oblique, en ceci congénère du muscle petit oblique, qui entraîne l'œil en dehors, je penserais à couper le tendon du premier de ces muscles, trouvant dans cette opération tout à la fois l'avantage de faciliter le redressement de l'œil et d'éviter malgré des sections multiples la saillie antérieure de l'œil.

Mais je ne saurais pas plus approuver pour le strabisme externe que pour le strabisme interne la section même incomplète des droits supérieur ou inférieur : complète, cette section entraîne l'exophthalmie la plus désagréable ; incomplète, elle n'est pas égale en haut et en bas, et entraîne une situation trop élevée ou trop basse de la cornée.

CHAPITRE III.

PHÉNOMÈNES CONSÉCUTIFS A L'OPÉRATION DU STRABISME.

Nous venons d'exposer avec soin tous les détails de l'opération du strabisme, et toutes les précautions que doit prendre le chirurgien pour obtenir le redressement parfait de l'œil. Il nous reste maintenant à étudier les phénomènes consécutifs à la strabotomie. Parmi ces phénomènes, les uns sont une conséquence nécessaire de l'opération ; ce sont : 1° l'inflammation; 2° la formation d'une petite granulation fongueuse à la surface de la plaie; 3° la cicatrisation.

Les autres ne sont pas inhérents à l'opération, et constituent, lorsqu'ils persistent, de véritables accidents ; ce sont : 1° la déviation en sens inverse; 2° la diplopie; 3° les tremblements convulsifs des yeux ; 4° l'exophthalmie; 5° la fixité du regard; 6° la formation d'un creux à l'angle interne de l'œil.

C'est après avoir parlé de ces accidents que j'examinerai la question tant controversée de la récidive.

Enfin il est un troisième groupe de suites dans lequel viennent se placer tous les changements favorables qu'on observe dans l'œil opéré : 1° son redressement, qui est le but immédiat de l'opération ; 2° les modifications remarquables qu'éprouvent certains états de la vue, qui accompagnent fréquemment le strabisme, tels que l'amblyopie, la myopie, la fatigue des yeux, etc.

§ I.

CONSÉQUENCES NÉCESSAIRES DE LA STRABOTOMIE.

Inflammation.

Chez tous les sujets opérés du strabisme, il se manifeste une inflammation qui est en général très-modérée ; elle reste bornée habituellement au côté de l'œil sur lequel l'incision a été faite, et rarement elle s'élève au point de produire une vive douleur. Pendant les premières quarante-huit heures, le malade accuse un sentiment de cuisson et de chaleur, et l'œil s'injecte légèrement. A partir du quatrième jour, il ne reste plus qu'un peu de sensibilité dans l'organe qui ne peut encore regarder en face une vive lumière. Enfin, en moins de huit jours la rougeur de la conjonctive dans les parties où elle n'a pas été intéressée, a complètement disparu, et dans l'endroit même de la plaie il ne reste plus qu'un peu de gonflement et de rougeur.

Ces symptômes inflammatoires sont ordinairement si légers qu'ils n'exigent pas d'autre traitement que l'application de compresses trempées dans l'eau froide. Seulement, pendant les deux premiers jours, il faut avoir soin de renouveler très-souvent ces compresses, tous les quarts d'heure par exemple, afin d'entretenir sur l'œil une fraîcheur continuelle.

Pour qu'une inflammation intense ou persistante puisse se manifester, il faut qu'elle trouve sa raison dans quelques conditions défavorables provenant soit de la mauvaise constitution du sujet, soit du manuel opératoire, soit enfin des inprudences que le malade a commises après l'opération.

Ainsi, chez les personnes d'un tempérament lymphatique et surtout chez celles qui sont scrophuleuses, l'on voit assez souvent persister pendant plusieurs semaines et même pendant plusieurs mois une disposition de l'œil à s'injecter et à se mouiller de larmes.

Les inflammations qui peuvent suivre des opérations faites d'après des principes vicieux et avec de longs tâtonnements, ont été observées surtout à l'époqne où la méthode imparfaitement connue était employée par des hommes étrangers aux connaissances nécessaires ; mais ces accidents n'apparaissent jamais entre les mains de ceux qu'une longue habitude et que des études sérieuses ont familiarisés avec cette opération.

Quant aux inflammations, suites d'inprudences commises par les malades, on en peut citer quelques exemples; M. Phillips entre autres parle d'une dame qui après une opération de strabisme passa la nuit à écrire : elle eut une inflammation si intense qu'elle dut s'estimer heureuse d'avoir conservé sa vie même au prix de la perte de l'œil opéré.

Sur près de 300 malades auxquels j'ai fait la section des muscles de l'œil, deux fois seulement j'ai observé des symptômes inflammatoires un peu intenses. Ceux-ci, dans ces deux cas, furent la suite d'imprudences. Ainsi, une fille de Miribel, affectée d'un double strabisme convergent, vint se faire opérer sans nous avertir qu'elle était à l'époque de son éruption menstruelle. L'opération fut pratiquée; immédiatement après, les règles s'arrêtèrent. Cette suppression fut suivie d'une inflammation très-vive dans toutes les parties qui entourent la cornée; cependant les symptômes n'eurent rien de grave. Les saignées locales et l'emploi des collyres astringents suffirent pour enrayer l'inflammation, qui dura près de deux semaines, et qui n'empêcha pas la malade de guérir complètement.

Une autre fille de 28 ans, Jeannette Tavernier, domestique, affectée d'un strabisme divergent simple, présenta tous les signes d'une inflammation assez vive après la section du muscle droit externe. Cet accident qui, d'ailleurs n'a entraîné aucune suite fâcheuse, n'eut d'autre cause que l'exigence des maîtres de cette fille, qui la forcèrent dès le lendemain de l'opération, à faire la cuisine comme à son ordinaire.

Dans tous les autres cas de ma pratique, l'inflammation n'a jamais été intense. Elle est habituellement restée bornée à l'angle interne de l'œil, ou pour me servir d'une expression plus générale, à la partie sur laquelle l'opération a été faite. Ordinairement, cette inflammation est si peu grave que j'opère tous les jours dans mon cabinet, des malades qui retournent chez eux immédiatement après, et dont quelques-uns même vont à une distance de plusieurs lieues. Au bout de trois semaines ou d'un mois, si la fongosité qui se manifeste sur la plaie a été coupée à temps, toute rougeur de la conjonctive, et même toute trace de l'opération sont complètement dissipées. Ces résultats sont conformes à tout ce qu'ont dit les auteurs qui ont écrit sur l'opération du strabisme.

Si l'inflammation qui suit la section des muscles n'a jamais d'influence grave sur la vision, si elle n'entraîne aucun accident, et que tout au plus elle puisse faire éprouver des douleurs dans le début, et se prolonger ensuite pendant quelques semaines, il faut attribuer la simplicité de ces suites, d'une part, à ce que l'opération se fait à l'extérieur de l'œil, et de l'autre, à ce qu'on ne pénètre pas dans les graisses de l'orbite.

Les suites de l'opération du strabisme ont démontré, au delà de tout ce que l'on pouvait prévoir, la différence qui sépare les plaies intérieures de l'œil, celles par exemple que l'on fait dans l'extraction du cristallin, et les plaies situées au dehors de la sclérotique, comme celles qu'entraîne la section des muscles. La connaissance de la capsule et par suite de celle d'un intervalle jusqu'à présent peu connu, entre cette capsule et l'œil, intervalle où se trouve un tissu cellulaire peu abondant, et dans lequel on pénètre sans que l'incision communique en rien avec la masse graisseuse de l'orbite, est venue expliquer scientifiquement les résultats pratiques dont la science antérieure à l'opération du strabisme était loin de permettre la prévision.

Formation du tubercule fongueux.

Quelques jours après l'opération faite, en découvrant les muscles par une incision, comme on le pratique généralement, l'on voit presque toujours se développer, dans le lieu correspondant à la petite plaie, une granulation fongueuse tout-à-fait semblable aux bourgeons charnus des plaies. Son volume ne dépasse jamais celui d'un fruit de groseille ou d'un petit pois.

Elle est formée par un tissu d'abord très-rouge, très-mou, très-musculaire, qui se déchire si on cherche à le saisir avec les mors d'une pince. A la fin de la seconde semaine, cette granulation devient plus dure, plus régulière, et prend, en partie du moins, les caractères du tissu fibreux; pendant les premiers jours, elle est large, à base étendue; plus tard, elle se resserre et devient pédiculée.

Ce tubercule, quoique placé ici parmi les suites naturelles, nécessaires de l'opération, ne se forme pas cependant chez tous les opérés sans exception. Il y en a quelques-uns chez lesquels on ne l'observe pas, et il en est d'autres qui ne le présentent que d'un seul côté, quoique l'instrument tranchant ait été porté sur les deux yeux.

Dans la méthode sous-conjonctivale adoptée par M. J. Guérin, on ne voit jamais survenir de granulations à l'endroit de la piqûre; mais en revanche, il se manifeste une ecchymose considérable de l'œil.

Il me serait très-difficile d'indiquer avec certitude les circonstances qui peuvent déterminer l'apparition de ces fongosités, ou qui les empêchent de se développer. Quant à la nature de la substance qui les constitue, les opinions des auteurs sont partagées. Plusieurs chirurgiens, M. Baudens entre autres, pensent qu'elles sont formées par le bout antérieur du muscle non excisé, et proposent en conséquence d'en prévenir la formation par l'excision de la partie de ce muscle adhérente à la sclérotique. L'anatomie pathologique ne confirme pas plus l'opinion de ces auteurs sur la nature musculaire de ces granulations, que l'expérience clinique ne justifie le conseil qu'ils déduisent de cette opinion. Jamais en disséquant les petites tumeurs qui succèdent à l'opération du strabisme, on ne peut y reconnaître aucune trace de fibres musculaires, et jamais je n'ai vu que l'on prévînt leur formation en excisant une partie du muscle. La structure que la dissection y démontre est exactement celle des bourgeons charnus des plaies; comme ceux-ci, elles sont formées de fibrine pénétrée d'une plus ou moins grande proportion de vaisseaux capillaires nouvellement formés; comme les bourgeons charnus des plaies, elles sont d'autant plus dures et contiennent d'autant plus de tissus fibreux, qu'elles sont plus anciennes.

Le plus souvent, ces bourgeons charnus abandonnés à eux-mêmes ne diminuent pas; dans quelques cas rares, seulement, ils se flétrissent insensiblement et finissent pas disparaître sans que le chirurgien ait rien fait pour amener ce résultat. J'ai vu aussi plusieurs opérés chez lesquels ils se formaient et s'en allaient chaque jour. Le matin par exemple, ils se gonflaient et avaient l'apparence d'une petite ampoule rouge et perlée; le soir, cette vessie éclatait, laissait écouler un peu de sang et s'affaissait pour se gonfler de nouveau le lendemain.

On ne peut considérer ces fongosités comme une suite fâcheuse de l'opération. Je ne sache pas que sur la masse des cas de myotomie oculaire qui sont aujourd'hui connus, il y en ait un seul dans lequel leur formation ait entraîné aucun accident. Tous les inconvénients se réduisent à ce qu'ils gênent les mouvements de l'œil dans le sens du muscle coupé, et entretiennent, tant qu'on ne les a pas enlevés, du larmoiement et de l'inflammation.

On peut employer pour les détruire l'excision ou la cautérisation, le premier de ces moyens est préférable au second; suivant l'opinion unanime des chirurgiens, il est plus prompt et atteint plus sûrement le but qu'on se propose.

L'excision ne doit pas être pratiquée trop tôt, avant le dixième ou le douzième jour, par exemple ; car dans les premiers jours, le bourgeon est large à sa base. Si on l'extirpe à cette époque, on fait une plus grande plaie et on s'expose à en laisser une partie ; si, au contraire, on attend la fin de la seconde semaine, l'opération est plus facile et peut être plus complète. Il suffit alors de faire écarter les paupières, et de passer des ciseaux droits ou courbés sur le plat, sous la partie renflée de la végétation, l'on tranche d'un seul coup le pédicule, et c'est à peine s'il s'écoule quelques gouttes de sang.

Quand les malades sont pusillanimes et qu'ils redoutent l'action des ciseaux, il faut les engager à comprimer chaque jour et à plusieurs reprises avec le doigt la petite tumeur. Cette simple compression a suffi chez deux de mes opérés pour faire disparaître la fongosité. Pour que cette compression soit efficace, il faut l'exercer dès le début ; car si l'on attendait le développement complet du tubercule, il est plus que probable que ce moyen serait tout-à-fait inutile. Peut-être cependant alors des tractions exercées à travers les paupières suffiraient-elles pour arracher la tumeur pédiculée.

Chez quelques sujets, le tubercule se reproduit après avoir été excisé. Dans ces cas, il faut en faire de nouveau l'ablation jusqu'à ce qu'il ne reparaisse plus. J'ai vu une malade sur laquelle il s'est reproduit cinq fois.

En résumé, la formation de ce tubercule fongueux n'est pas un accident. Son existence ne peut pas être une objection contre la méthode opératoire que nous employons pour guérir le strabisme ; je sais très-bien qu'on évite ce léger inconvénient par la méthode sous-conjonctivale, mais j'aime mieux voir apparaître une granulation sans importance à l'angle de l'œil et être sûr de couper tout le muscle rétracté, que de m'exposer à ne l'exciser que d'une manière incomplète.

Le tubercule n'est un désagrément que pour les personnes qui sont loin et qui se trouvent forcées de partir quelques jours après l'opération. La nécessité de le couper les oblige quelquefois à entreprendre un nouveau voyage.

Cicatrisation des parties divisées.

L'opération une fois terminée, la nature commence, comme dans toute espèce de plaie, un travail d'évolution organique, qui a pour but la cicatrisation des parties divisées.

Comment se fait cette cicatrisation? comment surtout se comportent les muscles après leur division? Voilà des questions qu'il serait bien utile de résoudre pour apprécier de quelle manière s'accomplit la guérison après la strabotomie, et principalement pour comprendre comment les muscles reprennent leur puissance d'action sur le globe de l'œil.

L'anatomie pathologique seule peut résoudre ces problèmes d'une manière péremptoire; mais jusqu'à présent elle n'a fourni que très-peu de lumières, car la science ne possède encore que deux cas d'autopsie d'individu opéré du strabisme. Le premier est celui qui a été publié par M. Hewer, dans le *London medical Gazet*, 1841. Le second est celui qui a été communiqué dans le mois d'octobre dernier, par M. Bouvier, à l'Académie Royale de Médecine.

Dieffenbach, dans le début, pensait que le muscle divisé se retire en arrière et se cicatrise avec la sclérotique dans de nouveaux rapports. Mais, dans son dernier ouvrage, il paraît avoir abandonné cette opinion que M. Baudens soutient encore et qu'il appuie sur le fait suivant. Un jeune homme, porteur d'un strabisme convergent, se présente à ce chirurgien, qui lui coupe successivement le droit interne, le grand oblique, le droit supérieur et une partie du droit inférieur. Après ces différentes sections, l'œil se redresse parfaitement. Mais, au bout de quelques jours, la déviation s'étant reproduite, M. Baudens coupa en entier le droit inférieur qu'il n'avait divisé que partiellement; et, comme l'œil se portait en haut, il divisa l'attache du droit supérieur, et il remarqua que *cette greffe était placée sur un point plus reculé que dans l'état normal.* « Dans ce cas, dit l'auteur, il n'est pas douteux que le muscle qui avait été divisé avait pris sur le globe oculaire une forte insertion dans le voisinage du nerf optique. ...Tous les cas ressemblent-ils à ce dernier? nous le pensons, à moins que le muscle n'ait pas été coupé totalement. » (*Loc. cit.*, p. 55.)

M. Phillips professe à peu près la même opinion que M. Baudens. Voici comment il s'exprime :

« Lorsque l'on décolle l'attache antérieure du muscle, comme le fait M. Velpeau, le travail inflammatoire ne s'étend pas au delà de la section, et le bout antérieur du muscle se greffe sur un point plus en arrière que son attache normale. Lorsque l'on coupe les muscles en travers à une ou deux lignes en arrière de son attache antérieure, et lorsqu'on ne fait pas la résection du bout antérieur, les deux extrémités du muscle deviennent adhérentes à la sclérotique, et elles sont réunies par un tissu cellulaire qui se condense de plus en plus, et qui a quelquefois une ligne et demie de longueur. Si l'on fait la résection du bout antérieur, l'extrémité libre du muscle coupé s'attache à la sclérotique en un point plus ou moins éloigné de son insertion normale, et la cicatrice qui résulte de la plaie faite sur cette insertion, reste visible pendant deux ou trois mois après l'opération ; on aperçoit une petite bandelette blanchâtre et quelquefois rouge. Insensiblement elle se ramollit, et elle finit par se confondre avec les tissus voisins. Une chose remarquable, c'est que la dissection qui a détruit l'aponévrose d'enveloppe du muscle, provoque une inflammation qui s'empare du tissu cellulaire entourant le muscle. Ce tissu cellulaire s'épaissit et forme une gaîne nouvelle au muscle qui en était privé. » (*Ténotomie sous-cutanée*, p. 299.)

M. Veraeghe, guidé par l'analogie, pense qu'il arrive au muscle divisé ce qu'on voit survenir après toute section de muscle ou de tendon dans d'autres parties du corps, les deux bouts se réunissent au moyen d'une substance intermédiaire. (*Ouv. cité*, *p.* 49.)

Après avoir relaté fidèlement l'opinion de la plupart des auteurs sur la cicatrisation des muscles de l'orbite, je vais exposer le résultat de mon observation personnelle sur ce sujet. Ce résultat, je l'annonce à l'avance, ressemble assez à ce qui a été vu par M. Hewer, en Angleterre, et par M. Bouvier, à Paris.

Autopsie d'un strabique.

J'ai eu l'occasion de faire l'autopsie d'un malade que j'avais opéré d'un strabisme convergent des deux yeux, au mois de février, et qui est mort à la fin du mois d'août, d'une phthisie pulmonaire. Chez ce malade, l'opération avait parfaitement réussi, les suites en avaient été fort simples, et le redressement des yeux s'était très-bien maintenu. J'ai disséqué les deux yeux avec le plus grand soin, et voici ce que j'ai trouvé : le muscle droit interne n'a contracté aucun nouveau rapport avec la sclérotique, comme je m'attendais à le voir, d'après ce que j'avais lu dans les auteurs.

On reconnaît facilement encore la trace de la division, quoiqu'elle ait été faite sept mois auparavant. Cette trace est marquée par une ligne blanche formée de tissu fibreux qui contraste avec la teinte rouge du muscle. Cette ligne blanche est distante de la sclérotique d'environ 12 à 15 millimètres, ce qui prouve que le bout postérieur du muscle s'est rétracté ; mais, au lieu de se souder avec la sclérotique en arrière de l'insertion primitive, comme on a dit que cela se passait, il est réuni au bout antérieur au moyen d'une bandelette blanche cellulo-fibreuse de nouvelle formation, qui ressemble beaucoup à la gaîne capsulaire du muscle, et qui en diffère seulement par des adhérences solides et nombreuses qu'elle a contractées au niveau de la plaie avec la conjonctive qu'il est impossible de séparer, et avec la sclérotique.

Cette description s'applique également à l'un et à l'autre œil; les choses s'étant passées exactement de la même manière des deux côtés.

J'ai fait dans ce chapitre une exposition exacte de ce qui a été dit par les auteurs, et de ce que j'ai vu moi-même, sur la cicatrisation des muscles de l'œil. L'ensemble de ces travaux ne permet pas encore de décider d'une manière définitive comment se font les adhérences nouvelles des parties divisées. Il est probable cependant que le tissu fibreux de nouvelle formation unit ensemble l'œil, la capsule et la gaîne du muscle coupé, dans une certaine étendue autour de la plaie.

§ 2.

ACCIDENTS QU'ON PEUT OBSERVER DANS LES JOURS QUI SUIVENT L'OPÉRATION.

Déviation en sens inverse.

Dans le chapitre des suites immédiates de la strabotomie, j'ai déjà signalé le phénomène de la déviation en sens inverse; mais je n'ai pu compléter son histoire, parce que ce n'est pas toujours immédiatement après la section du muscle qu'elle se manifeste.

Quelquefois, en effet, on ne la voit survenir que deux ou trois jours après l'opération, et au moment où le chirurgien se croyait en droit de compter sur la réussite la plus parfaite. Quand cette déviation en sens inverse succède à un redressement qui s'est maintenu pendant 24 ou 48 heures, elle doit être attribuée au gonflement qu'amène l'inflammation des bords de la petite plaie, ou à l'action du muscle antagoniste qui, n'étant plus distendu, acquiert une force de contraction plus grande que celle dont il jouissait immédiatement après la division du faisceau rétracté.

Dans tous ces cas, la déviation est peu marquée; elle se dissipe constamment à mesure que les symptômes inflammatoires diminuent, et n'exige aucun traitement

Il n'en est pas de même de la déviation en sens inverse qui se manifeste au moment de l'opération.

elle persiste, augmente même dans les premiers jours. Quand est elle peu marquée, elle peut se dissiper ensuite, lorsque la cicatrisation s'opère; mais quand elle est portée très-loin, il ne faut attendre du temps qu'une simple amélioration, et jamais la disparition du mal.

Quand la déviation consécutive est peu apparente, le traitement se borne à combattre l'inflammation traumatique de l'œil ; et lorsque celle-ci est en grande partie dissipée, à faire porter au malade des lunettes mates dans leurs deux tiers externes ou internes, suivant la nature du déplacement ; ou bien quand la déviation n'existera que d'un côté, à recouvrir avec un bandeau l'œil qui est droit, pour exercer isolément et redresser ainsi celui qui est dans une position vicieuse. Ces moyens gymnastiques, recommandés d'ailleurs par plusieurs chirurgiens, et entre autres par MM. d'Ammon et Jules Guérin, peuvent conduire par leur emploi à de très-bons résultats.

Cependant, il ne faut pas s'exagérer leur utilité. Quand après les avoir mis en usage pendant huit jours, l'œil ne tend pas à reprendre sa rectitude, il faut y renoncer et pratiquer la section du muscle antagoniste de celui qui a déjà été divisé.

Ce n'est jamais le droit interne que j'ai eu l'occasion de couper dans ces cas; car le strabisme en dehors, comme je l'ai déjà dit, ne se convertit jamais en un strabisme interne qui puisse exiger une opération nouvelle. En revanche, j'ai eu souvent l'occasion de couper le muscle abducteur pour corriger des strabismes divergents consécutifs ; et j'ai remarqué que ce moyen réussissait d'autant mieux qu'on y avait recours plus près de la première opération. Quand on attend un mois, deux mois avant de s'y décider, on rencontre souvent de grandes difficultés pour obtenir un redressement parfait.

Plus d'une fois, pour arriver à ce résultat, j'ai été obligé de couper non seulement le droit externe, mais encore le petit oblique; et malgré cette double section jointe à celle de toutes les parties qui font adhérer la partie externe de la sclérotique à la capsule, j'ai vu l'œil conserver plus ou moins de tendance à rester en dehors. Rien n'est donc plus embarrassant que ces strabismes consécutifs, lorsqu'ils sont très-marqués. Il n'est aucune précaution qu'il faille négliger pour les prévenir. Aussi, aujourd'hui, quand j'opère des strabismes internes faibles, et chez de jeunes sujets, c'est-à-dire dans les conditions où l'on a le plus à craindre le strabisme en sens inverse, je ne coupe pas même du premier coup la totalité du muscle.

J'examine ensuite l'œil ; s'il va toujours en dedans, je coupe quelques fibres de plus et je ne procède en quelque sorte que par tâtonnements. En agissant ainsi, je ne dépasse pas le but que je me propose ; et si j'opère avec plus de lenteur qu'à mes débuts, j'obtiens définitivement des résultats bien supérieurs.

Toutefois, si l'on n'a pas été assez heureux

pour prévenir l'accident qui nous occupe, et que même une deuxième opération soit restée insuffisante, il ne faut pas désespérer du succès, comme le prouve l'observation d'un jeune homme chez lequel je me suis vu forcé de pratiquer deux fois et à trois mois d'intervalle la section des droits externes pour un strabisme divergent consécutif.

OBSERVATION II.

Strabisme convergent double. — Section des muscles droits internes. — Divergence consécutive. — Diplopie. — Section des droits externes. — Persistance de la divergence et de la diplopie. — Apparition de mouvements convulsifs des yeux. — 2e section des droits externes. — Guérison.

François Cuminal, âgé de 23 ans, demeurant à Serrières, est affecté depuis l'âge de 3 ans, d'un strabisme convergent dont il ne connaît pas la cause. Les deux yeux sont déviés, mais le droit l'est beaucoup plus que le gauche; l'œil le plus louche voit beaucoup moins que l'autre, c'est à peine s'il distingue les objets, même à une distance assez rapprochée.

Le 15 avril, je coupe les deux muscles droits internes, et comme la déviation était ancienne, je dissèque en haut et en bas la capsule dans l'étendue d'un demi centimètre environ.

L'opération terminée, j'examinai les yeux et je les trouvai dans un état de divergence très-légère. Je ne crus pas devoir couper immédiatement les abducteurs, parce qu'à cette époque j'espérais encore que la cicatrice pourrait ramener un peu en dedans les pupilles, et les placer ainsi dans une bonne disposition. Je me trompais; un mois après seulement Cuminal vint me revoir. La divergence n'avait fait qu'augmenter, et de plus, le malade était tourmenté par une diplopie très-fatigante. Alors je coupai les deux muscles droits externes, et les yeux parurent se redresser très-bien. Trois semaines s'écoulèrent encore sans que je visse ce jeune homme, et je le croyais guéri; le 16 juillet, il se présente dans mon cabinet, et grande fut ma surprise en voyant que la divergence persistait encore ainsi que la diplopie, et que de plus les yeux étaient agités de mouvements convulsifs continus. Je crus devoir pratiquer de nouveau la section des droits externes, en arrière de la première division, disséquer la capsule dans une grande étendue, et couper les deux petits obliques. Ma persévérance fut enfin couronnée de succès, car cette *troisième opération* a redressé complètement les yeux et fait cesser tous les accidents qui accompagnaient la divergence.

Diplopie.

On a fait à l'opération du strabisme un reproche qui lui porterait un coup funeste s'il était fondé, c'est de produire la vue double, et de remplacer ainsi la déviation oculaire qui n'est qu'une difformité par un accident très-fâcheux.

Il est vrai que pendant quelques jours, à la suite de la myotomie oculaire, la vue double succède souvent à la vue simple. Mais ce phénomène qui serait une infirmité très-pénible, s'il persistait long-temps, n'est que d'une importance assez légère, parce qu'il dure rarement plus d'une ou deux semaines, et que le plus souvent même il disparaît au bout de quelques heures ou de deux à trois jours.

La raison de cette diplopie est très-difficile à

déterminer. Le plus souvent, à la vérité, elle coïncide avec un manque de parallélisme dans les axes visuels ; mais quelquefois aussi elle se manisfeste lors même que les yeux paraissent parfaitement droits.

Quoi qu'il en soit, cette diplopie diminue d'une manière graduelle par l'exercice du regard, à mesure que les yeux s'harmonisent, et finit toujours par disparaître complètement au bout d'un temps assez court, lorsque les yeux ont été bien redressés.

Cependant on peut rencontrer des cas exceptionnels, dans lesquels ce phénomène persiste long-temps. C'est ainsi que, sur les 300 louches que j'ai opérés, j'ai eu l'occasion d'observer quatre fois cette persistance chez des malades qui avaient conservé une légère déviation en dehors consécutive à la section du muscle droit interne.

Quand la diplopie persiste ainsi sans avoir la moindre tendance à s'en aller d'elle-même, elle ne devient pas pour cela incurable. Pour y remédier, si les yeux présentent une déviation soit en dedans, soit en dehors, il faut avant tout chercher à les redresser; et si l'on obtient un parallélisme parfait par cette nouvelle opération, on arrive presque à coup sûr à faire cesser aussi la diplopie. C'est ce que j'ai observé dans trois circonstances où la vue double qui coïncidait avec un léger strabisme externe consécutif a disparu sous l'influence de la section du muscle abducteur. Voici les faits.

OBSERVATION III.

Catherine Palet, âgée de 6 ans, louchait en dedans depuis sa naissance. Les deux yeux étaient déviés, mais l'œil droit plus fortement que le gauche. Le 15 mai 1841, je coupai chez cette enfant les deux muscles droits internes; le redressement s'opéra très-bien à droite, mais à gauche la section fut sans doute un peu trop étendue, car le strabisme interne fut transformé en un léger strabisme externe. Immédiatement après l'opération, la petite malade dit aussi qu'elle voyait tout double.

Quinze jours après, elle vint me revoir, la divergence de l'œil gauche et la diplopie persistaient encore. Alors je coupai le muscle droit externe pour faire cesser la déviation en dehors, et je réussis non seulement à rétablir le parallélisme des yeux, mais en outre à triompher de la vue double qui exista encore pendant quelques jours à un faible degré, mais qui finit par disparaître tout-à-fait.

OBSERVATION IV.

Une autre petite fille de 6 ans, nommée Borgey, était aussi affectée d'un double strabisme convergent, également marqué des deux côtés pour lequel je fis la section, le 25 mai, des deux muscles droits internes. Cette section amena un peu de divergence dans les deux yeux, et de plus une diplopie dont l'enfant ne se plaignit cependant que quelques heures plus tard. Le 18 juin, c'est-à-dire 24 jours après l'opération, la diplopie durait encore ainsi que le strabisme en dehors, mais du côté droit seulement. En conséquence je coupai le muscle abducteur de ce côté, et je parvins à redresser l'œil. Depuis cette seconde opération, la diplopie n'a pas reparu.

Enfin, la troisième observation est celle de François Cuminal dont j'ai déjà parlé à plusieurs reprises, et pour lequel je renvoie à la page 146.

Toutefois, je dois avouer que j'ai échoué par ce même moyen, dans une circonstance tout-à-fait analogue à celle que je viens de citer.

OBSERVATION V.

J'avais opéré, le 3 mai 1841, d'un double strabisme convergent un jeune homme de 29 ans, nommé M. Hoff. Après la section des deux muscles droits internes, les yeux avaient été ramenés à une direction assez satisfaisante. Cependant, avec un peu d'attention, on pouvait s'assurer que l'œil gauche se portait légèrement en dehors. Cette déviation en sens inverse, au lieu de diminuer, devint, au bout de quelques jours, plus prononcée, et puis resta stationnaire. Mais ce qui fatiguait le plus ce jeune homme, c'était une diplopie persistante qui n'était pas très-forte quand il regardait des objets rapprochés, mais qui le devenait quand il cherchait à voir des objets éloignés. Cette diplopie avait cela de particulier que, tandis qu'une des images paraissait bien droite, l'autre semblait toujours inclinée. Je tourmentai longtemps M. Hoff afin qu'il se laissât pratiquer la section du muscle droit externe. Pendant cinq mois il refusa de se rendre à mes conseils. Au bout de ce temps, il consentit enfin à cette nouvelle opération que je pratiquai au commencement de septembre. La section du droit externe diminua la divergence, mais ne put la faire cesser tout-à-fait. Aussi la diplopie a été légèrement amendée, mais n'a pu être entièrement guérie.

Ce résultat ne fait que confirmer le principe que je pose; savoir, que pour guérir la diplopie, il faut rétablir le parallélisme des yeux. Je ne désespérerais pas d'y réussir chez M. Hoff, en isolant complètement l'œil de sa capsule dans toute sa face externe.

En résumé, la diplopie qui survient assez fréquemment à la suite de l'opération du strabisme, s'en va spontanément après quelques heures ou quelques jours quatre-vingt-dix-neuf fois sur cent. Quand elle persiste, elle coïncide habituellement avec une légère déviation consécutive de l'un des yeux, et dans ces cas, le plus sûr moyen de guérir la vue double, c'est de rendre aux yeux leur rectitude normale.

Tremblements convulsifs des yeux.

Quelquefois, mais très-rarement il est vrai, la section d'un des muscles de l'œil, surtout celle du droit interne, provoque l'apparition de mouvements spasmodiques dans cet organe. Je n'ai pour mon compte observé ce phénomène que deux fois seulement : 1° chez François Cuminal, dont j'ai longuement exposé l'histoire à la page 146; 2° chez une petite fille de six ans, nommée Joséphine Balmont, que j'opérai, le 14 juin 1841, d'un double strabisme convergent. Les yeux avant l'opération n'avaient jamais présenté de mouvements involontaires, et le lendemain ils étaient dominés par un spasme qui faisait mouvoir l'œil de dehors en dedans et de dedans en dehors. Ce spasme est allé d'ailleurs graduellement en diminuant; au bout de huit à dix jours il avait complètement disparu.

Exophthalmie.

Les muscles droits ayant tous une action

commune, celle de tirer l'œil vers le fond de l'orbite, on comprend sans peine que la section de l'un de ces muscles, et à plus forte raison de plusieurs d'entre eux, ne puisse être faite sans que l'œil ne se porte plus ou moins en avant, entraîné qu'il est dans ce sens par les muscles obliques. Ce que l'anatomie fait prévoir existe réellement, et toujours après l'opération du strabisme l'œil fait un peu plus de saillie qu'auparavant, et par suite tient les paupières plus écartées. Ce changement ne peut être reconnu, si l'on n'a pas présent à l'esprit l'état des malades avant l'opération, dans les cas où les deux yeux ont été redressés et où l'on n'a coupé qu'un muscle de chaque côté; car alors, l'écartement des paupières n'est jamais plus grand qu'on ne le voit dans l'état normal de plusieurs personnes, et loin de nuire à l'expression de la figure, il l'embellit souvent lorsque les yeux étaient naturellement enfoncés.

Mais si le phénomène ne peut être que difficilement reconnu lorsque les deux yeux ont été opérés, il n'en est pas de même quand on n'a fait la section du muscle droit que d'un seul côté; dans ce cas la saillie de l'œil et l'écartement des paupières du côté opéré contrastent étrangement avec l'enfoncement relatif de l'œil du côté opposé; le phénomène, sans être plus réel que dans le cas d'une double opération, est ici d'une complète évidence par suite du terme de comparaison que l'on a sous les yeux.

Mais si l'on n'a jamais d'exophthalmie difforme

lorsque l'on ne coupe que l'un des muscles droits, il n'en est plus de même dans les cas où l'on a coupé, 3, 4 ou 5 muscles pour remédier à des strabismes fixes, comme l'a souvent pratiqué M. Baudens, et comme je l'ai fait chez un homme affecté de strabisme convergent que je n'ai pu redresser qu'après la division des muscles droits interne, supérieur et inférieur.

Suivant M. Phillips, l'exophthalmie se produit aussi quand on coupe le droit externe et le petit oblique, par exemple, pour redresser les yeux déviés en dehors.

J'ai pratiqué souvent la division simultanée de ces deux muscles, et je n'ai jamais vu la saillie de l'œil devenir très-prononcée à la suite d'une pareille opération; ce que l'on comprend sans peine, si l'on se rappelle que le muscle petit oblique portant l'œil en avant, l'exophthalmie, si elle existe, doit diminuer et non augmenter par la section de ce muscle.

L'exophthalmie une fois produite, quelle doit être la conduite du chirurgien? doit-il chercher à y remédier par une autre opération, ou doit-il l'abandonner à elle-même?

M. Baudens a proposé tout récemment un moyen pour faire cesser cet état de l'œil. Ce moyen consiste à former un pli de la peau dans l'angle interne de l'orbite et à quelque distance de la muqueuse, pour respecter les points lacrymaux, et à exciser avec des ciseaux courbes ce repli en haut et en bas, ainsi que dans l'angle orbitaire. On doit prolonger cette excision un peu plus en dehors sur la paupière inférieure que sur la supérieure. Quand on s'est assuré que la dénudation cutanée est suffisante, on réunit dans l'angle interne les paupières supérieure et inférieure par trois points de suture dont l'externe doit comprendre un peu plus de peau que les deux autres (*Gaz. méd.* 16 *octobre* 1841.).

Je crains bien que par ce procédé, on ne fasse que transformer une difformité en une autre pour le moins aussi vicieuse, en admettant, ce qui n'est pas sûr, que la réunion des paupières tentée par les points de suture puisse s'effectuer.

Toutefois, pour ne pas juger à priori, je laisserai la question indécise jusqu'à ce que l'expérience ait prononcé. En attendant, je crois que le parti le plus sage à suivre, c'est de faire tous ses efforts pour éviter l'exophthalmie, et pour cela je crois qu'il faut bannir les sections multiples des muscles droits contre le strabisme. Lorsque ces sections peuvent seules opérer le redressement, il ne faut pas opérer ou se contenter du résultat imparfait qui suit la section d'un seul des muscles droits.

Fixité du regard.

Sous ce titre de fixité du regard, je range un phénomène que l'on observe quelquefois à la suite de l'opération du strabisme, et que l'on désignerait avec plus de justesse, sinon plus de correction, par le mot d'étrangeté du regard. Les yeux ne sont pas fixes, ils peuvent bien, suivant la volonté du malade, se porter dans tous les sens; mais ils ont quelque chose d'étrange et ne semblent pas regarder. Il n'y a plus de strabisme; mais en observant les opérés, on voit qu'il y a dans leurs yeux quelque chose qui n'est pas naturel. Cet état est bien loin d'être constant, comme l'ont présumé quelques personnes; il ne s'observe que dans les cas où le strabisme était très-prononcé avant l'opération, et où l'on n'a pu obtenir le redressement que par des sections assez étendues pour que l'œil fît plus de saillie qu'il ne le doit dans l'état normal; il m'a paru aussi qu'il était plus fréquent chez les adultes qu'à un âge moins avancé. Si dans certaines déviations, la fixité du regard est la conséquence de la nature même du mal, il est des cas où il doit être attribué à l'opérateur lui-même. C'est ainsi que lorsqu'un strabisme en dehors a été la suite des sections trop étendues faites pour remédier à un strabisme interne, la division du droit externe qui peut être alors nécessaire, se réunissant à celle du droit interne, est fréquemment suivie de la saillie de l'œil et de l'étrangeté du regard; dans ce cas, on eût prévenu le mal, en opérant le strabisme interne avec les précautions convenables; dans les strabismes très-prononcés des adultes, on l'éviterait aussi en se contentant de diviser les parties dont la section permet d'améliorer le strabisme, et en n'étendant pas l'opération jusqu'à celles qui ne peuvent être divisées sans qu'il y ait plus ou moins d'exophthalmie.

Formation d'un creux à l'angle interne de l'œil.

Lorsque le travail de la cicatrisation est accompli après la section du muscle droit interne, il se forme quelquefois dans le lieu même de la plaie un petit enfoncement. Cet enfoncement est ordinairement très-peu sensible quand, après la section du muscle, on n'a pas excisé son bout antérieur, et qu'on n'a pas non plus disséqué la capsule dans une grande étendue. Mais en revanche, il peut être très-marqué quand on a fait une perte de substance, qu'on a largement débridé les enveloppes fibreuses qui contribuaient à faire persister la déviation, et que l'œil est devenu plus saillant. Comme la fixité du regard, le creux situé à la partie interne de l'œil, peut donc dépendre de certaines fautes dans l'opération; il est surtout à craindre dans les strabismes très-prononcés des adultes. C'est du reste une difformité peu apparente, et que l'on ne reconnaît le plus souvent qu'avec quelque attention.

§ 3.

RÉCIDIVE.

Les détracteurs de l'opération du strabisme ne cessent de répéter que les guérisons qu'elle effectue ne sont le plus souvent que temporaires, et que la déviation se reproduit presque toujours un peu plus tard. Cette accusation est aussi injuste que celles qui sont fondées sur les prétendues altérations de la vue, ou sur les symptômes graves d'inflammation qui surviennent à la suite de la myotomie oculaire. Des faits nombreux prouvent aujourd'hui la fausseté de ces assertions.

La récidive du strabisme, loin d'être une chose fréquente, est au contraire extrêmement rare, si même elle existe.

Cependant des opérateurs eux-mêmes ont avancé que ces récidives étaient assez nombreuses. Je suis porté à croire que ces chirurgiens n'ont cherché à répandre une pareille opinion, que pour justifier aux yeux du public leurs insuccès, et pour mettre à l'abri leur réputation. Quant aux hommes de bonne foi qui croient à la récidive, je ne peux me rendre compte de leur erreur, qu'en admettant qu'ils ont pu regarder comme guéris immédiatement après l'opération, des malades dont le redressement était imparfait, et qui ont été mal observés.

Pour que la récidive soit possible, il faudrait que le muscle divisé pût se raccourcir à la suite du travail de cicatrisation, ce qui est contraire à toutes les recherches faites jusqu'à ce jour; car, il résulte, comme nous l'avons vu plus haut, de l'examen de quelques pièces d'anatomie pathologique, qu'après la section d'un muscle, ses deux bouts se séparent, et qu'il s'épanche entre eux de la lymphe plastique qui unit la capsule à l'œil.

En sorte que les deux portions du muscle divisé ne peuvent plus se souder d'une manière immédiate.

Je suis convaincu que les faits qu'on a regardés comme des exemples de récidive, sont des cas dans lesquels le muscle rétracté n'a été coupé que d'une manière incomplète. L'on conçoit très-bien en effet, qu'il suffise d'une seule fibre oubliée pour que le retrait des autres fibres ne puisse s'opérer, puisqu'elles sont toutes maintenues unies par une gaîne aponévrotique.

Ainsi, suivant moi, les récidives n'ont jamais lieu toutes les fois que le redressement est complet et que le muscle a été intégralement coupé. J'insiste sur ce point, parce qu'il conduit à une déduction pratique très-importante, savoir : qu'on peut remédier par une nouvelle opération à l'imperfection de la première.

Ce sont ces idées qui m'ont guidé dans ma pratique, et je m'applaudis de les avoir suivies ; car, dans plusieurs circonstances, j'ai réopéré des louches, chez lesquels une récidive semblait s'être manifestée, et dans ces cas j'ai pu m'assurer, toutes les fois que le redressement était parfait après cette nouvelle section, qu'il se maintenait très-bien par la suite.

Quand on fait ces réopérations, il faut avoir soin de porter le scalpel en arrière de la première plaie, afin de distinguer plus facilement le faisceau du muscle et d'en couper plus sûrement toutes les fibres. Je me suis fait une autre règle à laquelle j'attache beaucoup d'importance; cette règle consiste dans les cas de prétendues récidives, à réopérer le plus tôt possible, c'est-à-dire à ne jamais attendre que la cicatrice de la première section soit complète pour pratiquer la seconde. Le travail de cicatrisation produisant des adhérences qui attachent les muscles à la capsule et celle-ci à l'œil, et ces adhérences pouvant s'étendre assez loin, il est évident que plus on attendra, plus il sera difficile de tomber sur une partie du muscle qu'on puisse bien isoler.

Nous venons de passer en revue tous les accidents qu'on peut observer à la suite de l'opération du strabisme. Il résulte de l'examen détaillé et impartial auquel nous nous sommes livré, que ces accidents, quoique nombreux, ne doivent pas effrayer l'opérateur; car, à l'exception de l'exophthalmie et du léger enfoncement qui se forme sur le globe de l'œil, ils peuvent tous guérir. Les uns se dissipent d'eux-mêmes : ce sont la diplopie, les tremblements convulsifs, le larmoiement et la fatigue des yeux; les autres ne cèdent pas aux seuls efforts de la nature, mais ils peuvent être guéris par une opération nouvelle, telles sont la déviation en sens inverse, quand elle est prononcée, la diplopie persistante, la récidive.

Quant à l'excavation qui peut se former à l'angle interne de l'œil, c'est un inconvénient trop léger et qui se manifeste d'ailleurs trop rarement pour constituer une objection sérieuse à la strabotomie.

L'exophthalmie est donc l'accident le plus grave qui puisse survenir à la suite de cette opération; mais on ne doit la craindre que dans les cas qui nécessitent la division de plusieurs muscles droits, comme dans les strabismes absolument fixes. Eh bien ! qu'on ne touche jamais à ce genre de déviations, d'ailleurs très-rares, et dans aucun autre cas l'on n'aura de conséquence fâcheuse et irréparable à redouter.

§ 4.

AVANTAGES DE L'OPÉRATION DU STRABISME.

Je viens de dérouler toute la série des accidents qui peuvent survenir à la suite de la strabotomie; je ne crois pas en avoir omis un seul, et surtout je n'ai rien dissimulé de leur gravité et de leur importance réelle. Je vais maintenant exposer avec la même justice tous les avantages qui peuvent découler de cette opération. Ces avantages, il faut le dire tout de suite, ont de beaucoup dépassé les espérances qu'avaient conçues les chirurgiens qui pratiquèrent les premiers la section des muscles de l'œil. Ils s'étaient, en effet, seulement proposé de remédier à la déviation oculaire, cette difformité si disgracieuse contre laquelle tous les efforts de l'art avaient jusqu'alors échoué; et il leur a été donné non seulement d'atteindre ce but, mais encore d'améliorer la vue des strabiques qui presque toujours est très-faible, surtout d'un côté, et aussi de faire cesser quelquefois les mouvements convulsifs dont sont assez souvent affectés les yeux louches.

Il faut donc, pour apprécier d'une manière convenable, l'utilité de l'opération du strabisme, l'envisager sous plusieurs points de vue, et principalement sous ceux du redressement des yeux, et de l'amélioration de la vue.

Redressement des yeux.

Il résulte des considérations dans lesquelles je suis entré au sujet *des redressements imparfaits*, de la *déviation en sens inverse* et des *récidives* que l'on peut à coup sûr, dans presque tous les cas, redresser les yeux louches quelles que soient la durée et la nature du strabisme ; que les véritables récidives sont impossibles; que les strabismes consécutifs en sens inverse dépendent toujours de ce qu'on a disséqué dans une trop grande étendue la capsule fibreuse de l'œil ; en un mot, que presque toutes les non-réussites tiennent à des imperfections dans le manuel opératoire.

Je ne veux cependant pas dire qu'il soit toujours possible au chirurgien d'arriver à un résultat parfait. Sans doute il dépend de lui d'améliorer considérablement la direction des yeux ; de leur donner une rectitude suffisante pour que le défaut de concordance, s'il y en a un, soit à peine visible ; mais il n'est pas toujours le maître de rétablir l'harmonie des globes oculaires à ce point qu'il n'existe pas la plus légère différence dans la direction des pupilles, ou du moins une certaine fixité dans le regard. Toutefois, nous comptons un assez grand nombre de succès si complets, qu'il ne laissent pas la moindre amélioration à désirer. Nous pouvons citer surtout comme types d'une réussite parfaite les personnes dont les noms suivent.

noms.	âge.	nature du strabisme.
Jeanne-Marie Fraque,	4 ans	convergent.
Annette Rubi,	4	divergent.
Jenny Vagon,	5	convergent.
Tollon,	5 1/2	idem.
Joséphine Balmont,	6	idem.
Créniau,	6 1/2	idem.
Pierre Colomb,	7	supérieur.
Antoine Grenier,	7	convergent.
Michel Delorme,	7	idem.
Françoise Rivoiron,	8	idem.
Fanny Espiard,	8	idem.
Alla,	8	idem.
Jean Colombat,	9	idem.
Anais Dumont,	9	idem.
Claude Groupillon,	10	idem.
Joseph Guilleton,	10	en haut et en dedans.
Pierre Baudrand,	11	convergent.
Agarithe Damiron,	11	idem.
Joseph Andriol,	11	idem.
Marie Bordat,	12	conv., catar. concom.
Mariette Deschamps,	13	convergent.
Mariette Sublet,	13	idem.
Benoît Marion,	14	idem.
Claudius Auquiot	14	idem.

noms.	âge.	nature du strabisme.
M. Paturle,	14	convergent.
Antoine Grevon,	15	idem.
Etienne Ferrouillat,	15	idem.
Delphine Sabardès,	16	idem.
Fanny Philippe,	16	idem.
Mlle Vachon,	17	idem.
Mlle Perret,	18	idem.
Louise Rendi,	18	idem.
Joseph Borel,	18	idem.
Benoîte Jannet,	18	idem.
Mlle Gondra,	19	idem.
Ludovique Brun,	20	idem.
Magdeleine Jomin,	21	idem.
Jacques Goyard Desprez,	22	idem.
Berthet,	22	idem.
Louis Bonnardet,	23	idem.
Criner,	23	idem.
Charlotte Barenaud,	23	idem.
Michel Minier,	27	divergent.
Adèle Faure,	27	convergent.
Louise Hyver,	28	idem.
Louise Brière,	28	idem.
Mathieu Barbier,	29	idem.
Auguste Monier,	29	idem.
Jean Battia,	34	idem.
Mlle Bassompière,	35	divergent.
Mme Martel,	40	idem.
Palle Gilly,	40	convergent.
Jean Pernier,	40	idem.
Mme Brun,	41	idem.

La proportion des personnes que nous avons guéries est sans doute beaucoup plus considérable que ne semble l'indiquer ce tableau. Mais, d'une part, nous n'avons voulu citer que celles dont nous avons pu constater par nous-même la guérison ; or il en est un grand nombre qui habitent à plusieurs lieues de Lyon, et dont nous n'avons pu connaître l'état que par des rapports officieux : d'une autre part, nous avons éliminé tous les opérés chez lesquels, bien que le redressement le plus irréprochable existe, on observe cependant de la fixité dans le regard, un enfoncement dans l'angle interne de l'œil, ou bien encore quelques traces d'inflammation.

On voit dans ce tableau des exemples de guérison parfaite depuis l'âge de 4 ans jusqu'à celui de 41 : ce qui démontre que l'opération du strabisme ne réussit pas seulement chez les enfants et chez les jeunes gens, comme beaucoup de personnes le pensent encore. Si le nombre des sujets guéris ayant plus de 30 ans est si peu considérable dans l'énumération que je viens de faire, c'est que les strabiques qui ont passé cet âge se font très-rarement opérer. Il faut bien avouer toutefois que les strabismes anciens se redressent plus difficilement que ceux qui ne durent que depuis quelques années, ce qui s'explique par les adhérences qui s'établissent souvent entre la capsule et la sclérotique, et par l'affaiblissement dans lequel sont tombés les muscles antagonistes par suite de leur distension prolongée.

Ce tableau démontre encore que les guérisons complètes sont, toute proportion gardée, moins nombreuses après l'opération du strabisme externe qu'après celle du strabisme interne. Ce fait vient encore à l'appui de ce que nous avons dit sur la difficulté, quelquefois très-grande, que peut éprouver le chirurgien pour redresser d'une manière parfaite les yeux tournés en dehors.

§ 5.

INFLUENCE DE L'OPÉRATION DU STRABISME SUR L'ÉTAT DE LA VUE.

En étudiant les symptômes du strabisme, nous avons vu que le plus grand nombre des louches avaient une altération de la vue; que les uns présentaient un affaiblissement de la rétine qui pouvait offrir des degrés très-variables et aller jusqu'à l'amblyopie complète; que d'autres étaient affectés d'une myopie, quelquefois très-prononcée; que d'autres enfin avaient une disposition singulière à la fatigue des yeux, disposition qui les empêche de travailler à des objets d'un petit volume sans éprouver, au bout de quelques instants, de quelques minutes même, un trouble de la vue, de la céphalalgie, etc.

La myotomie oculaire a une influence remarquablement heureuse sur toutes ces modifications morbides de la vue, qui accompagnent ordinairement le strabisme. Je vais étudier successivement les résultats de cette opération.

1° Dans les cas de vision confuse ou amblyopie; 2° dans les cas de myopie; 3° dans les cas de disposition à la fatigue des yeux.

Amblyopie.

Je peux dire sans exagération que sur le nombre de louches amblyopiques que j'ai opérés (et ce nombre est considérable), la vue s'est améliorée dans la proportion au moins de 3 sur 4. Cette amélioration est quelquefois si prompte qu'immédiatement après la section du muscle l'opéré s'écrie : *Je vois beaucoup mieux :* d'autres fois, et c'est là du reste ce qu'on observe le plus souvent, le rétablissement de la vue ne se fait que d'une manière graduelle.

Je pourrais citer plus de 50 strabiques chez lesquels la vue était si confuse d'un côté, que les objets pouvaient à peine être distingués et paraissaient toujours couverts de brouillards épais, et qui cependant, 8 jours, 15 jours, un mois après l'opération voyaient également bien des deux yeux; mais je me bornerai, pour ne pas faire une énumération qui serait fastidieuse, à exposer en quelques mots l'histoire des deux malades les plus intéressants que j'aie observés sous ce rapport.

OBSERVATION VI.

Mme Brun, demeurant rue Thomassin, n° 11, au 1er, âgée de 41 ans, était affectée d'un strabisme double très-marqué, surtout à gauche; de ce côté la pupille se cachait presque entièrement derrière l'angle interne des paupières. En outre, la vision était considérablement altérée.

L'œil gauche ne pouvait distinguer que des images confuses, ne voyait que l'ombre des personnes qui passaient devant lui, et, pour me servir des propres expressions de la malade, elle ne voyait que blanc et noir.

L'œil droit, beaucoup moins dévié, était seulement atteint d'une légère presbitie pour laquelle Mme Brun portait des lunettes un peu convexes, afin de pouvoir se livrer à des travaux d'aiguille.

Après l'opération qui fut faite des deux côtés, la vue s'est progressivement améliorée, et quinze jours plus tard, l'œil gauche distinguait les personnes, et voyait avec netteté des objets d'un petit volume.

L'œil droit lui-même avait subi une assez notable modification, car autrefois Mme Brun ne pouvait se passer de lunettes pour travailler, et depuis l'opération non seulement elle n'a plus besoin d'en porter, mais même ses lunettes la fatiguent et lui font paraître les objets trop volumineux.

OBSERVATION VII.

Mme Bariot, âgée de 35 ans, demeurant rue de la Sphère, 3, était affectée depuis sa plus tendre enfance d'un strabisme en haut et en dedans, apparent seulement du côté droit. — L'œil strabique était tellement faible qu'il ne distinguait pas mieux les objets que s'il eût été bouché.

Le 8 mars 1841, je lui coupai le muscle droit interne et je débridai la conjonctive et la capsule en haut et dans une grande étendue; je ne divisai pas le grand oblique, et néanmoins l'œil se redressa parfaitement. En revanche, celui du côté gauche dont la position était parfaitement normale avant l'opération, se mit à loucher immédiatement après le redressement de l'œil droit, et parut plus saillant que ce dernier.

La vue s'est tellement améliorée chez cette malade,

dans l'œil qui était amblyopique, que trois semaines après l'opération, elle était revenue pour ainsi dire à sa puissance naturelle.

Mais l'amélioration de la vue n'est pas aussi considérable chez tous les malades ; c'est ainsi que j'en ai vu beaucoup, par exemple, qui parvenaient à distinguer très-bien les personnes, et qui n'ont jamais pu réussir à déchiffrer des caractères d'imprimerie ordinaires. En un mot, la réussite, sous le rapport de la vision, présente des degrés très-variables.

Enfin, il y a quelques malades beaucoup moins heureux, qui conservent après l'opération le même affaiblissement, la même confusion de la vue. J'ai observé ces résultats, surtout chez les personnes qui avaient passé l'âge de 25 ans, et dont le strabisme remontait à la plus tendre enfance. Cependant, je les ai observés plusieurs fois aussi chez des sujets très-jeunes, de 10, 12, 15 ans par exemple.

J'ai fait encore une remarque, c'est que les malades, qui n'avaient retiré aucun bénéfice, sous le rapport de l'état de la vue, offraient souvent une certaine incertitude dans le regard. Je ne peux m'en rendre compte qu'en admettant que toutes les amblyopies concomitantes du strabisme ne reconnaissent pas la même cause; que le plus grand nombre est produit par la déviation oculaire, ou pour mieux dire par la compression que le muscle affecté exerce sur le globe de l'œil ;

dans ces cas, en coupant ce muscle, on fait cesser la cause de l'altération de la vue, et celle-ci reprend en totalité ou en partie sa puissance : que d'autres amblyopies au lieu d'être l'effet, sont au contraire la cause du strabisme; et dans cette hypothèse qui n'est autre chose que l'opinion de Buffon moins généralisée qu'elle ne l'a été par son auteur, il n'est pas surprenant que la section musculaire n'ait aucune influence heureuse dans certains cas.

Les résultats heureux qu'on obtient par la section des muscles de l'œil dans l'amblyopie concomitante avec le strabisme, ont donné à plusieurs chirurgiens l'idée de pratiquer la même opération dans certains cas d'amaurose sans déviation oculaire.

Ces tentatives ont été quelquefois couronnées de succès. Ainsi, M. Adams en Angleterre a cité un cas de réussite, M. Phillips en a cité deux, et M. Pétrequin de Lyon en a communiqué un autre à l'Académie des sciences, dans le mois de septembre 1841.

J'avoue n'avoir pas été aussi heureux que ces chirurgiens : chez deux sujets affectés d'amblyopie avec dilatation des pupilles, j'ai tenté l'opération de la myotomie oculaire, et dans les deux cas, j'ai échoué. Il est vrai que ce n'est pas la section des muscles droits que j'ai pratiquée, mais bien celle du petit oblique par le procédé que j'emploie pour la guérison de la myopie (*voir la* 3e *partie de ce livre*) ; mais si l'amblyopie est le résultat d'une compression musculaire, et s'il n'y a point de strabisme, il est évident que chacun des muscles de l'œil doit concourir à cette compression, et que celle-ci diminue quel que soit celui qu'on divise.

Myopie et pseudomyopie.

L'influence de la strabotomie sur ces deux états est extrêmement remarquable, et mérite d'être étudiée avec beaucoup de soin; car elle est le point de départ de toutes les recherches qui ont été faites sur le traitement chirurgical de la myopie sans strabisme.

C'est dans les cas de strabismes convergents que j'ai eu l'occasion d'étudier cette influence. Par la section seule du muscle droit interne, j'ai vu sur un grand nombre des malades que j'ai opérés, la vision s'allonger et même reprendre sa portée ordinaire; je pourrais en citer plusieurs qui ne voyaient presque rien, qui étaient obligés de placer les objets pour ainsi dire sur leur nez, et qui après l'opération pouvaient lire à la distance de 30 centimètres. Tantôt ce changement se manifeste immédiatement après la section du muscle; tantôt au contraire, il ne s'établit qu'insensiblement, et le malade ne s'en aperçoit d'une manière évidente que 8 ou 15 jours après l'opération.

A l'appui de cette dernière proposition, je citerai seulement les deux faits qui suivent :

OBSERVATION VIII.

Strabisme convergent double avec myopie concomitante. — Redressement des yeux. — Amélioration considérable de la vue.

Etienne Ferrouillat, âgé de 25 ans, n'a pas louché jusqu'à l'âge de 15 ans. A cette époque, par suite d'une maladie que nous ne pouvons caractériser, il commença à loucher, et dès lors sa vue s'est affaiblie et a pris le caractère myope. Lorsqu'il entra dans mon service (février 1841), les deux yeux se déviaient directement en dedans, le droit un peu plus que le gauche ; près des 2/3 de la cornée se cachaient dans l'angle interne de l'orbite quand l'œil se portait en dedans. La vue était extrêmement courte. Le malade ne distinguait son couteau qu'à la distance de 15 centimètres, et il ne reconnaissait les personnes qu'à une distance très-rapprochée.

Je coupai d'abord le muscle *interne* du côté droit seulement; immédiatement après cette section l'œil se redresse, et le malade s'aperçoit que sa vue s'est allongée. Mais la chose la plus curieuse que nous observâmes chez ce malade, c'est que, le lendemain de l'opération, la portée de la vue était plus considérable, non seulement dans l'œil opéré, mais encore dans l'œil droit qui n'avait pas été touché et qui conservait cependant sa déviation.

Cette déviation de l'œil gauche ne se dissipant pas, je pratiquai, dix jours après, la section du droit interne de ce côté, et dès ce moment les deux yeux furent parfaitement droits. Cette nouvelle section agrandit encore le champ de la vision dans l'œil gauche.

Deux semaines après l'opération, Ferrouillat distinguait son couteau à la distance de 65 centimètres, et reconnaissait les personnes à plus de 25 pas.

OBSERVATION IX.

Claude Vivien, âgé de 16 ans, est affecté d'un strabisme convergent du côté droit; l'œil qui a conservé sa rectitude jouit d'une portée de vue à peu près normale; mais l'œil dévié est extrêmement faible, et surtout ne distingue les objets qu'à des distances très-rapprochées. On lui pratique la section du muscle interne, du côté droit seulement; la déviation cesse aussitôt, mais la vue n'éprouve aucune amélioration immédiate. Cependant peu à peu le champ de la vision s'est agrandi, et huit jours après l'opération le changement favorable qui s'était opéré était déjà manifeste, et graduellement il est allé jusqu'à rendre les deux yeux parfaitement égaux en puissance.

Tous les auteurs qui ont écrit sur le strabisme, MM. Phillips, Guérin, Baudens, ont observé des faits du même genre; et cette influence de la section du droit interne sur l'allongement de la vue est si généralement admise aujourd'hui, qu'il est inutile d'en démontrer l'existence par des faits plus nombreux.

Quant aux effets de la section simultanée du droit interne et du grand oblique, les seuls renseignements que je possède sont dus à M. Phillips. D'après cet auteur (*Du Strabisme*, page 88), souvent après la section du droit interne dans le strabisme convergent, l'œil opéré conserve encore une légère déviation en haut et en dedans, surtout quand les malades veulent regarder des objets éloignés. Dans ce cas, ils sont presque constamment myopes, et leur vue ne s'améliore pas sous l'influence de la division du seul muscle adducteur. La persistance de cette déviation et du raccourcissement de la vue qui l'accompagne, sont dus à la contraction du grand oblique, et ce n'est qu'après la section du tendon de ce muscle que l'œil se redresse, et que la vue devient plus longue.

Pour corroborer son opinion, M. Phillips cite quatre observations (*pages* 90, 91, 92, 93) de strabisme convergent, dans lesquelles après avoir coupé le droit interne, la déviation et la myopie persistant, il fit la section du grand oblique, et immédiatement les yeux reprirent leur rectitude, et la myopie cessa tout-à-fait. Quant à moi, je n'ai jamais divisé le grand oblique pour remédier au strabisme, quelle que fût la nature de la déviation, en sorte qu'il m'est impossible de vérifier par ma propre expérience les résultats avancés par M. Phillips, résultats que j'admets d'ailleurs sans hésitation; car je suis convaincu que plus on coupe de faisceaux musculaires quand il y a myopie, plus on diminue la compression de l'œil, et par conséquent plus on a de chances de faire cesser l'accommodation permanente de cet organe à la vision des objets rapprochés.

Dans le strabisme en dehors, la section du muscle ou des muscles rétractés a aussi une heureuse influence sur la myopie concomitante.

Deux ou trois fois seulement, j'ai vu la section du droit externe seul améliorer la portée de la vue. M. Phillips a observé plusieurs fois aussi de son côté (*Voy. pages* 105, 107, première brochure) les mêmes phénomènes. Je ne doute pas que le muscle droit externe en se contractant, n'ait autant d'influence sur la production de la myopie que le droit interne. Tous deux compriment latéralement l'œil, en même temps qu'ils le font tourner dans un sens ou dans un autre, et tout fait présumer que leur section doit être suivie des mêmes résultats : redressement de l'œil dévié, rétablissement de la vue raccourcie par la compression musculaire.

Il arrive assez souvent que la déviation en dehors persiste même après la division du droit externe, et que la myopie n'a été que très-peu améliorée. Dans ces cas, je pense que le muscle petit oblique est aussi rétracté, et que c'est lui qui empêche le parfait rétablissement de la direction et des fonctions de l'œil. Je l'ai dit ailleurs, on croit en général que le petit oblique porte l'œil en bas et en dedans, c'est une erreur ; ce muscle porte la cornée en dehors et en haut, en même temps qu'il contribue à porter la totalité du globe en avant. C'est la connaissance de ces faits que des expériences très-simples démontrent, qui m'a encouragé à pratiquer la section du petit oblique, quand le strabisme en dehors ne cède pas à la division du muscle droit externe. Le succès le plus heureux a justifié mes tentatives, et non seulement j'ai pu redresser ainsi des yeux qui continuaient à loucher en dehors même après la section du muscle externe, mais assez souvent j'ai vu le champ de la vision s'agrandir considérablement après cette opération.

Lorsque les strabismes supérieur ou inférieur sont compliqués de myopie, la vue doit s'allonger après la section des muscles rétractés tout aussi bien qu'après celle des droits interne ou externe dans le strabisme convergent ou divergent; l'analogie de cause est si parfaite, que les résultats doivent être naturellement les mêmes. Mais on les observe rarement, parce que les cas de strabisme en haut et en bas sont peu fréquents, comparés au nombre des autres difformités oculaires.

Avant de terminer ce chapitre, je dois parler d'une circonstance remarquable que je n'ai jusqu'à présent rencontrée que deux fois et qui est digne d'exciter au plus haut point l'attention des physiologistes ; il s'agit d'une augmentation de portée dans la vue, qui s'est produite non seulement dans l'œil opéré, mais encore dans celui qui n'avait pas été touché. J'ai déjà cité l'observation du malade qui, le premier, m'avait présenté l'exemple d'un résultat aussi remarquable (*voyez l'observation d'Etienne Ferouillat*). Voici en quelques mots l'histoire du second malade chez lequel j'ai pu observer le même phénomène.

OBSERVATION X.

Strabisme divergent simple.—Section du droit externe. —Amélioration de la vue, même du côté non opéré.

Le nommé Alla, âgé de 8 ans, fils d'un greffier au conseil de guerre, demeurant dans la maison des Recluses, est affecté d'un strabisme divergent congénital. L'œil gauche seulement est dévié : le droit est dans un état parfait de rectitude. Cet enfant présente en outre les signes d'une myopie, ou du moins, d'une brièveté de la vue existant des deux côtés, à un degré beaucoup plus sensible toutefois dans l'œil strabiqne.

Le 8 septembre je pratique la section du muscle droit externe, du côté gauche seulement, et immédiatement après, l'œil vient se placer dans sa position normale, sans que celui du côté opposé se dévie à son tour en dehors.

Les suites de la strabotomie ont été très-simples chez cet enfant, car il ne s'est même pas formé de tubercule à l'endroit de la plaie.

La vue a éprouvé, depuis cette opération, une amélioration remarquable. En effet, non seulement elle est devenue plus longue et plus nette dans l'œil strabique, mais encore l'œil qui n'a pas été touché y voit aujourd'hui beaucoup plus loin qu'auparavant.

Disposition à la fatigue des yeux.

J'ai dit ailleurs qu'un assez grand nombre de strabiques ne peuvent s'appliquer long-temps sans que leurs yeux ne se fatiguent et que leur vue ne se trouble.

La strabotomie a sur cet état de la vue une influence très-heureuse. Quelques temps après l'opération, sitôt que les premiers symptômes inflammatoires sont dissipés, les malades sont très-étonnés de pouvoir fixer des objets d'un petit volume sans éprouver la moindre fatigue, de pouvoir se livrer pendant plusieurs heures à la lecture ou à des ouvrages d'aiguille, sans éprouver un trouble de la vue, de la céphalalgie, etc.

Citons quelques faits de ce genre.

OBSERVATION XI.

Jacques Goyard-Després, âgé de 22 ans, garçon cafetier, passage de l'Hôtel-Dieu, était affecté d'un double strabisme convergent, depuis l'âge de 2 ou 3 ans.

L'œil droit était très-dévié ; le gauche l'était un peu moins.

L'œil gauche était extrêmement faible ; le droit avait une disposition très-grande à se fatiguer : ainsi il ne pouvait lire plus de quelques minutes sans éprouver du larmoiement et un trouble de la vue.

Le 11 mars 1841, je fis la section des deux muscles droits internes.

Après l'opération, les deux yeux se montrèrent un peu en dehors; la vue devint légèrement double.

Au bout de deux semaines, le strabisme externe et la diplopie avaient cessé. La vue était devenue beaucoup plus forte à gauche, et la disposition à la fatigue dont était affecté l'œil droit, avait sensiblement diminué.

Aujourd'hui le malade peut lire et travailler longtemps sans éprouver la moindre lassitude des yeux.

OBSERVATION XII.

Claudine Chirat, âgée de 24 ans, demeurant petite rue Mercière, 12, cuisinière, louchait depuis sa plus tendre enfance.

Les deux yeux se portaient en dedans, mais l'œil gauche était plus dévié que celui du côté opposé.

L'œil gauche était en même temps affecté d'une amblyopie incomplète, car il ne voyait que d'une manière confuse les objets, et ne distinguait les personnes qu'avec beaucoup de peine. Les deux yeux se fatiguaient très-facilement; ils se troublaient sitôt que la malade s'appliquait à quelque ouvrage un peu minutieux, à la couture par exemple.

L'opération a été faite sur les deux yeux. Le redressement, sans être parfait, a été assez satisfaisant. L'amblyopie n'a pas été améliorée, mais la disposition à la fatigue des yeux a été complètement guérie.

Diplopie.

Quand la diplopie n'existe pas avant l'opération, celle-ci la fait naître assez souvent, comme nous l'avons vu en parlant des accidents qui peuvent suivre la strabotomie. Quand au contraire la vue double accompagne le strabisme, la section du muscle rétracté fait presque toujours cesser cette altération de la vue.

Sur 300 strabiques que j'ai opérés, je n'en ai guère observé que 10 affectés de diplopie concomitante. Dans tous ces cas la strabotomie a fait cesser complètement la duplicité des images. Je pourrais chercher à expliquer ces phénomènes d'après la théorie des points identiques des rétines, mais cette théorie n'étant pas encore suffisamment établie, je me contente d'exposer les faits dans toute leur simplicité.

Tremblements convulsifs des yeux.

Parmi les changements favorables que peut amener la strabotomie, il faut encore enregistrer la disparition des mouvements convulsifs dont sont quelquefois affectés les yeux louches avant l'opération.

Toutefois les résultats que j'ai obtenus ne sont pas aussi brillants que ceux qui se trouvent consignés dans le dernier ouvrage de M. Phillips.

Suivant ce chirurgien, on améliore généralement l'état spasmodique des yeux, ou l'on guérit même entièrement cette difformité par la section des muscles. Aussitôt que les muscles sont coupés, le tremblement oscillatoire cesse complètement, et il renaît deux ou trois jours après l'opération ; il est alors beaucoup moins fort, et insensiblement il diminue pour disparaître sans retour (*Ténot. sous cut.* p. 316).

J'ai eu l'occasion d'opérer sept personnes affectées de strabisme en dedans compliqué de spasmes oculaires. Chez deux d'entre elles seulement la section du muscle droit interne a pu faire cesser entièrement les mouvements convulsifs des yeux. Voici l'observation de la première malade sur laquelle j'ai réussi.

OBSERVATION XIII.

Strabisme double en dedans et en haut. — Mouvements convulsifs des yeux — Guérison.

Mlle Blandine Vignés, âgée de 23 ans, demeurant quai Saint-Clair, n° 6, est affectée d'un strabisme double en dedans et en haut, plus marqué à gauche qu'à droite, qu'elle attribue à un érysipèle de la face dont elle dit avoir été atteinte à l'âge de deux ans. Ses yeux sont agités d'un mouvement spasmodique de dedans en dehors qui ne cesse jamais. Enfin la vue est très-faible, surtout dans l'œil gauche qui est le plus dévié.

Le 28 février 1841, je pratiquai la section du droit externe de chaque côté.

Immédiatement après l'opération, qui redressa parfaitement l'œil gauche, mais qui fit tourner le droit en dehors, je m'aperçus que le spasme oculaire avait sensiblement diminué. Cette diminution marcha progressivement pendant les jours qui suivirent, et au bout de la première semaine les mouvements convulsifs avaient complètement cessé; mais comme la déviation en dehors persistait à droite, je coupai le droit externe de ce côté, et dès ce moment le parallélisme devint parfait. Jamais depuis cette époque les mouvements involontaires de l'œil ne se sont reproduits.

La seconde malade chez laquelle, en redressant les yeux, j'ai pu guérir aussi le spasme oculaire qui compliquait le strabisme, est une jeune fille de 16 ans, nommée Delphine Sabardès. Son observation étant, à quelques détails près, semblable à celle qui précède, je pense qu'il est inutile de la reproduire ici.

Voici ce que j'ai remarqué sur deux autres louches qui présentaient aussi des mouvements convulsifs continus de dedans en dehors; l'opération redressant les yeux a pu faire cesser les oscillations de ces organes, mais pour quelques jours seulement; au bout d'une semaine elles se sont reproduites et graduellement elles ont repris toute leur intensité primitive, quoique la guérison du strabisme se fût bien maintenue. Voici d'ailleurs l'histoire d'un de ces deux sujets.

OBSERVATION XIV.

Strabisme double en dedans, avec mouvement convulsif.

Charles Foare, 22 ans : strabisme double convergent congénial, également marqué des deux côtés, et compliqué de mouvements convulsifs presque continus des yeux, dans le sens transversal. La vue est si faible que le malade ne peut distinguer que les lettres d'un centimètre et placées à la distance de cinq centimètres. Le gauche voit moins que le droit, il ne peut fixer que très-peu de temps un objet sans qu'il n'en résulte de la fatigue; il n'a jamais pu s'occuper qu'à travailler la terre, encore ne peut-il le faire que pendant que le soleil est sur l'horizon.

Le 23 février, je pratiquai la section du muscle droit interne de chaque côté. Immédiatement après, les yeux se redressèrent, et les mouvements convulsifs diminuèrent d'une manière notable. Pendant quatre jours ces oscillations continuèrent à diminuer, au point de devenir imperceptibles; mais le cinquième jour elles se manifestèrent de nouveau, et graduellement elles augmentèrent d'intensité, si bien qu'à la sortie du malade, c'est-à-dire deux semaines après l'opération, elles étaient aussi fortes qu'auparavant. Quant au redressement des yeux, il est resté parfait, et de plus la vue est devenue plus nette, plus longue, et l'attention peut se fixer plus long-temps sans fatigue.

Enfin sur trois autres j'ai complètement échoué. Il est vrai que chez ces derniers les mouvements convulsifs ne s'accomplissaient pas seulement dans le sens horizontal, c'est-à-dire de dedans en dehors, mais que l'œil éprouvait une espèce de mouvement continuel de circumduction, semblable à celui qu'on observe dans les cas de cataracte congéniale. Aussi, au lieu de couper un seul muscle, j'en ai coupé deux, les droits interne et externe. L'opération a replacé la pupille au centre de l'ouverture palpébrale, mais le spasme oculaire n'a éprouvé aucune amélioration. En imitant la conduite suivie par M. Baudens en pareille circonstance, c'est-à-dire en pratiquant la section de 3 ou 4 muscles, peut-être serais-je arrivé à faire disparaître ces mouvements convulsifs; mais pour remédier à un mal, je n'ai pas voulu m'exposer à en produire un autre qui fût plus grave, c'est-à-dire l'exophthalmie.

§ 6.

DES CONTRE-INDICATIONS A L'OPÉRATION DU STRABISME.

L'opinion des auteurs qui ont écrit sur ce sujet varie beaucoup. Suivant M. Baudens, tous les strabismes sont guérissables, à l'exception de ceux qui reconnaissent une cause physique, telle qu'une tumeur, une exostose. Sur 800 louches qu'il a opérés, il assure n'avoir jamais échoué. MM. Cunier et Guérin admettent au contraire un grand nombre de contre-indications; ils pensent que les seuls strabismes opérables avec chances de réussite, sont ceux qui dépendent d'une rétraction musculaire active, et qu'il ne faut tenter aucune opération chez les personnes dont le strabisme est le résultat d'une affection du globe oculaire, telle que des taies de la cornée, une cataracte, une déformation de l'iris, uue amaurose.

L'expérience a démontré que ces deux opinions avaient été émises trop prématurément. En effet, elle a prouvé d'une part que M. Baudens n'a pas toujours été aussi heureux qu'il l'a prétendu, et qu'il avait eu des insuccès que M. Phillips s'est chargé de faire connaître (*Ténot. sous-cutanée, p.* 287 et 302); et d'une autre part, elle a enseigné que les maladies de l'œil, telles que les taches de la cornée, la cataracte, l'amaurose, etc., n'étaient pas des contre-indications absolues à l'opération du strabisme.

Sur près de 300 malades que j'ai opérés, 14 avaient des taches sur la cornée, 3 une cataracte, 1 une amaurose complète, 1 une déformation pupillaire, suite d'iritis ancienne produite par un coup de couteau.

Les deux tiers de ceux qui avaient des taches sur la cornée, ont été bien redressés; mais l'autre tiers n'a été guéri que d'une manière peu satisfaisante. Je dois encore signaler une particularité que je n'ai rencontrée qu'une seule fois, mais qui deviendrait très-importante si elle se reproduisait; c'est que chez un des malades porteur de tache sur la cornée, la strabotomie en redressant l'œil, a rendu la vue plus confuse. On conçoit bien d'ailleurs que le strabisme soit nécessaire à quelques individus pour l'accomplissement de la vision, et que dans ces cas, cette difformité doive être respectée. En revanche, voici une autre particularité que j'ai observée deux ou trois fois, et qui est beaucoup plus encourageante pour l'opérateur: c'est la diminution de l'opacité, mais non la guérison de la taie, comme conséquence du redressement de l'œil dévié.

Il n'est pas douteux que l'on puisse aussi très-bien redresser les yeux strabiques qui sont en même temps affectés de cataracte; mais il n'est pas douteux non plus que cette complication favorise les chances d'insuccès. Sur les trois malades que j'ai opérés dans des conditions semblables, deux ont été parfaitement guéris de leur strabisme, mais chez le troisième la déviation a persisté en partie.

Chez le malade affecté d'amaurose complète des deux yeux que j'ai opérés, le succès a été parfait sous le rapport de la direction des yeux, mais la vision n'a été en rien modifiée. Le redressement s'est aussi parfaitement rétabli chez celui qui avait une déformation pupillaire.

Quelques auteurs, M. Rognetta entre autres, ont pensé qu'il ne fallait pas opérer les enfants en bas âge, avant 8 ou 10 ans par exemple.

Je ne saurais partager la même opinion. Je conçois qu'un chirurgien refuse d'opérer les enfants chez lesquels le travail de la dentition ne s'est pas encore manifesté, ou ceux qui ont moins de 4 ans ; mais après cet âge, je pense qu'il faut opérer; je m'appuie sur des raisonnements et sur des faits.

Sur des raisonnements. On sait aujourd'hui que la faiblesse de la vue qui accompagne presque constamment le strabisme, au moins d'un côté, est l'effet, dans le plus grand nombre des cas, du strabisme lui-même. On a donc lieu de penser que plus la cause aura agi long-temps, plus son effet aura de tendance à persister ; et que par conséquent moins les strabiques seront avancés en âge, plus on aura lieu d'espérer le rétablissement de leur vue après l'opération.

Sur des faits. Sans sortir de mon expérience personnelle, je peux citer un grand nombre d'exemples qui démontrent tout à la fois que l'on peut obtenir chez les enfants une guérison parfaite aussi bien que chez les adultes, et que leur vue éprouve une amélioration sensible, du moins autant que l'on en peut juger par les observations imparfaites qu'il est permis de faire chez les enfants.

Le principal inconvénient qu'on puisse redouter à la suite de l'opération chez les jeunes enfants, c'est la production du strabisme en sens inverse. Chez eux, il ne faut couper qu'avec beaucoup de ménagements.

On le voit, nous restreignons considérablement le nombre des contre-indications. Cependant, il en existe quelques-unes qui, pour être rares, n'en sont pas moins très-réelles.

1° Les strabismes produits par une tumeur développée dans l'orbite ;

2° Les strabismes coïncidents avec une pupille artificielle ;

3° Les strabismes produits par la paralysie d'un ou de plusieurs muscles de l'œil.

4° Les strabismes absolument fixes.

5° Les strabismes produits par une tache très-épaisse et très-étendue de la cornée.

1° Je n'ai pas besoin de m'arrêter sur la première de ces catégories. La contre-indication est ici trop évidente.

2° Je place la pupille artificielle dans le nombre des contre-indications, non parce qu'elle peut empêcher l'œil de se redresser après l'opération, mais parce que dans ce cas la section des muscles serait nuisible à l'accomplissement de la vision, attendu qu'en redressant l'œil, la pupille artificielle sortirait de la ligne de l'axe visuel.

3° La paralysie complète du muscle antagoniste est aussi une contre-indication. Mais comment s'assurer de cette paralysie? Comment reconnaître que le muscle droit externe, par exemple, est paralysé dans le strabisme convergent? à l'impossibilité dans laquelle se trouve l'œil de se porter en dehors? mais cette circonstance peut tenir au raccourcissement du muscle opposé. Vraiment le diagnostic est chose bien difficile dans ces cas, et ce n'est le plus souvent qu'après l'opération qu'on peut induire de la persistance du strabisme que le muscle antagoniste est paralysé.

Cependant il existe une circonstance qui peut dans certains cas éclairer le praticien, et qui, pour cette raison, doit être signalée : je veux parler de la chute de la paupière supérieure qui accompagne quelquefois le strabisme divergent, et qui pourrait accompagner aussi le strabisme inférieur. Toutes les fois que, dans le strabisme divergent, il y a chute de la paupière supérieure, et en même temps impossibilité de porter l'œil en dedans, on peut affirmer, je crois, que le droit interne est paralysé, et l'on ne doit pas opérer.

Ce sont des faits qui m'ont conduit à tirer ces

conclusions. J'ai eu l'occasion d'observer deux malades affectés de strabisme divergent avec chute de la paupière supérieure ; je les ai opérés tous les deux, et malgré la section du droit externe et l'isolement dans une assez grande étendue de l'œil et de la capsule fibreuse, je n'ai pu, chez ces malades, obtenir la moindre amélioration dans la direction de l'œil.

Il est facile de s'expliquer un pareil insuccès, par la connaissance anatomique des nerfs qui animent les muscles de l'œil. On sait que le nerf de la troisième paire, le moteur oculaire commun, envoie des rameaux à l'élévateur de la paupière supérieure et à tous les muscles de l'œil, le grand oblique et le droit externe exceptés. Il n'est donc pas étonnant que la paralysie du muscle élévateur de la paupière supérieure coïncide avec la paralysie du droit interne, puisqu'ils reçoivent leur mouvement du même nerf ; et dès lors, on comprend sans peine pourquoi la section du droit externe dans le strabisme divergent compliqué de chute de la paupière supérieure, est entièrement inefficace.

Toutefois, comme à la rigueur le droit interne pourrait avoir conservé sa contractilité, alors même que l'élévateur de la paupière supérieure l'aurait perdue, avant de rejeter l'opération, il faut engager le malade à regarder en dedans. Si l'œil ne peut exécuter aucun mouvement dans ce cas, le diagnostic est confirmé, et il faut renoncer à la strabotomie.

4° A l'exemple de M. Phillips, je pense qu'il ne faut pas opérer les strabismes absolument fixes; non qu'on ne puisse les redresser, mais parce qu'il faut couper trois ou quatre muscles, et que les sections multiples donnent lieu à des exophthalmies plus difformes que le strabisme lui-même.

5° Enfin je range parmi les contre-indications, les taies épaisses et étendues occupant le centre de la cornée, parce que, dans ces cas comme dans la pupille artificielle, le strabisme est nécessaire à la vision. Ce qui se trouve d'ailleurs confirmé par les beaux succès que MM. Florent Cunier et Pétrequin ont obtenus, en produisant un strabisme artificiel sur des individus affectés d'un obscurcissement occupant le centre de la cornée.

RÉSUMÉ.

Si j'eusse écrit un mémoire sur le strabisme, il y a un an, lorsque les avantages de cette opération étaient généralement contestés, je me serais surtout appliqué à citer les cas de succès complets que j'ai obtenus en grand nombre, à l'exemple de tant d'autres chirurgiens. Mon but aurait été de défendre contre une injuste proscription, une méthode opératoire qui, par l'innocuité de ses suites, la certitude de ses résultats, est peut-être supérieure à aucune de celles que nous opposons à d'autres maladies. Mais aujourd'hui qu'elle a pris rang dans la science, qu'elle a vaincu l'opposition de tous ceux qui ont cherché à s'éclairer, le devoir de ceux qui la connaissent par leur propre expérience, est de signaler à leurs confrères les difficultés qu'ils ont rencontrées, les accidents qu'ont éprouvés leurs malades, les moyens de prévenir ou de combattre ces accidents. C'est dans cet esprit que j'ai écrit ce travail; je ne me suis adressé ni aux gens du monde, ni aux malades; mais n'ayant d'autre but que de faire connaître la vérité et d'être utile, je me suis adressé aux opérateurs eux-mêmes, cherchant à leur éviter les tâtonnements et les fautes qui ont été inséparables de mes débuts, et faisant tous mes efforts pour les amener au point où je crois être arrivé moi-même; c'est-à-dire, à pratiquer l'opération du strabisme avec un plein succès dans la grande majorité des cas, et à éviter tous les accidents qu'elle peut entraîner, soit en refusant d'opérer certaines variétés de la maladie, telles que les strabismes fixes, les strabismes avec paralysie des paupières, soit en se contentant dans les strabismes très-prononcés des adultes, d'une amélioration seule possible dans ces cas, si on ne veut s'exposer à aucun accident.

Je ne suis entré dans aucune de ces discussions à priori, que l'on a tant agitées au début de l'opération du strabisme. La manière dont on doit discuter sur une opération long-temps expérimentée, n'est plus celle que l'on peut employer lorsque l'expérience a parlé. Il n'est cependant pas sans intérêt, lorsque l'on connaît bien la route qu'on parcourt, de se rappeler les avertissements de ceux qui nous annonçaient à l'avance les dangers que nous devions y rencontrer.

Or, que disaient, il y a près d'un an, tous ceux qui examinaient la question du strabisme, et que disent aujourd'hui ses adversaires obstinés? qu'après la section de l'un des muscles droits, l'œil se jetterait du côté opposé à la section, qu'il resterait fixe ou du moins privé des mouvements que lui imprimait le muscle coupé, qu'il perdrait toute expression et que le malade verrait double?

Toutes ces objections ont un côté vrai ; elles ne sont pas fondées, en ce sens que les accidents qu'elles signalent ne s'observent jamais dans les opérations bien faites et faites à propos ; elles sont fondées en ce sens que par suite de certaines fautes dans l'opération, les accidents signalés peuvent très-bien survenir.

Ainsi, jamais on n'observe que l'œil aille en dehors, lorsque l'on a coupé le droit interne seul, sans débrider au dessus et au dessous de ce muscle; jamais on ne voit alors le malade dans l'impossibilité de ramener convenablement son œil vers l'angle interne des paupières ; enfin l'œil ne perd pas son expression et ne transmet jamais l'image d'objets doubles, lorsque tous ses mouvements sont ainsi conservés.

Mais si la sclérotique a été trop complètement détachée en dedans de toutes les parties auxquelles elle adhère ; si la limite à laquelle l'opérateur devrait s'arrêter a été dépassée, le strabisme consécutif peut réellement exister ; les mouvements de l'œil en dedans peuvent être, en grande partie, perdus, et la vue peut être double.

Que prouvent ces faits? que l'opération du strabisme peut, lorsqu'elle est mal faite, entraîner certains accidents; c'est-à-dire que, semblable à tous les moyens puissants dont nous pouvons disposer, elle n'est utile qu'à la condition d'être convenablement pratiquée. Les accidents, quand ils surviennent, accusent l'opérateur; mais par cela même qu'ils ne sont pas inhérents à l'opération elle-même, ils ne tendent pas à détruire les principes sur lesquels celle-ci repose.

Parmi les objections que l'on a adressées et que l'on adresse encore à la section des muscles de l'œil dans le traitement du strabisme, il en est une qui, si elle était vraie, serait dirigée, non contre l'opérateur, mais contre l'opération; je veux parler de la récidive. Chose remarquable dans l'histoire du strabisme! cette objection de la récidive a été inventée, non par les adversaires de la méthode, mais par ceux qui la mettaient en pratique. Des opérateurs que je pourrais citer, obligés dans les débuts d'avouer leurs revers, et n'osant dire qu'ils avaient échoué, ce qui entraînait l'aveu de leur infériorité, relativement à M. Dieffenbach, dont les succès immédiats n'étaient pas contestés, préférèrent rejeter leurs insuccès sur une récidive imaginaire. Le temps a fait justice de toutes ces suppositions, en montrant que plus les strabiques guéris s'éloignent de leur opération, plus les traces de celle-ci s'effaçent, et plus le regard devient semblable à celui de ceux qui n'ont jamais louché.

Les recherches anatomiques que j'ai fait connaître avec tant de détails, ont parfaitement expliqué et la persistance de l'action simplement affaiblie des muscles coupés à leur insertion scléroticale, et par suite la faculté qu'ont ces muscles de mouvoir l'œil et d'empêcher le strabisme en sens inverse de celui qu'ils produisaient par leur rétraction. Elles ont montré que, l'œil redressé, la capsule se réunissait à la sclérotique par une adhésion qui, une fois formée, ne peut éprouver de changements; de sorte que, grâce aux progrès de la science, les suites de l'opération du strabisme peuvent être parfaitement interprétées aujourd'hui, les objections qu'on lui avait opposées ne reposaient que sur une science incomplète, et aujourd'hui qu'elle s'appuie sur l'anatomie et la physiologie, elle n'a plus besoin, comme toutes les choses utiles, que d'être bien connue : elle doit devenir un sujet d'études et non plus un sujet de controverse.

Troisième Partie.

DE LA MYOPIE.

Le but principal de ce mémoire est de démontrer que l'on peut améliorer et même guérir la myopie par la section sous-cutanée du muscle petit oblique. J'espère faire voir par des faits nombreux et authentiques que cette opération est facile dans son exécution, innocente dans ses suites, et que les résultats curatifs qu'elle produit sont au moins aussi sûrs et aussi durables que ceux de l'opération du strabisme.

Mon travail se compose de deux chapitres. Dans le premier, je discute la question tant controversée de l'accommodation de l'œil à la vision des objets placés à des distances diverses, et je m'applique à démontrer que l'accommodation à courte distance est le résultat de l'allongement du diamètre antéro-postérieur de l'œil sous l'influence de la contraction simultanée de tous les muscles de cet organe; j'apporte, à l'appui de cette opinion depuis long-temps émise, une suite d'expériences que je crois nouvelles, et qui me paraissent résoudre définitivement la question.

Le second chapitre de mon travail est consacré

à l'étude de la myopie. Je cherche à démontrer que cette affection, surtout quand elle est acquise, est le résultat d'une compression exercée sur le globe de l'œil par tous ses muscles rétractés.

Je propose la section du muscle petit oblique comme moyen de guérir cette infirmité, et je termine en citant, en faveur de cette proposition, des faits si concluants que, lors même que les théories que je défends sur les causes de la myopie seraient erronées, la méthode thérapeutique que j'ai créée pour guérir cette maladie, n'en resterait pas moins digne de la plus sérieuse attention, et n'en devrait pas moins prendre rang dans la pratique.

Comme la myopie n'est que l'accommodation permanente de l'œil à la vision des objets rapprochés, on comprendra sans peine que j'aie fait précéder son étude de celle des changements intérieurs qu'éprouve l'œil, dans l'état normal, lorsqu'on fixe des corps placés à de courtes distances. Ces changements intérieurs sont identiques à ceux qui produisent la myopie. Leur connaissance doit donc être acquise avant d'arriver à l'étude de cette infirmité.

CHAPITRE PREMIER.

DE L'ACCOMMODATION DE L'OEIL A LA VISION DES OBJETS PLACÉS A DES DISTANCES DIVERSES.

L'œil, dans l'état normal, permet de voir distinctement des objets placés à des distances diverses; mais cette faculté est renfermée dans de certaines limites. Lorsqu'on regarde deux têtes d'épingles placées, l'une à 30 centimètres, et l'autre à 10 centimètres seulement, on ne peut les voir distinctement toutes les deux à la fois; on peut bien avoir à volonté la perception nette de celle qui est la plus éloignée ou de celle qui est la plus rapprochée; mais quand l'image de l'une d'elles est nette, l'autre est confuse; ce qui prouve que l'état de l'œil qui s'accommode à la vision distincte de l'une de ces épingles, ne s'accommode pas à la vision distincte de l'autre. Pour jouir de la faculté de voir ainsi l'une et l'autre de ces épingles, l'œil doit éprouver des changements intérieurs que l'on désigne sous le nom d'accommodation. On peut se faire une idée de la nature de ces changements, en se rappelant l'usage que l'on fait des lunettes de spectacle. Ces lunettes se composent de deux verres placés aux extrémités d'un tube que l'on peut allonger ou raccourcir à volonté. De ces verres, l'un qui doit être appliqué contre l'œil s'appelle oculaire, l'autre qui doit être dirigé vers les objets s'appelle objectif.

Lorsqu'on veut regarder une personne éloignée de 40 à 50 pas, on raccourcit la lunette et l'on rapproche l'oculaire de l'objectif; si l'on veut voir, au contraire, une personne moins éloignée, on allonge la lunette, on éloigne l'oculaire de l'objectif, et cet éloignement est porté d'autant plus loin que l'objet que l'on veut distinguer est plus rapproché. Dans toutes ces manœuvres, on accommode la lunette à la vision des objets placés à des distances diverses.

Ce peu de mots suffit pour donner une idée de ce que peut être le phénomène de l'accommodation de l'œil. Je vais m'appliquer à présent à en démontrer l'existence. Je rechercherai ensuite quel en est le mécanisme.

L'existence de changements intérieurs éprouvés par l'œil pour la vision à des distances différentes, peut être démontrée par les lois de l'optique et par certains faits physiologiques.

On sait que pour que l'image d'un point se peigne nettement sur la rétine, il faut que le cône des rayons lumineux qui partent de ce point, soit réfracté en traversant l'œil, de telle manière que le foyer de ses rayons tombe sur la rétine. S'ils sont réfractés avec trop de force par l'œil et qu'ils se trouvent réunis en avant de la rétine, ou s'ils sont réfractés trop faiblement et qu'ils ne soient pas réunis en un seul foyer lorsqu'ils tombent sur cette membrane, la vision est confuse.

Or, comme dans un état donné, l'œil ne jouit que d'une certaine puissance de réfraction, on conçoit que cette puissance, si elle s'adapte parfaitement à la réfraction d'un cône lumineux partant d'un point situé à dix centimètres de distance, sera trop grande pour un cône lumineux partant d'un point placé à un mètre, par exemple. Ce dernier étant formé de rayons presque parallèles, puisque la base du cône est représentée par l'ouverture pupillaire, son foyer se trouvera en avant de la rétine, et dès lors la vision sera confuse.

D'après ces connaissances, on voit que l'œil dans la condition où il peut voir distinctement un point placé à dix centimètres de distance, n'en pourra pas distinguer nettement un autre placé à un mètre, et réciproquement; c'est-à-dire, que s'il a le degré de réfraction qui convient à la vue distincte de ce dernier, il n'aura pas celui qui convient à la vue distincte du premier; et que, par conséquent, il devra se placer dans de certaines conditions pour voir l'un de ces points, et dans des conditions différentes pour voir l'autre. En un mot, il devra éprouver les phénomènes de l'accommodation, comme la lunette de spectacle que je choisissais plus haut pour exemple.

Si ces raisonnements déduits des lois de l'optique conduisent à une proposition vraie, l'œil dans un état donné d'accommodation doit être incapable de voir des objets qui nécessitent un autre degré d'accommodation; il doit ressembler encore à la lunette dont les deux verres ont été placés à des distances fixes, et avec laquelle on ne peut voir distinctement et à la fois les objets proches et les objets éloignés.

Or, c'est là précisément ce que démontre l'expérience. Lorsqu'on a regardé pendant un certain temps des objets petits et rapprochés, comme on le fait dans l'emploi du microscope, il arrive souvent, dit Muller, que l'on distingue mal les objets dans la rue à vingt pas de distance, quoique d'ailleurs l'on ait une très-bonne vue, et que l'on voit habituellement de près comme de loin ; cet état qui dure parfois plusieurs heures, montre que lorsque l'œil est dans la condition qui permet de voir distinctement les corps petits et rapprochés, on ne peut avoir à son aide une perception nette des objets placés à de plus grandes distances ; preuve que l'état qui sert à la vision distincte des uns n'est pas celui qui sert à la vision distincte des autres.

Cette conclusion est fortifiée par l'expérience suivante que j'emprunte également à Muller.

Si l'on vise d'un œil les extrémités éloignées de deux épingles placées à une distance différente, on aperçoit distinctement la première, tandis que la seconde parait nébuleuse, et on distingue très-bien la seconde, tandis qu'on voit mal la première. Les deux images sont dans l'axe et se couvrent. Cependant il suffit d'un effort volontaire qui se fait sentir dans l'œil, pour que la vision distincte soit pour l'une ou pour l'autre.

Puisque l'œil, semblable à une lunette, voit, dans l'expérience précitée, tantôt ce qui est près, tantôt ce qui est loin, mais jamais l'un et l'autre à la fois, il faut bien qu'il se modifie suivant la distance des objets qu'il fixe, et dès lors qu'il soit le siége des phénomènes de l'accommodation.

On peut objecter à cette opinion le fait de la vision distincte et simultanée d'objets placés à des distances très-diverses. Il est très-vrai que dans un paysage on peut embrasser d'un seul coup d'œil des corps beaucoup plus éloignés les uns que les autres ; mais ce que l'on voit dans ceux qui sont près, n'est pas ce que l'on voit dans ceux qui sont loin ; par exemple, les arbres des premiers plans laissent distinguer leurs feuilles ; ceux des seconds, des groupes de feuilles ; à une distance plus éloignée, on ne distingue que des arbres entiers ; et plus loin encore les forêts ne forment qu'une seule masse. On ne voit distinctement, et à des distances diverses, des corps peu volumineux qu'autant qu'ils ne sont éloignés que d'une certaine quantité. Les caractères cicéro, par exemple, même pour les vues les meilleures, ne peuvent être distingués nettement en deçà de dix centimètres et audelà de cent. Entre ces deux limites les rayons qui partent d'un de leurs points et qui viennent tomber sur l'ouverture pupillaire sont presque parallèles; ce qui explique aisément pourquoi leur foyer tombe sur la rétine. Mais si ces caractères d'imprimerie sont plus rapprochés que dix centimètres ou plus éloignés que cent, les rayons lumineux qui en partent, faisant avec la cornée des angles très-variés, ne peuvent avoir leur foyer sur la rétine, et ne peuvent être vus distinctement; ce qui a lieu en réalité. L'objection que nous avons citée plus haut ne repose donc que sur un fait mal observé, puisqu'elle suppose que la vision distincte peut s'appliquer à des objets placés aux distances les plus variées, tandis qu'elle n'est réelle que pour ceux qui ne sont placés que dans un espace qui n'est ni trop rapproché, ni trop éloigné de l'œil.

Le fait de l'accommodation paraît donc incontestable, il ne s'agit plus que de rechercher quel en est le mécanisme.

Changements intérieurs qui permettent à l'œil de s'accommoder à la vision distincte des objets placés à distances diverses.

A priori, l'on peut dire que les changements intérieurs qui permettent à l'œil de s'accommoder à la vision distincte à des distances diverses, sont tous ceux qui modifient ou sa puissance de réfraction ou l'étendue de l'ouverture pupillaire par laquelle les rayon lumineux pénètrent jusqu'à la rétine.

Sous le premier rapport, on conçoit à priori que lorsqu'on regarde des objets rapprochés et que l'on a besoin d'augmenter la force réfringente de l'œil, on puisse y parvenir en augmentant la convexité de la cornée ou celle du cristallin ; car l'on sait que lorque des rayons lumineux passent d'un milieu moins dense dans un milieu plus dense, ils se rapprochent de la perpendiculaire, et que ce rapprochement, toutes choses égales d'ailleurs, est en raison de la convexité que présente la surface sur laquelle ils tombent. On conçoit que l'augmentation de la puissance de réfraction dépende de ce que le cristallin se porte plus en avant; car, comme c'est en traversant cette lentille que les rayons lumineux une fois arrivés dans l'œil sont le plus fortement réfractés, leur foyer doit être d'autant moins éloigné de la cornée qu'il rencontre plus tôt la lentille du cristallin. Enfin, l'on comprend que si l'œil s'allongeait d'avant en arrière, comme une lunette dont on écarte l'oculaire et l'objectif, il permettrait de voir plus distinctement les objets rapprochés qu'avant d'avoir éprouvé cet allongement. Les rayons lumineux qui n'étaient pas réunis en foyer au moment où ils rencontraient la rétine, peuvent l'être en tombant sur cette membrane, dès que le diamètre antéro-postérieur de l'œil a été augmenté, et que la distance a été ainsi accrue entre la cornée où les rayons commencent à se rapprocher, et la rétine sur laquelle ils doivent se réunir.

En réfléchissant aux conséquences des changements dans l'ouverture pupillaire, on est conduit à penser que ces changements peuvent aussi modifier l'accommodation de l'œil. La pupille largement ouverte, les rayons centraux et les rayons marginaux sont également admis dans l'œil; la pupille resserrée, les rayons centraux pénètrent seuls jusqu'à la rétine. Or les rayons marginaux étant plus divergents que ceux qui sont rapprochés de la perpendiculaire, et leur foyer devant être plus éloigné de la cornée que celui des premiers, on conçoit que le resserrement de la pupille, qui les empêche de pénétrer dans l'œil, ne permette l'entrée que des rayons les moins divergents, et facilite ainsi la vision des objets rapprochés.

Toutes les suppositions que je viens de faire et que l'on peut admettre à priori, comme expliquant l'accommodation de l'œil, ont été émises par quelques auteurs. Thomas Young et Hunter ont attribué l'accommodation à l'allongement et au raccourcissement du cristallin; Everard-Home, Englefield et Ramsden, à un changement de la convexité de la cornée; Képler, Schneider et beaucoup d'autres, au déplacement du cristallin; et enfin Rohaült, Bayle, et Olbers, etc., au changement de forme de l'œil sous l'influence des muscles oculaires; Mile, Pouillet, Tréviranus, aux modifications de l'ouverture pupillaire.

Toutes ces opinions sont admissibles en principe; aucune d'elles n'est contraire aux lois de l'optique : aussi, la question à résoudre n'est pas celle de savoir si ces changements peuvent ou non expliquer l'accommodation de l'œil; la difficulté est de savoir s'ils existent réellement, et dans le cas où ils existent, s'ils sont assez étendus pour faire varier le foyer des objets sur lesquels l'œil se fixe.

L'existence de plusieurs de ces phénomènes est démontrée par l'observation. Il est de fait que lorsqu'on regarde des objets petits et rapprochés, la pupille se resserre, et qu'elle se dilate quand on regarde des objets placés à une grande distance.

Everard-Home et Ramsden ont démontré par des expériences délicates que la cornée devenait plus convexe dans la vision à de courtes distances, moins convexe dans la vision à de grandes distances. M. Jules Guérin, dans sa première lettre sur la myopie, cite un homme chez lequel ces changements pouvaient être aperçus à l'œil nu; et pour moi, en suivant le conseil donné par Muller, d'observer les images réfléchies par la surface de la cornée et de voir si leur grandeur et leur situation varient selon la distance des points auxquels elles correspondent, j'ai vu que ces images étaient plus petites pour les objets proches, plus grandes pour les objets éloignés : ce qui prouve que dans le premier cas la cornée était plus convexe, plus aplatie dans le second.

Quant aux changements de longueur de l'œil dont le diamètre antéro-postérieur serait tantôt plus long, tantôt plus court, on ne peut en apprécier rigoureusement l'existence, puisqu'il faudrait, pour les reconnaître avec certitude, que l'on pût observer tout à la fois les deux extrémités de l'œil en avant et en arrière, ce qui n'est pas possible. Mais en voyant que tantôt la cornée devient plus convexe et fait saillie en avant, que tantôt elle s'aplatit et s'enfonce en arrière, on a bien lieu de présumer l'existence de l'allongement et du raccourcissement du diamètre antéro-postérieur de l'œil.

L'observation ne permet pas de décider si les déplacements du cristallin existent ou n'existent pas;

elle n'apprend rien non plus sur les changements de convexité que pourrait présenter cette lentille ; mais l'anatomie qui ne montre aucun organe contractile dans le cristallin, et qui conduit à assimiler cet organe aux substances cornées, ne permet pas d'admettre ces changements de convexité sur lesquels je ne reviendrai pas.

Au point de vue de l'observation, on est donc conduit à admettre que les changements que l'œil éprouve dans l'accommodation sont complexes; que les variations dans la convexité de la cornée, dans la longueur du diamètre antéro-postérieur de l'œil, dans l'étendue de l'ouverture pupillaire existent simultanément. La discussion et l'importance de chacun de ces changements conduisent aussi à admettre leur existence simultanée.

Ainsi que l'a fait observer Volckmann, le changement d'ouverture de la pupille ne peut être l'unique moyen que possède l'œil de s'accommoder aux distances, puisque tout changement imprimé par la lumière à cette ouverture, devrait en occasionner un dans l'état d'accommodation[1], ce qui n'a pas lieu, et que la vision distincte d'un objet persiste lors même qu'on le regarde à travers une pupille artificielle en carte, faite par une piqûre d'épingle. Malgré ce diaphragme, on voit clairement l'une ou l'autre à volonté des deux épingles alignées : preuve que la faculté d'accommodation n'a pas pour cause le changement d'ouverture de la pupille, puisque, dans cette expérience, l'ouverture par laquelle arrivent les rayons lumineux reste toujours la même, et qu'elle est plus petite que l'ouverture pupillaire elle-même.

Les changements de convexité de la cornée ne peuvent suffire à eux seuls pour les phénomènes de l'accommodation; puisque, d'après les calculs d'Olbers, il faudrait que le rayon de la cornée changeât de 0,333 à 0,300 pouces pour que la vision distincte eût lieu à toutes les distances au-delà de 4 pouces, et qu'ainsi la longueur de l'œil s'accrût d'une ligne, allongement qui est plus considérable que celui que l'observation fait reconnaître.

Enfin, si l'on se rappelle combien doivent être étendus les mouvements d'une lunette que l'on allonge ou que l'on raccourcit, suivant que l'on veut voir de près ou de loin, on comprendra que les changements dans la longueur de l'œil, lesquels ne peuvent dépasser deux à trois millimètres, sont également insuffisants à eux seuls pour expliquer l'accommodation. Les mêmes raisonnements s'appliquent aux déplacements nécessairement très-bornés du cristallin. On arrive à cette conclusion qu'aucun des changements intérieurs que l'œil peut éprouver n'est suffisant à lui seul pour produire les phénomènes de l'accommodation, et qu'ils doivent exister tous simultanément pour produire des effets sensibles par leur réunion; qu'ainsi, dans l'accommodation à courte distance, le diamètre antéro-postérieur de l'œil doit augmenter, la cornée devenir plus convexe, la pupille se resserrer et le cristallin se porter en avant, et que dans l'accommodation à grande distance doivent s'accomplir des phénomènes inverses.

Ces propositions éclectiques sont aussi conformes à l'observation qu'aux conséquences qu'on peut déduire des lois de l'optique et de l'anatomie de l'œil.

Il est, du reste, très-aisé de comprendre que le diamètre antéro-postérieur s'allonge pendant que la cornée devient plus convexe et que le cristallin est poussé en avant. Il suffit pour cela d'admettre une pression exercée sur les parois latérales de l'œil, sans que la partie antérieure et la partie postérieure soient mieux soutenues qu'avant cette compression. Evidemment, si l'œil passe alors de la forme sphérique à la forme ovale, la cornée deviendra plus convexe, et le corps vitré s'allongeant comme le reste de l'organe, le cristallin sera plus éloigné de la rétine.

L'expérience suivante que j'ai déjà citée quoique avec moins de détail dans ma lettre à l'Institut, montre, du reste expérimentalement, que la compression circulaire autour de l'œil peut le placer dans les conditions où il s'accommode à la vision des objets rapprochés.

On sait que les yeux des lapins albinos n'ont point de pigmentum et que leur sclérotique est mince, et que par suite de ces deux conditions ils ont une certaine transparence qui permet de voir à travers leur épaisseur les objets vivement éclairés, tels que les carreaux d'une fenêtre, la flamme d'un foyer, la lumière d'une bougie. Si la cornée de ces yeux est dirigée vers l'un des objets que je viens de mentionner, les images de ceux-ci viennent se peindre renversées sur le fond de l'œil, ainsi que M. Magendie l'a indiqué depuis longtemps dans son *Traité de physiologie.*

J'ai pensé que l'on pourrait profiter de ces dispositions pour résoudre la question de savoir quelle est l'influence qu'exercent sur l'œil des compressions qui en augmentent ou diminuent le diamètre antéro-postérieur. Je me dis : si la compression circulaire de l'œil produit les effets que la théorie conduit à lui attribuer, lorsqu'en regardant à travers un œil de lapin albinos un objet éloigné, comme une fenêtre à 20 ou 30 pas, on distinguera nettement celle-ci, aucune compression n'étant exercée autour de l'œil, il doit suffire de serrer cet œil entre les doigts pour que la vision distincte de la fenêtre cesse complètement. Que l'on regarde au contraire un objet rapproché, comme la flamme d'une bougie placée à 12 ou 15 centimètres; la compression de l'œil qui, dans le cas précédent, rendait la vision confuse, devra la rendre plus distincte. C'est en partant de cette idée que je cherchai des lapins albinos; je leur enlevai les yeux aussitôt après les avoir tués, et dépouillant ceux-ci des muscles et de tous les tissus environnants, j'entourai leur partie moyenne avec le pouce et l'indicateur de la main droite, et, dirigeant leur cornée vers une fenêtre, je vis dictinctement celle-ci se peindre sur le fond de l'œil, lorsque je n'exerçais aucune compression circulaire avec les doigts;

mais lorsqu'en rapprochant ceux-ci, j'eus serré l'œil et augmenté son diamètre antéro-postérieur, l'image de la fenêtre devint immédiatement confuse, mes prévisions étaient réalisées. Je fis ensuite la contre-épreuve en regardant la flamme d'une bougie placée à 15 centimètres. Dans ma pensée, la compression exercée dans cette condition devait rendre l'image plus distincte, et la cessation de cette compression la rendre plus confuse. L'expérience fut encore ici conforme à mes prévisions, quoique d'une manière moins évidente que dans le premier cas; et je pus ainsi demeurer convaincu que l'augmentation du diamètre antéro-postérieur de l'œil, par suite d'une compression exercée autour de lui, ne lui permet de transmettre que confusément l'image des objets éloignés, tout en le plaçant dans des conditions où il transmet plus nettement l'image des objets rapprochés.

Si l'on repasse maintenant par la pensée toute la suite de nos démonstrations, on verra que nous sommes conduits aux mêmes conclusions, soit que nous observions simplement les phénomènes appréciables par l'observation dans l'œil lorsqu'il s'accommode aux objets rapprochés, soit que nous discutions l'importance de chacun des changements qu'il peut subir, soit enfin que nous ayons recours à la méthode expérimentale, comme je l'ai fait dans mes expériences sur les yeux de lapins albinos.

Par tous ces moyens d'études, nous reconnaissons que les phénomènes de l'accommodation sont complexes; qu'ils dépendent tout à la fois de changements dans l'ouverture pupillaire, dans l'étendue du diamètre antéro-postérieur de l'œil, dans la convexité de la cornée, et dans la position du cristallin ; nous voyons dès lors que les opinions des auteurs que nous avons cités sur l'accommodation, ont presque toutes un côté vrai, et que le seul tort qu'on puisse leur reprocher, c'est de n'avoir tenu compte que d'une partie des phénomènes, et d'avoir vu un phénomène simple, là où existait un phénomène très-compliqué.

Organes qui font subir à l'œil les changements qui l'accommodent à la vision des objets placés à des distances diverses.

Les organes qui font subir à l'œil les changements qui l'accommodent à la vision des objets placés à des distances diverses, doivent, en admettant les prémisses posées précédemment, allonger l'œil d'avant en arrière, pour l'accommoder à la vision des objets rapprochés; le raccourcir dans le même sens, lorsqu'on veut regarder des objets éloignés. Les agents essentiels de ces modifications que l'œil subit dans sa forme, sont évidemment les muscles qui l'entourent; mais quelle est l'action des uns et des autres, quelle est en particulier celle des muscles droits et des muscles obliques? Ce sont là des questions depuis longtemps débattues, mais dont la solution rigoureuse n'a pas été donnée.

Les uns ont pensé que les muscles obliques contribuaient seuls à l'allongement de l'œil qu'ils attirent par leur contraction simultanée contre la paroi interne de l'orbite, et autour duquel ils forment obliquement une anse musculaire et aponévrotique. Cette opinion est celle de Leçamus, de Rohaült, Schroeder Vander-Kock; elle a été admise par M. Phillips, du moins en ce qui regarde le grand oblique, et enfin c'est celle que j'ai adoptée dans ma lettre sur la myopie, adressée à l'Institut.

Dans cette opinion, les muscles droits devaient être les antagonistes des obliques, et ils devaient aplatir l'œil d'avant en arrière, tandis que les obliques étaient chargés de l'allonger dans le même sens.

D'autres, admettant des opinions diamétralement opposées, ont pensé que les muscles droits comprimaient l'œil latéralement et servaient ainsi à son allongement d'avant en arrière. Cette opinion est celle de Lebers, celle qu'a adoptée M. Jules Guérin, dans sa lettre du 15 mars, à l'Institut, sur la myopie.

Tréviranus, Muller, ont cherché à la réfuter, disant que les muscles droits devaient aplatir l'œil et non l'allonger. Les partisans de l'idée que les muscles droits servent à accommoder l'œil à la vision des objets rapprochés en augmentant son diamètre antéro-postérieur, n'ont pas indiqué sous quelle influence l'œil se raccourcissait après avoir été allongé.

Enfin, M. Pravaz, dans un mémoire lu à la Société de Médecine de Lyon, et inséré dans le journal l'*Expérience*, a soutenu que l'allongement de l'œil s'opérait par la contraction simultanée des muscles droits et des muscles obliques; il a également négligé de dire ce qui faisait cesser l'allongement.

En résumé, trois opinions ont été émises sur les muscles qui accommodent l'œil à la vision des objets rapprochés, en augmentant son diamètre antéro-postérieur. Suivant les uns, ce changement ne s'opère que par l'action des muscles obliques; suivant les autres, par l'action des muscles droits; suivant quelques-uns enfin, par l'action combinée de ces deux ordres de muscles. Où est la vérité au milieu de tant d'assertions contradictoires? C'est là une question qu'il importe beaucoup de résoudre, aujourd'hui que cette solution n'appartient plus à la science spéculative, mais qu'elle est destinée à influer sur la pratique. Pour arriver à la solution du problème, il faut examiner si les méthodes par lesquelles il a été étudié sont suffisantes; si ces méthodes ont été convenablement appliquées, et dans le cas où elles ne pourraient conduire à une solution définitive, il faut en chercher et en appliquer de nouvelles.

La première méthode que l'on ait employée pour connaître l'influence des muscles sur la forme de l'œil, consiste simplement à tirer des conséquences de l'anatomie de l'œil et de ses muscles. Quand on emploie cette méthode, on est conduit à admettre que les deux extrémités du muscle se rapprochent par suite de la contraction, et l'on détermine à priori ce qui doit résulter de ce rapprochement. En raisonnant d'après ces principes, on peut dire au sujet des obliques : l'action du grand oblique sur l'œil doit être déterminée, en supposant qu'il va de sa poulie cartilagineuse à son insertion scléroticale. Ceci admis, on comprend que s'il se contracte seul, cette contraction agit seulement sur la position de l'œil; il doit en être de même pour la contraction isolée du petit oblique. Mais si ces deux muscles se contractent simultanément, non seulement ils changeront la position de l'œil, mais ils doivent modifier sa forme par la compression oblique qu'ils exercent sur lui, et par la pression que le globe oculaire doit éprouver lorsqu'il vient appuyer contre la paroi interne de l'orbite, sur laquelle il presse lorsqu'il est attiré en avant et en dedans par l'action des obliques.

Quant aux muscles droits, le raisonnement déduit de leur disposition anatomique, conduit à des opinions très-opposées. On peut penser avec Tréviranus, que la contraction simultanée des muscles droits raccourcit le diamètre antéro-postérieur de l'œil, parce que ces muscles tirent la cornée en arrière, ce qui est une première cause d'aplatissement, et que de l'autre ils pressent la face postérieure de l'œil contre le fond de la capsule graisseuse, double effet qui doit raccourcir l'œil d'avant en arrière. En raisonnant toujours sur les conséquences de l'anatomie des muscles droits, on peut dire au contraire que ces muscles, formant une courbe qui embrasse l'œil dans sa concavité, tendent, lorsqu'ils se contractent, à devenir droits; et dès lors ils exercent une pression latérale sur l'œil qu'ils doivent allonger d'avant en arrière.

Ces raisonnements, comme on le voit, ne conduisent à rien de positif; et l'on conçoit sans peine que l'on puisse les varier à l'infini sans pouvoir arriver à décider si ce sont les obliques ou les droits, ou bien les obliques et les droits réunis, qui, par leur contraction, allongent l'œil d'avant en arrière et l'accommodent à la vision des objets rapprochés; il faut donc avoir recours à d'autres méthodes.

La seconde méthode qui ait été mise en usage pour déterminer quelle est l'influence des muscles sur la forme de l'œil, consiste à déduire des conséquences des effets produits par les sections musculaires dans le traitement de la myopie. Tout muscle dont la section guérit la myopie, est considéré alors comme un muscle dont la contraction allonge l'œil d'avant en arrière, puisque ce muscle l'accommodait à la vision des objets rapprochés. A ce point de vue, le muscle droit interne doit être considéré comme augmentant le diamètre antéro-postérieur de l'œil, puisque sa section dans l'opération du strabisme avec myopie, a guéri cette dernière affection. Le même raisonnement peut s'appliquer au muscle droit externe. Ce qui est admissible pour chacun de ces muscles isolés, est vrai pour ces muscles réunis, puisque M. Guérin et après lui M. Florent-Cunier ont guéri la myopie par la section simultanée des droits internes et des droits externes ; le grand oblique aurait aussi pour effet d'allonger l'œil d'avant en arrière, puisque M. Phillips a vu la myopie avec strabisme guérir par la section de ce muscle; et enfin les faits qui me sont propres et que je citerai avec détail à la fin de ce mémoire, démontrent incontestablement que la section du petit oblique guérit la myopie, et que par suite l'action de ce muscle allonge l'œil d'avant en arrière.

En déduisant ainsi les conséquences des résultats donnés par la section des muscles de l'œil dans les cas de myopie, on arrive à cette idée, qu'il n'est aucun de ces muscles dont la contraction ne soit une cause de myopie et dès lors n'allonge l'œil d'avant en arrière; que dans les cas d'accommodation à la vision des objets rapprochés, les contractions doivent être simultanées. Cette opinion est celle que soutint M. Pravas, en s'appuyant sur les considérations que je viens d'exposer dans ce paragraphe.

Cependant on comprend sans peine qu'au point où nous en sommes la question ne paraisse pas entièrement résolue. On peut dire : les raisonnements déduits de la disposition anatomique des muscles ne conduisent à aucune solution satisfaisante ; et dans ceux que vous faites en vous appuyant sur le résultat des opérations, vous supposez que tous les muscles dont la section améliore ou guérit la myopie, allongent l'œil d'avant en arrière, ce qui peut être très conforme aux lois de l'optique, mais ce qui ne nous paraît point encore suffisamment démontré.

C'est pour sortir des doutes que laisse dans l'esprit l'application des deux premières méthodes, que j'en ai cherché une troisième qui peut résoudre toutes les difficultés. Je me suis dit : il est possible de simuler sur le cadavre les contractions des muscles par des tractions exercées sur eux, de voir si ces tractions amènent des pressions sur l'œil, si ces pressions changent la forme de cet organe et comment ils le changent. On peut donc étudier par l'observation directe ce que l'on n'a connu jusqu'à présent que par le raisonnement. Guidé par ces réflexions, voici les expériences que j'ai faites.

Par des coupes convenables, j'ai mis à découvert les extrémités orbitaires des quatre muscles droits et des deux muscles obliques. J'ai attaché à chacune de ces extrémités un fil qui permît de tirer sur elle, et j'ai essayé ainsi les effets produits 1o par la traction isolée de chacun des muscles de l'œil; 2° par la traction simultanée de tous ces muscles; 3° par celle de quelques-uns d'entre eux seulement.

De ces effets, les uns s'observent dans la position de l'œil; je ne les décrirai pas ici; leur connaissance est étrangère au sujet qui m'occupe. Les autres s'observent dans la forme de l'œil; je jugeais des derniers en appuyant le doigt sur la cornée toujours flasque sur le cadavre, et je voyais quels étaient les muscles dont la traction la faisait bomber et la rendait plus tendue et plus saillante; dans d'autres expériences, plaçant l'indicateur sur le devant de l'œil, et le pouce sur l'entrée du nerf optique, ou les deux extrémités d'un compas d'épaisseur sur les mêmes parties, je voyais dans quel cas ces deux doigts ou les branches de ce compas étaient écartés par l'allongement de l'œil, dans quel cas au contraire ils pouvaient se rapprocher. Ces expériences m'ont démontré que la traction isolée sur le muscle droit interne, droit externe, droit supérieur et droit inférieur, allongeait le diamètre antéro-postérieur de l'œil, et faisait bomber la cornée en la rendant plus tendue et plus convexe ; ce changement de forme était porté au plus haut degré quand on exerçait une traction simultanée sur les quatre muscles droits.

En tirant isolément sur le grand et sur le petit oblique, j'ai observé également que le diamètre antéro-postérieur de l'œil était augmenté, le changement était plus sensible lorsqu'on tirait sur les deux muscles obliques réunis; mais je n'ai jamais pu arriver à faire saillir la cornée en avant, autant sous l'influence des obliques que sous l'influence des muscles droits. La saillie était portée au plus haut degré quand l'on tirait à la fois sur tous les muscles de l'œil.

Ces expériences sont concluantes et jettent un grand jour sur la question; elles montrent que tous les muscles de l'œil sont congénères sous le rapport des changements qu'ils produisent dans la forme du globe oculaire. Tous ont pour effet de l'accommoder à la vision des objets rapprochés.

Cette conclusion s'harmonise parfaitement avec les effets connus de la compression sur une sphère remplie de liquides. Cette compression, en altérant la forme de la sphère, en diminue la capacité, et les liquides qu'elle contient font effort sur ses parois avec une puissance partout égale. D'après ces principes, quand les muscles de l'œil compriment cet organe et qu'ils en altèrent la forme sphérique, sa capacité est diminuée, les liquides qu'il renferme font effort sur ses enveloppes, et cet effort se transmet uniformément dans tous les sens.

La partie qui cède sous l'influence de cette tension, est évidemment celle qui est la moins soutenue, c'est-à-dire la cornée et le fond de l'œil dont la résistance n'est pas augmentée par des muscles et où les enveloppes sont du reste plus minces que sur les côtés. La cornée et le fond ne peuvent céder à la tension des liquides sans que le diamètre antéro-postérieur de cet organe ne soit allongé.

Ainsi se concilient les résultats obtenus par toutes les méthodes de recherches sur les modifications que les muscles de l'œil font subir à la forme de cet organe. Qu'on étudie cette influence d'après l'expérimentation cadavérique, qu'on l'étudie d'après les résultats qui ont suivi la section des muscles dans le cas de myopie, enfin que l'on se guide sur les inductions qu'on peut tirer de l'anatomie et de la physiologie, on arrive toujours à la même conclusion, savoir : que le changement de forme qu'amène dans l'œil la contraction isolée d'un muscle quelconque ou la contraction simultanée de tous ces muscles, est un allongement du diamètre antéro-postérieur de l'œil, et par suite une accommodation à la vision des objets rapprochés.

Si les réflexions précédentes ont résolu la question de savoir sous quelles influences s'allonge le diamètre antéro-postérieur de l'œil, nous n'avons pas dit comment ce diamètre diminue, ni comment l'œil reprend sa forme ordinaire, lorsqu'il en a été éloigné par la contraction des muscles. On ne peut expliquer ce retour ni par l'action des droits, ni par celle des obliques, puisque nous avons établi que ces muscles, quels qu'ils soient, accommodent l'œil à la vision des objets rapprochés. L'on est ainsi conduit à penser que l'œil revient à sa forme sphérique, par l'élasticité de ses parois et par la tension qu'exercent sur eux les liquides intérieurs qui tendent toujours, comme on le sait, à prendre la forme ronde. Je trouve la preuve de cette conclusion dans les résultats de l'expérience que j'ai citée plus haut, savoir : la compression de l'œil du lapin albinos ; sitôt que, par cette compression, on avait altéré la forme de l'œil, il suffisait de la faire cesser pour que celui-ci reprît la forme d'où la compression l'avait un moment éloigné.

Telles sont les considérations physiologiques que j'avais à présenter sur l'accommodation de l'œil.

Sans les connaître, il était impossible d'aborder scientifiquement la question de la myopie; nous pouvons y arriver à présent, notre marche étant assurée par les connaissances préliminaires auxquelles ce chapitre vient d'être consacré.

CHAPITRE II.

DES CAUSES, DES SYMPTÔMES, DU TRAITEMENT DE LA MYOPIE.

§ I.

DES CAUSES.

La myopie est l'accommodation permanente de l'œil à la vision des objets rapprochés.

Cette définition fait de suite comprendre tout le parti que nous allons tirer, dans l'ordre pathologique, des études que nous venons de faire dans l'ordre physiologique; car, si nous avons trouvé dans l'état normal les conditions de l'accommodation temporaire, nous n'avons qu'un pas à faire pour trouver dans l'ordre pathologique celle de l'accommodation permanente.

La myopie ne dépend pas d'une modification spéciale dans la sensibilité de la rétine, mais bien d'un état particulier des milieux de l'œil, qui réfractent avec trop de puissance les rayons lumineux. L'observation ne permet pas de reconnaître ou du moins n'a pas appris quel est cet état.

On ne s'est pas assuré que chez les myopes, la cornée fût plus convexe, le cristallin plus rapproché de l'iris, les humeurs plus denses, ou que le diamètre antéro-postérieur de l'œil fût augmenté.

On pourrait croire, il est vrai, que cette dernière disposition existe chez les personnes dont les yeux font saillie entre les paupières écartées; mais cette saillie peut n'être que l'effet d'une projection en avant de la totalité de l'œil, et ne prouve pas que celui-ci soit allongé d'avant en arrière.

Or, si l'observation ne permet pas de reconnaître quelle est la disposition anatomique qui augmente dans la myopie la puissance réfringente de l'œil, il faut recourir à l'analogie pour déterminer quelle est cette disposition.

La myopie est l'accommodation permanente de l'œil à la vision des objets rapprochés. Le phénomène le plus analogue qu'on puisse lui comparer, est l'accommodation temporaire, physiologique, à la vision à courte distance. Cette dernière accommodation est due à l'allongement du diamètre antéro-postérieur de l'œil avec augmentation de convexité de la cornée. La myopie peut donc être attribuée au même allongement et à la même augmentation de convexité, avec cette seule différence que les causes qui produisent ces dispositions, agissent d'une manière continue dans la myopie, intermittente et suivant le besoin de la vision distincte dans l'ordre physiologique.

Ces suppositions sur les causes anatomiques de

la myopie, sont conformes aux lois de l'optique comme aux principes de l'analogie; on peut donc les admettre, sinon comme vérités démontrées, au moins comme vérités provisoires, et nous pouvons rechercher, comme nous l'avons fait pour l'accommodation physiologique, quelle est la cause qui maintient les yeux des myopes habituellement plus allongés et plus convexes en avant.

Cette cause peut être la compression exercée par les muscles droits et obliques dont l'influence sur la forme de l'œil me paraît établie par les expériences citées dans le premier chapitre de ce mémoire. Elle peut être aussi l'augmentation de la quantité des humeurs de l'œil. Ces humeurs, en plus grande proportion que dans l'état normal, doivent exercer une tension sur les parois de l'œil, en distendre les parties les plus faibles qui sont en avant et en arrière, et dès lors en allonger d'une manière permanente le diamètre antéro-postérieur.

Dans les deux cas que je suppose, il y aurait accommodation continue à la vision des objets rapprochés, et par suite myopie; mais le mode de production serait bien différent : dans l'un, l'allongement de l'œil serait la suite d'une compression musculaire; dans l'autre, il serait indépendant de cette compression.

La myopie par la compression musculaire me paraît démontrée par les observations suivantes :

On sait que ceux qui deviennent myopes contractent souvent cette maladie par une longue application à la vision des objets petits et rapprochés.

C'est après des veilles consacrées à la lecture de livres ou de manuscrits de petits caractères, c'est après un usage prolongé du microscope que l'on devient accidentellement myope. Ce sont les mêmes exercices qui augmentent la myopie congénitale, lorsque cette myopie est naturellement peu marquée. Il suit de là que les causes qui produisent ou augmentent la myopie, sont toutes celles qui obligent de reproduire long-temps et avec intensité l'accommodation de l'œil à courte distance, c'est-à-dire qui obligent de contracter les muscles qui augmentent le diamètre antéro-postérieur de l'œil; or, lorsque l'accommodation permanente ou la myopie a succédé à l'accommodation temporaire, il est logique d'attribuer la première à la persistance des causes qui produisent la seconde, c'est-à-dire à une compression exercée par les muscles sur le globe oculaire.

Les causes qui font diminuer ou qui guérissent la myopie ne tendent pas à assigner à la rétraction musculaire une moindre influence sur la production de cette infirmité. Celle-ci diminue par l'habitude de regarder des objets grands et éloignés, et par les changements qu'amène l'âge.

Si elle s'améliore lorsque la vue se porte habituellement, comme à la campagne, sur des horizons qui présentent des masses éloignées, sans doute il faut l'attribuer à ce que, pour la vision de ces masses placées à de grandes distances, les muscles de l'œil cessent de se contracter et s'habituent à cet état de relâchement qui ferait cesser la myopie si on pouvait l'obtenir complet et habituel.

La guérison de la myopie par les progrès de l'âge peut être attribuée, il est vrai, à la diminution des humeurs de l'œil et à l'affaissement consécutif de la cornée ; mais on peut aussi la regarder comme l'effet d'une faiblesse des muscles, qui cessent de comprimer l'œil avec autant de force qu'ils le faisaient dans la jeunesse. Quelle que soit celle de ces causes qu'il faille admettre, ce qu'il est difficile de décider dans l'état actuel de la science, on ne peut s'empêcher de reconnaître que la diminution dans l'énergie des muscles qui compriment l'œil ne puisse être très-raisonnablement admise, et dès lors, que la diminution de la myopie comme son accroissement ne puissent rentrer parfaitement dans la théorie qui attribue cette infirmité à l'action musculaire.

L'existence d'une espèce de myopie produite par une disposition particulière des humeurs de l'œil, et spécialement par une proportion augmentée de ces humeurs, est extrêmement probable ; mais elle ne peut être rigoureusement démontrée. J'avais pensé que les myopies congénitales étaient dues ainsi à un état des milieux de l'œil, indépendant de toute compression musculaire ; mais en voyant quelques-unes de ces myopies guérir par la section du petit oblique, j'ai douté que l'action des muscles fût réellement étrangère à leur production. Cependant je ne regarde pas la question comme résolue, et j'admets toujours provisoirement des myopies par disposition des milieux de l'œil, telle que la puissance réfringente de cet organe soit augmentée.

§ 2.

MÉTHODE A SUIVRE DANS L'EXAMEN DES MYOPES.

Dans l'examen des myopes, l'observation du chirurgien doit porter principalement sur trois points : 1° la conformation de l'œil; 2° la longueur de la vue; 3° la nature des lunettes qui agrandissent le champ de la vision.

En général les myopes ont la cornée plus saillante que ceux dont la vue est normalement étendue, et leur pupille est plus dilatée. Mais ces dispositions ne sont pas toujours sensibles pour l'observateur.

La portée de la vue peut s'estimer de plusieurs manières différentes. Ainsi on peut mesurer la distance à laquelle le sujet peut lire distinctement les caractères d'imprimerie; pour cela il suffit de lui présenter un livre qu'on place successivement à différentes distances, et l'on mesure avec un ruban divisé en centimètres l'intervalle qui sépare l'œil du livre, au moment où cet organe voit les caractères parfaitement nets. Il est bon de mesurer également la distance la plus grande et la plus petite à laquelle la personne peut encore lire.

Un autre moyen d'apprécier la portée de la vue, consiste à mesurer la distance à laquelle on peut reconnaître les personnes. Mais cette estimation est difficile à faire d'une manière bien rigoureuse; car on reconnaît plus facilement et de plus loin les personnes avec lesquelles on est familier, que celles que l'on a vues seulement quelquefois.

Nature des lunettes qui agrandissent le champ de la vision.

Les lunettes sont d'un grand secours pour reconnaître : 1° l'existence de la myopie; 2° son intensité.

Il y a des gens qui ont la vue courte, sans être réellement myopes. Ainsi, parmi les strabiques, il y en a beaucoup qui ne peuvent apercevoir des objets éloignés, qui distinguent cependant bien les objets qui sont rapprochés, et dont aucune espèce de lunettes ne peut améliorer la portée de la vue. A coup sûr, cette espèce de vue courte n'est autre chose qu'un affaiblissement de la rétine, tandis que la véritable myopie est une affection toute différente, qui résulte, comme on sait, d'une trop grande réfringence des milieux de l'œil, et qu'on corrige en plaçant, au devant de la cornée, un verre concave qui fait éprouver aux rayons de lumière une divergence qui les empêche de se réunir avant d'arriver à la rétine. Ainsi, il n'y a de véritables myopes, dans le sens qu'on donne aujourd'hui à ce mot, que ceux qui non seulement ne peuvent apercevoir que les objets placés à de courtes distances, mais encore qui à l'aide de lunettes concaves, acquièrent la puissance de distinguer ces mêmes objets à une distance plus éloignée.

Pour juger de l'intensité d'une myopie, il faut présenter aux yeux des lunettes de différents numéros, et noter celui qui rend à ces organes le plus d'énergie visuelle.

J'emprunte à M. Charles Chevallier, le passage suivant sur les lunettes myopes :

« On a classé les verres de lunettes par numéros qui représentent leur distance focale estimée en pouces. La série des numéros commence à 100 et remonte jusqu'à un pouce. Cependant les myopes n'emploient guère en commençant que les numéros 60, 30, 20, etc.

« On peut diviser les numéros applicables aux vues courtes en quatre séries, qui correspondent à différents degrés d'altération de la vue.

1re *série, en commençant par le n° 60, employé ordinairement par les personnes qui prennent des lunettes pour la première fois.*

60, 30, 20, 18, 16 ; myopie faible.

2e *série, dont l'usage est plus général.*

15, 14, 13, 12, 11, 10 ; myopie plus prononcée.

3e *série, encore employée fréquemment.*

9, 8, 7, 6, 5, 4 1/2, 4 ; myopie forte.

4e *série, vues exceptionnelles assez rares.*

3 3/4, 3 1/2, 3, 2 3/4, 2 1/2, 2, 1 3/4, 1 1/2, 1 ; myopie très-forte.

Les myopes emploient rarement les numéros intermédiaires à 100 et 30, parce qu'ils n'éprouvent de la difficulté à distinguer les objets placés à une certaine distance, que lorsque ce dernier numéro devient indispensable. Ainsi, pour les travaux habituels, la lecture des caractères imprimés, celle de la musique, l'examen des tableaux, etc., la puissance visuelle est encore suffisante, et parfois même, ce n'est que par comparaison avec des vues ordinaires qu'on s'aperçoit de l'altération. Bientôt on ne peut se livrer à la peinture, à la chasse, ou jouir des représentations théâtrales, qu'en empruntant le secours des numéros 30, 20, etc.; mais on ne se décide que difficilement à leur usage, parce qu'on y voit encore bien à peu de distance et surtout de très-près. »

Quand je fais essayer des lunettes aux myopes qui viennent me consulter, je note toujours trois choses: 1° le numéro le plus fort avec lequel ils peuvent lire; 2° le numéro le plus faible; 3° le numéro avec lequel ils lisent le mieux. De cette manière j'ai toujours une idée fort exacte de l'intensité de la myopie que j'observe. Il faut avoir soin quand on recherche le numéro des lunettes qui rend à la vue le plus de puissance et de netteté, de faire regarder constamment le même objet; car on conçoit très-bien que les verres qui permettent à une personne myope de distinguer à une grande distance puissent aussi rendre parfaitement nets les objets rapprochés.

Pour voir de loin, un myope doit avoir recours

à des verres dont le foyer soit une fois plus court que celui des lentilles convexes employées pour voir de près. (*Charles Chevallier.*)

§ 3.

PRINCIPES DU TRAITEMENT DE LA MYOPIE.

Puisque la myopie tient dans tous les cas à une forme de l'œil plus allongée qu'elle ne doit l'être dans l'état normal, l'indication pour la guérir est d'enlever les causes qui maintiennent cette forme allongée.

Lorsque cette cause, comme dans la myopie acquise, est la compression exercée par les muscles, l'indication à remplir est de faire cesser cette compression. Pour y arriver, on peut concevoir divers moyens, mais le plus efficace est incontestablement la section du muscle ou des muscles compresseurs.

Toutefois, lorsque la disposition allongée de l'œil n'a pas été produite par la contraction musculaire, la section de certains muscles peut-elle encore avoir de l'influence sur la forme du globe oculaire et par suite modifier la myopie? J'ai été conduit à le penser, en voyant des myopies congénitales avec saillie des yeux en avant, et qui probablement n'étaient pas dues à une compression musculaire, céder à la section du muscle petit oblique, et je comprends très-bien ce résultat, comme je vais l'expliquer. Lors même que la tension intérieure des liquides de l'œil serait la cause de l'allongement de cet organe, l'allongement n'aurait pas lieu si les parois latérales du globe oculaire pouvaient céder, ce qu'elles feraient plus ou moins, si elles n'étaient pas soutenues par les muscles. Que l'on coupe ces muscles, qu'on enlève le soutien qu'ils prêtent aux parois latérales de l'œil, ces parois pourront s'écarter davantage, la tension sera moins grande sur les extrémités antéro-postérieures, et l'œil pourra s'aplatir plus ou moins, c'est-à-dire perdre l'accommodation qui ne lui permet de voir que les objets rapprochés.

Dès lors, que la compression exercée par les muscles, soit la cause première de l'allongement de l'œil, ou qu'elle s'oppose seulement à la dilatation de ses parois latérales, la section de ces muscles sera toujours utile, et l'on pourra toujours y trouver un moyen d'amélioration ou un moyen de guérison.

En admettant des principes de traitement, on est conduit à rechercher avant tout quels sont les muscles dont la compression maintient la forme allongée de l'œil, et à ne recourir à des sections qu'après avoir déterminé quels sont ces muscles compresseurs.

La question de savoir quels sont les muscles rétractés, n'est pas aussi importante qu'elle le semblerait au premier abord. C'est un principe élémentaire de physique, que lorsqu'une cavité est remplie de liquide, une pression exercée sur ce liquide se transmet uniformément dans toutes les directions, quel que soit le lieu où se fait sentir la force compressive; et que, si la résistance cède dans un point, la tension diminue proportionnellement dans tous les autres. Dès-lors qu'un muscle, par sa rétraction, comprime l'œil dans un endroit donné, toutes les parties de cet organe seront également distendues par les liquides intérieurs; que la distension soit diminuée dans une partie quelconque, la tension cessera uniformément dans toutes les autres. Le résultat sera donc le même, soit que l'on détruise la force qui comprime, c'est-à-dire que l'on coupe les muscles rétractés, soit que l'on diminue la résistance opposée par les parties distendues, c'est-à-dire par les muscles qui, placés autour de l'œil, en soutiennent les parois sans être le siége d'aucune rétraction anormale.

A ce point de vue, on conçoit à priori que la myopie puisse être guérie par la section d'un muscle quelconque de l'œil, pourvu que cette section soit suffisante pour ramener à l'état normal la tension des liquides intérieurs de l'œil; une seule section, dans les cas où la tension est très-forte, peut être insuffisante pour obtenir le résultat que l'on désire, et il peut devenir nécessaire de recourir à la section de plusieurs muscles.

La conclusion que je viens d'énoncer, non seulement est déduite des plus saines théories, mais elle rend compte des résultats observés à la suite des sections musculaires faites pour des myopies coïncidentes ou non avec le strabisme. Ainsi, on a vu, dans les myopies avec strabisme, la guérison suivre la section du muscle droit interne seul, du muscle droit externe seul; on a vu des cas où la section du grand oblique a dû être réunie à celle du droit interne, pour que la myopie disparût entièrement, c'est-à-dire, que cet état de la vue s'est dissipé, soit après la section des muscles droits interne et externe, soit après la section du muscle grand oblique.

Dans la myopie sans strabisme, j'ai coupé le muscle petit oblique; on verra par la suite que j'ai réussi presque constamment. M. Guérin, et après lui M. Florent Cunier, ont guéri, en coupant les muscles droit interne et droit externe, d'où il suit que dans la myopie sans strabisme l'on a eu des succès, soit qu'on ait agi sur les muscles droits, soit qu'on ait agi sur les muscles obliques.

Puisque à priori on ne peut assurer s'il vaut mieux couper les muscles droits que les muscles obliques, ou les muscles obliques que les muscles droits, la préférence que l'on doit accorder à la section de certains de ces muscles sur la section de certains autres, dépend de la facilité plus ou moins grande qu'on peut avoir à pratiquer l'une de ces sections, et à l'absence de toutes espèces d'accidents après qu'elle a été faite. A ce point de vue, je n'hésite pas à me prononcer en faveur de la section du muscle petit oblique que j'ai proposée et exécutée le premier. Les raisons théoriques qui me conduisent aujourd'hui à l'admettre, ne sont pas identiques à celles que j'exposais dans ma première lettre à l'Institut; mais quelles qu'elles soient, l'opération que j'ai créée n'en est pas moins justifiée dans son principe par une expérience déjà étendue.

Si l'on a recours à la section des muscles droits, il faut nécessairement couper les deux antagonistes, par exemple le droit interne et le droit externe, ou le droit supérieur et le droit inférieur; car si l'un de ces muscles était coupé sans son antagoniste, l'œil se dévierait dans un sens ou dans l'autre, et l'on aurait un strabisme consécutif à l'opération. Pour éviter ce strabisme, on fait deux sections à la fois, mais l'on comprend que cette double section n'est pas sans inconvénient. D'abord l'inflammation doit être assez vive, si l'on emploie la méthode ordinaire dans la section des muscles; et l'infiltration sanguine considérable, si l'on a recours à la méthode sous-conjonctivale. Ces accidents, sans être graves, retardent la guérison; et ce retard paraîtra considérable si on le compare à la disparition prompte de toute espèce de suites après la section sous-cutanée du muscle petit oblique. On prévoit aussi que, si la section des muscles droits interne et externe et celle de leurs aponévroses n'est pas identique de l'un et l'autre côté, il en résultera une déviation plus ou moins marquée de l'œil en dedans ou en dehors; et que si les sections sont parfaitement identiques, l'œil aura perdu de sa mobilité, ce qui peut nuire à l'expression du regard. La section des muscles obliques peut être faite de deux manières : 1° dans leur portion extra-capsulaire; 2° dans leur partie intra-capsulaire ou près de l'œil. La section isolée de l'un des muscles obliques dans sa partie intra-capsulaire est à peine praticable; le petit oblique est recouvert par le droit externe, le grand oblique par le droit supérieur, de sorte que les sections de ces muscles qui ne sont pas difficiles, lorsque l'on a coupé les muscles droits qui les recouvrent, sont d'une exécution très-embarrassante, si l'on veut les couper seuls. Dans tous les cas, l'on aurait une inflammation qui, sans être dangereuse, ne disparaîtrait assez complètement pour ne laisser aucune trace, qu'après trois ou quatre semaines.

Pour éviter ces inconvénients, il faut couper les muscles obliques dans leurs parties extra-capsulaires, ce que l'on peut faire pour le grand comme pour le petit oblique par la méthode sous-cutanée.

La section du petit oblique, étant plus facile que celle du grand oblique et n'exposant à la blessure d'aucun nerf ni d'aucune artère, doit être préférée si elle est suffisante. L'expérience me permet aujourd'hui d'assurer qu'elle n'entraîne aucun strabisme.

Je présumais ce fait avant même de l'avoir observé; car les études que j'avais faites sur le muscle petit oblique m'ayant démontré que sa fonction principale était de porter le globe de l'œil en avant et de le faire tourner sur son axe, j'en avais conclu qu'après sa section l'œil pourrait bien s'avancer moins facilement vers la partie antérieure de la face, paraître même un peu enfoncé, mais que sûrement il ne se dévierait dans aucun sens. Je vérifiai ce fait par des expériences sur des chiens dont je coupai les muscles obliques, et je me crus autorisé alors à tenter les mêmes sections sur l'homme.

Procédés opératoires et résultats pratiques.

Quoique j'aie admis théoriquement que la myopie pouvait guérir ou du moins s'améliorer par la section d'un muscle quelconque de l'œil, je n'ai pratiqué que celle du petit oblique à laquelle j'attribue une grande supériorité sur toutes les autres. Cette section du petit oblique est la seule dont je puisse parler d'après ma propre expérience, ce sera la seule que j'examinerai sous le rapport du manuel opératoire et sous le rapport des résultats pratiques.

Procédés opératoires pour la section du muscle petit oblique.

On peut couper le muscle petit oblique à son insertion à l'œil ou à son insertion à l'orbite.

La section du petit oblique à son insertion à l'œil serait difficile à exécuter, ce muscle, près de la sclérotique, étant situé très-profondément et recouvert en partie par le muscle droit externe. Pour la faire, on serait obligé de dénuder l'œil dans une assez grande étendue, et l'opération perdrait complètement le caractère de simplicité et peut-être d'innocuité, qui m'a conduit à la préférer à celle de tous les autres muscles de l'œil, dans le traitement de la myopie.

La section du muscle petit oblique à son insertion à l'orbite est aussi facile à exécuter qu'elle est simple dans ses suites. Ce muscle s'insère sur le bord inférieur de l'orbite, de 6 à 12 millimètres en dehors du sac lacrymal. Autour de cette insertion il n'est entouré d'aucun nerf, d'aucune artère, et on peut l'atteindre sans intéresser aucune partie importante. Rien de plus aisé que d'en faire la section, car un instrument tranchant qui est poussé contre la paroi inférieure de l'orbite, entre celle-ci et le muscle petit oblique, ne peut être ramené en avant sans accrocher l'insertion du muscle petit oblique, et sans la couper, si son tranchant dirigé en avant arrive jusqu'au dessous de la peau. Le guide assuré que fournissent les os dans cette opération, permet de la pratiquer par la méthode sous-cutanée, toujours si supérieure aux autres lorsqu'on peut l'appliquer avec précision.

On peut se servir pour la section du muscle petit oblique de deux ténotomes, l'un pointu et l'autre mousse; le premier pour piquer la paupière, le second pour glisser sur la paroi inférieure de l'orbite et faire la section du muscle. Mais quoique j'aie dans le début fait usage de ces deux instruments, je préfère aujourd'hui me servir d'un seul ténotome assez pointu pour piquer la paupière, mais dont la pointe est assez arrondie pour ne pas être arrêtée en glissant sur l'orbite. La lame de cet instrument a 4 centimètres de longueur et 3 millimètres de largeur; elle coupe dans l'étendue de 3 centimètres seulement, de telle manière que, lorsqu'il est enfoncé aussi profondément que possible, sa partie tranchante ne correspond plus à l'ouverture de la peau.

Le malade est assis, la tête renversée en arrière et appuyée sur la poitrine d'un aide ou sur le dos d'un fauteuil; l'opérateur se place à droite du malade; s'il agit sur l'œil du côté gauche, il pose l'indicateur de sa main gauche sur le milieu de la paupière inférieure du malade, de manière que son ongle soit placé immédiatement au dessus du rebord inférieur de l'orbite; avec ce doigt il repousse en arrière l'œil et la paupière, et met ainsi en relief le milieu du bord orbitaire inférieur. C'est au devant de cet ongle et immédiatemeut en arrière du rebord orbitaire qu'il plonge le ténotome tenu de la main droite, comme une plume à écrire, ainsi que le représente la planche n° 8. Cet instrument est poussé en bas jusqu'à ce qu'il ait rencontré la paroi inférieure de l'orbite, il est enfoncé ensuite dans cette cavité à une profondeur de 2 à 3 centimètres, en suivant une direction perpendiculaire à celle du petit oblique, c'est-à-dire oblique d'avant en arrière et de dehors en dedans; lorsque la pointe qui ne doit jamais abandonner l'orbite est arrivée jusque près de l'éthmoïde, l'instrument qui a été ramené peu à peu à la direction horizontale est reporté en avant, le tranchant dirigé dans le même sens. Lorsqu'on le sent au dessus de la peau et que la pointe aboutit un peu en dehors du sac lacrymal, on doit nécessairement avoir accroché le muscle petit oblique, mais on ne peut pas l'avoir coupé. Pour en assurer la section, je tourne la lame, d'abord en bas, puis contre la partie antérieure du maxillaire supérieur, de manière à ce que le muscle, s'il n'est pas encore coupé, soit compris entre l'os et la lame de l'instrument, et qu'en retirant celui-ci, on ne puisse manquer d'achever la section, si elle est encore incomplète. (*Voy. la pl.* 9.)

Lorsque j'opère sur le côté droit, je pourrais me placer à gauche du malade, et tenir l'instrument de la main gauche, mais comme je préfère me servir de la main droite, je me place à droite et derrière le malade et j'opère comme sur l'œil du côté gauche.

Suites immédiates de la section du muscle petit oblique.

Aussitôt après que l'instrument est retiré, il s'écoule une certaine quantité de sang, et ce n'est que trois ou quatre minutes après que cet écoulement s'arrête. A l'instant même, la paupière inférieure devient gonflée et ecchymosée. Ce gonflement qui est sans douleur, ne dure jamais plus de 24 à 48 heures; au bout de ce temps, quelquefois plus tôt, il est entièrement dissipé, et il ne reste qu'une ecchymose dont toutes les traces disparaissent ordinairement du quinzième au vingtième jour. Il n'y a du reste aucune douleur, aucune inflammation; l'œil reste tout-à-fait étranger aux suites de l'opération, et tout au plus voit-on la conjonctive légèrement ecchymosée vers le troisième ou le quatrième jour.

Jamais je n'ai vu la moindre tendance à la suppuration dans la plaie sous-cutanée qui accompagne la section du muscle petit oblique. Ce résultat ne doit pas étonner, car dans le procédé que je suis, la section se fait sans tâtonnements, sans qu'on soit obligé de revenir plusieurs fois sur une section primitivement incomplète, et l'ouverture de la peau ne correspond plus, l'opération terminée, avec la plaie faite aux parties profondes. Ce défaut de rapport vient de ce que la peau ayant été enfoncée entre l'œil et le bord orbitaire, par le doigt qui guide l'instrument, la piqûre qui lui est faite se place au moins d'un centimètre au dessous de ce rebord, sitôt que, la compression enlevée, elle reprend sa position normale.

Les mouvements de l'œil sont conservés dans toute leur intégrité. Dès le premier jour, aucun d'entre eux n'est rendu plus difficile, et cet état ne se dément jamais.

Quant aux changements dans la vue, les observations que je citerai avec détails, permettront d'en apprécier toute l'importance; il me suffit de dire actuellement que le résultat en est quelquefois immédiat. Aussitôt après l'opération les malades s'écrient qu'ils voient plus distinctement, et si l'émotion qu'ils éprouvent quelquefois ou le gonflement immédiat des paupières ne permettent pas d'apprécier de suite les résultats, dès le lendemain on peut toujours reconnaître les changements qui se sont opérés dans la vue et faire toutes les expériences qui permettent de s'assurer des effets de l'opération. Les malades peuvent lire, se promener sans que ces exercices n'aient jamais été suivis d'un résultat fâcheux. Pour la simplicité des suites, on ne peut comparer l'opération de la myopie qu'à l'opération de la saignée.

Résultats obtenus par la section des deux muscles petits obliques.

Les malades auxquels j'ai coupé le muscle petit oblique des deux côtés sont au nombre de neuf; chez tous, j'ai obtenu une amélioration très-marquée dans la portée de la vue. En rapportant leurs observations détaillées, je n'ai pas distingué celles des myopes et celles de ceux qui étaient affectés d'une myopie compliquée de disposition à la fatigue des yeux.

Plusieurs de ces malades n'avaient jamais fait usage de lunettes; l'un d'eux ne savait pas lire, je n'ai pu dès lors rendre leurs observations aussi complètes que je l'aurais fait si j'eusse pu comparer l'état de leur vue aidée de lunettes avant et après leur opération, et si je les eusse pu faire lire tous. Mais ces circonstances qui diminuent le nombre des détails dans lesquels je puis entrer n'enlèvent presque rien à la précision des faits que j'ai rassemblés.

OBSERVATION 1re.

Myopie simple. — Section des deux muscles petits obliques. — Guérison.

M. Rieux, étudiant en médecine, âgé de 22 ans, demeurant, rue Paradis, n. 9, est affecté depuis l'âge de 14 ans d'une myopie qu'il attribue à l'habitude qu'il a contractée, étant jeune, de lire pendant des nuits entières; la diminution dans la portée de sa vue a graduellement augmenté depuis son invasion. A l'âge de 15 ans, M. Rieux portait des lunettes n. 18. Il a dû en prendre de plus en plus fortes jusqu'au n. 6. Je l'opérai le 22 mars, 1841. Aussitôt après l'opération, il éprouva un allongement dans la portée de la vue; cette amélioration fut encore plus sensible le lendemain, et s'est bien maintenue depuis. Le tableau suivant peut faire juger des résultats de son opération.

Avant l'opération, 22 *mars* 1841.	*Plus de* 6 *mois après l'opération*, 1er *novembre* 1841.
Avec les deux yeux, M. Rieux ne peut lire à plus de 16 centimètres; avec un seul œil, il lit à 25 centimètres.	Avec ses deux yeux, il lit à 33 centimètres.
Il lit avec les lunettes, numéros 1, 2, 3.	Il ne peut plus lire avec les lunettes numéros 1, 2, 3.
Il ne lit les chiffres de 3 centimètres de hauteur qu'à 2 ou 3 pas de distance.	Il lit les mêmes chiffres à 7 ou 8 pas.

Il porte habituellement des lunettes N° 10, quoique ce soit avec le N° 6, qu'il voie le mieux. Sitôt qu'il quitte ses lunettes, il éprouve un mal de tête insupportable.	Il ne porte plus de lunettes, et cependant il n'éprouve pas pour cela des maux de tête ; il voit aussi bien sans lunettes, qu'il voyait avec les lunettes N° 10.
Sans lunettes, il ne peut reconnaître les personnes à plus de 3 pas, et ne peut se servir à table.	Sans lunettes, il reconnaît les personnes à 25 pas, et se sert aisément à table.
Il voit mieux avec un œil qu'avec ses deux yeux.	Il voit mieux avec ses deux yeux, qu'avec un seul œil.
La lecture ne le fatiguait pas avant l'opération.	Il en est de même depuis l'opération.

Myopie simple. — Section des deux muscles petits obliques. — Guérison.

André Serve, journalier, âgé de 41 ans, demeurant à la Guillotière, rue de l'Epée, n° 2 au 4e, est affecté d'une myopie congéniale qui est toujours allée en augmentant. Je lui fais la section des deux muscles petits obliques, le 22 mai 1841 ; aussitôt après l'opération, il reconnaît que sa vue est plus claire et plus longue ; voici les résultats définitifs qu'il en a obtenus.

Il est à remarquer que cet homme ne sachant pas lire, n'ayant jamais porté de lunettes et ne s'étant jamais appliqué à des travaux qui pussent fatiguer ses yeux, son observation ne peut être aussi complète et aussi précise que celle des malades qui savaient lire et qui portaient des lunettes;

je me suis assuré, cependant, avant l'opération, qu'il voyait distinctement avec des lunettes nº 4.

Avant l'opération, le 22 mai 1841.	*Plus de deux mois après l'opération, 3 août 1841.*
Le malade ne peut reconnaître l'heure à une montre au delà de 15 centimètres.	Il reconnaît l'heure à la même montre à 39 centimètres.
Il ne reconnaît pas les personnes à plus de 2 ou 3 pas.	Il reconnaît les personnes à 30 ou 35 pas.
Du quatrième étage, il ne peut distinguer ni les chiens, ni même les chevaux qui sont dans la cour; il ne voit que le corps des tombereaux sans en apercevoir les bras.	Non seulement du quatrième étage, il distingue les chiens et les chevaux qui sont dans la cour, mais il voit nettement les poules et les bras des tombereaux.
Il est menacé d'être renvoyé par les personnes chez lesquelles il exerce sa profession de balayeur, parce qu'il ne distingue pas les toiles d'araignées.	Il continue sa profession de balayeur, et distingue très-bien les toiles d'araignées.

Myopie avec disposition à la fatigue des yeux. — Section des deux muscles petits obliques.

M. Paradis, âgé de 22 ans, séminariste, demeurant à la Côte Saint-André, s'aperçut, dès son enfance, qu'il voyait moins loin que les autres personnes; sa myopie augmenta progressivement, mais elle ne parvint qu'à un faible degré; aussi ce ne fut point pour la guérir qu'il vint à l'Hôtel-Dieu de Lyon réclamer des secours, mais pour une disposition à la fatigue des yeux telle, qu'il lui était impossible de continuer ses études; on avait essayé, mais vainement, de le guérir par le repos, la saignée, les purgations.

Le 21 juin 1841, section sous-cutanée des deux muscles petits obliques.

Voici quel a été le résultat de son opération.

Avant l'opération, 21 *juin* 1841.	*Plus de six semaines après l'opération*, 6 *août* 1841.
Le malade ne peut lire à plus de 38 centimètres.	Il lit à 61 centimètres.
Il ne reconnaît pas les personnes à plus de 25 pas.	Il peut les reconnaître à 60 pas.
Il ne peut lire plus de demi-heure sans que sa vue ne se trouble et qu'il n'éprouve des douleurs dans les yeux et dans la tête.	Il peut lire deux heures au moins sans la moindre fatigue et sans que la vue ne se trouble.
Il ne peut continuer ses études.	Il les poursuit sans obstacle.

Ces renseignements sont consignés dans une lettre qui m'a été écrite par le malade, en date du 6 août; il me les donne en disant qu'il est vraiment heureux des résultats qu'il a obtenus.

Myopie avec disposition à la fatigue des yeux. — Section des deux muscles petits obliques. — Guérison.

Le nommé Antoine Acarie, huissier, âge de 35 ans, demeurant à Thizy (Rhône), est affecté d'une myopie pour laquelle il a été réformé à l'âge de

21 ans ; il s'en est aperçu dès son plus bas âge, et il l'attribue à ce qu'il fixait souvent ses yeux sur le soleil. Il est atteint d'un clignotement des paupières qu'excite la vision de tout objet vivement éclairé. Durant la nuit, il n'a pas de clignotement ; sa vue paraît même alors plus nette que chez les personnes dont les yeux sont dans l'état normal.

Il est opéré le 15 juillet 1841. Dès le lendemain il reconnaît que sa vue est plus nette et plus longue ; voici les résultats définitifs de son opération.

Il est à remarquer qu'il n'a jamais trouvé de lunettes qui rendissent sa vue plus claire et plus longue, et il n'a jamais pu porter même des conserves, parce qu'il était sujet à une transpiration telle, que les verres se couvraient rapidement de gouttelettes aqueuses, qui détruisaient la transparence des verres.

Avant l'opération, 15 *juillet* 1841.	*Trois semaines après l'opération*, 8 *août* 1481.
Il ne peut lire à plus de 13 centimètres de distance.	Il lit à 61 centimètres.
Il ne peut distinguer des numéros de 4 centimètres de hauteur à plus de 4 ou 5 pas.	Il distingue les mêmes numéros, à 7 ou 8 pas 4 jours après l'opération.
Il ne peut reconnaître les personnes à plus de 3 pas.	Il reconnaît les personnes à 8 ou 9 pas.
Il ne peut lire pendant plus de demi-heure sans que sa vue ne soit fatiguée.	Il peut lire sans fatigue pendant une demi-journée, sur un livre de caractères ordinaires.
Le grand jour produit chez lui un clignotement très-désagréable.	Ce clignotement, sans avoir cessé, est beaucoup moindre qu'avant l'opération.

Myopie avec disposition au trouble de la vue par l'exercice des yeux. — Section des deux muscles petits obliques. — Guérison.

Louise Richerand, âgée de 13 ans, ouvrière en soie, demeurant quai de Bourgneuf, n° 113, au 3me, d'une bonne constitution, n'a jamais eu d'ophthalmie; sa vue a été bonne jusqu'à dix ans, époque à laquelle elle s'est livrée assiduement à la broderie et à la couture. Ce travail ne la fatigua pas d'abord; mais au bout de quelque temps, elle s'aperçut que la portée de sa vue diminuait légèrement, et qu'elle ne pouvait prolonger son travail sans éprouver une douleur profonde dans l'œil, et sans que sa vue ne se troublât.

Cette disposition à la fatigue des yeux d'abord peu marquée, fit des progrès continuels; à l'âge de douze ans, la malade renonça à la couture et se fit ouvrière en soie, adoptant ainsi une profession qui n'exige pas une grande application de la vue. Cependant sa fâcheuse disposition persista et fit même de tels progrès qu'elle vint me consulter sur sa vue, disant qu'elle serait obligée de renoncer à sa profession si elle ne pouvait être guérie.

Le 10 juillet 1841, je lui pratiquai la section sous-cutanée des deux muscles petits obliques. Dès le lendemain, elle trouva un grand changement dans la portée de sa vue, et distingua très-bien les détails d'une gravure placée au pied de son lit et qui ne lui offrait auparavant qu'une image confuse.

Dès le cinquième jour après l'opération, sa vue avait acquis toute la portée qu'elle a conservée depuis; le tableau suivant fera juger des changements remarquables que l'opération a produits chez elle.

Elle n'avait jamais porté de lunettes, mais je m'étais assuré avant l'opération qu'elle voyait beaucoup mieux lorsqu'elle portait des lunettes nº 6.

Avant l'opération, 10 *juillet* 1841.	*Après l'opération*, 10 *août* 1841.
La malade ne peut lire des caractères cicéro à plus de 28 centimètres.	Elle lit les mêmes caractères à la distance de 60 centimètres.
Elle ne peut reconnaître les personnes à plus de 10 pas de distance.	Elle reconnaît les personnes à 30 et 35 pas.
Elle ne peut lire plus de 2 ou 3 pages, sans que sa vue ne se trouble et que sa tête ne devienne douloureuse; elle ne peut coudre pendant plus de 10 minutes.	Elle peut lire, coudre pendant des heures entières sans éprouver aucune fatigue; dès le cinquième jour après l'opération, elle avait pu lire 40 pages sans être fatiguée.
De sa fenêtre placée sur la rive droite de la Saône, elle ne peut distinguer ni le quai ni les maisons de la rive gauche.	Elle distingue très-bien les passants et tous les détails des maisons, sur le quai de la Saône, opposé à celui où elle demeure.

Myopie avec disposition à la fatigue des yeux.

Léon Dulac, âgé de 16 ans, est affecté d'une myopie congénitale qui a sensiblement augmenté depuis l'âge de 12 ans. A 15 ans il commença à porter des lunettes, mais la fatigue qu'elles lui faisaient éprouver l'obligèrent d'en suspendre l'emploi au commencement de sa seizième année. Il était alors incapable de lire ou d'écrire pendant long-temps, et il vint me consulter sur le moyen qu'il pourrait mettre en usage pour remédier à cette disposition au trouble de la vue. Je lui conseillai la cessation de tout travail, les sangsues au fondement, les bains de pieds sinapisés, quelques légers purgatifs. Ces moyens restèrent sans effet, et M. Dulac fut obligé d'abandonner les études qu'il poursuivait avec succès au collége de Lyon; il était alors dans le milieu de sa seizième année. Au jour, il ne pouvait travailler plus d'une heure, et à la lumière le travail lui était presque impossible. Les lunettes n°s 9 et 10, qu'il avait portées pendant un certain temps, le fatiguaient à tel point qu'il avait été obligé d'en abandonner l'usage. Sans lunettes et avec l'œil droit, qui était plus fort que le gauche, il lisait facilement à 11 centimètres. Il ne pouvait lire en-deçà de 6 centimètres et au-delà de 17 centimètres.

Le 29 juillet, je lui fis, chez moi, la section des deux muscles petits obliques; il retourna à son appartemeat aussitôt après, et le troisième jour il partit pour Montbrison, situé à 18 lieues de Lyon. Sa vue avait alors 31 centimètres de portée. Voici le tableau comparatif de son état avant et après l'opération :

Avant l'opération, 29 *juillet.*	*Après l'opération*, 15 *novembre.*
La limite extrême de la vision distincte pour la lecture est de 17 centimètres.	Cette limite est de 32 centimètres.
Il ne reconnaît les personnes qu'à 5 ou 6 pas.	Il reconnaît les personnes à 55 ou 60 pas.
Il ne peut lire plus d'une heure le jour, et un peu moins pendant la nuit.	Il peut lire indéfiniment le jour et la nuit.
Il ne peut continuer ses études.	Il peut reprendre ses études.
Il ne pouvait plus chasser.	Le 14 août il écrivait à son frère : Je vois si bien le gibier qu'hier j'ai tué trois perdrix et une caille.
A l'époque où il pouvait supporter des lunettes, il faisait usage des Nos 9 ou 10, quoique ce fût avec les lunettes n° 6 qu'il vît le mieux.	Il n'en porte plus.

Myopie congéniale avec disposition à la fatigue des yeux. — Section des deux muscles petits obliques. — Amélioration.

M. Deyriatz, âgé de 40 ans, négociant, né d'un père myope, s'est aperçu, dès sa plus tendre enfance, que sa vue avait moins de portée que dans l'état normal. A l'âge de 14 ans, il a commencé à porter des lunettes n° 6; il a dû augmenter graduellement la force de ses lunettes jusqu'au n° 3 et 1/2; vers l'âge de 37 à 38 ans, il a commencé à éprouver une disposition au trouble de la vue et à la fatigue des yeux, à la suite d'une lecture assez prolongée; cet état acquit une gravité toujours croissante. Le repos des yeux, le séjour à la campagne, les saignées, les purgations, les bains de pieds, ont été impuissants à le soulager; il se disposait à quitter le commerce lorsqu'il est venu me consulter le 2 mars; je lui ai pratiqué la section sous-cutanée des deux muscles obliques, ce n'est que deux jours après l'opération qu'on s'est aperçu d'un changement dans la portée de sa vue; ces changements ont été incomplets, mais cependant avantageux; on en peut juger par le tableau suivant.

Avant l'opération, 2 *mars* 1841.	*Plus de* 5 *mois après l'opération*, 5 *août* 1841.
Il lit avec l'œil droit à 14 centimètres, avec l'œil gauche à 17 centimètres.	Point de changement.
Il se sert de lunettes n° 5 1/2.	Il se sert de lunettes n° 10.
Sans lunettes il ne reconnaît pas les personnes à plus de 2 pas.	Il peut reconnaître les personnes à 4 ou 5 pas.
Il ne peut se servir à table sans lunettes, il ne peut voir l'heure à l'Hôtel-de-Ville.	Sans lunettes il peut se servir à table et voir l'heure à l'Hôtel-de-Ville.
Il ne peut lire même avec les lunettes, lorsqu'il se sert de ses deux yeux; il est toujours forcé d'en fermer un.	Il peut lire plus aisément avec ses deux yeux qu'avec un seul.
Avec ses lunettes il ne peut lire plus d'une ou deux	Avec ses lunettes il peut lire demi-heure et écrire

lignes, et il ne peut écrire pendant plus de quelques minutes ; il est obligé d'abandonner ses affaires si son état ne s'améliore pas.

pendant plusieurs heures sans se fatiguer ; il peut s'occuper de la direction d'un commerce, tout en ayant soin de ménager sa vue.

Il est à remarquer que si les résultats obtenus chez M. Deyriatz sont incomplets, il ne faut pas l'attribuer à ce qu'il s'est écoulé plusieurs mois entre son opération et le moment où je l'ai observé pour la dernière fois ; l'amélioration était aussi incomplète dans les premiers temps.

Après avoir cité les cas dans lesquels j'ai pratiqué la section des deux muscles petits obliques, je passe à ceux où je n'ai pratiqué la section que d'un seul de ces muscles.

Myopie simple des deux yeux — Section du muscle petit oblique droit. — Résultats avantageux quoiqu'incomplets.

Benoît Thévenin, ouvrier en soie, demeurant rue Bourgchanin, n° 32 au 5e, âgé de 18 ans, est affecté d'une myopie congénitale, qui n'a pas éprouvé de changement depuis qu'il observe l'état de sa vue. Ses yeux sont convexes et saillants. La convexité de la cornée est beaucoup plus marquée que celle de la sclérotique ; les pupilles sont normalement dilatées. Il peut lire à 12 centimètres de distance, et il peut éloigner le livre jusqu'à 17 centimètres.

Il y a une différence bien marquée entre l'œil droit et l'œil gauche : à droite il ne peut pas lire à une distance plus grande que celle de 13 centimètres, et ce n'est qu'à une distance de 9 centimètres qu'il distingue parfaitement les lettres d'un livre avec cet œil ; il aperçoit les objets à une distance de 17 centimètres, comme nous l'avons dit ci-dessus.

Depuis trois ans il porte habituellement des lunettes n° 4, auparavant il se servait du n° 5. Il a commencé à porter des lunettes à l'âge de 12 ans, il faisait alors usage du n° 7. On doit remarquer que s'il a été obligé de prendre des n^os de plus en plus forts, c'est parce que ses occupations exigeaient une vue de plus en plus distincte.

Le 23 février 1841, je lui coupe le muscle petit oblique du côté droit.

Le 7 mars, il lit avec l'œil opéré à 17 centimètres. On voit qu'il ne s'est pas opéré de changements remarquables sous le rapport de l'aptitude à lire. Cependant il peut travailler actuellement sans lunettes, ce qu'il ne pouvait faire autrefois sans une extrême fatigue ; et tandis qu'avant l'opération il ne pouvait travailler à la chandelle pendant plus de demi-heure à une heure, il peut maintenant travailler toute la soirée.

J'ai constaté dans le commencement du mois d'août, c'est-à-dire plus de cinq mois après son opération, que tout le bénéfice qu'il en avait retiré s'était conservé ; avec ses lunettes il distinguait, sur la montagne de Fourvière, les télégraphes, les personnes même et d'autres objets qu'il ne pouvait pas apercevoir avant d'avoir été opéré, et il pouvait toujours travailler à la chandelle pendant plusieurs heures sans éprouver de fatigue.

Myopie. — Section du muscle petit oblique du côté droit. — Résultat nul.

Jean-Pierre Orsat, âgé de 51 ans, est affecté d'une cataracte complète du côté gauche; son œil du côte droit est myope à un si haut degré, que le n° 1 ne peut lui suffire. Il est obligé de porter des lunettes si concaves que l'opticien lui a dit que ses lunettes étaient de 10 lignes, ce qui veut dire sans doute que le rayon de la concavité est de 10 lignes. Ces lunettes, qui lui sont pourtant indispensables pour se conduire, il est obligé de les quitter pour lire, et de placer le livre à un centimètre de son nez.

Il ne reconnaît les personnes, même avec les lunettes, qu'à une distance d'un ou deux pas.

Les yeux paraissent un peu saillir et soulever les paupières.

Cette myopie date de sa naissance; cependant, lorsqu'il était enfant, il jouait aux globules sans lunettes; c'est à l'âge de 15 ans qu'il a commencé à en porter; elles étaient du n° 4. Il fut exempté de la conscription pour sa myopie; celle-ci est restée stationnaire pendant plusieurs années, mais depuis quatre ans elle a fait des progrès rapides et elle est parvenue au point que nous avons décrit.

Le 23 avril, je pratiquai la section du muscle petit oblique du côté droit ; il n'en résulta aucune espèce de changement dans la vue. Le malade sortit trois jours après son opération ; ses espérances ne pouvaient être déçues, car je lui avais donné fort peu d'espoir.

On remarquera d'abord que dans les deux cas que je viens de citer je n'ai opéré qu'un seul œil. Je me contentai de la section d'un seul muscle petit oblique chez Thévenin, que j'opérai à mes débuts, parce que je croyais alors devoir circonscrire autant que possible le champ de mes essais; chez Orsat, parce que l'un de ses yeux était cataracté, et que toute section musculaire était inutile dans cet œil.

Le résultat incomplet qne j'ai obtenu chez Thévenin peut dépendre, soit de ce que la section fut bornée à un seul muscle petit oblique, soit de ce que ses yeux étaient très-saillants, ce que je n'ai pas observé.

Quant à Orsat, il avait 51 ans, et la vue, chez lui, était si courte que des lunettes n° 1 étaient pour lui insuffisantes. Il se trouvait donc dans des circonstances si exceptionnelles, qu'on ne peut rien préjuger, d'après l'insuccès de son opération, contre la section du petit oblique dans des cas ordinaires de myopie.

Parmi mes opérés, M. Deyriatz est celui, de tous les malades à qui j'ai coupé les deux obliques, qui a retiré le moins d'avantages de son opération.

Je ne puis plus attribuer l'insuccès qui a suivi l'opération de Thévenin à ce que sa myopie était congéniale, car cette circonstance n'a pas empêché l'opération de réussir chez André Serve, Accary, Paradis.

Résumé des résultats obtenus dans les opérations de myopie où j'ai pratiqué la section des deux muscles petits obliques.

Ces résultats doivent être examinés : 1° sous le rapport de la plus grande distance à laquelle les opérés peuvent lire ; 2° sous le rapport de la plus grande distance à laquelle ils peuvent reconnaître les personnes ; 3° sous le rapport des lunettes qui leur sont nécessaires ; 4° sous le rapport de la disposition à la fatigue de yeux ; 5° enfin sous celui de la persistance des effets produits par l'opération.

Résultats obtenus sous le rapport de la plus grande distance à laquelle les opérés peuvent lire des caractères ordinaires.

Je comparerai dans ce tableau la plus grande distance à laquelle les malades pouvaient lire avant l'opération, et celle à laquelle ils pouvaient lire du 10 au 15 août, époque à laquelle je les ai tous examinés, afin de juger autant que possible des résultats définitifs de l'opération.

La portée extrême de la vue, sous le rapport de la lecture, s'est agrandie :

Chez M. Rieux, de	16	à	33	centim.
Chez Michel Serve, de	15	à	39	id.
Chez M. Paradis, de	38	à	61	id.
Chez M. Accary, de	13	à	25	id.
Chez M. Dulac, de	17	à	32	id.
Chez Louise Richerand, de	28	à	60	id.
Chez M. Deyriatz, elle est restée		à	17	id.

Ce qui démontre que chez tous ces malades, à l'exception d'un seul, la portée de la vue pour la lecture a été à peu près doublée; les différences en deçà et au delà d'une augmentation du double sont trop faibles pour qu'on soit obligé d'en tenir compte dans un résumé général.

Résultats obtenus sous le rapport de la plus grande distance à laquelle les opérés peuvent reconnaître les personnes.

On comprendra sans peine que cette estimation ne puisse être faite avec une grande précision. Un myope qui reconnaît à dix pas de distance une personne qu'il voit tous les jours, dont il connaît les moindres habitudes, aura de la peine à reconnaître à six ou sept pas les personnes qu'il ne voit que rarement. Ces différences empêchent de mesurer la distance à laquelle les myopes reconnaissent les personnes, comme on mesure la distance à laquelle ils peuvent lire. Aussi m'en suis-je rapporté sous ce rapport aux témoignages de leurs observations.

La portée extrême de la distance à laquelle les personnes pouvaient être reconnues, s'est étendue :

Chez M. Rieux, de	4	à	30	pas.
Chez M. Michel Serve, de	5	à	35	id.
Chez M. Paradis, de	25	à	60	id.
Chez M. Accary, de	4	à	25	id.
Chez M. Dulac, de	6	à	50	id.
Chez Louise Richerand, de	15	à	65	id.
Chez M. Deyriatz, de	2	à	4 ou 5	id.

On voit par ce tableau que l'augmentation dans la portée de la vue pour reconnaître les personnes, a été beaucoup plus marquée que pour la lecture. M. Deyriatz qui n'avait éprouvé aucune amélioration sous ce dernier rapport, peut reconnaître les personnes à une distance double de celle à laquelle il les reconnaissait auparavant : et les autres malades dont la vue s'était allongée simplement du double dans la lecture, est devenue en général 4 ou 5 fois plus longue sous le rapport de la distance à laquelle les personnes peuvent être reconnues.

Une observation analogue et qui s'est montrée constante, c'est que l'allongement de la vue est devenu d'autant plus marqué que les malades regardent des objets plus éloignés. C'est dans la facilité qu'ils ont acquise de distinguer les nuages, les arbres, les maisons et en général les masses placées à de grandes distances, qu'ils trouvent l'amélioration la plus sensible.

Résultats obtenus sous le rapport des lunettes nécessaires aux opérés.

Je n'ai pu faire que peu d'observations sur les changements que les myopes opérés ont obtenus, sous le rapport des lunettes qui leur sont nécessaires; car plusieurs d'entre eux n'en portaient pas avant l'opération. Ceux qui en faisaient usage, et qui étaient seulement au nombre de trois, ou les ont quittées ou se servent de numéros plus faibles. Dans le premier cas, se trouvent MM. Rieux et Dulac qui portaient, le premier des verres n° 10, le second, des verres n° 9; dans le second cas, M. Deyriatz qui, bien qu'il ait obtenu moins d'amélioration qu'aucun autre, a échangé les verres n° 5 1/2 contre des verres n° 9.

J'ai lieu de penser que tous les myopes qui sont jeunes, et peuvent, comme MM. Rieux et Dulac, lire à plus de 15 ou 16 centimètres avant l'opération, peuvent quitter leurs lunettes après la section des deux muscles petits obliques. Chez les myopes qui ne peuvent lire au delà de 14 ou 15 centimètres; ou qui lisant un peu plus loin, auront dépassé 35 à 40 ans, le résultat sera moins complet, sans doute; l'opération leur permettra seulement de se servir de n^{os} plus faibles que ceux qui leur étaient nécessaires.

Résultats obtenus sous le rapport de la marche, et de la durée de l'amélioration.

L'allongement dans la portée de la vue se montre toujours au moment même de l'opération, lorsque les malades ne sont pas trop émus pour être empêchés de regarder, ou que le gonflement, presque toujours immédiat, de la paupière inférieure ne masque pas l'œil assez complètement pour empêcher la vision. Dans les cas où les malades peuvent regarder, ils disent toujours après que le ténotome est retiré, qu'ils voient mieux et plus loin. Mais si l'on ne peut toujours constater, séance tenante, le résultat de la section du muscle petit oblique, dès le lendemain au plus tard, on peut faire lire les malades, et l'on constate alors autant d'amélioration qu'à aucune autre époque plus éloignée. M. Deyriatz seul fait exception à cette règle; ce ne fut que deux ou trois jours après l'opération que l'allongement dans la vue commença à se manifester chez lui, il est à remarquer qu'il n'a obtenu qu'un succès moins complet que les autres opérés.

Quant à la durée des résultats, elle est aujourd'hui incontestable, comme on peut s'en convaincre en comparant la date des opérations, et celle de l'époque à laquelle j'ai observé les malades pour la dernière fois.

MM. Rieux, Deyriatz et Dulac ont été observés pendant plus de quatre mois, et la plupart des autres malades pendant deux à quatre semaines. Chez tous, les effets de l'opération ne se sont pas démentis; tels on les avait observés quelques jours après l'opération, tels on les a vus à l'époque la plus éloignée où il a été possible de les étudier. Et qu'on le remarque bien : si la cicatrisation du muscle coupé devait reproduire la myopie ou la disposition à la fatigue des yeux, cette récidive devrait s'observer dans les dix premiers jours qui suivent l'opération. Ce temps passé, la cicatrisation est complète, le muscle est dans la condition où il doit rester, et la guérison constatée alors ne peut plus se démentir.

Aux sept cas de myopie dans lesquels j'ai pratiqué la section simultanée des deux muscles petits obliques, et que je viens d'exposer avec détail, je dois joindre les beaux résultats qu'ont obtenus par la même méthode de traitement M. Phillips et M. Roux de Meximieux, ancien interne de nos hôpitaux. Au mois de septembre dernier, M. Phillips, passant à Lyon pour aller à Marseille, me demanda quelques renseignements sur la manière dont je pratiquais la section du petit oblique; je m'empressai de lui donner tous ceux qui lui parurent utiles. En revenant de Marseille, il me dit qu'il avait pratiqué trois fois mon opération dans des cas de myopie, et qu'il avait constamment très-bien réussi. Je regrette de ne pouvoir faire connaître ici les observations des myopies qui ont été guéries par ce chirurgien, puisqu'il ne me les a pas laissées; mais j'espère qu'il les publiera bientôt lui-même dans quelque nouveau travail.

Quant à l'observation de la malade opérée par M. Roux de Meximieux, je vais la relater avec détail, telle qu'elle m'a été communiquée par ce médecin.

OBSERVATION.

Myopie compliquée de spasme oculaire. — Section du petit oblique. — Guérison.

Mlle Robert, du Fouilliou, commune de Béligneux, âgée de 18 ans, était myope dès sa plus tendre enfance; ses yeux oscillaient sans cesse de dedans en dehors, et ce mouvement spasmodique augmentait pendant les émotions de joie ou de colère. Le globe oculaire était très-gros. La malade ne pouvait lire à plus de 6 ou 8 centimètres. Elle ne distinguait les personnes qu'à l'ensemble de leur démarche et de leurs vêtements, et nullement à la conformation de leur figure. Enfin, tous les objets étaient pour elle enveloppés d'un brouillard; elle ne voyait rien nettement. Cette malade cependant n'a jamais porté de lunettes.

Le 4 octobre 1841, j'ai pratiqué la section des deux muscles petits obliques par la méthode sous-cutanée, telle qu'elle a été proposée par M. Bonnet. Immédiatement après l'opération; il s'est fait un épanchement de sang dans les paupières, mais cet épanchement n'a pas été très-considérable, puisque trois heures après les yeux ont pu être ouverts. Nous avons alors constaté que la vue s'était allongée à peu près du double relativement à la distance à laquelle la malade pouvait lire, et plus du double relativement à la distance à laquelle elle distinguait les objets éloignés. C'est surtout sous le rapport de la netteté que la vision a gagné. Suivant l'expression de l'opérée, tous les objets lui paraissaient *propres*, tandis qu'auparavant ils étaient ternis et confus. En outre, l'oscillation des yeux a cessé tout-à-fait, et le globe de l'œil par son retrait dans l'orbite paraît plus petit.

En résumé l'opération a donné les trois résultats suivants :

1° Vue plus longue et plus nette.

2° Cessation du spasme oculaire.

3° Diminution du volume des yeux.

Cinq jours après l'opération, la malade a pu quitter l'hôpital.

Depuis le mois d'août, époque à laquelle j'ai adressé à l'Institut mon travail sur la myopie, j'ai eu deux fois l'occasion de pratiquer la section du petit oblique pour cette affection. Mais je n'ai pas été aussi heureux que par le passé.

L'un des deux sujets était une jeune fille de 15 ans, nommée Mariette Rebelet, affectée d'une myopie congéniale très-forte. Cette malade présentait d'ailleurs une particularité qu'il n'est peut-être pas inutile de connaître pour se rendre compte du succès incomplet que j'ai obtenu dans cette circonstance, c'était de pouvoir lire à une très-faible lumière, à la clarté de la lune par exemple. Je coupai une première fois les deux muscles petits obliques, mais sans obtenir aucun résultat. Pensant alors que quelques fibres pouvaient bien avoir échappé au tranchant du ténotome, je me décidai à recommencer l'opération quelques jours après. Cette seconde section donna à la malade la faculté de lire à 2 centimètres de plus qu'auparavant, et de distinguer un peu plus loin les personnes et les autres objets d'un certain volume ; ainsi, elle put distinguer les grandes lettres avec lesquelles sont indiqués les noms des cours de l'hôpital, tandis qu'auparavant elle ne voyait même pas les lignes noires les plus volumineuses. Quoique ces changements fussent peu considérables, ils satisfirent beaucoup l'opérée; car elle sortit de l'hôpital très-contente de son nouvel état.

L'autre sujet était un homme de 29 ans, nommé Claude Dupuis, affecté également d'une myopie congénitale qui avait toujours été très-marquée, puisque depuis long-temps il portait les lunettes n° 2 1/2. Chez ce malade, je fis aussi deux fois, à huit jours d'intervalle, la section des muscles petits obliques, mais ni l'une ni l'autre de ces tentatives ne produisit d'amélioration dans la vue.

Il est très-probable que chez la jeune fille qui pouvait lire à la clarté de la lune aussi bien qu'au grand jour, la myopie reconnaissait pour cause, en grande partie, un trouble dans l'innervation de l'œil. Mais si, dans son état, je trouve une complication qui m'explique le peu de succès que j'ai obtenu, j'ai peine à trouver une cause suffisante de l'inutilité de l'opération que j'ai faite sur le second malade. Ces insuccès se reproduiront sans doute encore quelquefois, et en les rapprochant des cas où la section des petits obliques produit une guérison plus ou moins complète, on arrivera expérimentalement à démontrer la proposition que j'ai émise plus haut, savoir : qu'il existe des myopies dépendantes de la compression musculaire, et des myopies à la production desquelles cette compression est étrangère; et si plus tard l'on parvient à distinguer ces variétés avant l'opération, on pourra déterminer à priori les chances de succès et d'insuccès qui peuvent suivre la section des petits obliques, ce que l'on ne peut faire aujourd'hui avec une entière certitude

Afin de tracer un tableau complet de l'histoire chirurgicale de la myopie, nous allons maintenant, sous forme de notes, reproduire textuellement et par ordre de dates tout ce qui a été écrit depuis un an sur la matière.

CHAPITRE III.

DOCUMENTS HISTORIQUES RELATIFS A L'OPÉRATION DE LA MYOPIE.

Extraits de la brochure de M. Phillips sur le Strabisme publiée vers le milieu de 1840.

Page 88.

Une remarque générale, toujours la même, c'est que les yeux déviés par le grand oblique étaient myopes, et qu'aussitôt après l'opération la vue devenait longue.

Page 124.

Le globe, étant écrasé dans la moitié de sa circonférence

par les deux tendons des obliques, forme une convexité en avant, et la myopie est le résultat de cette modification.

« Après les opérations on a obtenu des résultats contraires, c'est-à dire que le grand oblique étant coupé, la convexité de la cornée s'est affaissée, et la myopie a été guérie. »

Page 89.

« Cette modification de la vue est le résultat du déplacement de la lentille, déplacement, comme on le voit, tout à fait sous la dépendance de la contraction des muscles obliques. »

En résumant les faits contenus dans sa brochure, M. Phillips a terminé ce travail par le passage suivant, page 120.

« Une observation qui s'est toujours présentée de la même manière, c'est celle de la myopie, lorsque le muscle grand oblique était contracté; cette myopie cessait, la vue devenait longue aussitôt après la division de ce muscle. N'est-on pas autorisé à penser que cette myopie est sous la dépendance de cette contraction musculaire?

« Après la guérison obtenue par cette opération, après ce que nous avons vu de la manière d'agir de ce muscle sur le globe de l'œil, ne peut-on pas espérer pouvoir améliorer l'état des myopes en coupant le tendon du muscle grand oblique? »

Contenu du paquet cacheté déposé à l'Académie des Sciences, le 13 décembre 1840 par M. Jules Guérin.

« La myopie est, dans le plus grand nombre des cas, le résultat de la brièveté primitive des muscles droits de l'œil. Le traitement chirurgical de cette infirmité doit consister dans la section des muscles trop courts. J'ai pratiqué cette opération avec le plus grand succès. Aujourd'hui, dixième jour de l'opération, la vue s'est considérablement allongée, et le globe oculaire a subi un changement de forme très-remarquable.

Paquet cacheté déposé à l'Académie des Sciences, le 18 *février* 1841, *par M. Bonnet de Lyon.*

Je crois inutile de reproduire ici le texte de ce paquet cacheté, les observations qui s'y trouvaient consignées étant reproduites dans la lettre dont je donnerai le texte un peu plus loin.

Il me suffit de dire que je prenais date dans cet envoi de l'idée que j'avais eue de guérir la myopie par la section sous-cutanée du muscle petit oblique, et que j'annonçais les résultats qui avaient suivi les premières applications que j'avais faites de cette section au traitement de la myopie.

Sur la cause et le traitement chirurgical de la myopie. — Note adressée à l'Académie des Sciences, le 15 *mars* 1841, *par le docteur Jules Guérin.*

A Monsieur le Président de l'Académie des Sciences.

Monsieur le Président,

J'ai l'honneur de vous prier de communiquer à l'Académie les conclusions suivantes d'un mémoire sur la myopie, que je me propose de présenter dans une des prochaines séances.

1o Il existe deux espèces de myopie, comme il existe deux espèces de strabisme : la myopie mécanique ou musculaire, et la myopie optique ou oculaire. La myopie mécanique résulte, comme le strabisme de la même espèce, de la brièveté primitive ou de la rétraction active des muscles de l'œil.

2o Dans la myopie mécanique, les muscles trop courts sont les quatre muscles droits simultanément, ou deux ou trois seulement d'entre eux, mais de manière à ce que le raccourcissement soit proportionnellement égal dans les muscles affectés.

3° Très-fréquemment la myopie se combine avec le strabisme : c'est lorsqu'il existe plusieurs muscles droits rétractés, avec brièveté relative plus grande de l'un d'eux; ou bien encore lorsqu'il n'y a qu'un muscle droit rétracté, mais à un faible degré.

4° Les caractères de la myopie mécanique sont, comme ceux du strabisme mécanique, fournis par la forme du globe oculaire et par les mouvements des yeux. La moitié antérieure du globe de l'œil est conique, la cornée représente un segment de l'œil qu'il remplace. Les parties latérales du globe oculaire sont déprimées, aplaties dans la direction des muscles trop courts. Les mouvements des deux yeux sont plus ou moins bornés en haut, en bas, en dedans et en dehors, suivant le degré de raccourcissement des muscles et le nombre des muscles raccourcis.

5° Le traitement actif de la myopie mécanique doit consister dans la section sous-conjonctivale des muscles trop courts ou rétractés.

J'ai pratiqué plusieurs fois cette opération avec succès, tantôt pour des cas compliqués de strabisme, tantôt pour des cas de myopie simple, sans strabisme. Je citerai parmi les cas les plus remarquables, celui d'un homme âgé de 50 ans, affecté d'un léger strabisme divergent, et qui avait été réformé, il y a trente ans, pour cause de myopie. Il pouvait lire avec les verres numéro 3; trois jours après l'opération, il a pu lire couramment sans lunettes les caractères du *Moniteur*. Je citerai encore un jeune homme de 18 ans, fils d'une mère myope dont la mère avait la même infirmité. Ce jeune homme a été présenté à M. Arago avant l'opération; il ne pouvait pas distinguer les caractères cicéro à plus de 12 centimètres, mais il lisait à la même distance et à une distance plus éloignée avec des lunettes numéro 7. Trois jours après la section des deux droits internes et externes, il commençait à lire sans lunettes, à la même distance, les mêmes caractères, et pouvait distinguer à une distance de dix mètres des objets qu'il n'avait jamais pu apercevoir avant l'opération. Aujourd'hui, neuvième jour de l'opération, le malade peut lire à l'œil nu les caractères cicéro à la distance de 55 centimètres, et les capitales grasses de gros romain à la distance d'un mètre, mais ces caractères lui paraissent plus petits qu'avant l'opération. Il distingue assez nettement, à la distance de 100 mètres, les gros objets, comme un chien, un vase, une statue, tandis qu'il ne voit pas du tout les mêmes objets avec les verres numéro 7, et ne les voit que très-confusément avec les verres numéro 13. Toutefois, l'œil ne paraît pas pouvoir encore accommoder son foyer à toutes les distances intermédiaires, et cette circonstance coïncide avec une réunion et une contraction encore incomplète des muscles divisés.

6° La connaissance de la cause immédiate de la myopie mécanique, tend à démontrer que l'œil s'adapte en s'allongeant ou en se raccourcissant alternativement, au moyen de la contraction primitive des muscles droits, à la distance des objets qu'il regarde. Des expériences directes prouvent d'ailleurs qu'il en est ainsi. J'ai eu l'honneur de présenter à M. Arago, un jeune homme de 28 ans, sur lequel ces mouvements alternatifs de retrait et de relâchement de l'œil, correspondant à la vision à courte et longue distance, étaient appréciables sans le secours d'aucun instrument.

7° Ces faits et ces expériences tendent à démontrer que le cristallin ne change pas de forme pour s'adapter à la vue à différentes distances, ainsi qu'avaient cherché à l'établir plusieurs auteurs; mais qu'il change seulement de rapports avec la rétine et la cornée transparente, dont il s'éloigne et se rapproche alternativement.

Veuillez, etc.

Sur le traitement de la myopie, par la section du muscle petit oblique à son insertion à l'orbite; Lettre adressée à l'Académie des sciences par M. Bonnet, chirurgien en chef de l'Hôtel-Dieu de Lyon, le 27 mars 1841.

MESSIEURS,

J'ai eu l'honneur d'adresser à l'Académie des sciences, le 18 février 1841, une lettre cachetée dans laquelle je cherchais à démontrer que la myopie peut être la conséquence d'une compression exercée autour de l'œil; que les deux muscles obliques sont les agents principaux de cette compression, et que pour la faire cesser, il faut couper ces muscles dans un point quelconque de leur longueur. Je montrais, qu'après avoir choisi l'insertion antérieure du muscle petit oblique, comme le point sur lequel il était le plus facile d'interrompre la corde à laquelle j'attribuais la compression de l'œil, j'avais pratiqué la section de ce muscle le 14 février, sur un jeune homme affecté d'une myopie amaurotique, et que l'amélioration immédiate de la vue avait démontré la justesse des données scientifiques qui m'avaient servi de point de départ. Cependant, bien que des opérations pratiquées sur trois malades affectés de myopie sans aucune complication m'eussent donné les résultats les plus satisfaisants, j'attendais de nouvelles observations pour livrer à la publicité les recherches dont je prenais date dans ma lettre du 18 février, lorsque j'ai eu connaissance de la note adressée à l'Académie le 15 mars, par M. Jules Guérin, et dans laquelle cet auteur fait connaître une opération pratiquée dans le but de guérir la myopie sans strabisme et qui consiste dans la section des muscles droits internes et externes de l'œil. Bien qu'il ne puisse s'élever aucune question de priorité entre nous, puisque les opérations auxquelles nous avons eu recours sont aussi différentes que les idées scientifiques dont elles sont la conséquence, je ne crois pas devoir différer plus long-temps la publication de mes recherches sur les causes de la myopie et sur l'opération, entièrement nouvelle, que j'ai imaginée pour la guérir.

L'idée de m'occuper du traitement de cette maladie m'a été suggérée par la proposition qu'a faite M. Phillips de couper le grand oblique pour guérir la myopie, et par l'observation que j'ai souvent vérifiée et qui a été faite par tous ceux qui ont opéré un grand nombre de strabismes, savoir : que la myopie, lorsqu'elle accompagne la déviation de l'œil, guérit par la section des muscles rétractés. Ce changement que l'état actuel de la science ne permettait pas de prévoir, me conduisit à reconnaître l'influence de la contraction musculaire sur la production de la myopie, et à chercher le rapport qui existait entre l'une et l'autre. Après avoir passé par une série d'idées qu'il serait trop long d'exposer ici, et dans lesquelles je me guidais surtout par les recherches généralement connues sur l'accommodation de l'œil à la vision des objets rapprochés, je pensai que la condition dans laquelle cet organe est propre à percevoir ces objets, est celle où son diamètre antéro-postérieur est augmenté sous l'influence d'une compression circulaire ; celle, en un mot, où il se place dans les conditions d'une lunette de spectacle, dont l'objectif et l'oculaire ont été éloignés, et avec laquelle on ne peut distinguer que les corps placés à une faible distance. L'expérience suivante vint confirmer les raisons théoriques sur lesquelles ces opinions étaient fondées.

Je pris un œil de lapin albinos, et après l'avoir dépouillé de toutes les parties molles qui l'entouraient, je dirigeai sa cornée vers une fenêtre éloignée, et regardant à travers son épaisseur, je vis la fenêtre se peindre sur le fond de l'œil parfaitement nette et renversée, ainsi que l'a constaté M. Magendie à qui j'ai emprunté l'idée de me servir d'yeux de lapins albinos pour étudier l'action de la lumière sur l'œil. Cependant si je serrais l'œil tenu entre les doigts, l'image nette auparavant devenait immédiatement confuse, et comme recouverte d'un brouillard; elle reprenait sa netteté, dès que je cessais la compression, et cette alternative de perception, nette et confuse, put être produite à volonté par des alternatives de relâchement et de compression. Après avoir regardé à travers l'œil de lapin albinos des objets éloignés, je cherchai à voir à travers son épaisseur la flamme d'une bougie, placée à une distance de quelques centimètres. La compression exercée sur lui n'empêcha pas alors la netteté de l'image; il me parut même qu'elle l'augmentait, de telle sorte que la compression circulaire du globe de l'œil reproduisait avec assez de précision les phénomènes de la myopie, savoir: la vision confuse des objets éloignés, et la vision distincte des objets rapprochés.

Confirmé par cette expérience dans l'idée qu'une compression exercée autour de l'œil plaçait cet organe dans les conditions où il s'adapte seulement à la vision des objets rapprochés, je cherchai quels étaient les muscles qui pouvaient produire cet effet, et je demeurai convaincu que ce devait être surtout les deux muscles obliques. Ces deux muscles vont à la rencontre l'un de l'autre, et réunis à la portion de sclérotique qui est placée entre leurs deux extrémités, ils forment une anse musculaire et aponévrotique qui entoure la moitié de l'œil. Ils ne peuvent se contracter simultanément sans comprimer cet organe, en même temps qu'ils le tirent en dedans et en avant. Je m'assurai de la possibilité de cette compression en mettant à découvert sur le cadavre les deux extrémités de ces muscles, et en observant la manière dont ils agissaient sur l'œil, lorsqu'on exerçait des tractions sur leurs fibres musculaires.

Conduit par cet ensemble de raisons à penser que la myopie pouvait être la conséquence d'une compression exercée sur l'œil par les muscles obliques, je songeai à faire cesser cette compression, en coupant ces muscles dans une partie quelconque de leur longueur; quelque fût cette partie, la contraction devait être détruite. Je choisis l'insertion antérieure du muscle petit oblique, qui n'est entouré d'aucun nerf et d'aucune artère, et que l'on peut diviser si facilement par la méthode sous-cutanée. Il suffit pour opérer cette section de faire une piqûre à la partie moyenne de la paupière inférieure. A travers cette piqûre, on introduit un ténotome mousse dont on dirige l'extrémité en arrière et en dedans avec la précaution de lui faire suivre la paroi inférieure de l'orbite; lorsqu'il est arrivé à trois centimètres de profondeur, on le ramène en avant jusqu'à ce qu'on le sente au-dessous de la peau. Il accroche nécessairement alors l'insertion du muscle petit oblique et la divise complètement, surtout si l'on a soin de diriger son tranchant en bas au devant du maxillaire supérieur.

Après avoir étudié ce procédé sur le cadavre et m'être assuré de son innocuité par des expériences sur les animaux vivants, bien convaincu de la justesse des connaissances physiques et anatomiques sur lesquelles je venais fonder l'opération de la myopie, je pratiquai pour la première fois cette section, le 14 février 1841. Dans cette opération, comme dans toutes celles du même genre que j'ai faites depuis, j'ai reconnu que la section du muscle petit oblique n'est suivie d'aucune espèce d'accidents. Au moment où l'on retire le ténotome, il s'écoule à travers la piqûre une certaine quantité de sang, et celui-ci s'infiltre dans le tissu cellulaire des paupières. Le gonflement qui résulte de cette infiltration se dissipe au bout de 24 ou 48 heures; mais ce n'est qu'après une à deux semaines que la teinte bleuâtre que produit l'ecchymose est entièrement dissipée. L'œil reste complètement étranger aux phénomènes qui se passent autour de lui, et tout au plus la conjonctive devient-elle un peu ecchymosée vers le 3e et le 4e jour, lorsque l'épanchement sanguin s'étend en se résorbant.

Quant aux résultats curatifs, ils ont varié, comme on le présume aisément, suivant les conditions dans lesquelles se trouvaient les malades. Je cherchais avant tout des myopies contractées par l'application des yeux à la vision des objets rapprochés; car c'était à cette espèce de myopie que me paraissait surtout devoir s'appliquer l'idée que cette maladie dépendait d'une rétraction des obliques qui, d'abord intermittente pour adapter l'œil à la vision des objets rapprochés, avait fini par devenir continue; je n'ai trouvé encore qu'une seule occasion d'appliquer ma méthode dans ce cas, et cette occasion m'a été fournie par un étudiant en médecine, M. Louis Rieux, âgé de 22 ans, myope depuis 8 ans, auquel j'ai pratiqué la section des deux muscles petits obliques. Le changement a été immédiat; aussitôt après l'opération, le malade qui avéc ses deux yeux ne pouvait lire qu'à une distance de 15 centimètres, a pu lire à la distance de 27 centimètres, et le lendemain à celle de 40. Tandis qu'il ne pouvait reconnaître les personnes qu'il rencontrait, sans avoir des lunettes (il portait habituellement celles du n° 6, et il pouvait lire avec des lunettes du n° 2). Dès le second jour, il reconnaissait, sans lunettes, les personnes à plus de 20 mètres de distance, et il pouvait lire des chiffres de 5 centimètres de hauteur à 7 ou 8 pas, qu'il ne pouvait distinguer auparavant qu'à la distance de 2 ou 3 pas.

Dans les deux autres cas de myopie simple que j'ai opérés, la maladie avait été remarquée dès la plus tendre enfance. Elle pouvait tenir dès lors à une forme déterminée de l'œil, indépendante de la contraction musculaire; les résultats dans ces cas, ont été moins frappants que dans celui que je viens de citer : ils ont été toutefois très-remarquables.

L'un de ces malades, ouvrier en soie, âgé de 18 ans, ne fut opéré qu'à l'œil du côté gauche; immédiatement après l'opération, cet œil avec lequel il ne pouvait lire qu'à une distance de 13 centimètres, devint presque aussi fort que celui du côté droit avec lequel il pouvait lire jusqu'à une distance de 17 centimètres. Depuis qu'il est sorti de l'hôpital, il travaille sans lunettes; auparavant il se servait du n° 3; et ce qui est bien remarquable, tandis qu'à la chandelle il ne pouvait travailler plus de demi-heure à une heure, tant sa vue était rapidement fatiguée, aujourd'hui il peut se livrer aux travaux de son état pendant toute la soirée.

L'autre est un négociant âgé de 40 ans. Il a été opéré aux deux yeux. Le changement n'a pas été immédiat, il s'est fait attendre deux jours, et ne s'est montré que dans la vision des objets éloignés; mais là, il a été très-sensible. Dès le second jour, le malade a pu distinguer sans lunettes des enseignes placées à une centaine de pas de son appartement, et huit jours après son opération, il a pu se promener sans lunettes, distinguer les personnes qu'il rencontrait, éviter tous les obstacles, ce qu'il n'avait pu faire depuis 18 ans.

Dans deux autres cas où la myopie était compliquée de symptômes amaurotiques, tels que des éclairs devant les yeux, regard fixe, les résultats ont été nuls dans un cas seulement, le premier que j'ai opéré; il y eut une amélioration très-sensible qui ne dura que deux jours.

On voit d'après ces faits que l'opération n'est jamais nuisible, qu'elle paraît devoir réussir dans toutes les myopies sans complication, et que dans celles qui sont le résultat d'un exercice prolongé des yeux, elle permet d'espérer les résultats les plus immédiats et les plus complets.

27 mars 1841.

Les autres notes qui ont été adressées à l'Académie des Sciences sur le traitement chirurgical de la myopie, se réduisent pour la plupart à des discussions de priorité.

M. Phillips revendiqua en sa faveur la priorité des idées exposées par M. Guérin sur les causes de la myopie, et sur la possibilité de guérir cette infirmité à l'aide de la ténotomie. M. Guérin répondit que M. Phillips n'avait tenu compte, dans la théorie comme dans la pratique qu'il proposait, que du muscle grand oblique, tandis qu'il attribuait, lui, la myopie à la rétraction des muscles droits, et qu'il conseillait de pratiquer la section de ces muscles.

M. Carron du Villards crut devoir faire aussi une réclamation de priorité, dont le texte ne m'est pas tombé sous les yeux, et à laquelle M. Jules Guérin répondit par les observations suivantes :

« M. Carron du Villards croit devoir rapporter à sir Everard-Home et Ramsden les conséquences physiologiques que j'ai tirées de mes expériences. Quelques mots suffiront, je pense, pour mettre l'Académie à même de juger la valeur de l'assertion de M. Carron.

« Sir Everard Home et Ramsden ont cherché à prouver que l'œil s'adapte aux différentes distances au moyen de changements dans la courbure de la cornée, changements dus à la contraction des muscles droits. M. Carron a induit que les altérations de la vision dans le strabisme sont les effets d'une influence analogue sur la sphéricité de la cornée. Je ne conteste pas cette influence jusqu'à un certain degré, et je l'ai moi-même signalée bien avant M. Carron. Il y a plus de six mois que j'ai prié M. Biot de m'indiquer le moyen de mesurer rigoureusement les changements de forme de la cornée et de tout le globe oculaire dans le strabisme, et j'ai exposé les différentes particularités relatives à ces déformations du globe oculaire dans ma conférence du 12 août 1840. Mais ce n'est pas de cela qu'il s'agit dans ma communication sur la myopie ; j'ai dit que la myopie mécanique est le résultat d'un raccourcissement de l'œil, et directement d'un changement de rapport entre le cristallin, la cornée et la rétine, par suite d'une brièveté trop grande des muscles droits. J'ai ajouté que mes expériences tendent à infirmer l'opinion de ceux qui attribuent à un changement de forme du cristallin la faculté qu'a l'œil de voir distinctement à différentes distances. Or, cette dernière opinion relative au changement de forme du cristallin, a été proposée postérieurement à celle de sir Everard et Ramsden, précisément pour la combattre, par sir Thomas Young; et si cet habile physicien n'est point parvenu à donner à sa théorie tout le degré de certitude désirable, il est au moins parvenu à renverser complètement celle de sir Everard Home et Ramsden, à l'aide d'expériences fort ingénieuses. Thomas Young a montré en effet que si on annule la faculté réfringente de la cornée, au moyen d'un liquide mis en contact avec sa surface extérieure, et qu'on supplée sa sphéricité par des lentilles fixes de foyer équivalent, l'œil conserve cependant la propriété de s'accommoder aux distances. Donc les changements supposés dans la courbure de la cornée sont insuffisants à expliquer la faculté de l'organe.

« Du reste, je prie l'Académie de vouloir bien remarquer que je n'ai donné jusqu'ici que les conclusions d'un travail que j'aurai l'honneur de lui présenter, et c'est alors que je lui soumettrai toutes mes observations et mes expériences sur cet intéressant sujet.

Veuillez agréer, etc.

Signé : GUÉRIN. »

Depuis cette publication, M. Guérin n'a pas fait connaître la suite de ses opérations sur la myopie, mais dans le numéro du 10 juillet 1841 de la *Gazette Médicale*, il a publié l'article suivant :

Myotomie oculaire dans la myopie.

« M. Cunier vient de pratiquer avec succès l'opération proposée par M. Jules Guérin (*Annales d'Oculistiques*, avril) pour la cure de la myopie; quatre malades ont été débarrassés de leur infirmité par la myotomie sous-conjonctivale. La dame d'un capitaine de cavalerie pouvait à peine déchiffrer le caractère double-canon avec des verres numéro 3; les deux droits internes et les deux droits externes ont été divisés; aujourd'hui, trentième jour de l'opération, elle lit parfaitement à l'œil nu tous les caractères d'imprimerie, depuis la mignone jusqu'au double-canon. Un jeune homme d'Anvers, dont la myopie équivalait à la cécité, a subi, il y a quinze jours, la division sous-conjonctivale des muscles droits internes et externes, et il peut lire aujourd'hui à l'œil nu le caractère cicéro; à la distance de 4 mètres il lit les enseignes des marchands; à trente pas il reconnaît les personnes en s'aidant de verres numéro 10.

« Le troisième myope est un anglais, âgé de 19 ans, qui depuis deux ans ne pouvait plus lire aucune espèce de caractère, aucun verre ne pouvait l'aider. Le troisième jour de l'opération, il lisait le caractère cicéro en armant ses yeux de verres numéro 6; dès le huitième jour, il pouvait lire à l'œil nu ce caractère et tous les autres, y compris la mignone des éditions de M. Laurent.

« Le quatrième myope opéré offrait des signes certains de contraction de l'oblique inférieur, et c'est ce muscle qui a été divisé.

« M. Cunier fera connaître ces quatre observations avec plus de détails, dès qu'il aura opéré les autres myopes qui viennent de s'adresser à lui; il relatera en même temps les nombreux cas dans lesquels il est parvenu, à l'aide de l'exercice orthophthalmique, à modifier, souvent à guérir cette imperfection visuelle. Chez les quatre myopes qu'il vient d'opérer, le traitement orthophthalmique avait échoué. »

Ces citations que j'ai faites en les rangeant d'après ordre de leur publication, sont propres à décider toutes les questions de priorité que peut soulever la découverte des moyens chirurgicaux propres à guérir la myopie.

M. Phillips, le premier à ma connaissance, a émis cette idée, que la myopie sans strabisme pouvait être guérie par la section d'un muscle, et a proposé dans ce but la division du grand oblique. Il s'est borné, il est vrai, à ces indications; et soit qu'il ait été arrêté par le peu de certitude qu'il devait puiser dans l'étude insuffisante qu'il avait faite de la question, soit qu'il n'ait osé aborder la difficulté que présente la section isolée du grand oblique à son insertion oculaire, il n'a pas pratiqué sur le vivant l'opération dont il avait eu l'idée.

M. Guérin a pensé à couper les deux muscles droits internes et externes pour guérir la myopie, et, plus confiant que M. Phillips dans la justesse de ses idées, il les a mises à exécution.

Enfin le premier, j'ai pensé que l'on pouvait guérir la myopie par la section du muscle petit oblique, et j'ai fait sur le vivant l'application de cette méthode

La part de chacun d'entre nous se trouve ainsi bien nettement déterminée; il en est de la découverte de l'opération de la myopie comme de celle du strabisme, comme de toute autre méthode thérapeutique; elle n'appartient en propre à qui que ce soit, elle appartient à une époque; et parmi ceux qui ont contribué à la créer, les uns ont eu l'idée première, mais vague et inapplicable, et c'est par les travaux de leurs successeurs que cette idée est devenue plus précise, que les méthodes ont été perfectionnées et qu'elles ont pu recevoir sur le vivant une application utile. Puisque chacun de ceux qui ont contribué à créer le traitement chirurgical de la myopie, a eu des idées pratiques différentes, aucune discussion de priorité ne peut s'élever entre eux. Mais la question encore pendante est celle de l'importance relative de leurs travaux, du plus ou moins d'utilité des méthodes qu'ils ont découvertes. C'est à l'avenir à la résoudre, mais pour moi j'ai la conviction profonde, et cette conviction n'a fait que s'accroître par de nouvelles études et de nouvelles expériences, que c'est la section du petit oblique qui restera comme la méthode fondamentale du traitement de la myopie. Les autres ne resteront qu'à titre de méthode complémentaire, et elle portera tôt ou tard le nom d'opération de la myopie comme la plus pratique de toutes celles qui ont été imaginées pour guérir cette infirmité.

Quatrième Partie.

DISPOSITION A LA FATIGUE DES YEUX (1) ET AU TROUBLE DE LA VUE.

Il est des personnes, douées cependant d'une vue plus ou moins bonne, qui ne peuvent soutenir une application tant soit peu prolongée des yeux. Sitôt qu'elles veulent lire ou travailler à des objets qui doivent être proches pour être nettement distingués, leur vue se trouble, un brouillard semble se répandre devant les objets qu'elles fixent, et elles éprouvent une douleur profonde dans leurs yeux et quelquefois même dans toute la tête.

Ceux qui sont affectés de cette fâcheuse disposi-

(1) Le mot par lequel on pouvait désigner l'affection qui fait le sujet de ce Mémoire m'a long-temps embarrassé. En se servant de celui de *disposition à la fatigue des yeux et au trouble de la vue*, on a bien l'avantage d'indiquer clairement ce que l'on veut dire, mais on est obligé de se servir d'une périphrase embarrassante. Si l'on se contente des mots *trouble de la vue*, *fatigue des yeux*, on désigne plutôt un effet que la maladie dont cet effet est la conséquence. M. Pétrequin a cherché à faire disparaître ces difficultés de langage en appelant la disposition à la fatigue des yeux, kopiopie ou ophthalmokopie de οφθαλμος, *œil*, et de κοπιαω, *se fatiguer*.

tion ne peuvent quelquefois lire et écrire au delà de quelques minutes ; ils sont obligés de cesser tout travail et même d'abandonner leurs professions, si ces professions, comme toutes celles qui sont libérales, exigent des lectures plus ou moins prolongées.

Cette disposition à la fatigue des yeux a été observée sans doute par un grand nombre de praticiens, car toutes les personnes qui en sont affectées cherchent auprès des médecins ou des oculistes un remède à leurs maux. Cependant aucun auteur n'a fixé son attention sur cet état de la vue, n'en a recherché la cause immédiate et les indications thérapeutiques ; on n'en trouve aucune description dans les traités que nous possédons sur les maladies des yeux ; et lorsqu'on a vu à quel point cette fâcheuse disposition est fréquente, combien elle préoccupe les malades et les arrête dans leur carrière, on se demande comment, au milieu des progrès si vantés de l'ophthalmologie moderne, il ne s'est trouvé personne qui en ait fait une étude spéciale.

J'ai commencé à me préoccuper de cet état de la vue, en voyant quelques strabiques signaler la faculté, qu'ils avaient acquise depuis leur opération, de lire ou d'écrire beaucoup plus longtemps qu'ils ne le faisaient auparavant ; je reproduisis ensuite la même observation sur des myopes à qui j'avais coupé le muscle petit oblique. Frappé de ces guérisons inattendues et qui venaient se surajouter en quelque sorte aux résultats heureux que j'avais taché d'obtenir dans l'opération du strabisme et dans celle de la myopie, je me rappelai des malades sans strabisme et sans myopie que j'avais longtemps traités de lassitude oculaire sans aucune espèce de résultats, à l'aide de moyens dont j'avais puisé l'indication dans cette idée, que l'impossibilité d'appliquer longtemps leurs yeux était le résultat d'une irritation oculaire. A cet insuccès du traitement antiphlogistique, je comparai la faculté qu'avait recouvrée l'œil de continuer ses fonctions, après que le muscle droit interne ou le petit oblique avait été coupé, et je dus en conclure que la fatigue des yeux n'était pas le résultat d'une inflammation, mais d'une cause inconnue qu'il s'agissait de trouver. Réfléchissant alors à cette observation, que la fatigue des yeux ne se manifeste que lorsque les malades s'appliquent à regarder des objets d'un petit volume, c'est-à-dire lorsqu'ils accommodent leur œil à la vision des objets rapprochés, je me dis : l'accommodation résulte d'une compression exercée sur l'œil par les muscles; cette compression est constante, lorsque l'œil se fatigue ; si elle produit de la douleur, cela peut tenir à quelque circonstance accessoire, mais le fait est que la fatigue ne s'observe que lorsqu'il y a une compression de l'œil. L'aptitude que recouvre cet organe à continuer ses fonctions, après la section de quelques-uns de ces muscles, ajoute une nouvelle preuve au rôle que les raisonnements tendent à faire jouer à la compression dans la disposition à la fatigue des yeux.

Guidé par cette théorie, je pensai que le traitement de cette maladie devait consister dans les moyens de diminuer la pression qu'éprouve le globe oculaire de la part des muscles qui l'entourent, et que le plus sûr de ces moyens était la section des muscles compresseurs. Je m'arrêtai à l'idée de pratiquer celle du petit oblique, comme la plus innocente et la plus facile; je cherchai des malades sur qui je pusse vérifier la justesse de mes prescriptions; l'événement, j'ose le dire, a dépassé toutes mes espérances, comme on le verra par la suite de ce mémoire.

Les considérations que je viens de présenter au sujet de la lassitude oculaire, ne doivent pas faire penser que je n'admets qu'un seul élément dans cette maladie, la compression de l'œil; car, lors même que l'on prouve que cette compression est nécessaire à la production de la fatigue oculaire, il faut bien qu'il y ait quelque autre chose pour rendre la compression douloureuse; ce quelque chose est sans doute une irritation, une sensibilité plus ou moins vive de l'œil à l'action des causes qui l'accommodent à la vision des objets rapprochés.

Quoi qu'il en soit, si l'on ne peut préciser le rôle que joue l'augmentation de sensibilité de l'œil dans la disposition qu'a cet organe à se fatiguer, lorsqu'il n'est le siége d'aucune rougeur, d'aucune inflammation apparente, il n'en existe pas moins des cas où l'impossibilité d'appliquer longtemps ses yeux est due à une véritable inflammation de l'œil ou des paupières. Ce dernier état n'est pas celui dont je veux m'occuper spécialement dans ce travail ; cependant j'en traiterai avec quelque détail, soit pour préciser les cas où la section du petit oblique ne doit pas être faite, soit pour présenter dans leur ensemble des considérations sur une maladie aussi importante à connaître que négligée jusqu'à présent.

Je traiterai successivement :

1° De la fatigue des yeux dépendante d'une inflammation de l'œil ;

2° De celle qui dépend d'une maladie des paupières, l'œil paraissant intact ;

3° De celle qui coexiste avec le strabisme ;

4° De celle qui ne s'accompagne d'aucune lésion appréciable de l'œil ou des paupières, et dans laquelle il n'y a aucune trace de déviation.

De la fatigue des yeux dépendant d'une inflammation de l'œil.

La disposition à la fatigue des yeux, lorsqu'elle coïncide avec une inflammation de l'œil, tient à l'accroissement de l'inflammation par suite de l'exercice de l'organe de la vue. Ce qui se passe alors dans l'œil n'a rien d'exceptionnel, car tout organe enflammé ne peut remplir ses fonctions ou du moins ne peut les prolonger, sans que la congestion sanguine n'y augmente, et qu'il ne soit obligé de se reposer après un court exercice.

Si l'inflammation de l'œil est cause de l'impossibilité où sont les yeux de soutenir une longue application, cette inflammation est facile à reconnaître lorsqu'elle est extérieure et siége dans la conjonctive; si elle est profonde, qu'elle occupe la rétine par exemple, elle s'accompagne de troubles permanents dans la vue, comme on le voit dans les amauroses par irritation. Lors même que le malade ne s'est pas appliqué, sa vue est plus ou moins trouble, ses yeux sont sensibles à la lumière et ne peuvent supporter le grand jour.

Sans aucun doute, si des malades placés dans ces conditions ne peuvent longtemps fixer des objets, le traitement qui leur convient est le repos des yeux joint à l'ensemble des moyens qu'on emploie contre les inflammations profondes de ces organes, comme les dérivatifs puissants et continus, sur les pieds, le tube digestif et la peau. Ce n'est pas ici le lieu d'insister sur les règles à suivre dans l'emploi de ces antiphlogistiques; il me suffit de les avoir indiqués pour montrer l'une des exceptions que j'admets à la section du muscle petit oblique.

De la fatigue des yeux dépendant d'une maladie des paupières.

La disposition à la fatigue des yeux qui coïncide avec une maladie des paupières, demande plus d'attention que celle dont je viens de parler pour être rapportée à sa véritable cause. Fréquemment l'on voit des personnes qui ont quelques petites pustules à la base des cils; le bord libre de leurs paupières est un peu rouge; elles ne peuvent soutenir une application tant soit peu prolongée des yeux, sans que leur vue ne se trouble et que leur conjonctive ne s'injecte. La cause de leur mal est dans les paupières; c'est en guérissant celles-ci, qu'on parvient à rendre aux yeux l'aptitude à prolonger leurs fonctions. Cette guérison, à moins de complications dans l'état général, s'obtient par l'arrachement des cils et la cautérisation avec le nitrate d'argent, soit du bord libre, soit des follicules ulcérés des paupières (1).

(1) Comme l'arrachement des cils peut être très-utile dans un grand nombre de maladies chroniques des paupières, je vais faire connaître avec détail le genre d'altération qui en indique l'emploi, et le mode suivant lequel on doit le pratiquer.

Les inflammations des paupières qui durent pendant plusieurs mois, avec une rougeur continue du bord libre des paupières, sécrétion abondante de mucosités, sont suivies à la longue de la chute des cils; dans quelques cas, les cils ne se reproduisent point, comme on peut l'observer chez les personnes dont la maladie date de plusieurs années; mais chez d'autres, la chute des cils est suivie d'une reproduction nouvelle de poils, de même que dans les inflammations de la matrice de l'ongle, un ongle tombé est remplacé par un autre, si le follicule n'a pas été détruit. On pourra vérifier la fréquence de cette chute et de cette repullulation des cils, en interrogeant les malades affectés d'inflammations chroniques des paupières spécialement lorsque ces inflammations sont de nature scrophuleuse. Dans ces cas, les cils adhèrent peu, il suffit d'une légère traction avec les doigts ou avec une

L'arrachement des cils suivi de la cautérisation de leurs follicules est si utile dans ces cas, que je ne saurais trop recommander de regarder avant tout, dans les fatigues des yeux,

pince pour les arracher, preuve que les parties auxquelles ils adhèrent sont malades; quelquefois avant l'arrachement on peut reconnaître autour des cils un peu de suppuration qui les entoure, comme les pustules de la teigne entourent les cheveux. Dans tous les cas, si ces pustules folliculaires sont peu apparentes, il suffit d'arracher les cils, et le lendemain on voit à leur place de petits points blancs, formés par du pus évidemment placé dans les follicules des poils arrachés; or la formation de ce pus n'est pas le résultat de l'arrachement ou du moins n'est qu'activé par lui, car si l'on enlève les cils dans des parties saines des paupières, les follicules ne deviennent pas consécutivement le siége de ces petits abcès. Ainsi le peu d'adhérence des cils, leur chute spontanée, l'absence de leur reproduction, les abcès que l'on trouve autour d'eux et ceux que l'on distingue plus nettement après leur avulsion, ne laissent aucun doute sur la part que les follicules des cils peuvent prendre aux inflammations chroniques des paupières. Pour guérir les suppurations folliculaires des paupières, il faut avant tout arracher les cils dans les parties malades.

L'idée de cette méthode m'a été donnée par les travaux de M. Bernard, médecin à St-Chamond. Il y a plus de six ans, M. Dumoulin, alors étudiant en médecine, qui avait vu M. Bernard obtenir de remarquables guérisons d'ophthalmies chroniques, en pratiquant l'arrachement des cils, me demanda quel était mon avis sur ce moyen; en réfléchissant à la question qui m'était faite, je me rappelai que la chute spontanée des cils hâte la guérison des inflammations folliculaires des paupières, et je ne doutai point que l'on ne suivît une marche très-rationnelle, en

si les paupières ne sont pas altérées. En portant un diagnostic juste sur la cause du mal, d'une part, on est conduit à l'emploi d'un traitement efficace, de l'autre, on évite de pratiquer à tort

produisant artificiellement ce que la nature ne fait qu'après un temps plus long et souvent d'une manière incomplète; il me parut aussi que la guérison dans ces cas pouvait bien dépendre de ce que les cils, comme des corps étrangers, entretenaient l'inflammation de leurs follicules et devaient être enlevés pour que celle-ci cessât complétement. Ces considérations expliquant les faits qui m'étaient rapportés, je me disposai à mettre en usage la méthode de M. Bernard.

J'y fus encouragé encore par la lecture de Scarpa qui dans un passage resté jusque-là inaperçu pour moi, dit : « Lorsque le bord libre des paupières est tuméfié, purulent, il convient d'arracher les cils dont la présence irrite et s'oppose à la cicatrisation des dépôts purulents.»

L'utilité si bien établie de la cautérisation dans les pustules des yeux, m'engagea à joindre cette cautérisation à l'arrachement des cils, et je commençai, il y a plus de six ans, à employer cet arrachement dans toutes les inflammations graves des paupières, où je trouvai quelques traces de suppuration dans les follicules des cils. Je compterais peut-être par centaines les cas où cette méthode a été appliquée. Elle hâte singulièrement la guérison des maladies les plus rebelles des paupières et surtout celles de nature scrophuleuse où ces pustules sont si fréquentes; les cils arrachés se reproduisent toujours après deux ou trois semaines, et en général ils reviennent plus beaux qu'ils n'ont jamais été.

Voici comment je procède : Avec des pinces appropriées, j'arrache les cils dans toutes les parties où le bord des paupières me paraît plus rouge ou plus épais. Je passe ensuite sur le bord libre ainsi dénudé, le crayon

l'opération que je vais conseiller pour des cas différents.

A l'appui de ces principes, je pourrais citer plusieurs observations, je me contenterai de celle d'un enfant de 14 ans, nommé Claude Arthières.

Cet enfant me fut amené par des étudiants en médecine pour le faire opérer, par la section du muscle petit oblique, de la myopie et de la fatigue des yeux. Je trouvai bien en l'examinant que dès qu'il lisait, ses yeux devenaient rouges et que sa vue se troublait; mais remarquant que sa constitution était lymphatique et qu'il avait quelques pustules sur le bord libre des paupières, je pensai que le traitement qu'il fallait lui faire suivre n'était pas du tout celui pour lequel on l'avait amené.

Je le purgeai deux ou trois fois, je lui arrachai tous les cils, et je cautérisai deux ou trois fois le bord libre des paupières; après huit à dix jours de traitement, il put lire pendant plusieurs heures, sans éprouver aucune espèce de fatigue; il ne me parut pas assez myope pour être opéré.

de nitrate que j'y laisse près d'une minute afin de produire une eschare distincte. Si j'aperçois des pustules, j'y introduis un crayon pointu de nitrate d'argent, et je les cautérise toutes isolément, ce qui est très-facile, car les follicules en suppuration sont toujours plus grands que dans l'état normal.

Pendant deux ou trois semaines, suivant la difficulté que j'éprouve, je reproduis tous les trois ou quatre jours l'arrachement des cils que je puis retrouver et la cautérisation du bord libre des paupières.

Je me rappelle plusieurs autres cas du même genre, mais je n'ai pas pris des notes assez exactes pour pouvoir les citer.

Disposition à la fatigue des yeux coïncidant avec le strabisme.

Je ne reviendrai pas sur ce sujet que j'ai traité avec détail à l'article du strabisme; il me suffit de rappeler que lorsque chez les strabiques la vue se fatigue aisément, les sections qui permettent à l'œil de se redresser, lui rendent aussi la faculté de s'appliquer pendant longtemps. Ce résultat peut étonner, si l'on se rappelle que plusieurs malades dont la vue ne se fatiguait pas avant l'opération du strabisme, restent, pendant quelques mois après cette opération, incapables de prolonger les lectures, sans que leurs yeux ne deviennent rouges. La raison de ce fait est facile à donner; l'opération du strabisme guérit la disposition à la fatigue des yeux, lorsque celle-ci dépend d'une compression douloureuse exercée par les muscles; elle la produit au contraire, lorsqu'à la suite reste une inflammation persistante de l'œil. Ce n'est pas le même état morbide que la section d'un muscle droit de l'œil peut guérir et produire tour-à-tour, ce sont deux états différents; la section diminue la compression exercée sur l'œil, et elle peut produire une inflammation qui passe à l'état chronique.

Disposition à la fatigue des yeux sans altération appréciable de ces organes.

C'est surtout de cette espèce de fatigue des yeux que je veux m'occuper dans ce mémoire. C'est celle que l'on observe le plus fréquemment, et dont l'étiologie et le traitement, tels que je les conçois, sont le moins en rapport avec les idées adoptées sur ce genre de maladies.

En examinant l'œil et les paupières de quelques-uns des malades qui ne peuvent lire ou écrire pendant long temps, on ne voit aucune disposition anormale ; leur vue est plus ou moins nette, tant qu'ils ne s'appliquent pas ; ils ne craignent pas le jour, ne souffrent pas des yeux, ne voient aucune fausse image; en un mot, ils n'éprouvent aucun des symptômes de l'amaurose.

Ordinairement cet état co-existe avec la myopie, et cette co-existence est si fréquente que je n'ai observé la disposition à la fatigue des yeux que deux fois chez des personnes dont la vue avait la portée ordinaire.

Chez les myopes, la tendance à la lassitude oculaire n'est pas en raison directe de l'intensité de la myopie. Il est des myopes qui sont obligés de porter des verres N° 3, et dont la vue ne se fatigue point par l'exercice; d'autres qui peuvent lire avec les verres N°s 15 ou 20, et dont la vue se fatigue avec la plus grande facilité.

Théorie de la disposition à la fatigue des yeux et principes de son traitement.

Lorsque la disposition à la fatigue des yeux est indépendante de toute inflammation et de toute lésion appréciable, quelle en est la cause? je n'hésite point à dire aujourd'hui que c'est la compression douloureuse exercée par les muscles sur le globe oculaire. Cette théorie rend compte de tous les faits exposés plus haut :

1° Et d'abord, l'état dont nous cherchons la cause ne se manifeste que lorsqu'on s'applique à regarder les objets petits et rapprochés; lorsqu'on accommode l'œil à la vision de ces objets, c'est-à-dire, en partant de la théorie que je crois avoir démontrée, lorsque les muscles de l'œil se contractent et qu'ils exercent une compression sur cet organe; 2° cet état coïncide fréquemment avec le strabisme et avec la myopie, deux infirmités qui sont le résultat d'une rétraction musculaire; 3° en interrogeant les malades sur le genre de douleur qu'ils éprouvent, par suite d'une application attentive des yeux, on apprend que cette douleur est analogue à celle que produit la pression du doigt sur l'œil; cette analogie de sensation tend à faire penser qu'il y a analogie de cause, et que dans l'un et l'autre cas, la douleur vient ainsi d'une pression sur le globe oculaire; 4° enfin la section d'un muscle pratiquée dans le but de guérir le strabisme ou la myopie, fait cesser la disposition à la fatigue des yeux, preuve expérimentale et plus convaincante que toutes les autres, que cette disposition existe sous l'influence de la compression exercée sur l'œil par les muscles qui l'entourent.

Lorsqu'on se rappelle que la fatigue des yeux se manifeste dans les cas où les muscles de l'œil sont obligés de rester dans un état permanent de contraction, pour accommoder l'œil à la vision des objets rapprochés, on peut se demander si ces muscles ne se lassent pas comme tous les autres muscles du corps, par un trop long exercice. J'ai vu quelques personnes disposées à adopter cette théorie. Elle a quelque chose de séduisant au premier abord; mais les faits qui prouvent que dans le strabisme la section de l'un des muscles de l'œil a rendu à cet organe la faculté de s'appliquer, ne sauraient concorder avec cette manière de voir. Car on ne comprend pas comment la section d'un muscle pourrait faire que les autres muscles ne se lassassent pas pendant leur contraction. Or, tandis que les guérisons de lassitudes oculaires concomitantes avec le strabisme et la myopie sont inexplicables dans la théorie que je réfute, ces guérisons sont très-faciles à concevoir dès qu'on admet que la lassitude de l'œil résulte d'une pression douloureuse exercée sur cet organe; la pression diminuée sur un point, est immédiatement diminuée sur tous les autres. Du reste, en attribuant la lassitude oculaire à une simple fatigue des muscles de l'œil[1], on pourrait bien comprendre la douleur que les malades éprouvent dans l'orbite, lorsqu'ils s'appliquent à lire, mais on ne comprendrait pas le trouble de la vue qui accompagne cette douleur. L'un et l'autre de ces phénomènes est aisé à interpréter dans la théorie de la compression de l'œil.

Cependant, comme je l'ai dit plus haut, pour que cette compression soit douloureuse, il faut, ou que la pression des muscles soit plus forte, ou que l'œil soit plus sensible. En admettant que cette augmentation de sensibilité existe réellement, ce qui est loin d'être prouvé, l'on conçoit deux principes de traitement pour la disposition à la fatigue des yeux; suivant l'un de ces principes, on doit faire cesser la compression exercée par les muscles; suivant l'autre, on doit diminuer la sensibilité de l'œil. Ce dernier principe est le seul qui ait guidé jusqu'à présent les praticiens, et c'est en suivant les conséquences qui paraissent en découler, que l'on a cherché à guérir la disposition à la fatigue des yeux par des saignées, des sangsues, des purgatifs, etc. moyens que j'ai toujours vus être de la plus complète insuffisance.

Le premier, j'ai reconnu l'influence de la contraction musculaire sur la disposition à la fatigue des yeux, et je suis parti de la connaissance de ce fait pour guider la thérapeutique. Ne connaissant d'autres moyens de faire cesser la compression exercée par les muscles, que de couper ceux-ci, j'ai établi qu'il fallait recourir à une section pour guérir la disposition à la fatigue des yeux. D'après cette loi de physique, qu'il suffit de faire cesser la compression exercée sur l'œil dans un point pour qu'elle diminue également dans tous les autres, j'ai pensé qu'il suffisait de faire la section d'un muscle quelconque de l'œil, et je me suis arrêté à la section de celui de ces muscles qu'il est le plus facile d'atteindre, c'est-à-dire du muscle petit oblique. Ce choix m'avait d'abord été indiqué par les guérisons que j'avais vues suivre la section du petit oblique, pratiquée dans le but de remédier à la myopie; je l'établis aujourd'hui en principe, et depuis long-temps il me sert de guide dans la pratique.

Je n'ai pas à parler ici du procédé opératoire que je mets en usage pour la section du petit oblique; ce procédé est celui que j'emploie dans l'opération de la myopie, et qui a été exposé avec tous les détails nécessaires dans la partie précédente. J'aborde donc immédiatement l'exposition des résultats que la section du petit oblique m'a donnés dans ces nouvelles applications thérapeutiques.

Résultats obtenus de la section du muscle petit oblique dans le traitement de la fatigue des yeux.

J'ai opéré sept malades par la section du muscle petit oblique dans le but de rendre à leurs yeux la faculté de s'appliquer plus long-temps.

Une fois je n'ai obtenu aucun résultat, c'était la septième opération que je pratiquais. Le sujet était une sœur hospitalière de notre hôpital. J'avais si bien réussi dans tous les cas du même genre que j'avais traités jusqu'à elle, que je fus très-étonné de l'inutilité de mon opération. Je l'interrogeai alors avec plus de soin que je ne l'avais fait auparavant, pour reconnaître toutes les circonstances qui avaient pu influer sur le résultat que j'avais obtenu. J'appris alors que l'impossibilité où était la malade de lire ou de coudre pendant plus de quelques minutes, datait de l'époque où débouchant une bouteille de sulfure de potasse en dissolution saturée, celle-ci lui sauta brusquement aux yeux; il y eut dans ce cas sans doute tout à la fois contusion de l'œil par le choc du liquide et inflammation de cet organe par la nature irritante du sulfure de potasse. Ces circonstances exceptionnelles m'ont rendu compte du résultat exceptionnel qui avait suivi la section du muscle petit oblique. Je ne dois pas négliger de dire qu'avant de recourir à l'opération, j'avais employé avec persévérance les dérivatifs sur les pieds et le tube intestinal.

Parmi les six autres malades sur lesquels j'ai réussi, cinq étaient myopes (j'ai rapporté leurs observations détaillées dans la partie de cet ouvrage consacrée à la myopie), la sixième avait la portée de vue ordinaire. Voici son observation.

OBSERVATION.

Disposition à la fatigue des yeux sans myopie. — Section des deux muscles petits obliques. — Guérison.

Eugénie Borel, âgée de 18 ans, dévideuse, demeurant à Lyon, rue Vieille-Monnaie, n. 35, au 5e. Cette fille a joui toute sa vie d'une santé généralement très-bonne; seulement elle est sujette depuis son enfance à des maux de tête souvent très-violents, qui reviennent presque régulièrement toutes les semaines et durant de 24 à 36 heures.

Depuis l'âge de 15 ans, elle a ses règles abondantes et régulières. Depuis six ans, elle travaille au dévidage et c'est depuis un an seulement qu'elle a éprouvé quelque fatigue dans les yeux; à part cette disposition qui a augmenté constamment depuis cette époque, sa vue n'offre rien de spécial à noter. Elle n'a point de myopie, elle voit aussi bien et aussi loin que ceux dont la vue est normale ; mais quand elle se livre à un travail délicat, comme la couture, au bout de huit ou dix minutes, elle éprouve un sentiment de pesanteur dans la tête ; des brouillards passent devant ses yeux ; elle est un instant comme dans l'obscurité. Au bout de quelques minutes, les choses reviennent à leur état naturel.

Le 29 juillet 1841, section des deux petits obliques; il est impossible de constater si l'opération a eu un résultat immédiat ; le gonflement des paupières ne permet pas, pendant les deux jours qui suivent l'opération, l'exercice des yeux.

Le 1er août, la malade annonce qu'un grand changement s'est opéré dans sa vue ; elle peut se livrer à un travail long-temps prolongé, comme la couture, sans qu'il en résulte pour elle aucune fatigue. Ce changement se confirme pleinement les jours qui suivent, elle travaille pendant toute la journée sans éprouver aucun des accidents qui la fatiguaient autrefois.

Elle reste à l'hôpital jusqu'au 10 août; pendant la dernière semaine de son séjour, elle n'a cessé de travailler du matin au soir, sans éprouver la moindre douleur et le moindre obscurcissement dans la vue ; je l'ai revue dans le cours de septembre et d'octobre, la guérison s'était très-bien maintenue.

Quant aux résultats obtenus sous le rapport de la disposition à la fatigue des yeux, chez les cinq myopes qui étaient affectés de cette disposition, les voici en résumé :

M. Paradis qui ne pouvait lire plus d'un quart-d'heure sans que sa vue ne se troublât, a lu quatre jours après son opération et lit aujourd'hui, pendant deux heures et demie au moins, sans se fatiguer. Il était obligé d'interrompre ses études au séminaire; il les poursuit actuellement sans obstacle.

M. Acary ne pouvait lire plus d'une demi-heure, il lit sans fatigue pendant plus de trois heures.

Louise Richerand, qui ne pouvait lire plus de deux pages de suite, en a lu quarante le quatrième jour après son opération, et tandis que la rapidité avec laquelle sa vue se fatiguait ne lui permettait plus de continuer sa profession d'ouvrière en soie, elle peut aujourd'hui se livrer sans fatigue et pendant toute la journée aux travaux de sa profession. Cette malade a été vue, entre autres personnes, par M. Phillips.

M. Dulac, qui après avoir essayé vainement

tous les moyens ordinaires, avait été obligé de suspendre ses études du collége, peut lire et écrire pendant plusieurs heures, la nuit comme le jour, sans être fatigué.

M. Deyriatz ne pouvait lire, avant d'être opéré, deux ou trois lignes seulement sans que sa vue ne fût complètement troublée; il ne pouvait plus écrire, et après avoir vainement essayé des moyens internes et un repos de plusieurs mois, il se disposait à quitter le commerce. Depuis que j'ai pratiqué son opération, il peut lire pendant demi-heure, écrire pendant plus de deux heures sans se fatiguer, et enfin il peut se livrer à ses affaires commerciales en ayant soin seulement de ne pas faire des lectures prolongées.

Il est à remarquer que les malades que je viens de citer étaient les seuls myopes, parmi ceux que j'ai opérés, qui eussent de la disposition à la fatigue des yeux. L'opération leur a donc constamment réussi, et à part M. Deyriatz chez qui l'amélioration a été incomplète, tous ont éprouvé une guérison qui ne laisse rien à désirer. Cette guérison ne s'est pas démentie, car tous les malades ont été vus pendant les trois ou quatre premiers mois qui ont suivi leur opération; il n'y avait chez eux aucune tendance à la récidive. Celle-ci du reste, si elle eût dû avoir lieu, se serait manifestée pendant la première ou la deuxième semaine, c'est-à-dire à l'époque de la cicatrisation des muscles coupés.

Rien de plus encourageant que les résultats que je viens de signaler; mais ils n'ont pas seulement l'avantage de démontrer l'utilité d'une méthode de traitement aussi rationnelle qu'efficace, ils confirment toute la théorie que j'ai développée dans ce mémoire sur la fatigue des yeux. Cette théorie pourra guider peut-être dans la découverte de moyens thérapeutiques autres que la section des muscles; ainsi l'on trouvera peut-être certaine manière d'exercer ces muscles, qui diminuera peu à peu leur compression sur l'œil et rendra à cet organe la faculté d'agir; mais en attendant cette découverte que je crois ne pas être éloignée, nous ne connaissons de moyen sûr, que celui que je propose, et c'est le seul que je puisse conseiller aujourd'hui.

Cinquième Partie.

EXTENSION DES PROCÉDÉS DE LA STRABOTOMIE.

Dans les deux parties de cet ouvrage consacrées à la myopie et à la fatigue des yeux, on a vu comment la découverte de la nature de ces deux maladies et du traitement chirurgical qui leur convient, avait été une conséquence des phénomènes observés à la suite de l'opération du strabisme. Cette dernière opération n'a pas borné là son influence sur la théorie et sur la pratique chirurgicales. Nous avons encore à en faire connaître quelques autres applications plus ou moins importantes.

Ainsi, des auteurs déjà cités ont pensé à pratiquer la section des muscles de l'œil pour guérir les tremblements convulsifs de cet organe et certaines variétés d'amaurose.

M. Florent Cunier, de Bruxelles, a eu l'idée de créer un strabisme artificiel, dans les cas où une tache centrale de la cornée empêche les rayons lumineux de pénétrer jusqu'au fond de l'œil, et laisse cependant passer les rayons latéraux qui pourraient arriver jusqu'à la rétine, si l'œil, au lieu de se présenter de face, se présentait de côté à la lumière.

Pour moi, en voyant avec quelle précision on peut découvrir l'œil sans le comprimer lorsqu'on se sert des dilatateurs des paupières convenablement moulés sur ces parties, et avec quelle innocuité on peut le fixer dans l'opération du strabisme, j'ai pensé que l'on pourrait introduire avec succès l'emploi des dilatateurs des paupières et des pinces pour fixer l'œil, dans l'opération de la cataracte par extraction, et dans celle que nécessitent quelquefois les corps étrangers fixés dans la cornée ou la sclérotique.

Enfin, en cherchant à appliquer à l'extirpation du globe oculaire les connaissances anatomiques exactes que j'avais acquises en étudiant la capsule fibreuse oculo-palpébrale, j'ai été conduit à faire cette extirpation en isolant l'œil de cette capsule.

Quoique ces modifications à l'extraction de la cataracte, des corps étrangers dans l'œil et à l'extirpation de cet organe, ne rentrent point dans le sujet principal de ce livre, je crois devoir les exposer ici parce qu'elles peuvent servir à démontrer toute l'influence qu'a eue l'opération du strabisme sur la marche de la chirurgie, et qu'à ce titre elles rentrent assez naturellement dans le cadre de cet ouvrage.

J'ai réuni l'examen de toutes ces questions sous le titre d'extension des procédés de la strabotomie, le plus court et le plus général que j'aie trouvé, et je traiterai ainsi successivement :

1° De la section des muscles de l'œil dans les tremblements convulsifs des yeux sans strabisme;

2° Des mêmes sections dans les amauroses;

3° Du strabisme artificiel;

4° Des modifications que l'on peut apporter à l'opération de la cataracte par extraction, en transportant à cette opération quelques-uns des moyens employés dans la strabotomie;

5° De l'extraction des corps étrangers dans l'œil;

6° De l'extirpation de cet organe.

De la myotomie oculaire dans les cas de tremblements convulsifs sans strabisme.

Lorsque le strabisme est accompagné de mouvements convulsifs des yeux, la section des muscles qui produisent la déviation fait aussi dans quelques cas disparaître, comme nous l'avons dit ailleurs, le spasme oculaire.

L'observation de ce phénomène a conduit plusieurs chirurgiens à tenter la même méthode de traitement dans les cas où ce spasme existe sans strabisme. Mais les essais de ce genre qui ont été faits ne paraissent pas avoir été suivis de résultats très-encourageants. Je ne connais qu'une seule observation de réussite, c'est celle qui a été publiée par M. Phillips, dans sa *Ténotomie sous-cutanée* (*p.* 317).

Pour moi, j'ai essayé dans trois circonstances l'emploi de ce moyen, et jamais je n'ai obtenu de résultats satisfaisants.

La première fois, j'ai pratiqué, comme M. Phillips, la section des muscles droits internes et externes. Cette première tentative ayant été complètement inutile pour arrêter un tremblement convulsif assez simple, puisque l'œil se balançait seulement dans le sens horizontal, j'avais résolu de ne plus couper aucun muscle de l'œil dans les cas d'oscillations sans déviation oculaire : je craignais de déterminer une inflammation qui pût se prolongerpendant trois semaines ou un mois, sans chance aucune de guérir la maladie pour laquelle je ferais l'opération.

Quelque temps après, cependant, deux malades affectés de spasme oculaire compliqué, chez l'un, d'amaurose presque complète, chez l'autre, de brièveté considérable de la vue, ayant insisté pour que je les opérasse, je consentis à faire de nouvelles tentatives; mais au lieu de couper les muscles droits internes et externes, je fis la section des deux petits obliques, parce que celle-ci, comme nous l'avons démontré, n'entraîne jamais d'inflammation oculaire, ni d'étrangeté dans le regard, en un mot, parce qu'elle est de la plus parfaite innocuité.

Chez le sujet affecté d'amaurose, je ne produisis aucune amélioration. Chez l'autre malade, j'ai rendu les oscillations seulement un peu moins énergiques, mais en revanche j'ai allongé d'une manière très-notable la portée de la vue. Cette particularité rend le fait très-intéressant; aussi, je pense devoir le reproduire ici.

OBSERVATION.

Tremblement convulsif des yeux coïncidant avec une brièveté congéniale de la vue. — Section des petits obliques. — Légère diminution du tremblement oculaire. — Amélioration dans l'étendue de la vue.

François Touiller, âgé de 23 ans, demeurant à Feyzin (Isère), est affecté d'un tremblement convulsif des yeux des plus prononcés, coïncidant avec une myopie ou du moins avec une faiblesse de la vue très-marquée datant de la plus tendre enfance. Comme ce malade ne sait pas lire, il est impossible d'avoir des notions précises sur l'étendue du champ de la vision : mail il ne reconnaît les personnes qu'à une très-petite distance. Il n'a jamais porté de lunettes.

Le 30 octobre, je lui coupai les deux muscles petits obliques. A la suite de cette opération le spasme oculaire n'a diminué que d'une manière très-faible, mais la vue s'est beaucoup améliorée: le malade reconnaît aujourd'hui les personnes à une distance beaucoup plus considérable qu'avant son entrée à l'hôpital.

Ainsi, quel que soit celui des muscles de l'œil que j'aie coupé, dans le but de remédier aux mouvements convulsifs des yeux, indépendants de toute espèce de strabisme, je n'ai jamais pu les faire cesser. Ce résultat, loin de m'étonner, n'a fait que confirmer les prévisions que j'avais conçues à priori, et que j'avais fondées sur le raisonnement suivant : quand le spasme oculaire n'accompagne pas le strabisme, il est presque toujours symptomatique d'une affection assez grave du globe de l'œil; le plus souvent il dépend d'une cataracte congéniale, d'autres fois d'une amaurose complète ou incomplète, d'autres fois encore d'un glaucome, d'une myopie, etc. Dans ces cas, pour guérir le spasme il faudrait avant tout pouvoir faire disparaître la maladie principale dont il n'est qu'une dépendance. Eh bien! que peut faire la section d'un muscle de l'œil, dans la presque totalité des circonstances où l'on rencontre le mouvement convulsif des yeux? Si cette section peut agir, ce qui est rare, sur la lésion du globe de l'œil, elle pourra sans doute avoir une heureuse influence sur le spasme de cet organe: c'est ainsi que M. Roux de Meximieux, en coupant les deux petits obliques, a triomphé tout à la fois d'une myopie congéniale, et des tremblements convulsifs qui l'accompagnaient (*Voir la quatrième partie*, *pag*. 260).

Mais si l'affection oculaire qui a provoqué les oscillations, est complètement indépendante de toute compression musculaire, ce qui existe presque toujours, il est plus que probable que la section d'un muscle quelconque de l'œil ne pourra contribuer à guérir ces oscillations. Ainsi, en résumé, je crois que les opérateurs doivent attendre fort peu de résultats de l'application de la myotomie aux mouvements convulsifs des yeux sans strabisme.

De la myotomie oculaire dans certaines variétés d'amauroses.

L'étude du strabisme a suffisamment prouvé que, dans un assez grand nombre de cas, l'affaiblissement et même l'abolition complète de la vue dépendaient d'une affection extérieure au globe de l'œil et ayant son siége dans les muscles qui entourent et font mouvoir cet organe. Cette notion importante de pathogénie ne pouvait manquer de suggérer aux chirurgiens quelques nouvelles indications thérapeutiques, c'est en effet ce qui est arrivé. Montrons par quel enchaînement d'idées la théorie a pu influer sur la pratique.

Quand le strabisme est accompagné d'amblyopie, la section du muscle rétracté amène, dans la grande majorité des cas, une amélioration de la vue qui va quelquefois jusqu'à rendre à celle-ci sa portée et sa netteté naturelles. Ces faits autorisent à croire que l'amblyopie concomitante du strabisme dépend de la rétraction musculaire qui produit la déviation, soit que cette rétraction agisse en comprimant l'œil, soit au contraire qu'elle agisse en transmettant à la rétine par le ganglion ciliaire, comme l'a avancé M. Phillips, l'état spasmodique du muscle. Ce premier point une fois établi, on est conduit naturellement à admettre que certaines amblyopies, certaines amauroses, même existant sans aucune espèce de déviation oculaire, peuvent bien dépendre exclusivement d'une compression exercée sur l'œil et sur tout le système musculaire qui l'entoure. Et puisque dans les cas où l'altération de la vue coïncide avec le strabisme, on la fait cesser par la section du muscle rétracté, il n'y a pas de raison pour ne pas en conclure que la myotomie ne puisse recevoir d'heureuses applications dans quelques variétés d'amauroses indépendantes du strabisme.

Toutefois, on voit dès à présent que ces cas ne sont qu'exceptionnels, et qu'il doit être assez difficile de les reconnaître d'une manière certaine.

Suivant M. Phillips, les caractères qui peuvent servir à distinguer ce genre d'amauroses, sont la mobilité de la pupille, son extrême dilatation et l'absence d'aucune autre modification dans le globe oculaire. Je doute beaucoup que cet ensemble de symptômes puisse suffire, pour permettre à un chirurgien prudent d'affirmer que l'abolition de la vue est produite par une compression musculaire.

Quoi qu'il en soit de la valeur de ces signes, il n'en est pas moins incontestable que la science possède aujourd'hui plusieurs cas de guérison d'amaurose sans strabisme, par la section des muscles de l'œil. MM. Adams en Angleterre, Phillips et Pétrequin en France, ont publié chacun un fait qui confirme cette assertion.

J'ai aussi, dans deux circonstances, essayé l'application de la myotomie, pour remédier à des amauroses sans déviation oculaire, et qui paraissaient présenter les conditions les plus favorables à cette expérimentation; mais je ne suis arrivé à aucun résultat encourageant. Il est vrai qu'au lieu de couper les muscles droits, j'ai coupé le muscle petit oblique. Mais, si l'affection dépend réellement d'une compression exercée sur l'œil par le système musculaire qui l'enveloppe, il est bien évident que la section du petit oblique doit remédier aussi bien que celle des droits à cette compression, comme nous l'avons démontré d'ailleurs surabondamment par la théorie et par les faits, en traitant de la myopie.

Du strabisme artificiel.

Comme je l'ai dit plus haut, c'est M. Florent Cunier qui a eu l'idée de produire des strabismes artificiels. Voici la lettre qu'il a adressée à l'Académie des sciences à ce sujet.

« J'ai l'honneur de donner connaissance à l'Académie, d'une nouvelle application que je viens de faire de la myotomie oculaire que j'ai mise en usage avec succès pour la cure du strabisme, du nystagme et de certains cas de diplopie, et que j'ai aussi employée, après MM. Jules Guérin et Bonnet, dans le traitement de la myopie.

« Lorsque la portion centrale de la cornée, en rapport avec la pupille d'ailleurs saine, est devenue le siége d'un albugo, d'un trouble rendant la vision impossible, on déplace la pupille de manière à permettre à la lumière d'arriver au fond de l'œil. Divers procédés ont été imaginés à cet effet; Himly, Adams, Baratta, Lusardi, enclavent l'iris dans la cornée; Embden, Van-Onsenoort le fixent dans la sclérotique; M. Guépin, de Nantes, doit ses succès remarquables à la distension forcée de la pupille, qu'il a fait connaître il y a un an. Le but que se sont proposé ces chirurgiens est de mettre la pupille en rapport avec une portion de cornée restée transparente; or, j'ai trouvé que dans la plupart des cas on y parvenait par une opération beaucoup plus simple et nullement aussi chanceuse que le déplacement pupillaire; j'ai tout bonnement divisé un ou plusieurs des muscles moteurs de l'œil, de manière à déterminer un strabisme qui fournit le même résultat.

« Voici comment j'ai été amené à recourir à ce moyen :

« Le nommé Elzoecht, Jean-Baptiste, âgé de 25 ans, de la commune de Kocherberg, à une lieue de Benfelles, s'est présenté le 21 juin à mon institut ophthalmique : il louche de l'œil gauche depuis sa naissance; cet œil est affecté de nystagme. A l'âge de deux ans, Elzoecht a été atteint d'une ophthalmie catarrhale purulente qui a déterminé la fonte de l'œil droit, et a laissé sur la cornée de l'œil gauche une opacité leucomateuse qui recouvre environ les deux tiers externes de la surface; le tiers interne, resté transparent, est caché dans le grand angle, et n'est visible que lorsque le malade comprime le moignon qui reste à droite, et fait ainsi cesser le strabisme de l'œil gauche. Il peut discerner les objets rapprochés, en les portant vers le nez et en tournant l'œil le plus fortement possible en dehors; la chambre antérieure a sa capacité normale; la pupille est libre d'adhérences et se contracte parfaitement.

« Le 30 juin, j'ai divisé le droit interne; la pupille est venue immédiatement se placer au centre de l'orbite, le nystagme a cessé. L'œil n'étant pas assez porté en dehors pour que le malade put discerner convenablement les objets, je mis la sclérotique à nu jusqu'aux droits supérieur et inférieur, sans pouvoir déterminer le moindre degré du strabisme externe. Me fondant sur mes expériences et sur celles de M. Duffin, j'ai alors pratiqué la section de l'oblique inférieur, et c'est au procédé de M. Bonnet que je donnai, comme d'habitude, la préférence. Aussitôt le muscle divisé, l'œil a été porté en dehors et un peu en haut, position que la disposition de l'opacité rendait la plus convenable.

« La résorption de l'ecchymose de la plaie cutanée a été rapide ; mais la guérison de la plaie conjonctivale a été lente, le déplacement qu'avait subi le globe, la rétraction de la muco-séreuse divisée ayant laissé la sclérotique à nu dans une étendue de près de 6 lignes.

« Immédiatement après l'opération, pratiquée en présence de MM. les docteurs Rucloux et Moons (de Bruxelles), Rul-Ogez (d'Anvers), et avec l'assistance de M. Fleussu, médecin-adjoint du dispensaire, Elzoecht a pu se guider dans mon jardin ; six jours plus tard, il venait seul à ma consultation. Aujourd'hui, il y voit assez pour discerner les objets les plus fins ; seulement il doit les rapprocher de l'œil.

« Ce qu'il y a de remarquable, c'est que la pupille a subi un déplacement qui la met dans un rapport exact avec la portion de la cornée qui est restée transparente.

« Elzoecht était opéré depuis 8 jours, lorsque se presenta au dispensaire un malheureux, aveugle depuis douze ans, le nommé Mechiels, âgé de 42 ans; l'œil gauche était atrophié, et l'œil droit ne conservait qu'une portion de son segment externe demeurée transparente. Mechiels pouvait, en comprimant l'œil gauche, tourner l'œil droit assez fortement en dedans pour saisir la forme des gros objets.

« J'ai coupé le droit externe et mis la sclérotique à nu jusqu'aux droits supérieur et inférieur; j'ai ainsi déterminé un strabisme interne qui permet au malade de se conduire. Aujourd'hui, huitième jour de l'opération, il a étalé au marché des paniers d'osiers, qu'il fabrique et qu'il peut vendre lui-même.

« J'avais pratiqué l'an dernier le déplacement pupillaire, selon l'ingénieuse méthode de Van-Onsenoort (d'Utrecht), sur l'œil d'une fille d'Anvers, la nommée Pétronille Van-Dyck, femme de chambre de madame la marquise d'A...; l'œil droit était atrophié, un albugo occupait tout le segment interne de la cornée de l'œil gauche, et masquait la pupille restée saine. L'enclavement de l'iris dans la sclérotique n'avait eu qu'un succès de peu de durée; la pupille s'était tendue et rétrécie; le cône lumineux devait traverser une portion nuageuse de la cornée pour arriver au fond de l'œil; la malade pouvait à peine se conduire.

« Un strabisme interne que j'ai produit il y a cinq jours, a mis un endroit plus large de la pupille déplacée en rapport avec une partie bien nette de la cornée; déjà l'opérée peut se livrer à quelques occupations; elle se guide maintenant à travers des rues habituellement encombrées de passants et de voitures.

« La nouvelle application que j'ai faite de la myotomie oculaire me paraît appelée à rendre d'immenses services, et c'est pour ce motif seulement, et non pour m'inscrire en priorité, que j'ai cru devoir communiquer à l'Académie les résultats remarquables que j'en ai retirés.

« Agréez, etc. »

M. Pétrequin, dans une lettre également adressée à l'Académie des sciences et dans laquelle il faisait connaître les résultats de diverses opérations qu'il avait pratiquées sur les yeux, a écrit le passage suivant au sujet du strabisme artificiel.

En compulsant les annales de l'art, on trouve un certain nombre de strabismes qui se sont développés consécutivement à diverses altérations organiques dans le champ de la vision; en d'autres termes, la déviation oculaire était physiologiquement liée à la déviation de l'axe pupillaire. La nature ouvrait ainsi une voie féconde. Or, aujourd'hui que les effets de la strabotomie sont parfaitement appréciés, l'homme de l'art est logiquement amené par le raisonnement et par l'expérience, à créer cette même liaison physiologique dans les circonstances analogues où la nature reste impuissante. C'est ce que j'ai fait, comme on va le voir, à l'exemple de M. Cunier; j'ai remarqué qu'on a ainsi l'immense avantage de substituer la manœuvre facile et généralement innocente de la myotomie à l'opération de la pupille artificielle si délicate dans l'exécution, si souvent compliquée d'accidents, et si rarement heureuse dans ses résultats; le but étant connu, voici le moyen :

OBSERVATION.

Un ouvrier mineur de Rive-de-Gier, à la suite d'un éclat de mine, contracte avec une double ophthalmie, une cataracte et un ptérygion à l'œil droit, et une opacité des 2/3 inférieurs de la cornée à gauche, sans parler de diverses lésions secondaires. Six mois après l'accident, on l'amène à l'Hôtel-Dieu de Lyon, où j'opère le ptérygion le 20 juillet avec un succès complet. Il prend ensuite la varioloïde ; le 27 août, je fais la section du muscle droit supérieur, pour produire un strabisme artificiel en bas, de manière à mettre le tiers transparent de la cornée dans la direction de la pupille. Immédiatement le résultat est obtenu, de façon que la vue peut s'exercer plus librement à travers la portion translucide de la cornée, qui correspond alors à la projection horizontale et directe des rayons lumineux.

Ces diverses opérations prêteraient à des développements scientifiques que ne comporte pas la nature de cette note; il me suffira d'avoir spécifié le principe et le résultat. Remarquons que tous ces faits sont confirmatifs de ce qui est acquis à la science.

De l'extraction de la cataracte modifiée par l'adoption de divers moyens employés dans l'opération du strabisme.

Les auteurs qui ont traité de l'opération de la cataracte par extraction, ont tous signalé la difficulté de faire à la cornée une incision qui suivît régulièrement la courbure de la moitié inférieure de cette membrane et le danger de laisser échapper avec le cristallin une trop grande quantité de l'humeur vitrée. J'ai pensé, et l'expérience a parfaitement justifié mes prévisions, que l'on pourrait faire disparaître ces difficultés et ces dangers, en fixant l'œil comme on le fait dans l'opération du strabisme, et en maintenant les paupières écartées au moyen des dilatateurs perfectionnés que l'on emploie dans cette dernière opération.

L'incision que l'on doit faire à la cornée dans la kératotomie inférieure, doit comprendre la moitié de la circonférence de cette membrane, à un millimètre à peu près en avant de la sclérotique ; elle doit être faite sans blesser l'iris. Il est très-difficile de remplir ces conditions lorsqu'aucun instrument ne maintient l'œil immobile; dans ce cas, au moment où l'on enfonce le kératotome dans la cornée, celle-ci est poussée vers l'angle interne des paupières, et s'y cache plus ou moins profondément. Dans cette position de l'œil, la marche de l'instrument à travers la chambre antérieure ne peut être convenablement observée ; sa pointe appuie sur le bord interne de la cornée, dans une partie où celle-ci se dérobe à la vue ; puis, lorsqu'il a percé la cornée de part en part, il est souvent arrêté par la paroi interne de l'orbite, et ne peut achever la section en glissant de dehors en dedans comme il doit le faire. Au milieu de ces tâtonnements, la chambre antérieure se vide, et l'on est alors obligé de piquer l'iris ; enfin, si pour achever la section de la cornée on tourne le tranchant du kératotome en avant, il coupe la cornée trop loin de la sclérotique et vis-à-vis de l'ouverture pupillaire.

Toutes ces difficultés peuvent être évitées en fixant l'œil comme on le fait dans l'opération du strabisme. La cornée restant alors toujours dirigée en avant et ne fuyant jamais devant le kératotome, la section d'une moitié de sa circonférence peut être faite avec une précision et une facilité qui dépassent tout ce que l'on pourrait présumer à cet égard.

Si l'on a pu craindre de fixer l'œil en saisissant la conjonctive et le fascia sous-conjonctival, tant que l'on a confondu, dans l'idée d'un danger presque égal, les plaies de l'intérieur de l'œil et celles des parties qui l'avoisinent, ces craintes doivent disparaître entièrement, aujourd'hui que l'opération du strabisme a démontré que l'on ne produit jamais d'inflammation dangereuse pour l'œil lorsqu'on détache celui-ci de toutes ses adhérences dans le quart ou le tiers de sa surface externe. Si l'inflammation qui suit ces dissections étendues est sans danger, évidemment l'on ne peut craindre celle qui sera la suite du froissement d'une partie très-bornée de la conjonctive ou du fascia sous-conjonctival par une pince à crochet, destinée à fixer l'œil dans l'opération de la cataracte par extraction. Ce sont ces idées qui m'ont conduit dans cette opération à fixer l'œil, comme si je voulais pratiquer la strabotomie. J'étais sûr, en reproduisant ce qui se fait dans cette opération, de maintenir l'œil avec solidité, de ne provoquer dans cet organe aucune inflammation intérieure, et d'éviter ainsi les inconvénients que l'on a reprochés à la pique de Pamard qui, bien que pouvant être avantageusement remplacée, ne méritait pas la désuétude dans laquelle elle est tombée.

La possibilité de vider l'œil, dans l'opération de la cataracte par extraction, tient uniquement à la compression qui peut être exercée sur l'œil après que la cornée a été largement ouverte. Les aides qui sont chargés d'écarter les paupières, ne peuvent que bien difficilement les maintenir à une distance convenable sans exercer une pression sur l'œil, et c'est cette pression presque inévitable qui exprime les humeurs de l'œil et fait craindre aux opérateurs d'extraire le corps vitré, lorsqu'ils ne voulaient enlever que le cristallin. On évite tous ces inconvénients, et l'on découvre l'œil plus complètement que ne peuvent le faire les doigts des aides, en se servant des élévateurs que j'ai recommandés pour l'opération du strabisme. Lorsque les manches de ces élévateurs pressent sur le front d'une part et sur la face de l'autre, ils écartent les paupières l'une de l'autre tout en les maintenant à une certaine distance de l'œil, sur lequel ils n'exercent aucune pression. Cette absence de pression assure contre toutes les chances de vider l'œil; même dans les cas où celui-ci est très-saillant et fortement comprimé par les muscles qui l'entourent, la quantité d'humeur vitrée qui s'échappe avec le cristallin est si peu considérable, qu'elle n'altère en rien la forme du globe oculaire.

On le voit donc, si l'on fixe l'œil et qu'on maintienne les paupières écartées dans l'opération de la cataracte par extraction, et qu'on se serve à cet effet des intruments usités dans la strabotomie, on fait de l'extraction du cristallin une opération facile à exécuter avec précision, et qui n'entraîne aucun des accidents immédiats qu'on lui a reprochés jusqu'à présent. Lorsque je la pratique avec ces précautions, je fais coucher le malade; si je l'opère de l'œil du côté gauche, je me place à sa droite. L'élévateur et l'abaisseur des paupières qui sont représentés dans la planche numéro 9, sont appliqués et confiés chacun à un aide qui a soin d'éviter qu'ils ne compriment l'œil. Je tiens de la main gauche une pince à crochet sans ressort, de la main droite, une pince à crochet avec ressort; avec la première je commence à saisir la conjonctive en haut et en dehors de la cornée, et avec la seconde je saisis aussi solidement qu'il m'est possible la conjonctive et le fascia sous-conjonctival, à 4 ou 5 millimètres de la cornée, un peu au dessus de l'angle externe des paupières. Cette pince est alors confiée à l'aide qui maintient l'élévateur de la paupière supérieure, elle fixe l'œil et l'empêche de se porter en dedans; je saisis alors l'abaisseur de la paupière avec la main gauche, et au moyen du kératotome je fais la section de la cornée. Quelquefois le cristallin sort immédiatement; s'il ne s'échappe pas de suite, une légère pression sur la partie supérieure de l'œil en détermine la sortie. Dans quelques cas rares, il est nécessaire, quand son rebord inférieur se présente à travers l'ouverture pupillaire et soulève la cornée, de faire une piqûre à la capsule cristalline.

Il faut avoir vu pratiquer cette opération pour se faire une idée de la promptitude, de la précision et de la facilité extrême avec laquelle on l'exécute. Toujours l'incision suit le contour de la cornée, jamais l'iris n'est blessé; jamais, si les aides sont attentifs, il ne sort une quantité d'humeur aqueuse assez considérable pour que l'œil s'affaisse; et je ne crois pas qu'il y ait de l'exagération à dire que l'opération de la saignée n'est pas plus facile que l'extraction de la cataracte exécutée de la sorte.

La certitude d'atteindre ainsi le but physique de l'opération de la cataracte, m'a engagé à adopter l'extraction, en abandonnant l'abaissement que l'on est obligé si souvent de terminer sans avoir réussi à éloigner le cristallin du trajet des rayons lumineux ; l'expérience m'a appris que la seule crainte que l'on pût concevoir à la suite de l'opération ainsi pratiquée, était celle de l'inflammation. Dans le plus grand nombre des cas, il est vrai, les malades souffrent à peine dans les jours qui suivent l'opération ; on n'a besoin ni de les saigner ni de leur mettre des sangsues, comme cela est si souvent nécessaire après l'abaissement ; mais, il faut le dire, si l'inflammation s'empare de l'œil, elle y devient rapidement pseudo-membraneuse et même purulente, et entraîne une perte irréparable de la transparence de l'œil ; cependant, malgré ces revers qui sont complets lorsqu'ils ont lieu, les suites de l'opération sont généralement très-satisfaisantes. Cet automne, par exemple, les hommes que j'ai opérés de la cataracte par extraction, sont au nombre de onze : neuf ont été traités à l'hôpital et deux en ville ; à tous je n'ai opéré qu'un seul œil ; sur ce nombre, neuf ont parfaitement recouvré la vue, les deux autres ont eu des inflammations qui ont détruit toute la transparence de l'œil. Si l'on réfléchit que je compte ici par les yeux et non par les malades, comme on a l'habitude de le faire dans les statistiques d'opérations de cataracte, on verra que les résultats que j'ai obtenus sont très-encourageants. D'autres séries n'ont pas été aussi satisfaisantes ; mais comme je ne veux point ici traiter des suites de la cataracte, et qu'il me faudrait entrer dans de longs détails pour discuter toutes les causes qui ont influé sur les résultats heureux ou malheureux, je me borne à indiquer, comme je viens de le faire, les avantages, l'extension heureuse que l'on peut faire de quelques-uns des procédés usités dans l'opération du strabisme à l'extraction de la cataracte, et je termine par une dernière réflexion.

On peut être étonné que, dans un ouvrage où l'auteur s'applique à démontrer par de nombreux exemples les avantages des sections sous-cutanées et dans lequel il cherche à étendre les applications de cette méthode, l'on trouve sinon une défense de l'extraction contre l'abaissement de la cataracte, au moins une certaine tendance à conseiller cette dernière méthode. L'abaissement est une opération très-analogue à celle que l'on fait par la méthode sous-cutanée; l'extraction est analogue aux opérations anciennes; à ce titre, nous devrions défendre l'abaissement et combattre l'extraction. Mais, il faut le dire, les suites de l'abaissement des cataractes ne sont pas semblables à celles des sections sous-cutanées; cette opération entraîne des douleurs, des congestions, des inflammations intenses que l'on ne trouve pas dans les sections sous-cutanées. A quoi tiennent ces différences? Je l'ignore et je m'applique depuis longtemps à le chercher. Il me suffit pour le moment d'avoir prouvé que les suites de l'abaissement ne sont pas semblables à celles des opérations par la méthode sous-cutanée, pour m'excuser de la contradiction apparente entre les doctrines contenues dans ce chapitre, et celles que j'ai exposées dans d'autres parties de cet ouvrage.

De l'extraction des corps étrangers dans l'œil modifiée par l'adoption de divers moyens employés dans l'opération du strabisme.

On sait que souvent des corps étrangers lancés contre l'œil se fixent solidement dans la cornée ou dans la sclérotique ; les forgerons surtout sont exposés à ce genre d'accident lorsqu'il battent le fer, et que des pailles de ce métal sont lancées avec force dans diverses directions. Lorsque ces pailles de fer atteignent la cornée, elles s'y incrustent si solidement qu'on ne peut les détacher qu'en les grattant avec une aiguille ou un bistouri solide, et souvent on reste assez longtemps avant de pouvoir les extraire des tissus au milieu desquels elles sont engagées. Dans ces manœuvres, l'on éprouve souvent les plus grandes difficultés, si l'on se contente de faire maintenir les paupières écartées par des aides, et si l'on porte l'aiguille sur l'œil sans avoir soin de fixer préalablement cet organe. Dans ces cas, le malade fait des efforts involontaires pour rapprocher les paupières qui échappent aux doigts des aides, et sitôt que l'œil aperçoit l'instrument qui doit servir à pratiquer l'extraction, il fuit rapidement et la cornée se cache. On évite toutes ces difficultés en maintenant les paupières écartées avec les élévateurs, et en fixant l'œil, comme je l'ai indiqué plus haut en traitant de l'opération de la cataracte.

Je pourrais citer un grand nombre de faits pour démontrer comment, à l'aide de ces précautions, l'extraction des corps implantés dans l'œil peut se faire avec facilité et avec précision; mais l'énoncé seul du procédé opératoire suffit pour en démontrer les avantages. L'inflammation n'a jamais paru augmenter par l'emploi des instruments qui servent à fixer l'œil ; et M. Bouchacourt, qui a eu également l'idée de transporter à la fixation de l'œil, dans le cas de corps étrangers, les moyens usités dans l'opération du strabisme, n'a eu comme nous qu'à se louer de cette modification apportée aux procédés opératoires généralement mis en usage.

De l'extirpation de l'œil.

On sait que, lorsqu'on enlève l'œil par les procédés ordinaires, on fait pénétrer l'instrument dans les graisses de l'orbite, et que l'on coupe les muscles à une distance plus ou moins grande de leur insertion à l'œil.

Dans cette opération, on divise les troncs des nerfs qui se distribuent aux muscles de l'œil, puisque l'on coupe ces muscles plus ou moins près de leur insertion orbitaire. On divise souvent des ramifications des artères ophthalmique, lacrymale ou frontale, ce qui donne naissance à des hémorrhagies souvent difficiles à arrêter ; on éviterait sans aucun doute tous ces accidents, si l'on coupait les muscles et le nerf optique à leur insertion à la sclérotique, et si l'on enlevait l'œil en laissant intacte la capsule dans laquelle il est renfermé, ainsi que j'ai tâché de le faire dans la dissection représentée, *planche* 1re. Evidemment en opérant de la sorte, on éviterait toute crainte d'hémorrhagies, on ne blesserait que le nerf optique, et la plaie étant séparée par un tissu fibreux des graisses de l'orbite, l'inflammation dont elle pourrait être le siége ne tarderait pas à se propager du côté du cerveau.

Ces idées ne sont encore pour moi que des idées à priori; je n'ai pas eu l'occasion de les appliquer sur le vivant, mais si je rencontrais un cas favorable à cette application, voici comment je procéderais à l'extirpation de l'œil.

Après avoir écarté les paupières au moyen des instruments que j'ai conseillés, je couperais le muscle droit interne avec les mêmes précautions que dans l'opération du strabisme; puis, glissant des ciseaux à travers la plaie que j'aurai faite et les faisant pénétrer entre la sclérotique d'une part et le fascia sous-conjonctival et les muscles de l'autre, je couperais circulairement tous les muscles droits près de leur insertion à l'œil; après cette section, il ne me resterait plus qu'à diviser aussi près que possible de l'œil les deux obliques, puis le nerf optique; l'œil serait alors enlevé sans que j'eusse intéressé aucun vaisseau, aucun nerf, et sans que j'eusse pénétré dans les graisses de l'orbite.

La seule objection que je conçois contre ce procédé dont j'ai conçu l'idée lorsque je faisais des recherches anatomiques sur les membranes qui entourent l'œil, est la difficulté de trouver des cas où il puisse être mis en usage. Généralement les tissus qui entourent l'œil sont trop altérés dans les affections qui nécessitent l'extirpation de cet organe, pour que le procédé que j'indique puisse trouver son application. Je ne me rappelle qu'un seul cas où l'on eût pu le mettre en usage sans inconvénient; c'est celui d'une malade que j'ai vu opérer par M. Gensoul. L'œil n'avait point perdu sa forme et son volume; la vue y était abolie, et les douleurs atroces qu'éprouvait la malade et que rien n'avait pu soulager, décidèrent seules à l'opération; on trouva dans ce cas une tumeur mélanique qui n'avait encore envahi que la rétine; le procédé que j'indique eût trouvé là sans doute une utile application.

Sixième Partie.

DU BÉGAIEMENT.

Toutes les opérations découvertes dans ces dernières années ont contribué à perfectionner la connaissance des maladies qu'elles étaient destinées à guérir. Les résultats obtenus par la section des tendons et des muscles dans les pieds bots, les torticolis chroniques, les incurvations de la colonne vertébrale, ont détruit la théorie qui attribuait ces maladies à des arrêts de développement, et démontré le rôle important que joue le système musculaire dans la production des difformités des os. La cicatrisation, sans accidents et sans formation de pus, des solutions de continuité faites à travers une petite ouverture de la peau, a fait disparaître les préjugés classiques sur les plaies par piqûre, et conduit à la série des recherches sur lesquelles se fondent les principes de la méthode sous-cutanée, cette belle généralisation, la plus importante et la plus pratique de la chirurgie moderne. L'opération du strabisme a permis de décider quelle était la part de l'action musculaire dans les déviations de l'œil; elle a conduit à soupçonner d'abord, à démontrer plus tard, l'influence des muscles sur la forme de l'œil et sur les phénomènes, jusque-là si hypothétiques, de l'accommodation à la vue des objets placés à des distances diverses. Enfin, l'opération de la myopie, née de celle du strabisme, a démontré que l'état des yeux qui ne permet de voir que les objets rapprochés, n'est pas toujours l'effet d'une disposition anatomique permanente, mais qu'elle peut dépendre d'un changement de forme de l'œil dû à la compression qu'exercent sur cet organe les muscles qui l'entourent. Tandis que la connaissance des difformités du système osseux, des plaies, du strabisme, de la myopie, a reçu de si vives lumières des progrès de la médecine opératoire, et presque changé de face par la découverte des sections tendineuses et musculaire, l'opération du bégaiement a été créée, appliquée, modifiée à l'infini sans que la connaissance du bégaiement, jusqu'à présent si mal étudié, si imparfaitement compris, en ait reçu la moindre influence. Pendant quelques mois, chaque jour a vu naître quelque procédé, quelque section, différents des procédés et des sections qui avaient jusque-là été proposés ou pratiqués sur la langue; mais tous ces travaux entrepris avec tant d'ardeur, défendus et attaqués avec tant de passion, se sont toujours bornés à la médecine opératoire. La raison de chacun avait beau faire comprendre qu'à une opération nouvelle il fallait une science nouvelle, l'opération du bégaiement se modifiait, se perfectionnait peut-être, mais la connaissance du bégaiement restait toujours la même.

J'ai fait tous mes efforts pour combler ces lacunes, pour arriver à quelques notions précises sur le caractère des vices de la parole que l'on confond sous le nom de bégaiement; et quoique je reconnaisse combien, dans ce travail, le plus difficile peut-être de ceux que j'ai entrepris, je suis resté loin du but que je m'étais proposé, je crois avoir perfectionné la méthode à suivre dans l'observation du bégaiement, déterminé avec plus de précision qu'on ne l'a fait, sa nature, ses diverses variétés, et établi quelques rapports pratiques entre ces variétés et les résultats de l'opération nouvelle.

La première partie de ce mémoire a pour but de faire connaître ces recherches scientifiques; la seconde est consacrée à l'examen de la méthode sous-mentale ou sous-cutanée que j'ai, le premier, appliquée à la section du muscle génio-glosse. J'ai lieu de croire que l'on commence assez généralement à comprendre aujourd'hui toute la supériorité de cette méthode, sur celles qui ont été primitivement proposées et qui consistaient à couper le muscle génio-glosse du côté de la bouche à travers une grande incision; mais on ne connaît pas encore toutes les dispositions anatomiques qui se rattachent à la pratique de cette opération. Dans la note où je l'ai décrite, dans le mois de mars 1841, je n'ai indiqué que d'une manière incomplète les précautions à prendre dans son emploi; je n'ai pas décrit ses effets immédiats, et précisé quelles sont les chances de succès et les chances de revers.

Ce sont ces lacunes que je vais m'efforcer de remplir. J'examinerai successivement :

1° La méthode à suivre dans l'étude du bégaiement.

2° La nature et les diverses variétés de cette maladie.

3° Les principes de l'opération du bégaiement.

4° Les avantages de la méthode sous-cutanée ou sous-mentale appliquée à la section du muscle génio-glosse.

5° La disposition des aponévroses qui unissent la langue à la mâchoire inférieure.

6° Le procédé à suivre dans la section sous-mentale du muscle génio-glosse.

7° Les suites immédiates de cette section, et les résultats pratiques qu'elle a donnés dans plus de 70 cas où elle a été appliquée par divers chirurgiens.

CHAPITRE PREMIER.

MÉTHODE A SUIVRE DANS L'OBSERVATION DU BÉGAIEMENT.

Il en est du bégaiement, comme de toutes les maladies qui résident dans des organes dont les divers états sont difficiles à apprécier, il faut une méthode spéciale pour le connaître ; celle qui me paraît devoir être suivie, et qui s'applique à tous les phénomènes principaux du bégaiement, consiste à examiner :

1° La disposition anatomique de la bouche chez les bègues ; 2° les mouvements que ceux-ci peuvent exécuter avec la langue lorsqu'ils ne parlent pas ; 3° les mouvements de leur bouche et de leur langue pendant qu'ils parlent ; 4° la position de la langue, des lèvres, du voile du palais pendant la prononciation de chacun des sons élémentaires de la langue française ; 5° le mode suivant lequel s'accomplissent les phénomènes de l'inspiration et de l'expiration pendant l'exercice de la parole ; 6° les causes qui produisent le bégaiement et qui en modifient l'intensité.

Disposition anatomique de la bouche chez les bègues.

J'ai examiné avec soin la disposition anatomique de la bouche chez tous les bègues que j'ai opérés; j'ai surtout porté mon attention sur l'état de la voûte palatine, le volume de la langue, le filet de cet organe, la position des glandes sous-linguales. Dans le début, j'ai cru trouver quelquefois certaines dispositions qui me semblaient particulières aux bègues; mais des études comparatives m'ont démontré que ces dispositions étaient sans importance, ou communes aux bègues et à ceux qui parlent facilement.

Ainsi, j'ai reconnu que la voûte palatine de certains bègues était plus large et plus profonde qu'on ne le voit d'ordinaire, et j'ai cru un moment pouvoir expliquer, par cette disposition, ainsi que l'a fait M. Velpeau, la difficulté qu'ont les malades de porter leur langue assez haut pour qu'elle puisse toucher la voûte palatine ; mais je n'ai pu m'arrêter à ces explications, car j'ai trouvé d'une part des bègues qui n'avaient la voûte palatine ni plus large, ni plus profonde, qu'on ne le voit d'ordinaire, ce qui prouvait que le cas de l'augmentation de profondeur de la voûte palatine était un cas exceptionnel ; et de l'autre j'ai trouvé des personnes parlant bien et dont la voûte palatine offrait la concavité profonde qui m'avait frappé chez quelques-uns de ceux dont la parole était difficile, preuve qu'il n'existe aucun rapport nécessaire entre le bégaiement et la profondeur de la voûte palatine.

J'ai cru aussi a une époque que la langue était épaissie chez les bègues; et souvent j'ai vu les assistants faire remarquer une augmentation de volume, mais leur observation n'était fondée que sur des apparences trompeuses. On recommandait au malade d'ouvrir largement la bouche, et celui-ci retirait alors la langue en arrière, comme on le fait dans de fortes inspirations; la langue se ramassait alors et présentait ainsi une augmentation apparente de volume. Je dis apparente, car il suffisait d'engager le malade à porter la langue en avant pour que cette augmentation d'épaisseur disparût entièrement, et l'on n'a qu'à s'observer soi-même lorsqu'on ouvre la bouche en faisant une inspiration, pour s'assurer que dans cet état la langue se retire en arrière, se ramasse sur elle-même, et paraît plus grosse qu'elle ne l'est réellement.

Ordinairement le filet de la langue chez les bègues n'offre rien de particulier; quelquefois cependant il semble plus long, et d'autres fois, sans faire de saillie, il paraît avoir augmenté d'épaisseur. Ces diverses variétés sont sans importance, soit parce qu'on les observe chez des personnes qui parlent bien, soit parce qu'après la section de ces filets trop longs ou trop durs, je n'ai jamais observé de changement manifeste dans la parole.

Un moment j'ai cru aussi que les glandes sous-linguales étaient plus élevées que dans l'état normal et adhéraient à la mâchoire dans une plus grande étendue; mais il m'a paru évident plus tard que cette position n'était qu'apparente. Pour l'étudier, j'engageais les malades à ouvrir largement la bouche, à relever la pointe de la langue; or, dans ce mouvement, la langue entraîne les glandes sous-linguales, et lorsque celles-ci me paraissaient plus élevées, cette position supérieure n'était que la conséquence nécessaire du soulèvement de la langue; je me suis assuré depuis, que je reproduisais sur moi-même le phénomène qui m'avait d'abord paru dépendant d'un état pathologique.

Des mouvements de la bouche et de la langue chez les bègues pendant qu'ils parlent.

Ce n'est que pendant l'exercice de la parole que les bègues diffèrent de ceux qui parlent bien; c'est dans cet exercice qu'il faut spécialement les étudier.

Le but principal de cette étude doit être, suivant moi, la détermination des faux mouvements que les organes de la parole peuvent exécuter. Cependant à part les cas assez rares où la langue s'avance entre les dents et les lèvres, on n'apprend pas, en observant les bègues qui parlent, quelle est la position vicieuse que peuvent prendre chez eux les diverses parties de la bouche. Cette connaissance ne peut être acquise en les faisant parler, sans prendre quelque précaution qui puisse faciliter l'observation, soit parce qu'alors on ne voit pas bien ce qui se passe dans la bouche, soit parce que dans l'évolution rapide des divers sons qui composent la parole, on ne peut déterminer quelle position de la langue exige le son que produit le malade dans un moment donné. On est dans le même cas qu'un musicien qui, pouvant à peine distinguer si un son produit isolément est juste ou faux, voudrait distinguer cette justesse ou cette fausseté dans le chant d'un air compliqué. Aussi faut-il recourir à des méthodes semblables à celles que l'on applique à ceux qui parlent bien, pour étudier le phénomène de l'articulation des sons. En un mot, il faut faire prononcer aux bègues chacun des sons élémentaires, la bouche étant ouverte, et étudier la position que prend la langue dans l'articulation de chacun de ces sons et de chacun de ces mouvements.

Pour se livrer avec fruit à ce genre de recherches, il faut avoir bien présent à l'esprit toutes les positions que prennent les diverses parties de la bouche dans l'exécution de ces sons élémentaires, chez les personnes qui parlent bien ; il faut avoir soin aussi de faire tenir toujours les mâchoires au même degré d'écartement, par exemple, à deux centimètres de distance, au niveau des petites molaires.

Je ne rappellerai pas ici les positions que prend la langue dans la production de chacun des sons élémentaires ; je me contenterai de rappeler ceux que j'ai vus différer chez les personnes qui parlent bien et chez les bègues. Il est inutile, pour le moment du moins, de parler de ceux que j'ai trouvés identiques, chez les uns et chez les autres.

Les mouvements qu'il importe de connaître pour se livrer à l'observation des bègues, sont surtout ceux qui exigent l'élévation de la pointe de la langue contre la voûte palatine et qui sont : *le*, *ne*, *de*, *te*. Ces mouvements sont rangés ici dans un tel ordre que le premier, c'est-à-dire *le*, est celui où la pointe de la langue se porte le plus en arrière, et *te*, celui où la pointe de la langue se porte le plus en avant. Pour l'articulation de *ne*, *de*, la position de la langue est intermédiaire; sa pointe appuie derrière le bord alvéolaire, un peu plus haut pour *ne*, un peu plus bas pour *de*.

Après les mouvements de la langue dans la production des sommo-linguales, suivant l'expression de M. Michelot, les positions qu'il importe le plus de connaître sont celles que prend cet organe dans l'articulation des toto-linguales *ye*, *gne*, *ille*, comme dans yeux, lieux.

Pour le *re*, la pointe de la langue doit se relever en se portant vers la voûte palatine, contre laquelle elle vibre; et pour l'articulation de *ye*, *ille*, *gne*, elle doit se porter en totalité en haut et presser contre la paroi supérieure de la bouche. Il n'est pas inutile aussi de savoir que dans l'articulation de *me*, *be*, *pe*, que l'on considère à tort comme exclusivement labiales, la langue se porte en arrière et en bas, derrière les dents incisives inférieures.

En faisant répéter aux bègues les mouvements, *le*, *ne*, *de*, *te*, etc., on remarque qu'ils se trompent presque constamment sur *de* et *te*, et qu'au lieu de prononcer ces lettres, en appuyant la pointe de la langue derrière les dents incisives, ils les prononcent en portant la langue entre les dents. Dans quelques cas plus rares, ils se trompent sur l'articulation de *le*, *ne*, et portent aussi la langue entre les dents quand ils veulent articuler ces consonnes.

Lorsque la langue tend ainsi à se porter entre

les dents, on voit qu'elle est gênée dans les mouvements par lesquels elle s'élève et dans ceux par lesquels elle se porte en arrière; elle est maintenue trop bas, et entraînée trop en avant. Cette tendance vicieuse s'observe très-fréquemment, elle est facile à reconnaître par la méthode d'observation que j'indique. Jamais je ne néglige de l'étudier avant et après l'opération.

Dans l'articulation de *le*, *ne*, *de*, *te*, j'ai observé quelquefois des difficultés d'une nature différente de celles que je viens de signaler; la langue ne venait pas se placer entre les dents, mais elle ne s'élevait pas assez haut derrière les dents incisives, elle ne touchait pas la voûte palatine contre laquelle elle doit presser dans l'état normal.

Dans l'articulation du *re*, la pointe de la langue, au lieu de se porter en haut vers la voûte palatine, se place assez souvent derrière les dents incisives inférieures. Cet état, quand il est isolé, amène, comme on le sait, le grasseyement; mais il se combine souvent avec le bégaiement proprement dit.

Je n'ai jamais pu faire d'observations bien concluantes sur la position de la langue dans l'articulation des autres consonnes.

Dans l'articulation de *ye*, *gne*, *ille*, où la langue en masse doit venir appuyer contre la voûte palatine, on observe deux genres de positions vicieuses semblables à celles que j'ai signalées en parlant des sommo-linguales; c'est-à-dire qu'il est des cas où la langue s'avance entre les dents, ce qui prouve qu'elle est maintenue trop basse et qu'elle est entraînée en avant. Dans d'autres, elle n'est pas entraînée en avant, mais elle ne s'élève pas assez haut, il reste un intervalle entre elle et la voûte palatine.

Dans quelques cas, il m'a paru que la langue ne se retirait pas assez en arrière et qu'elle se maintenait un peu trop haut dans la bouche, pendant les efforts que faisaient les malades pour articuler, la bouche ouverte, les lettres *me*, *be*, *pe*.

De l'inspiration et de l'expiration chez les bègues.

L'un des phénomènes du bégaiement sur lequel l'attention doit être fixée avec le plus de soin, est le mode suivant lequel la respiration s'exécute. Quelquefois on ne trouve aucun trouble dans les inspirations et les expirations, tout semble résider dans la langue; mais quelquefois la respiration est singulièrement troublée dès que les malades parlent.

Il en est qui, au moment de commencer une phrase, font trois ou quatre inspirations au commencement ou au milieu des mots. Chez ces malades, on voit la bouche s'ouvrir largement, la poitrine se dilater et éprouver des secousses que je ne peux mieux comparer qu'à celles qui accompagnent les sanglots.

Dans d'autres cas, le malade qui veut parler s'arrête sans proférer aucun son, sans agiter ses lèvres; puis, quand après une suspension plus ou moins longue, il peut enfin parler, il prononce complètement et sans obstacle le mot qu'il voulait dire. Cette suspension momentanée de tout mouvement et de tout bruit, paraît dépendre d'un obstacle à l'expiration : elle ne s'observe pas toujours au commencement des mots, mais quelquefois au milieu de ceux-ci.

Ce n'est pas sans difficulté qu'on peut discerner, dans les embarras à parler , ce qui appartient à la respiration et ce qui dépend des tendances de la langue à se porter dans des directions vicieuses. Pour moi, après avoir long-temps fixé mon attention sur les moyens de résoudre ces difficultés de diagnostic, je reste souvent dans l'incertitude ; et le résultat de l'opération du bégaiement qui me sert de critérium, comme je l'indiquerai plus loin, ne confirme pas toujours mes prévisions fondées sur la distinction des phénomènes linguaux et des phénomènes respiratoires.

Examen du bégaiement sous le rapport de son intensité.

Ce n'est pas sans difficulté que l'on peut juger de l'intensité du bégaiement, et faire comprendre par une description jusqu'à quel point se faisait sentir la difficulté de la prononciation.

En général, les bègues n'hésitent point en chantant ; ils hésitent moins en récitant qu'en lisant, et en lisant qu'en parlant.

Lorsqu'ils récitent, ils bégaient généralement peu si la récitation, comme celle des vers, est accompagnée d'un certain rhythme, ou ne peut se faire qu'avec des inspirations répétées, comme par exemple, celles des nombres, 1, 2, 3, etc. Il semblerait d'après cela, que les bégaiements les plus marqués devraient porter sur tous les exercices de la parole; qu'à un degré un peu plus faible, le bégaiement devrait disparaître en récitant des vers ou en comptant, et à un degré un peu plus faible, disparaître en lisant. Enfin, on pourrait penser que dans les bégaiements les moins marqués, la difficulté ne se montrerait que pendant la conversation à des intervalles plus ou moins grands.

Mais des différences basées sur ces considérations ne sont pas conformes aux faits. On voit des malades qui bégaient sur tous les mots en parlant et qui comptent sans hésitation; d'autres qui bégaient peu dans la conversation et qui sont souvent arrêtés dans l'énumération des nombres; on en voit, dont le bégaiement est plus marqué à la lecture que dans la conversation, si bien que les méthodes généralement employées pour reconnaître les diverses variétés de bégaiements sont complètement illusoires.

On pourrait penser aussi qu'il serait possible de déterminer le degré du bégaiement en comptant le nombre de fois que les malades répètent la même syllabe de certains mots qu'on aurait soin de leur faire prononcer à tous. Mais outre que le même malade, examiné à des époques différentes, est loin de répéter la même syllabe le même nombre de fois, on comprend qu'il est difficile de compter ce nombre de répétitions et de s'en servir comme moyen de mesurer l'intensité du bégaiement.

De tous les procédés que j'ai suivis pour arriver à ce but, le plus simple et le plus précis me paraît consister à faire répéter les mêmes phrases à tous les malades et à compter avec une montre à secondes le temps qu'ils mettent pour prononcer ces phrases. C'est ce procédé que j'ai suivi dans mes diverses observations. Il n'est pas cependant très-rigoureux, car les résultats varient suivant que le malade est ou non intimidé; mais tout imparfait qu'il est, il doit être employé.

Examen du bégaiement sous le rapport de ses causes.

En général, les causes du bégaiement sont aussi nombreuses, aussi variées que celles du strabisme. Il existe deux espèces de bégaiement, le bégaiement congénital et le bégaiement accidentel. Le bégaiement congénital, comme toutes les maladies du même ordre, appartient à des causes que l'on ne peut apprécier que par analogie ou par induction, et qui sans doute sont les mêmes que celles des pieds bots ou des strabismes congénitaux.

Tous les bégaiements accidentels reconnaissent des causes aussi variées que les strabismes ou les pieds bots accidentels; ainsi, de même que les yeux peuvent se dévier de leur direction naturelle par imitation, de même le bégaiement peut être la conséquence des efforts que l'on fait pour imiter des bègues. M. Colombat cite plusieurs observations de ce genre.

Si l'on voit des strabismes survenir après des maladies cérébrales, on trouve que les bégaiements reconnaissent des causes tout à fait identiques. Ainsi, l'un des malades que j'ai opérés, devint bègue après une chute d'un second étage, dans laquelle sa tête fut violemment contuse ; un autre contracta la même maladie après une insolation qui lui fit perdre connaissance, et causa une maladie cérébrale dont les détails me sont inconnus.

Pour compléter l'analogie, il faudrait trouver des bégaiements survenus à la suite des convulsions, comme le sont la plupart des strabismes. Mais je dois avouer que je n'ai pas encore observé des cas de ce genre.

Cette circonstance, que le bégaiement est souvent accidentel et la suite d'une maladie cérébrale, fait aisément présumer que l'on n'en trouve pas la raison dans une disposition anatomique des parties qui entrent dans la composition de la bouche. Le trouble est dans la fonction, il n'est pas dans la constitution anatomique.

Les causes qui font varier l'intensité du bégaiement sont avant tout les influences morales. On sait qu'il est des malades qui ne bégaient pas lorsqu'ils sont seuls ou lorsqu'ils causent seulement dans une société de personnes amies; ils bégaient seulement lorsqu'ils parlent devant des étrangers ou qu'ils éprouvent une émotion quelconque. Ceux qui bégaient constamment sont arrêtés dans leurs paroles bien plus lorsqu'ils sont émus, que lorsque leur esprit est tranquille ; enfin sous l'influence d'une émotion forte, le bégaiement ordinaire est porté quelquefois jusqu'à l'impossibilité absolue de s'exprimer.

Les saisons paraissent aussi avoir une influence sur l'intensité du bégaiement ; en général les malades considèrent que leur maladie augmente pendant l'automne et l'hiver, et dans une même saison ils prétendent que le bégaiement augmente dans les temps froids et humides, et qu'il diminue pendant la sécheresse et la chaleur. Je n'ai pas suivi les mêmes malades pendant assez longtemps pour vérifier ce que peuvent avoir de fondé ces observations sur l'influence des saisons et de la température.

CHAPITRE II.

DE LA NATURE ET DES DIVERSES VARIÉTÉS DU BÉGAIEMENT.

Déterminer la nature d'une maladie, c'est analyser les divers éléments dont elle se compose, et dire quels sont, parmi ces phénomènes élémentaires, ceux qui sont primitifs et ceux qui sont subordonnés.

Les phénomènes élémentaires du bégaiement sont d'abord :

1° La maladie nerveuse qui en a été la cause première.

2° Les troubles fonctionnels des organes de la parole.

L'existence de ces deux ordres de phénomènes ressort de la connaissance des causes du bégaiement, qui toutes agissent sur les centres nerveux, et des efforts pénibles dans la poitrine et dans la bouche que font les bègues pendant qu'ils parlent. Mais si l'on ne peut douter qu'il existe dans le bégaiement deux phénomènes élémentaires, l'un siégeant dans les centres nerveux, l'autre dans les organes de la parole, on peut différer sur la question de savoir quel est le rapport d'importance de ces phénomènes; quel est celui qui est primitif, dominateur ; quel est celui qui est secondaire, subordonné?

Je n'hésite pas à dire que, quoique la maladie du système nerveux ait précédé celle des organes de la parole, quoiqu'elle en ait été la cause véritable, une fois qu'elle est guérie, elle ne joue plus aucun rôle dans le bégaiement qui en a été la suite. Celui-ci n'est plus alors qu'une maladie locale fixée dans les organes de la respiration ou de la parole. Il est, sous certains rapports, semblable aux pieds bots qui, bien qu'effets presque constants de convulsions et par suite de maladies du système nerveux, n'en sont pas moins après la guérison de ces maladies, des lésions toutes locales que l'on doit traiter et que l'on ne traite avec succès que par des moyens locaux, et jamais par des modificateurs du système nerveux.

Il est vrai que dans le pied bot la lésion locale est constante, et que ce n'est pas seulement dans de certaines conditions et à des intervalles plus ou moins éloignés qu'elle se manifeste. Il n'en est pas de même du trouble fonctionnel qui constitue le bégaiement; celui-ci ne se montre que lorsque le malade parle, et dans ce cas il est modifié par tous les états de l'ame. Mais, lors même que les impressions morales augmentent ou diminuent l'intensité d'une maladie, elle peut cependant être toute locale.

Ainsi, le strabisme, du moins chez un certain nombre de personnes, est modifié dans son intensité par tous les états du système nerveux. L'on voit des enfants qui ne louchent pas, lorsqu'ils sont tranquilles au milieu de leurs parents, et qui louchent à un haut degré, lorsqu'ils se trouvent avec des étrangers dont la présence leur cause quelque émotion. J'ai vu des acteurs qui louchaient à peine dans la société, montrer un strabisme très-disgracieux lorsqu'ils paraissaient sur la scène et qu'ils faisaient tous leurs efforts pour dissimuler leur infirmité.

Cependant l'opération réussit dans ces strabismes comme dans les autres, ce qui prouve que la lésion est bien locale, puisqu'un remède local, comme l'opération, peut la guérir.

En se guidant sur ces analogies, on voit donc

que le bégaiement peut n'être qu'une maladie locale; il l'est en effet au même titre que le strabisme, puisque comme celui-ci, il persiste après que la maladie nerveuse qui peut lui avoir donné naissance est complètement dissipée, et qu'il peut guérir par une opération, moyen tout local, lorsque cette opération est convenablement adaptée à la nature des difficultés qui s'opposent au libre exercice de la parole.

Ce premier point établi, savoir que le bégaiement est un trouble fonctionnel des organes de la parole, que ce trouble fonctionnel a une existence indépendante de la maladie du système nerveux qui en a cependant été la cause première, nous devons aborder la question des phénomènes locaux du bégaiement, les analyser et chercher les rapports qu'ils ont entre eux.

Les phénomènes locaux du bégaiement me paraissent être :

1° Des troubles dans la respiration.

2° Des difficultés dans certains mouvements de la langue.

3° Des mouvements en apparence spasmodiques des lèvres et des joues.

Lorsque, chez les bègues, les mouvements respiratoires s'exécutent régulièrement pendant l'exercice de la parole, les seuls troubles fonctionnels qu'on observe chez eux, sont les mouvements spasmodiques des joues et des lèvres, et la difficulté qu'a la langue de se porter dans certaines directions.

Quel est alors le phénomène subordonnateur et le phénomène subordonné, du mouvement spasmodique des lèvres, ou du mouvement difficile de la langue?

Pour résoudre cette difficulté, il faut d'abord se faire une idée juste des mouvements répétés qu'exécutent les joues et les lèvres dans le bégaiement.

Les mouvements spasmodiques des muscles consistent dans des contractions brusques, irrégulières, qui se succèdent avec rapidité les unes aux autres, et impriment aux organes des mouvements désordonnés ; tantôt elles ne s'accompagnent d'aucune douleur, comme dans la chorée, tantôt elles co-existent avec de vives souffrances, comme dans le tic douloureux. Dans tous les cas, elles sont involontaires et se reproduisent malgré tous les efforts des malades.

Le caractère des mouvements spasmodiques ainsi bien établi, que l'on compare l'agitation convulsive des lèvres et des joues dans certains bégaiements, et que l'on juge si l'on peut établir une parité entre ces deux ordres de phénomènes. Dans tous les spasmes véritables, le mouvement convulsif se reproduit malgré tous les efforts du malade. Dans le bégaiement, on ne peut empêcher, il est vrai, la répétition des mêmes mouvements des lèvres et des joues, si l'on essaie de parler; mais cette répétition n'est pas forcée, nécessaire; le malade a un moyen de la prévenir, celui de ne pas parler; sous ce rapport, les mouvements qu'il répète sont différents des spasmes véritables.

Or, si ces mouvements répétés qu'on observe dans le bégaiement ne peuvent être assimilés aux véritables spasmes, quel est donc leur caractère; d'où peuvent-ils provenir? J'ai lieu de penser qu'ils ne sont que des mouvements nécessaires à la production de la parole, qui se répètent jusqu'à ce que les mouvements qui doivent s'accomplir avec eux et qui éprouvent un obstacle, puissent enfin se produire.

C'est une loi générale de l'organisme, que lorsqu'une fonction exige le concours d'un certain nombre d'actes qui doivent s'harmoniser entre eux, si l'un de ces actes ne peut s'exécuter, les autres se reproduisent jusqu'à ce que la simultanéité des mouvements harmoniques puisse enfin s'accomplir.

Qu'on admette donc que certains mouvements de la langue sont difficiles chez les bègues, qu'ils restent long-temps avant de pouvoir être exécutés, et l'on comprendra les mouvements en apparence convulsifs des lèvres et des joues, etc., etc.

Dans l'articulation d'une lettre quelconque, les lèvres, la langue, le voile du palais agissent simultanément, et l'articulation du son ne peut avoir lieu que lorsque toutes ces parties se sont placées dans une situation déterminée et telle, que leurs mouvements soient parfaitement harmonisés les uns avec les autres. Or, si l'un de ces mouvements est lent à se produire; si par exemple, la langue doit se porter en haut ou en bas et qu'elle tarde à le faire, les lèvres, le voile du palais, la face même entreront dans des mouvements convulsifs, répéteront ceux qu'ils doivent exécuter dans l'articulation du son, jusqu'à ce que le mouvement de la langue qui est retardataire puisse être enfin exécuté.

Ces propositions pourraient sembler douteuses si les faits ne leur avaient donné une éclatante confirmation. J'ai vu des bègues dont toute la face était agitée de mouvements convulsifs lorsqu'ils essayaient de parler; la langue chez eux venait sans cesse entre les dents, et dès lors, avait de la peine à rester en haut et en arrière, lorsque la nature des sons qu'ils voulaient articuler exigeait cette position. Aussitôt après que la section du génio-glosse a eu rendu faciles ces mouvements de la langue en haut et en arrière, auparavant presque impossibles, les paroles ont coulé sans peine, et tous les mouvements convulsifs de la face ont cessé.

Les conclusions que je crois pouvoir déduire des réflexions qui précèdent, sont les suivantes : 1° le bégaiement est un trouble fonctionnel local, siégeant dans les organes de la parole, bien que les centres nerveux aient été primitivement affectés; 2° les mouvements en apparence convulsifs des lèvres et des joues, ne constituent pas le phénomène essentiel, local, du bégaiement. Ce ne sont que des phénomènes subordonnés à certaines difficultés dans les mouvements de la langue ou d'autres parties de la bouche.

Ces principes établis sur la nécessité d'éliminer la lésion du système nerveux et les mouvements spasmodiques du nombre des phénomènes essentiels du bégaiement, nous pouvons aborder avec plus d'assurance la question des diverses variétés de cette maladie.

C'est un principe incontestable que les classifications ne doivent être établies que sur la considération des phénomènes qui en tiennent d'autres sous leur dépendance. Les phénomènes secondaires ne sauraient servir de base à des classifications pathologiques; et si j'eusse regardé, à l'exemple de quelques auteurs, les mouvements répétés des lèvres et des joues, comme le phénomène essentiel du bégaiement, j'aurais dû en tenir compte dans mes divisions, ce que je ne ferai point du moment où leur caractère de subordination est parfaitement démontré.

Après ces éliminations successives, il ne me reste plus, pour établir quelles différences séparent les diverses variétés de bégaiement, que les troubles de la respiration et les mouvement difficiles des organes de la bouche. Je vais examiner d'abord isolément ces phénomènes, je chercherai ensuite quels sont leurs rapports.

Difficultés de la parole dépendantes de mouvements vicieux de la langue.

Dans la plupart des bégaiements, la langue a de la peine à s'élever contre la voûte palatine et à se porter en arrière ; elle tend au contraire à faire saillie entre les dents.

Cette tendance de la langue peut être quelquefois reconnue sans qu'il soit nécessaire d'employer aucun moyen qui facilite l'observation de ses mouvements ; on la voit pendant l'exercice de la parole s'avancer entre les lèvres, quelquefois le malade la mord s'il parle avec précipitation.

Lorsque le phénomène n'est pas aussi apparent, on peut le reconnaître par la méthode d'observation, qui consiste à faire articuler aux bègues quelques consonnes et spécialement *le, ne, de, te*, pendant qu'ils tiennent la bouche assez ouverte pour que les petites molaires soient écartées de deux centimètres.

La plupart d'entre eux se trompent dans les mouvements qu'ils doivent exécuter pour prononcer ces lettres ; car, en cherchant à les articuler, ils portent la pointe de la langue entre les dents. Au plus faible degré de leur maladie, ils n'exécutent ce faux mouvement que sur *te* ; à un degré plus fort sur *de* ; et enfin dans les cas extrêmes sur *le, ne, de, te*. Cette tendance de la langue à se porter en avant dans l'articulation de ces dernières consonnes, peut faire présumer que cet organe doit avoir de la peine à se retirer en arrière, quand l'articulation de certaines lettres comme *m, b, p*, exigent ce dernier mouvement. C'est ce que j'ai parfaitement constaté en étudiant chez les bègues l'articulation de ces labiales avec les précautions indiquées en traitant de la méthode d'observation.

J'admets donc, comme un des éléments de la difficulté qu'on éprouve à parler dans le bégaiement, la tendance qu'a la langue à se porter en bas et en avant, et ce qui est à peu près la même chose, la difficulté qu'elle éprouve à se diriger en en haut et en arrière. Cette tendance d'une part, et cette difficulté de l'autre, peuvent être attribuées à la rétraction du muscle génio-glosse, qui porte la langue en bas et en avant et s'oppose au mouvement en haut et en arrière.

C'est dans les cas où la langue éprouve ainsi de la difficulté à se porter en haut et en arrière, que les mêmes syllabes sont souvent répétées, et que l'on observe ces mouvements convulsifs de la face, ces répétitions des mêmes syllabes qui frappent d'abord lorsqu'on entend certains bègues. Mais, comme je l'ai prouvé plus haut et comme le démontre encore mieux le succès qui suit dans ces cas la section du muscle génio-glosse, ces mouvements des lèvres et ces répétitions des mêmes syllabes ne sont que des phénomènes secondaires subordonnés à l'état vicieux de la langue.

On peut penser que des muscles autres que le génio-glosse peuvent être rétractés, et dès lors que la langue peut avoir dans certaines variétés du bégaiement de la tendance à se diriger dans d'autres directions que celles où l'entraîne le génio-glosse; mais l'observation ne m'a pas permis de reconnaître ces variétés. Je me borne donc à indiquer le soupçon que je conçois de leur existence, et j'évite par là de sortir du cercle des faits observés.

Je dirai toutefois quelques mots d'une difficulté dans la prononciation qui me paraît résider surtout dans la langue, et qui est telle que toutes les syllabes sont incomplètement articulées. Dans le cas où elle existe, on ne remarque ni les répétitions des syllabes ni l'interruption brusque de l'expiration; mais si les malades parlent couramment, l'on a peine à comprendre ce qu'ils disent, ils articulent mal tous les sons et leur donnent un caractère nasal.

Le caractère nasal m'avait fait présumer que le voile du palais ne s'élevait pas assez, et laissait passer habituellement une portion de la colonne d'air à travers les fosses nasales. Je n'ai rien vu, en étudiant le mode suivant lequel se faisait l'articulation des voyelles ou des consonnes, qui pût contredire cette manière de voir. Mais je crains, dans ces observations, d'avoir regardé comme manifestes des phénomènes qui étaient douteux, et je n'ose assurer que le voile du palais se tînt habituellement trop bas.

Ce que j'ai vu de plus évident, c'est que tous les mouvements de la langue étaient incomplets: que celle-ci dût s'élever en totalité, que sa base ou sa pointe dût être le siége spécial de cette élévation, le phénomène était toujours le même; les mouvements n'étaient pas faux, mais ils n'étaient pas exécutés complètement. Ce vice de la parole coïncide plus fréquemment que tout autre avec un état obtus de l'intelligence : il me paraît être pour la langue ce que sont pour les membres inférieurs cette faiblesse, cette paralysie incomplète que l'on observe si souvent chez les enfants, et qui sans les empêcher de se soutenir et de faire quelques pas, rend chez eux la marche incertaine et ne permet pas de soutenir une course rapide et prolongée.

Difficultés de la parole dépendantes de ce que l'expiration est brusquement interrompue au commencement ou au milieu des mots.

On peut observer des difficultés de la parole dans lesquelles les mêmes syllabes ne sont pas fréquemment répétées, mais où le malade s'arrête brusquement au milieu des mots et reste longtemps sans proférer aucun son avant de commencer une phrase. Ce genre de maladie est bien différent du bégaiement proprement dit; dans ce dernier, l'expiration de l'air continuant à se faire, les mots sont articulés avec difficulté, mais ils sont articulés; dans le cas dont je parle, toute émission de sons est momentanément suspendue, et le malade s'arrête faisant des efforts convulsifs pour arriver à proférer un son.

Je n'ai pu constater encore par l'observation quelles sont les positions des organes vocaux qui produisent ces arrêts brusques de l'expiration.

Ceux-ci peuvent venir d'une contraction spasmodique du larynx, ou d'un soulèvement de la base de la langue, qui vient s'appliquer contre la voûte palatine et ferme l'issue à l'air du côté de la bouche.

La première de ces opinions n'est pas sans fondement, mais la seconde me semble la plus probable, car je me suis assuré qu'il est facile d'imiter ces arrêts brusques de l'expiration, en soulevant la base de sa langue et en la maintenant dans cette position, comme on le fait lorsqu'on veut articuler les sons *gue*, *que*, qui exigent pour être prononcés un mouvement d'élévation de la base de la langue dont la continuité empêche tout effort d'expiration.

Les malades qui éprouvent ces arrêts brusques de l'expiration, souffrent beaucoup plus de leur infirmité que ceux qui répètent fréquemment les mêmes syllabes. Leur poitrine se fatigue davantage, et dans les moments de silence auxquels ils sont à chaque instant condamnés, au commencement ou au milieu des mots, ils s'impatientent et font des efforts extrêmes pour vaincre les obstacles qui arrêtent le cours de leurs paroles.

Difficultés de la parole dépendantes de vices dans les inspirations.

Lorsque les vices de la parole dépendent du mode vicieux suivant lequel les malades inspirent, on voit ceux-ci faire, au milieu des mots ou avant que les premières syllabes puissent s'échapper, de grandes inspirations semblables à celles qui précèdent les sanglots.

Le siége véritable du vice fonctionnel dont ces inspirations intempestives sont la conséquence, est difficile à déterminer ; mais si l'on peut rester incertain sur la question de savoir quels sont les nerfs ou les muscles inspirateurs qui sont alors affectés, on peut assurer tout au moins que la langue ne participe en rien à ce trouble dans la respiration, et l'on prévoit sans peine que toute opération pratiquée sur elle, n'aura aucune influence sur la guérison.

La santé parfaite des malades chez lesquels j'ai observé ce trouble dans la respiration, ne me permet d'admettre chez eux aucune maladie pulmonaire.

Ainsi donc, en éliminant comme je l'ai fait, les lésions du système nerveux et les mouvements spasmodiques des lèvres et des joues, les phénomènes élémentaires des vices de la parole que l'on confond sous le nom de bégaiement, sont : 1° la tendance de la langue à se porter en avant et en bas, ou en d'autres termes, la difficulté qu'elle éprouve à se porter en arrière et en haut; 2° les obstacles qui arrêtent l'expiration de l'air, avant et au milieu des mots; 3° les inspirations que font intempestivement les malades pendant qu'ils parlent, avant et au milieu des mots.

Ces divers phénomènes peuvent exister indépendamment les uns des autres; ils peuvent coexister ensemble, mais les rapports qu'ils ont entre eux me paraissent être simplement des rapports de coexistence, jamais des rapports de causalité.

J'ai vu la difficulté dans l'expiration coïncider avec la difficulté dans les mouvements de la langue, cette dernière avec les inspirations intempestives, quelquefois ces trois ordres de phénomènes coexister les uns avec les autres. Mais je n'ai pas vu que l'un d'eux entraînât nécessairement les autres; et admettant qu'ils peuvent ainsi avoir une existence indépendante, je les considère comme les phénomènes essentiels du bégaiement qu'ils produisent, soit lorsqu'ils sont isolés, soit lorsqu'ils s'associent les uns aux autres de diverses manières.

Quels qu'aient été les progrès de la science dans ses détails, nous en sommes toujours à cette idée, que les classifications médicales peuvent être fondées sur les mêmes principes que les classifications en histoire naturelle. On croit que l'on peut distribuer des modifications de l'être vivant, telles que les maladies, de la même manière que des êtres distincts, comme les plantes et les animaux. C'est là une erreur fondamentale et qui se démontre surtout par cette observation : que les êtres ne se combinent pas les uns avec les autres pour former des composés, tandis que les modifications d'un être, telles que les maladies, peuvent s'associer les unes aux autres, suivant des combinaisons très-variées.

C'est à la chimie, qui recherche quels sont les corps élémentaires, et qui étudie ensuite les diverses combinaisons de ces corps, qu'il faut emprunter le modèle de nos classifications pathologiques. C'est en suivant ces principes, que j'ai établi quels sont les phénomènes élémentaires qui constituent le bégaiement, et de quelle manière ces éléments peuvent se combiner entre eux.

Après avoir exposé de quelle manière je conçois les diverses variétés du bégaiement, je vais examiner les opinions les plus remarquables des auteurs sur ces variétés.

De la division des bégaiements en ceux qui portent sur les linguales et ceux qui se font sentir sur les labiales.

Les consonnes désignées sous le nom de linguales sont : *gue*, *que*, *gne*, *le*, *ne*, *de*, *te*, *re*, que j'écris ici accompagnées de quelques voyelles, afin de mieux indiquer la manière de les prononcer.

Les labiales sont : *me*, *be*, *pe* ; on a cru que certains bégaiements portaient sur les linguales, d'autres sur les labiales ; et M. Phillips, regardant cette distinction comme démontrée, a établi à priori que la section du muscle génioglosse pouvait guérir les bégaiements qui se faisaient sentir sur les lettres linguales, mais devait être sans influence sur la guérison de ceux qui hésitaient en prononçant les labiales.

Cette distinction a quelque chose de spécieux et qui frappe au premier abord par une justesse apparente; mais elle n'est confirmée ni par l'étude des bègues avant et après l'opération, ni par une connaissance exacte des mouvements de la bouche dans l'articulation des sons.

Ainsi, en étudiant la prononciation des bègues, je n'en ai jamais pu trouver qui hésitassent uniquement sur les labiales ou sur les linguales, c'est toujours sur les unes et les autres que porte le bégaiement; on trouvera bien des malades chez lesquels certaines lettres, telles que *me*, *be*, *de*, *le*, *que*, sont prononcées avec plus d'hésitation que d'autres, mais non seulement cette différence est peu sensible, mais elle ne porte jamais exclusivement sur les labiales ou sur les linguales ; souvent, tandis qu'une des labiales est difficile à prononcer, une autre labiale se dit avec peu d'hésitation.

Les effets de la section du génio-glosse ne confirment pas non plus la distinction des bégaiements en bégaiement sur les linguales et en bégaiement sur les labiales, et l'assertion de

M. Phillips, sur les effets de la section du génio-glosse qui, suivant lui, doit rester inutile lorsque le bégaiement porte sur les labiales, est une idée à priori que rien ne confirme. Tous les malades qui ont été guéris complètement hésitaient aussi bien sur *me*, *be*, *pe*, que sur *le*, *ne*, *de*, etc.; et ainsi la section du génio-glosse a influé également sur les unes et les autres de ces articulations, malgré les prévisions contraires de M. Phillips.

Les considérations suivantes expliqueront ce résultat étrange en apparence.

La distinction des consonnes en linguales et labiales ne repose que sur une connaissance incomplète des mouvements de la bouche dans l'articulation des sons; elle suppose qu'il existe des sons à la production desquels concourent isolément la langue et les lèvres; il n'en est rien. Les unes et les autres de ces parties sont toujours simultanément en action, et par exemple, *me*, *be*, *pe*, qu'on considère comme des labiales, et dans l'articulation desquelles les lèvres sont pressées plus ou moins fortement les unes contre les autres, ne peuvent être prononcées sans que la langue n'ait une certaine position dans la bouche. On peut s'assurer, en plaçant un doigt dans la bouche pendant qu'on prononce les lettres *me*, *be*, *pe*, que la langue est abaissée au dessous des incisives inférieures et qu'elle est retirée de plus d'un centimètre en arrière de ces incisives; elle concourt donc à la production du son, en se plaçant de manière qu'elle laisse libre toute la partie supérieure du canal formé par la bouche ; et l'on conçoit que, si elle prend une autre position lorsque l'on veut prononcer les lettres labiales, l'articulation de celles-ci soit impossible et que les lèvres soient obligées de répéter plus ou moins longtemps le même mouvement, jusqu'à ce que la position de la langue soit devenue ce qu'elle devait être, en un mot que l'harmonie soit établie entre l'action des diverses parties qui doivent concourir à la production du son.

Les observations que je viens de faire m'ont permis de comprendre aisément pourquoi l'articulation des labiales était généralement si difficile chez les bègues, bien que les lèvres ne contribuassent en rien au bégaiement. C'est que pour l'articulation des labiales, il faut que la langue se maintienne en arrière des dents, et que chez la plupart des bègues, la langue tend au contraire à se maintenir en avant. Tant que celle-ci est ainsi placée en avant, le son labial ne peut être produit ; la section du génio-glosse en permettant à la langue de se porter convenablement en arrière, et d'harmoniser ainsi ses mouvements avec ceux des lèvres, facilite la production des sons dont celles-ci semblent uniquement chargées.

De la division des bégaiements en ceux qui portent sur les lettres d'avant, les lettres d'arrière et les lettres d'en haut.

La division du bégaiement que je me propose d'examiner ici est due à M. Malbouche; suivant lui, et je cite ici textuellement ce qu'il a écrit dans le *Dictionnaire de la Conversation :*

« Les consonnes se divisent en trois catégories : *s*, *ç*, avec cédille, *x* et *z* veulent un mouvement en avant; *l*, *m*, *n*, *r*, demandent un mouvement en haut; *c*, *b*, *d*, *f*, *g*, *k*, *h*, *p*, *q*, *t*, *v*, exigent un mouvement en arrière et de rétraction.........

« Il suffirait d'admettre trois classes de lettres, et de les appeler lettres d'avant, lettres d'arrière, lettres d'en haut. L'explication serait facile; cette division indique les divers genres de bégaiement, et même les autres défauts de langue auxquels on ne donne pas ce nom. Les lettres d'avant peuvent donner lieu à deux défauts de langue; ce sont : 1° le bégaiement avec difficulté de prononcer ces lettres; ce cas est ordinairement fort grave, et il est rare que la difficulté ne s'étende pas à toutes les autres; 2° le zézaiement qui ne vient que de la mauvaise habitude de porter beaucoup trop la langue en avant; on le guérit en apprenant à la rétracter. Les lettres de haut ne donnent lieu qu'à un genre de bégaiement qui est facile à guérir et très-fréquent. Enfin, les lettres d'arrière servent à caractériser deux bégaiements qui se distinguent par cette circonstance, que l'un s'étend à toutes les lettres de cette série, et que l'autre ne se montre que dans les trois lettres qui exigent le mouvement de rétraction de la manière la plus marquée. Ces lettres sont *c*, *p*, *t*. »

L'auteur fait remarquer avec raison que les classes qu'il établit ne sont pas aussi distinctes dans la nature que dans cette description; j'oserai dire qu'elles ne sont qu'une vue théorique, une application à priori des idées inadmissibles qu'il se fait sur les diverses espèces de mouvements qu'exige l'articulation des consonnes; car jamais l'on ne rencontre un bègue que l'on puisse classer dans l'une ou l'autre de ces catégories, qui ne bégaie que sur les lettres d'avant sur les lettres d'arrière, ou sur les lettres de haut; le bégaiement porte indistinctement sur les unes ou sur les autres.

Division des bégaiements d'après M. Colombat, Malbouche, Serre, Deleau.

M. Colombat admet deux classes principales de bégaiement.

« La première, dit-il, qui nous a semblé avoir une grande analogie avec la danse de St-Guy, et qui consiste dans une espèce de chorée des lèvres et dans la succession plus ou moins rapide de mouvements convulsifs exécutés par la langue, la mâchoire inférieure et tous les organes de l'articulation, a reçu de nous la dénomination de labiochoréïque. Ce genre de bégaiement qui donne naissance principalement aux répétitions désagréables, *bbb*, *ttt*, *ddd*, *qqq*, *mmm*, offre quatre variétés, que nous ferons connaître après avoir parlé de la deuxième espèce de psellisme.

« La seconde espèce, que nous désignons sous le nom de gutturo-tétanique, est caractérisée par une sorte de raideur tétanique de tous les muscles de la respiration, principalement de ceux du pharynx et du larynx. Ce genre de bégaiement, qui se fait surtout remarquer sur les lettres gutturales *c*, *g*, *k*, *q*, et sur les sons vocaux *a*, *é*, *è*, *ê*, *i*, *o*, *u*, *ou*, *an*, *in*, *on*, est toujours accompagné d'efforts pénibles pour articuler, et se distingue surtout par une expiration anticipée, par quelques intervalles de silence, par l'immobilité de la langue, par le resserrement de la glotte, et une espèce de suffocation momentanée, occasionnée par la constriction des muscles du larynx. »

Les divisions de M. Colombat me paraissent fondées sur des observations exactes mais incomplètement analysées.

Son bégaiement labio-choréïque correspond à celui que j'ai décrit sous le nom de difficultés de la parole dépendant de mouvements vicieux de la langue.

Les observations que nous avons faites l'un et l'autre sont les mêmes; mais il y a entre nous cette différence, que M. Colombat fixe surtout son attention sur le mouvement convulsif et répété des lèvres, qu'il rappelle par le mot labio-choréïque; tandis que sachant que ces mouvements des lèvres ne sont que subordonnés à la difficulté de certains mouvements de la langue, ce sont ces mouvements difficiles de la langue dont je tiens le plus de compte; et que tandis que la connaissance des mouvements convulsifs des lèvres ne conduit à aucune application thérapeutique, celle de la nature des tendances qu'a la langue à être entraînée dans certain sens, conduit, comme on le verra par la suite, aux véritables indications curatives de certaines variétés de bégaiement; d'où il suit qu'en admettant sa première division, M. Colombat est parti d'observations vraies, mais qu'il n'a tenu compte que des phénomènes secondaires et non de ceux qui sont primitifs, et qu'il n'a pas fixé dès lors l'attention sur les caractères du mal qui pouvaient guider la thérapeutique.

La seconde classe des bégaiements gutturo-tétaniques correspond, comme on le voit évidemment par sa description, aux vices de la parole que j'ai attribués à des arrêts brusques de l'expiration; mais dans le nom qu'il impose à sa seconde classe, comme dans celui de sa première, M. Colombat base sa classification sur les phénomènes extérieurs, apparents, subordonnés; il ne parle que secondairement des phénomènes qui se passent dans la poitrine et dans la gorge, il n'indique même pas clairement le fait de l'expiration empêchée, et il n'en recherche pas la cause. On va voir que M. Malbouche, dans un langage, il est vrai, assez obscur, avait exposé des observations plus profondes peut-être, que M. Colombat.

Cet auteur, dans son article sur le bégaiement, inséré dans le *Dictionnaire de la conversation*, après avoir émis cette opinion que, lorsque l'on veut parler, la langue bouche entièrement le conduit de la voix, en s'appliquant contre la voûte palatine, continue :

« Ainsi placée, elle n'a qu'à opérer un seul mouvement pour produire l'articulation d'un son; mais chez les bègues, l'observation apprend qu'elle se trouve trop bas dans l'intérieur de la bouche; il faut donc qu'elle vienne d'abord fermer l'issue de l'air intérieur, afin qu'elle ait le pouvoir de ne le laisser sortir que par degrés, et ensuite, il faut qu'elle opère chacun des mouvements qui donnent naissance aux sons articulés. On conçoit facilement que la langue ayant deux mouvements à produire pour un seul son, et ce son ne devant être convenablement modifié que par le second, l'émission de la voix ne correspond pas exactement avec ce second mouvement, et que l'articulation soit imparfaite ou même tout à fait manquée; il est nécessaire qu'il y ait simultanéité entre l'émission du son et le mouvement qu'il modifie. Si cette simultanéité n'existe pas, le malade fait pour articuler de nouveaux efforts qui constituent le bégaiement. Ces efforts présentent deux caractères différents : il arrive que la voix est tout à fait arrêtée, parce que la langue, poussée avec force en avant au lieu de l'être en haut, fait contracter violemment le larynx et que l'issue de l'air qui sert à former le son se trouve fermée : dans ce cas, le bègue s'arrête tout court et il agite au hasard les organes de la parole, jusqu'à ce que la langue se trouvant poussée vers le palais au moment de l'émission du son, la contraction du larynx cesse et que le mouvement lingual qui est nécessaire à l'articulation soit exécuté à propos. Le second caractère que peuvent présenter ces efforts, se montre lorsque la langue au lieu d'être poussée en avant est portée en haut : quoique cette direction soit bonne, la langue n'en a pas moins, à cause de sa position vicieuse, deux mouvements à opérer. Lorsque l'émission du son ne correspoud pas avec le second, le bégaiement se manifeste. Le larynx n'est pas contracté, mais le bègue est obligé de continuer à émettre des sons et à agiter ses organes jusqu'à ce qu'il ait rencontré la correspondance nécessaire entre l'émission de la voix et les mouvements de la langue. »

Dans la première condition signalée par l'auteur, il y a impossibilité momentanée d'articuler; dans la seconde, il y a doublement précipité des syllabes, quelquefois seulement bredrouillement, ce qui fait distinguer à l'auteur trois espèces de bégaiements : 1° bégaiement avec impossibilité momentanée d'articuler ; 2° avec doublement précipité des syllabes ; 3° avec bredouillement.

C'est après ces distinctions que M. Malbouche établit une autre division du bégaiement, suivant qu'il porte sur les lettres d'avant ou sur les lettres d'arrière, ou sur les lettres de haut.

Dans tout ce que je viens de rapporter, j'ai cité textuellement, soit pour bien faire connaître les opinions de M. Malbouche, soit pour éviter toute erreur en traduisant des explications qui manquent de clarté par l'indécision de la pensée, plus encore que par des vices de rédaction.

Je ne saurais admettre comme démontrées plusieurs opinions de M. Malbouche.

Et d'abord, il part d'un principe faux en disant que toujours la langue s'élève contre la voûte palatine et bouche le conduit vocal, avant d'opérer les mouvements nécessaires à l'articulation; l'élévation de la base ou de la pointe de la langue existe pour : *gue*, *que*, *gne*, *lle*, *le*, *ne*, *de*, *te*, *re*, etc., mais elle n'a jamais lieu pour *me*, *be*, *pe*, *ve*, *fe*, ce seul fait suffit pour détruire les explications de M. Malbouche, qui suppose que la langue a besoin, avant tout, de se porter à la voûte palatine, et que le bégaiement dépend du défaut de rapport entre l'émission des sons et les mouvements d'élévation et d'abaissement de la langue.

Il fait ensuite des hypothèses tout à fait gratuites, lorqu'il dit que la langue poussée en avant fait contracter le larynx, et que lorsque la langue se porte contre le palais, la contraction du larynx cesse. Il est de toute évidence que ses idées sur la contraction et le relâchement du larynx sont de pures suppositions que ne justifie aucun fait observé.

Mais, en admettant même la justesse de ces critiques, il faut remarquer que les divisions principales de M. Malbouche : 1° bégaiement avec doublement précipité des syllabes ; 2° bégaiement avec impossibilité momentanée d'articuler sont très-justes, très-conformes à l'observation. La première correspond aux bégaiements labio-choréiques de M. Colombat, la seconde aux gutturo-tétaniques du même auteur. Comme j'ai déjà indiqué le rapport des divisions de M. Colombat avec celles que j'ai établies moi-même, je n'ai pas besoin d'insister sur la conformité de mes vues avec celles de M. Malbouche. Il faut remarquer cependant qu'en parlant des bégaiements avec doublement précipité des syllabes, M. Malbouche n'a pas apprécié la véritable signification de ces mouvements répétés qui ne sont, comme je l'ai prouvé, que la conséquence de la difficulté qu'a la langue à se porter dans certaines directions et de sa tendance à être entraînée dans d'autres. Pour les bégaiements avec impossibilité momentanée d'articuler. M. Malbouche en a poussé l'étude plus loin que M. Colombat, en reconnaissant d'une part l'arrêt de l'expiration, et de l'autre, en attribuant cet arrêt à ce que l'issue de l'air qui sert à former le son se trouve momentanément fermée.

M. Serre, d'Alais, n'a admis que deux formes bien tranchées ; la première semble consister dans une sorte de danse de St-Guy des muscles de l'articulation ; et la seconde dans une raideur tétanique des muscles de la voix et de la respiration. (Colombat, *Traité du bégaiement*, t. 2, page .)

Tout ce que j'ai dit des divisions de M. Colombat s'applique à celle de M. Serre d'Alais. Les divisions sont identiques, et si, comme je le présume, elles ont été faites l'une et l'autre d'après nature, et sans que l'un des auteurs connût les travaux de l'autre, cet accord confirme la justesse de leurs observations.

Enfin, M. Deleau a admis trois espèces de bégaiement, que nous allons signaler ici d'après notre célèbre physiologiste, M. Magendie.

Dans la première espèce, les bègues répètent plusieurs fois les sons avec une volubilité extrême, en faisant entendre des demi-explosions ou des bruits sifflants interrompus, qu'ils laissent échapper sans efforts et sans fatigue. C'est la langue seule qui, par ces mouvements désordonnés, produit cette espèce de bégaiement désignée par M. Deleau par l'épithète de *lingual* ou *loquax*. Les personnes qui en sont atteintes ne s'aperçoivent pas de la fatigue qu'elles font éprouver à celles qui les écoutent; elles parlent beaucoup et ne sont pas timides.

La deuxième espèce se compose de bègues qui font entendre une parole étouffée, contractent les muscles de la face avec violence, ouvrent et ferment la bouche; c'est le bégaiement labial ou difforme. Enfin, il est des bègues qui ne peuvent proférer aucun son et qui suffoquent dès qu'ils veulent parler; c'est le bégaiement douloureux ou muet.

En considérant les bégaiements lingual ou labial de M. Deleau, comme analogues au labio-choréique de M. Colombat, et en assimilant, ce qui ne me paraît pas douteux, son bégaiement muet au gutturo-tétanique de M. Colombat, et à celui que j'ai considéré comme dû à un arrêt de l'inspiration, on voit que la division de M. Deleau a les mêmes qualités, peut-être aussi les mêmes imperfections que celle de M. Colombat.

Résumé sur les diverses variétés de bégaiements admises par les auteurs.

En résumé, on voit que parmi les classifications qu'on a données des bégaiements, il en est qui ne sont pas fondées sur l'observation, comme toutes celles qui ont pour point de départ cette supposition que les bègues hésitent seulement sur certains genres de consonnes et n'hésitent pas sur d'autres. L'observation ne confirme pas cette idée que des labiales, des linguales, des lettres dites de haut, ou des lettres dites de bas, peuvent être difficiles à articuler pendant que les autres sont aisément prononcées.

L'accord inattendu que je montre entre les travaux de MM. Malbouche, Colombat, Serres d'Alais et Deleau, prouve qu'il existe deux variétés principales de bégaiement; 1° celle qui tient à certains mouvements difficiles de la langue, et qui s'accompagne de mouvements convulsifs des lèvres et de la répétition des mêmes syllabes.

2° Celle qui dépend des causes encore inconnues qui arrêtent brusquement l'expiration pendant l'exercice de la parole.

Quand, par l'observation aidée des résultats si différents que me donnait dans des cas divers la section du muscle génio-glosse, j'eus été conduit à une idée nette et assez complète de ces deux variétés fondamentales, je relus les divisions des auteurs que j'ai citées plus haut et que j'avais parcourues plusieurs fois auparavant sans trouver la moindre liaison entre elles; ce ne fut pas sans étonnement que j'aperçus des rapports, je dirai presque de l'identité, entre les observations de ces auteurs comparées les unes aux autres et comparées aux miennes; incontestablement c'est la même variété de bégaiement qui a été désignée sous le nom de labio-choréique, par M. Colombat; de lingual et labial, par M. Deleau; que M. Malbouche a définie bégaiement avec doublement précipité des syllabes, et que M. Serres d'Alais a considérée comme une danse de St-Guy des muscles qui servent à l'articulation des mots. Sans doute aussi, c'est une même variété de bégaiement que le bégaiement gutturo-tétanique de M. Colombat, muet de M. Deleau, que celui qui, suivant M. Malbouche, consiste dans une impossibilité momentanée d'articuler, et suivant M. Serres d'Alais, dépend d'une raideur tétanique des muscles de la voix et de la respiration.

Tous ces auteurs ont observé les mêmes difficultés de la parole, tous ont été conduits aux mêmes divisions fondamentales, et s'il existe entre eux un désaccord apparent, c'est que dans un phénomène complexe qui se composait de plusieurs éléments, les uns ont surtout tenu compte de l'un de ces éléments, et les autres ont tenu compte d'un autre élément ; mais la divergence qui résulte de ces interprétations diverses du phénomène principal, disparaît quand on étudie leur description. Si, en parlant de la première variété, par exemple, l'un a tiré le nom qu'il lui imposait, des mouvements convulsifs des lèvres ; l'autre, de la répétition des syllabes ; un dernier, de l'idée qu'il se faisait sans doute que le siége principal de la difficulté résidait dans la langue, tous à peu près ont indiqué l'ensemble de ces symptômes dans leur description.

C'est là que l'on retrouve l'accord qui existe entre eux, et que personne jusqu'ici n'avait soupçonné, les auteurs moins peut-être que les autres. Cet accord a une grande valeur scientifique, et il est la preuve incontestable de l'existence de deux variétés principales de bégaiement : l'une qui vient de la langue, l'autre des organes chargés de la respiration.

Pour moi, si après ces auteurs j'ai pu jeter quelques lumières sur la question, c'est en distinguant, dans l'ensemble des phénomènes que l'on retrouve dans les variétés de bégaiement, ceux qui sont primitifs et ceux qui sont subordonnés, et en montrant que, dans la première variété, les mouvements convulsifs des lèvres sont une conséquence de la difficulté qu'éprouve la langue à se porter dans de certaines directions, et que dans la seconde variété le phénomène essentiel est l'arrêt de l'expiration.

Enfin, j'ai indiqué les variétés qui résultent de troubles dans les inspirations, et ce qui peut-être jette le plus de lumières sur la question, montré au milieu des contradictions apparentes des auteurs un accord, qui, en prouvant l'utilité des travaux qui ont été faits jusqu'à présent sur les vices de la parole, donne plus de confiance aux succès de ceux qui peuvent être entrepris par la suite sur le même sujet.

CHAPITRE III.

OPÉRATION DU BÉGAIEMENT.

La plupart des physiologistes et des médecins s'accordent aujourd'hui à regarder la section des muscles appliquée à la cure du bégaiement, comme contraire à toutes les conséquences qu'on peut déduire des causes de cette maladie. En considérant que celles qui le produisent ou qui en modifient l'intensité, agissent toutes sur le système nerveux, ils blâment un traitement qui n'agit que sur la langue, c'est-à-dire sur l'organe qui, à leurs yeux, n'est pas le siége du mal. Leur opinion compte un grand nombre de partisans; et cette idée, que l'opération du bégaiement est contraire aux vrais principes de la physiologie pathologique, a contribué plus que toute autre cause à la défaveur qui l'accueille encore aujourd'hui. On peut réfuter ces opinions par les faits et par les raisonnements.

Les faits seront cités plus loin avec tous les détails nécessaires, ils constituent la réfutation la plus positive. Mais, comme ceux qui sont favorables aux principes de l'opération du bégaiement, ne sont pas constants et que ceux qui démontrent la justesse de ces principes ne peuvent être mis sous les yeux de tout le monde ; que, faute d'en avoir été les témoins, plusieurs personnes prennent le parti de les nier ; on conçoit que nous ne négligions pas les raisonnements qui agissent sur l'esprit de tous; car c'est une vérité incontestable que l'on persuade plus, en démontrant qu'une proposition est raisonnable, qu'en prouvant que cette proposition, tout absurde qu'elle paraisse, a des applications utiles.

Mais d'abord, les auteurs que je cite partent de cette idée que le bégaiement est une maladie nerveuse, proposition que je me suis appliqué à réfuter avant tout, et qu'il suffit de montrer erronée pour détruire tout l'échafaudage de leurs raisonnements. Le bégaiement, nous l'avons prouvé, est une maladie locale; comme telle, elle admet les remèdes locaux. Mais, la lésion fonctionnelle locale qui la constitue étant très-variée, le remède local doit l'être lui-même, et sa nature ne peut être examinée qu'en tenant compte de toutes les variétés que nous avons reconnues dans les vices de la parole.

Or, puisqu'il en est dont le phénomène principal est dans l'inspiration, d'autres dans l'expiration, quelques-uns dans un obstacle aux mouvements de la langue, quelques-uns où ces divers troubles fonctionnels sont associés, les traitements locaux qui conviennent aux uns ne sauraient convenir aux autres, et c'est dans chacune de leurs variétés que les principes de traitement doivent être examinés.

Lorsque pendant qu'on parle, la langue est habituellement entraînée en avant et en bas, et que par suite elle a de la difficulté à se porter en arrière et en haut, il est raisonnable d'attribuer cet état à l'action du muscle génio-glosse, dont la contraction porte la langue en avant et au dehors de la bouche. Lorsque les signes de rétraction existent, l'analogie la plus rigoureuse conduit à faire la section du muscle génio-glosse, puisque la section est le moyen le plus sûr et le plus prompt que l'art possède pour détruire l'action exagérée d'un muscle. Cette analogie se fonde sur le succès des opérations de pieds bots, de strabisme, que l'expérience a si bien démontré.

Dans les bégaiements où l'expiration est brusquement interrompue pendant l'exercice de la parole, l'ignorance complète où nous sommes du siége précis et de la nature des obstacles qui s'opposent à la libre issue de l'air, nous empêche de concevoir une opération qui détruise ces obstacles. Le peu de lumières que donne la science entraîne ici l'impuissance de l'art.

Cependant, s'il nous est impossible d'établir sur des bases scientifiques une opération qui puisse remédier aux arrêts de l'expiration pendant l'exercice de la parole, la connaissance de ces arrêts de l'expiration nous permettra d'interpréter quelques opérations nouvelles, qui jusqu'ici sont restées empiriques et inintelligibles. Si, comme je suis disposé à l'admettre, l'obstacle qui s'oppose à la sortie de l'air pendant l'exercice de la parole, est la pression du voile du palais contre la base de la langue, lesquels vont à la rencontre l'un de l'autre, le voile du palais, par son abaissement, la base de la langue, par son élévation, l'on conçoit qu'on puisse réussir en coupant les abaisseurs du voile du palais et les élévateurs de la langue, ou même en diminuant le volume de la base de cet organe. A ce point de vue, l'on comprend la section du pilier antérieur du voile du palais, et l'excision des amygdales, comme l'a pratiquée M. Jearsley; on comprend aussi l'opération de M. Dieffenbach, qui retranche une partie de la base de la langue. Les méthodes de ces auteurs ont eu quelques succès, et je pense, quoiqu'on ne l'ait pas spécifié, que ces succès ont eu lieu dans les cas où les arrêts de l'expiration empêchaient les malades de parler librement.

Lorsque les vices de la parole dépendent de ce que les inspirations ne se font pas à des époques convenables, et qu'elles se succèdent brusquement et sans interruption au commencement et au milieu des mots, la science actuelle n'indique aucune opération qui soit en rapport avec la nature du mal. Tant que nous ignorerons, du reste, la cause, le siége de ces inspirations intempestives, il nous sera impossible de tenter aucune opération raisonnable pour y remédier, et nous devons nous contenter de chercher par des exercices appropriés à régulariser le mouvement respiratoire.

En résumé, il est conforme aux principes de l'analogie la plus rigoureuse, de recourir à la section du muscle génio-glosse, dans les cas où la difficulté de la parole dépend de la tendance qu'a la langue à se porter en bas et en avant; mais dans toutes les variétés de bégaiement où la difficulté de parler est sous la dépendance de troubles dans la respiration, la maladie échappe entièrement à la médecine opératoire, à moins que ces vices de la respiration ne se compliquent des signes qui annoncent la rétraction du génio-glosse : cas dans lequel la section de ce muscle est indiquée comme moyen de remédier à l'un des éléments du mal, mais non comme moyen de le guérir complètement. Ces conclusions déduites des théories que j'établis aujourd'hui, sont parfaitement conformes, comme on le verra, aux résultats de la pratique.

SECTION DU MUSCLE GÉNIO-GLOSE PAR LA MÉTHODE SOUS-MENTALE.

En examinant les procédés opératoires et les résultats pratiques, je suivrai le même ordre qu'en examinant les principes de l'opération du bégaiement; je commencerai donc par le cas où la section du muscle génio-glosse est indiquée.

La section de ce muscle a été faite du côté de la bouche et du côté du menton. Convaincu que toutes les méthodes de section du côté de la bouche ne doivent plus appartenir qu'à l'histoire de la science; ne connaissant, du reste, par ma propre expérience, que la méthode sous-mentale que j'ai créée : cette dernière sera la seule que je décrirai sous le rapport du manuel opératoire, et la seule dont je ferai connaître les résultats.

Mais, avant d'arriver à la description des procédés qui me paraissent devoir être suivis dans son application, je vais faire connaître quelques aponévroses, dont la connaissance est utile pour la section du muscle génio-glosse, et exposer d'une manière générale les principes suivant lesquels cette section doit être pratiquée. En voyant les recherches anatomiques qu'a nécessitées une étude attentive de l'opération du bégaiement, conduire à une description plus exacte des aponévroses de la langue, on trouvera un nouvel exemple de cette réaction utile que la pratique exerce souvent sur la science.

Considérations générales sur la section du génio-glosse par la méthode sous-mentale.

Au premier abord, il semble que la section du génio-glosse doit être pratiquée du côté de la bouche ; car, en arrivant par cette partie, on trouve le muscle immédiatement au dessous de la membrane muqueuse, tandis que du côté du menton, on ne peut y arriver qu'en traversant trois muscles, c'est-à-dire la réunion des muscles digastriques, milo-hyoïdiens et génio-hyodiens, et qu'il semble dès lors que c'est se créer des difficultés à plaisir, que de vouloir traverser trois muscles pour couper le quatrième, au lieu d'arriver directement sur celui-ci. Ces observations semblent si concluantes que, dans les premiers temps où l'on a fait la section du génio-glosse, tous les opérateurs sont arrivés à ce muscle, à travers la muqueuse de la bouche, et qu'il a fallu un certain temps pour comprendre que le muscle génio-glosse pouvait être attaqué plus sûrement avec plus de précision, et moins de danger, du côté du menton que du côté de la bouche. L'opération faite en pénétrant au dessous et en arrière de la mâchoire inférieure, est plus sûre et plus facile, parce que le tendon du génio-glosse est plus rapproché du menton que des dents incisives ; que l'instrument qui pénètre par le menton arrivé au dessous de la muqueuse de la bouche, peut être dirigé dans tous ses mouvements par le doigt introduit dans cette cavité, ce qui ne peut se faire lorsque la pointe de l'instrument est dirigée de haut en bas. C'est aussi en agissant par le menton, que l'on peut appliquer à la section du muscle génio-glosse, tous les avantages de la méthode sous-cutanée, avec d'autant plus de certitude que le ténotome traverse des parties plus épaisses, pour arriver à celles dont il doit faire la division ; car l'on est bien plus sûr d'éviter le contact de l'air dans une cavité qui est séparée par trois muscles de l'ouverture de la peau, que lorsque cette cavité, comme après la section du tendon d'achille par exemple, est immédiatement au dessous des téguments.

C'est en faisant pénétrer le ténotome au dessous du menton que l'on peut le plus sûrement peut-être couper le génio-glosse en totalité sans intéresser le muscle génio-hyoidien. Cette dernière proposition peut sembler paradoxale. Cependant, si l'on remarque que la mâchoire inférieure offre en arrière une convexité de haut en bas sur la ligne moyenne; que le muscle génio-glosse s'insère à la partie supérieure de cette convexité, le génio-hyoïdien à sa partie inférieure ; que pour couper le premier de ces muscles seulement, il suffit de ne faire agir le ténotome que sur la partie supérieure de la convexité; et que cette manœuvre incertaine quand on opère du côté de la bouche, est facile si l'on fait pénétrer l'instrument au dessous du menton, on ne doutera pas de la justesse de mon assertion, sur la facilité de ne couper que le génio-glosse, lorsqu'on emploie la méthode sous-mentale.

Enfin, c'est par cette méthode que l'on peut sans peine unir à la section du muscle génio-glosse, la section et le décollement des aponévroses qui unissent la langue à la mâchoire. Je distinguerai deux de ces aponévroses : l'une qui entoure dans tous les sens le muscle génio-glosse; l'autre qui est placée au dessous de la membrane muqueuse et que j'appellerai maxillo-linguale.

Aponévrose du muscle génio-glosse.

Le muscle génio-glosse est en rapport, comme on le sait, en bas, avec la réunion des deux génio-hyoïdiens; en haut, il répond à la membrane muqueuse ; sur les côtés, aux glandes sous-linguales. Son aponévrose tapisse toutes ces parties, elle est surtout distincte sur les côtés, où elle est en rapport avec les deux glandes sous-linguales. Voici la préparation qu'il faut faire pour bien l'étudier, on détache de la tête la mâchoire inférieure et la langue, afin de pouvoir examiner plus aisément le plancher inférieur de la bouche qui reste intact dans cette préparation; on soulève la langue et portant celle-ci en arrière, on met à découvert et l'on incise la portion de la membrane muqueuse qui va d'une glande sous-linguale à l'autre; le muscle génio-glosse, mis à nu par sa partie supérieure, est enlevé alors dans toute son étendue, et à sa place on trouve une cavité quadrilatère, bornée en avant par la mâchoire inférieure; en arrière, par la langue; en bas, par la réunion des deux génio-hyoïdiens, et sur les côtés par les glandes sous-linguales. Cette cavité est tappissée par l'aponévrose du génio-glosse, qui s'implante à la mâchoire inférieure en dehors des apophyses géni, et va se rendre à la langue qu'elle contribue à fixer en avant.

De chaque côté de l'espace qu'occupe le génio-glosse, l'on en trouve un autre destiné à chacune des glandes sous-linguales, et qui est limité par une aponévrose qui les entoure complètement.

Pour bien voir cet espace, il faut enlever les deux glandes sous-linguales; pour les extraire, on est obligé de détacher une assez grande quantité de tissu fibreux qui les fait adhérer à la mâchoire inférieure.

La membrane fibreuse de la langue est constituée par un tissu fibreux fort résistant, placé au dessous de la membrane muqueuse.

Pour la préparer, on enlève successivement la peau du cou, le peaucier, la glande sous-maxillaire, les muscles digastriques, milo-hyoïdiens, génio-hyoïdiens, génio-glosses, hyo-glosses, stylo-glosses, les glandes sous-linguales, et lorsqu'on est arrivé au muscle lingual proprement dit, on l'enlève avec précaution, en laissant quelques fibres charnues encore adhérentes à la membrane fibreuse. A ce point de la préparation, la cavité de la bouche n'est pas ouverte, et l'on a sous les yeux la membrane fibreuse qui s'insère à la mâchoire inférieure au dessous du rebord alvéolaire, et au ligament qui unit l'angle rentrant de la mâchoire et l'extrémité de l'apophyse ptérygoïde; de ces insertions elle se porte vers la langue qu'elle tapisse, en adhérant, soit à sa membrane muqueuse, soit à ces muscles entre lesquels elle est située. Le doigt introduit dans le cul-de-sac qu'elle forme dans la préparation que j'ai indiquée plus haut, peut simuler tous les mouvements de la langue.

Dans les premières opérations du bégaiement par la méthode sous-mentale que j'ai pratiquées, je me contentais de couper le muscle génio-glosse à son insertion aux apophyses géni ; mais n'ayant obtenu souvent aucun résultat de mes opérations, je me demandai s'il fallait en attribuer la cause à la manière dont j'avais opéré, à l'espèce de bégaiement, ou aux vices de l'opération en elle-même. Dans quelques cas, je pus rester incertain sur la réponse que j'avais à faire à ces questions; mais lorsque j'eus rencontré des bègues qui me paraissaient dans des conditions identiques à ceux que j'avais guéris, et dont l'infirmité n'avait pas cependant été modifiée par la section du génio-glosse, je ne pus attribuer cet insuccès qu'au mode suivant lequel l'opération avait été faite. Ce ne fut cependant qu'après de longues incertitudes que je remarquai que, chez ceux dont l'opération n'avait pas réussi, la langue continuait à pouvoir être tirée facilement hors de la bouche, et dans l'articulation du *de*, *te*, à se porter entre les dents. Cet organe était donc toujours maintenu en bas et porté en avant, comme il l'était quand le muscle génio-glosse était encore intact; les fonctions de ce muscle continuaient donc toujours à s'accomplir.

En cherchant la cause de cette persistance d'action par des études anatomiques, je vis que le muscle génio-glosse, complètement détaché des apophyses géni, continuait à adhérer à l'aponévrose assez dense, qui attachée comme lui à la mâchoire inférieure, se confond en arrière dans le corps de la langue, et à laquelle s'insèrent quelques-unes de ses fibres latérales. Au moyen de ces adhérences, il continue, quoique coupé à son insertion aux apophyses géni, à trouver son point d'appui sur la mâchoire inférieure, et par suite à agir sur la langue qu'il tire en avant et maintient en bas. Dès que j'eus fait ces observations, je résolus de couper aussi l'aponévrose du génio-glosse à son insertion à la mâchoire inférieure, ce qu'il est facile de faire lorsque le ténotome a été introduit au dessous du menton. Pour cela il suffit de l'incliner à droite et à gauche jusqu'au niveau des dents canines. En agissant ainsi, l'on a du reste l'avantage d'être plus sûr que l'on n'épargne pas les fibres tendineuses qui s'insèrent sur le côté des apophyses géni.

Cependant je remarquai, d'une part, que l'opération ainsi faite n'empêchait pas toujours la langue de pouvoir sortir de la bouche à la volonté du malade, et ne lui donnait pas la faculté de se porter toujours en haut dans l'articulation du *de* et du *te*.

D'autre part, j'observai sur le cadavre que si l'on mesure la longueur de la langue à sa face inférieure et sur la ligne moyenne, tant que le génio-glosse n'a pas été coupé, on trouve qu'après la section de ce muscle et même celle de son aponévrose à la mâchoire inférieure, la longueur de la langue est à peine augmentée d'un demi-centimètre ; en cherchant ce qui pouvait empêcher un allongement qui semblerait au premier abord devoir être si marqué, je pensai qu'il était dû à l'aponévrose qui double la membrane muqueuse, et qui de la mâchoire va se rendre à la langue. J'acquis immédiatement la preuve de la résistance opposée par cette aponévrose, en la coupant en demi-cercle à son insertion à la mâchoire, et je vis alors la langue s'allonger de plus d'un centimètre. Cette expérience paraissait devoir me conduire à l'idée de détacher la langue de la mâchoire par une section étendue faite contre cette dernière et pratiquée du côté de la bouche ; mais en agissant de la sorte, il aurait fallu abandonner la méthode sous-cutanée, dont l'expérience justifiait si bien l'application à la guérison du bégaiement ; je cherchai dès lors à conserver cette méthode et à agir cependant sur l'aponévrose maxillo-linguale. J'en trouvai le moyen dans cette observation, que cette aponévrose adhère à la mâchoire inférieure dans une hauteur qui est en avant de plus de deux centimètres, et qu'en la décollant dans une partie de ses adhérences, on élève le fond du cul-de-sac qu'elle forme en passant de la mâchoire à la langue, et que par suite on fait cesser la résistance qu'elle oppose à l'élévation de cet organe.

Je résolus dès lors de joindre à la section du

génio-glosse celle de l'aponévrose de ce muscle ; et le décollement de l'aponévrose maxillo-linguale dans toute la partie où elle répond aux glandes sous-linguales. J'exécutai cette idée en poussant le ténotome à droite et à gauche, contre la mâchoire inférieure, jusqu'au niveau des petites molaires, et décollant, autant qu'il était possible de le faire, l'aponévrose de la mâchoire, et refoulant celle-ci en arrière.

Je pensai enfin à repousser les muscles avec le plat de mon instrument, afin de les détacher aussi complètement que possible de la mâchoire inférieure.

C'est avec ces modifications que j'opère aujourd'hui. Ma méthode actuelle consiste donc : 1° dans la section du génio-glosse par la méthode sous-mentale, à son insertion aux apophyses géni ; 2° dans la section de son aponévrose latérale, et le décollement du tissu sous-muqueux à leur insertion à la mâchoire ; 3° dans le refoulement du muscle en arrière.

Toutes ces opérations sont faites avec un seul instrument, successivement les unes après les autres, et de manière à n'arriver aux dernières que lorsqu'on s'est assuré que les premières sont indispensables. Voici de quelle manière je procède :

Procédé sous-mental pour la section du muscle génio-glosse.

Je me sers de deux instruments, l'un pointu et destiné à percer la peau, le muscle peaucier et l'intervalle qui sépare les digastriques et les mylo-hyoïdiens; l'autre, mousse à son extrémité et qui doit être enfoncé sur la ligne moyenne entre les deux parties latérales des muscles génio-hyoïdiens et génio-glosses; ce second instrument est mousse afin de donner plus de chance de ne pas percer la membrane muqueuse du côté de la bouche. Le malade est assis, la tête renversée en arrière; l'opérateur est placé vis-à-vis de lui, tenant le doigt indicateur gauche dans la bouche au dessus des apophyses géni. Après avoir fait une piqûre à la peau et aux tissus sous-jacents, on enfonce le ténotome mousse, le tranchant tourné en avant, derrière le menton et sur la ligne médiane, jusqu'à ce que le doigt placé dans la bouche le sente distinctement au dessous de la muqueuse; on tourne alors son tranchant en dehors et en avant de manière à couper la moitié gauche, par exemple, du génio-glosse; puis on le tourne du côté opposé, et l'on coupe la moitié droite de ce muscle.

Chacun des temps de cette opération demande des précautions particulières pour être bien exécuté.

D'abord, pour pénétrer sûrement sur la ligne moyenne et à la distance convenable du menton,

25

on se guide, d'une part, sur l'intervalle qui sépare les deux incisives moyennes, de l'autre sur le lieu où l'on sent le bord postérieur de la concavité de la mâchoire; un guide plus sûr encore peut être fourni par le doigt indicateur gauche introduit dans la bouche, et au moyen duquel on peut sentir distinctement l'apophyse géni. Ce doigt placé sur cette apophyse, et l'ongle du pouce appuyant sur la face postérieure de la concavité de la mâchoire, on peut fixer avec précision le lieu où l'instrument doit s'enfoncer.

Jusqu'à quel point doit-on faire pénétrer l'extrémité du ténotome? Dire que l'on doit arriver jusqu'au dessous de la membrane muqueuse, c'est se servir d'une expression extrêmement vague; car on peut avec le doigt déprimer cette membrane muqueuse jusqu'au dessous des apophyses géni; et dans ce cas, si l'on se borne à enfoncer le ténotome jusqu'à ce qu'il rencontre le doigt, évidemment, on ne le fait pas pénétrer assez profondément et en faisant les incisions latérales on s'expose à ne pas couper les fibres supérieures du muscle, qui sont précisément celles dont la section est la plus importante. Pour éviter cette grave erreur, je pousse le ténotome jusqu'au dessous de la membrane muqueuse, à l'endroit où elle se détache de la mâchoire pour aller former le filet de la langue.

Lorsque le ténotome a pénétré assez profondément, on doit rechercher qu'elle est sa position par rapport aux apophyses géni. Dans ce but on lui fait exécuter des mouvements de latéralité, son tranchant toujours appuyé contre la mâchoire; si on le sent arrêté à droite et à gauche, il est placé entre les deux apophyses géni ; s'il est arrêté à droite, c'est qu'il est à gauche de ces apophyses et vice versâ.

Lorsqu'on a bien reconnu de la sorte la position du muscle, on incline contre lui le tranchant de l'instrument qui regarde alors en avant et sur l'un des côtés. Un bruit particulier, le sentiment d'une résistance vaincue annoncent que le muscle est coupé; mais pour que sa section soit complète dans toute sa hauteur, il faut, après avoir fait agir l'instrument, le manche dirigé un peu en avant, couper en tenant le manche dirigé autant que possible contre le cou. Ce n'est que par cette manœuvre que la lame peut suivre la convexité que présente la mâchoire de haut en bas.

Quand on croit la section complète, l'on fait passer d'un côté à l'autre des apophyses géni le tranchant de l'instrument, jusqu'à ce qu'on sente celles-ci parfaitement dénudées.

Après avoir coupé les génio-glosses, je demande au malade de tirer la langue hors de la bouche; s'il ne peut lui faire dépasser les dents, je regarde l'opération comme terminée; mais s'il la tire hors de la bouche, je coupe l'aponévrose du génio-glosse à son insertion à la mâchoire, contre laquelle je tiens toujours appuyé le tranchant de l'instrument, et avec le plat de celui-ci je refoule le muscle en arrière; je fais alors de nouveau tirer la langue. Dans le cas où sa pointe peut encore dépasser les dents, ce qui prouve que le but immédiat de l'opération n'est pas atteint, je procède au décollement du tissu fibreux de la mâchoire. Il arrive souvent qu'en faisant le décollement, le ténotome pénètre dans la bouche, ce qui amène une effusion de sang qui oblige d'interrompre l'opération; si cet accident n'a pas lieu, l'on continue le décollement jusqu'à ce que le malade cesse de pouvoir tirer la langue.

Quelquefois, chez les personnes âgées, toutes ces sections sont insuffisantes pour enlever à la langue la possibilité de sortir de la bouche. Dans ces cas on peut prédire l'insuccès de l'opération, ou du moins le résultat que celle-ci doit produire est toujours à peu près nul.

Toute opération doit avoir une vérification qui annonce si elle est complète ou si quelques-uns des temps ont été négligés; or, dans l'espèce, il s'agit de savoir si le muscle génio-glosse est complètement coupé. Voici les moyens qui permettent de s'assurer que l'opération est complète.

1° Le doigt introduit dans la bouche doit reconnaître l'extrémité du ténotome, séparé de lui seulement par la membrane muqueuse, et cela dans toute la distance qui sépare les dents incisives externes l'une de l'autre. On comprend que si l'extrémité du ténotome n'arrivait au dessous de la membrane muqueuse que dans une largeur de 2 ou 3 millimètres, les fibres latérales du génio-glosse pourraient être conservées, ce qu'il est impossible d'éviter.

2° Le ténotome doit pouvoir passer de l'un des côtés des apophyses géni à l'autre, sans éprouver aucun obstacle; et comme l'expérience cadavérique démontre qu'on peut ainsi promener l'instrument de gauche à droite ou de droite à gauche de ces apophyses sans rencontrer un seul obstacle, bien que les fibres externes du génio-glosse aient été conservées, il faut pour être sûr que la section soit complète, que le mouvement du ténotome puisse se faire dans l'étendue de 3 millimètres en dehors de chacune de ces apophyses.

3° Comme après avoir pris toutes ces précautions, j'ai vu des cas où les résultats ont été imparfaits, j'ai craint d'avoir laissé quelques fibres du muscle, et j'ai cherché de nouveaux moyens de vérification; j'ai pensé alors que si le muscle était complètement coupé, on pourrait le reconnaître en appuyant le doigt sur le filet de la langue; la résistance que l'on sent au dessous de ce filet doit diminuer après la section du muscle génio-glosse, car elle dépend principalement de ce muscle. En appliquant cette méthode, je n'ai pas encore trouvé qu'elle donnât des résultats précis.

4° L'impossibilité où est le malade de faire sortir la langue de la bouche. Ce n'est qu'après un assez grand nombre d'opérations que j'ai songé à tirer parti de cette difficulté pour reconnaître que l'opération était complète. Lorsqu'elle existe et que la pointe de la langue peut à peine se montrer entre les dents, on peut retirer sans crainte le ténotome; l'action du muscle génio-glosse est complètement détruite, le but immédiat de l'opération a été atteint. Personne que je sache n'a signalé cette impossibilité où sont les bègues de tirer la langue hors de la bouche, lorsque leurs muscles génio-glosses ont été convenablement coupés.

Suites immédiates de la section du muscle génio-glosse par la méthode sous-cutanée.

Les suites immédiates de la section du muscle génio-glosse par la méthode sous-cutanée sont en général extrêmement simples; dans le plus grand nombre des cas, les malades peuvent se promener dans la journée ; et dès le troisième et le quatrième jour, ils sortent de l'hôpital et peuvent reprendre leurs travaux sans que leur état exige aucun soin particulier. Il importe cependant de décrire chacun des phénomènes qui suivent l'opération, et de signaler les rares accidents qui peuvent survenir.

Aussitôt après que le muscle génio-glosse a été coupé, la langue peut à peine dépasser le bord alvéolaire ; peu à peu elle reprend ses fonctions. Huit jours après l'opération, les malades peuvent la tirer au moins d'un ou deux centimètres hors de la bouche, et après un mois, tous les mouvements sont revenus à leur état normal.

Le jour où l'opération est pratiquée, la déglutition est difficile et un peu douloureuse. Les malades ont plus ou moins de peine à prendre les aliments solides ; ils ne peuvent les avaler sans douleur que deux ou trois jours plus tard.

Une salivation quelquefois abondante s'observe assez fréquemment ; elle cesse au plus tard vers le huitième jour.

Mais, de tous les phénomènes consécutifs à la section du génio-glosse par la méthode que j'ai imaginée et dont j'étudie surtout les effets dans ce mémoire, le plus important est la formation d'un épanchement sanguin au dessous de la membrane muqueuse de la bouche, entre la langue et la mâchoire. Cet épanchement produit seulement d'ordinaire une tumeur noirâtre, du volume de la dernière phalange du pouce, qui se forme de chaque côté du frein de la langue, et qui soulève l'extrémité antérieure de cet organe. A ce degré, aucun accident n'en est la suite ; les malades peuvent se promener le jour même de leur opération, et cet état s'observe au moins dans les neuf dixièmes des cas. Dans quelques circonstances, le corps de la langue lui-même est soulevé, et les malades éprouvent un peu de gêne dans la respiration ; si cette gêne est médiocre, il suffit de pratiquer une saignée, et dès le lendemain de l'opération, il ne reste plus aucune trace de l'oppression.

Trois fois cependant j'ai observé des états plus graves ; le soulèvement de la langue a été complet ; la pointe de cet organe était repoussée vers la partie supérieure de la voûte palatine, et la difficulté de la déglutition était extrême. La section du génio-glosse ne suffit pas à elle seule pour produire cet accident ; il faut, pour qu'il ait lieu, qu'il y ait un épanchement considérable de sang; une expérience facile à répéter montre que le soulèvement de la langue et son refoulement en arrière sont bien dus à l'épanchement sanguin. Sur un cadavre, si on pratique la section du génio-glosse par la méthode sous-mentale, et qu'à travers la piqûre on injecte un liquide coagulable, à mesure que celui-ci pénètre au dessous de la langue, il la soulève, la porte en arrière et la place exactement comme je l'ai observé dans les trois cas dont je parle. Si dans cette expérience on a laissé la bouche intacte, il faut quelque temps pour retrouver la pointe de la langue, tant celle-ci est refoulée en arrière.

Puisque le seul accident de quelque importance qui puisse suivre l'opération du bégaiement par la méthode sous-mentale, est le soulèvement par un épanchement sanguin, il faut s'appliquer avec soin à éviter la lésion des artères sous-mentales, ce qui est facile en suivant les procédés que j'ai décrits plus haut. Si dans trois cas, je n'ai pas réussi à les éviter, c'est qu'une fois (il s'agit ici de ma première opération) j'avais coupé le génio-glosse dans sa portion charnue, à un centimètre de distance des apophyses géni ; dans les deux autres cas, je n'avais pas sans doute tenu avec assez de soin le tranchant de mon instrument contre la mâchoire qu'il ne doit jamais abandonner. Dans les cas de soulèvement de la langue avec menace de suffocation, j'ai toujours vu une amélioration prompte suivre l'emploi de la saignée, et lorsque cette amélioration a été insuffisante; j'ai accroché avec un fil la pointe de la langue que je perçais sur la ligne moyenne à deux centimètres de son extrémité; en ramenant au moyen de ce fil l'extrémité de la langue en avant, j'ai toujours vu les accidents diminuer le premier jour et cesser complètement le second. Toutefois, je dois dire que tous ces accidents m'ont inspiré une vive inquiétude la première fois que je les ai observés. Bien qu'aujourd'hui je sache qu'on peut y parer aisément, je n'opère jamais un bègue sans le faire surveiller dans les cinq ou six premières heures qui suivent l'opération; ce temps passé, si le soulèvement de la langue n'a pas eu lieu, on peut être tranquille, il ne se développe plus aucun accident ultérieur.

Résultats pratiques de l'opération du bégaiement par la méthode sous-mentale (1).

On peut juger aujourd'hui de ces résultats d'après un assez grand nombre d'observations.

(1) On trouvera à la fin de ce mémoire la note que M. Nichet m'a donnée sur les résultats des opérations de bégaiement qu'il a pratiquées. Je regrette de n'avoir pu placer cette note en tête de mes propres observations, mais comme elle ne m'a été communiquée que lorsque mon Mémoire sur le bégaiement était terminé, je n'ai pu l'intercaler dans le corps de ce travail.

J'ai pratiqué, pour ma part, la section du génioglosse par la méthode sous-mentale, cinquante-sept fois; et les résultats que j'ai obtenus, ont été assez satisfaisants pour qu'un assez grand nombre de chirurgiens aient bien voulu imiter ma conduite. M. Jules Guérin à Paris et tous les autres chirurgiens de Lyon qui m'ont vu opérer, et qui ont ensuite opéré eux-mêmes des bègues, ont pratiqué la méthode sous-mentale : M. Nichet l'a employée neuf fois; M. Colrat, cinq fois; M. Pétrequin, une fois.

Il semble qu'avec tant de faits, nous puissions sans difficulté résoudre la question de savoir quels résultats pratiques donne la sectiondu muscle génioglosse, par la méthode sous-mentale; il n'en est rien. Dans le mélange de succès, de demi-succès, d'opérations inutiles, l'esprit cherche autre chose que des résultats numériques : ceux-ci, sans détermination des conditions spéciales où se trouvaient les malades, ne peuvent donner aucun enseignement pour l'avenir.

Les relevés statistiques des résultats d'opérations ne sont profitables, qu'autant que l'on fait dans ces relevés autant de classes distinctes qu'il y a de variétés de maladies sur lesquelles on agit. Avec cette exigence, je me trouve dans l'impossibilité de tirer parti, soit de la plupart de mes observations, soit de celles qui m'ont été communiquées par mes collègues, sans que les malades m'aient été présentés.

Les distinctions assez claires que je fais aujourd'hui, entre les diverses espèces de bégaiements, je ne les ai comprises que graduellement et à mesure que l'expérience m'éclairait sur le sujet neuf et difficile que j'avais abordé. Il résulte de là, que lorsque je prends mes premières observations, qui cependant sont les plus détaillées, je n'y trouve pas les renseignements qui me seraient le plus nécessaires : par exemple, je n'ai pas noté la position que prenait la langue dans l'articulation des sons élémentaires et spécialement dans celle de *le*, *ne*, *de*, *te*. Les cas complexes, dans lesquels les arrêts dans l'expiration se combinaient avec de faux mouvements de la langue, n'y sont pas indiqués. J'ai lieu de craindre que je n'aie pas assez bien distingué les difficultés de la parole, dont le siége est dans les organes de la respiration, et celles dont le siége est dans les organes modificateurs du son, c'est-à-dire dans la bouche. Toutes ces lacunes, comme on le comprend bien, ne me permettent pas de dresser la statistique raisonnée que je voudrais produire ; cependant, pour donner une idée des résultats de mes opérations de bégaiement, je produirai le résumé des quarante-deux premières que j'ai pratiquées, tel que je l'ai rédigé au mois de juillet 1841.

Deux fois, l'opération a été pratiquée chez des malades qui n'étaient pas affectés de bégaiement véritable, mais dont la parole était confuse, difficile à comprendre : le résultat a été nul.

Quatre fois, elle a été faite sur des malades dont le vice de la parole dépendait d'une gêne dans les mouvements respiratoires, et surtout dans l'expiration qui était arrêtée brusquement au commencement et au milieu des mots; chez deux de ces malades, il n'y a pas eu de changement; et si deux autres ont éprouvé une amélioration assez marquée, il faut l'attribuer sans doute à ce qu'il y avait, avec la gêne dans la respiration, une difficulté dans les mouvements de la langue.

Six malades, âgés de 31 à 42 ans, n'ont retiré aucun avantage de l'opération.

Sur les trente qui restent et qui étaient âgés de 16 à 31 ans : neuf ont été complètement guéris; douze ont éprouvé des améliorations très-grandes, deux, des améliorations médiocres; et sept n'ont retiré de l'opération aucun résultat avantageux; de telle sorte, que dans les bégaiements véritables chez des personnes qui avaient moins de 31 ans, j'ai obtenu des résultats avantageux dans plus des deux tiers des cas.

Je commençais bien, dans la note que je viens de rappeler, à distinguer les bégaiements par obstacle de la respiration, de ce que j'appelais les bégaiements véritables, et qui sont dus à des difficultés dans les mouvements de la langue; mais je citais trente-six cas appartenant à ce dernier genre, et dans lesquels, à part des différences d'âge, je supposais tous les malades dans des conditions identiques. Je suis convaincu aujourd'hui, que j'ai confondu dans un seul groupe, des cas marqués par des différences tranchées que je n'appréciais pas à mes débuts. Plusieurs de mes observations sont donc trop incomplètes pour que je puisse en tirer parti ; aussi je les sacrifie, et abordant la question comme je la comprends aujourd'hui, je vais établir autant de distinctions dans les résultats, que j'ai admis de variétés dans les divers espèces de bégaiements.

Résultats obtenus dans les bégaiements qui dépendent d'une difficulté dans les mouvements de la langue.

Les résultats, dans ces cas, sont généralement favorables. Je commencerai par les malades chez qui l'opération a procuré une guérison complète. En publiant leurs observations, je ne suivrai pas l'ordre dans lequel ils ont été opérés; je préfère commencer par l'histoire de ceux que j'ai opérés à l'époque où je mettais en usage toutes les méthodes d'observation que j'ai conseilleés.

OBSERVATION I.

Thévenin, ouvrier en soie, âgé de 25 ans, demeurant à la Croix-Rousse, rue de Sully, maison Bergeret, est affecté depuis l'âge de 4 ans d'un bégaiement survenu à la suite d'un coup de soleil à la tête; il est à noter que les deux frères de ce malade sont atteints de la même infirmité.

Lorsque ce malade veut parler il répète souvent la même syllabe, ses lèvres sont agitées de mouvements convulsifs, sa langue vient souvent se placer dans l'intervalle des arcades dentaires, sans toutefois les traverser; il met 7 à 8 secondes pour dire : *Caporal hors la garde, venez reconnaître*, etc; 2 à 3 secondes pour dire *Paris*, il bégaie sur les labiales comme sur les linguales.

Il éprouve quelquefois une telle difficulté qu'il est dans l'impossibilité de s'exprimer; et par exemple, souvent lorsqu'il va faire des commissions, il est obligé de revenir sans avoir pu les remplir.

Lorsqu'on étudie les mouvements de la langue dans l'articulation des consonnes, on trouve que celle-ci se place convenablement pour dire *le*, *ne*; elle se place dans les arcades dentaires pour *de* et *te*; dans l'articulation de *me*, *be*, *pe*, elle ne se retire pas en arrière des incisives inférieures. La langue se porte en avant dans les articulations de *e* et *é*, au lieu de se porter en arrière.

Il est opéré le 4 mai par la méthode sous-mentale, le tendon et l'aponévrose du muscle génio-glosse sont coupés et refoulés en arrière, l'aponévrose maxillo-linguale est détachée de la mâchoire; lorsque l'instrument est retiré, le malade ne peut pas faire sortir la pointe de la langue hors des arcades dentaires. Aussitôt après l'opération, le malade parle librement, il n'est pas fatigué dans la journée; la tumeur formée par l'accumulation du sang et qui se développe au dessous de la muqueuse en avant de la langue, ne gêne pas sa respiration; les premiers jours il a seulement un peu de peine à avaler, et sa salivation est abondante. Il sort le quatrième jour après l'opération.

Le 23 mai un de ses amis m'apprend qu'il ne bégaie plus du tout.

Le 3 juin, un mois après l'opération, il revient me voir. Sa guérison est parfaite, le mouvement de la langue s'est un peu rétabli; la pointe de celle-ci ne peut cependant sortir de la bouche que de deux centimètres.

En lui faisant répéter les sons élémentaires, sa langue prend les positions convenables dans l'articulation de *me*, *be*, *pe*, *eu*, *e*, sur lesquels elle faisait de faux mouvements avant l'opération; ce n'est que sur l'articulation du *te*, que le malade s'est trompé; il a maintenu la pointe de sa langue entre ses dents : cette légère imperfection n'influe en rien sur la parole, qui est si libre, qu'on ne pourrait croire que le malade ait jamais bégayé.

OBSERVATION II.

Claude Bordet, âgé de 14 ans, fils d'un boucher de Collonge, village situé à deux lieues de Lyon, bégaie seulement depuis l'âge de 4 ans. Lorsqu'il veut parler, il fait une série d'inspirations et d'expirations plus rapprochées que dans l'état normal ; il se sent essoufflé et quelquefois même il se met à pleurer au lieu de répondre aux questions qu'on lui adresse. Du reste, il répète plusieurs fois les mêmes syllabes. Il met 13 secondes pour dire *caporal* etc. ; 3 à 4 pour *dédommagement*, 2 pour *cocard*. Pour prononcer *de*, *te*, il porte la langue entre les dents ; mais avec de l'attention, il la place convenablement derrière les incisives supérieures ; en parlant, il remarque, quoique rarement, que la pointe de la langue vient entre les dents et qu'il la mord pendant qu'il veut parler.

Je doutai du succès de l'opération, en voyant qu'un certain trouble de la respiration est joint à la difficulté des mouvements de la langue ; l'opération est pratiquée le 30 avril, suivant le même procédé que chez Thévenin. L'instrument n'est retiré que lorsque la langue ne peut sortir entre les dents ; l'amélioration est immédiate, et les suites de l'opération sont aussi simples que dans le cas précédent.

Il sort parlant très-bien 5 jours après son opération.

Le 30 mai, je vérifiai le rapport qui m'avait été fait par plusieurs personnes, et entre autres par M. Malibran, médecin à Saint-Rambert, près l'île Barbe, sur son entière guérison ; je lui fis répéter, entre autres, tous les mots sur lesquels il hésitait pendant un temps que j'avais compté ; il n'éprouvait pas la moindre hésitation ; je lui fis répéter tous les sons élémentaires et entre autres *le*, *ne*, *de*, *te*, *re*, etc., etc. Les positions de la langue étaient parfaitement justes dans toutes les articulations.

Ce cas peut être considéré comme exceptionnel, car le malade offrait une condition qui devait faire douter du succès, c'était un certain trouble dans la respiration; j'avais lieu de redouter un résultat nul, comme cela m'était arrivé chez des malades dont le bégaiement présentait la même complication.

OBSERVATION III.

Hubert Salignat, âgé de 12 ans, envoyé par M. Sibert, médecin à Brignais, est affecté d'un bégaiement dont l'action ne se fait pas sentir d'une manière permanente. Il peut dire des phrases entières sans hésiter, et sans laisser apercevoir aucune trace de son infirmité. Dans d'autres circonstances, il ne peut prononcer les premières syllabes de chaque mot, il les répète sans cesse, et reste quelquefois dans l'impossibilité de s'exprimer. Il fait observer que lorsqu'il parle, sa langue vient parfois se placer entre les dents, et il lui arrive même de la mordre; toutefois on ne trouve dans sa bouche ni dans sa langue aucun vice de conformation.

On pratique l'opération le 1er avril, par la méthode sous-mentale; le malade n'est nullement fatigué, et son infirmité est immédiatement guérie. Un léger accident, qui ne s'était pas encore présenté, vint prolonger son séjour à l'hôpital. En se promenant dans les salles il prit probablement froid; et au quatrième jour de l'opération, il se plaignit d'une douleur vive et d'un gonflement au dessous du menton; il en résulta un léger abcès sous-cutané qui s'ouvrit à travers la piqûre faite sous le menton par l'instrument; mais au dixième jour, il fut complètement guéri. Sa parole était nette et facile, il n'hésitait sur aucun mot et conversait couramment.. Depuis, M. Sibert, médecin de Brignais, nous a assuré plusieurs fois que la guérison s'était toujours bien maintenue.

OBSERVATION IV.

Charles Blanc, âgé de 15 ans, demeurant à Lyon, rue du Charbon Blanc, 2, est affecté depuis sa naissance d'un bégaiement qui ne se montre que dans la conversation et même à d'assez grands intervalles; ce bégaiement est toutefois assez fort pour l'empêcher d'être employé dans un magasin; lorsqu'on l'envoie faire des commissions, il lui arrive souvent de ne pouvoir dire un seul mot, et d'être obligé d'écrire le sujet de sa commission, ou de revenir sans avoir pu s'expliquer. Il est opéré dans la matinée du 27 mars, par la section sous-mentale du muscle génio-glosse ; le soir de la même journée, il peut s'en aller à pied chez lui. Dès le premier jour, sa parole est devenue beaucoup plus facile.

Le 23 mai il vient me voir : j'apprends qu'il n'hésite plus lorsqu'il va faire des commissions, toute trace de son infirmité a disparu, et je constate que les mouvements élémentaires de sa langue sont parfaitement libres ; je ne les avais pas étudiés avant l'opération.

OBSERVATION V.

Jules Pic, âgé de 22 ans, demeurant à Lyon, rue de la Barre, hôtel de l'Isère, est affecté d'un bégaiement qui a commencé à l'âge de 6 ans, sans que le malade puisse en déterminer la cause. Depuis cette époque le mal paraît toujours avoir conservé le même degré d'intensité. En examinant sa bouche, on remarque que la voûte palatine est très-profonde et très-large. Le frein de la langue paraît plus résistant que dans l'état normal. Il ne tire pas autant la langue hors de la bouche que les autres bègues que nous avons examinés. La pointe de l'organe peut à peine dépasser d'un centimètre la partie rouge des lèvres. Il lui est impossible de disposer sa langue en gouttière à concavité supérieure. Lorsqu'il parle il porte les lèvres en avant, et sa langue entre les dents. Le bégaiement se fait sentir non seulement dans la conversation, mais même lorsqu'il récite des vers ou de la prose appris par cœur; ce n'est que dans le chant qu'il cesse de bégayer. Il met 13 secondes pour dire *caporal*, etc. ; il met 3 secondes pour dire *dédommagement*. En général il ne bégaie que sur la première syllabe, et souvent sur le premier mot d'une phrase. Pour compter de 1 à 10 il a mis 18 secondes, ce qui peut se prononcer en 5. Il fait remarquer qu'il est quelquefois dans l'impossibilité absolue de prononcer certains mots. Il hésite sur plusieurs sons élémentaires; ainsi, il bégaie en prononçant *que*, *ille*, *gue*, *de*, *che*, *ve*, *me*, *be*, *pe*. Lorsqu'il se présenta à l'hôpital, il ne put jamais parvenir à exprimer ce qu'il voulait, et il essaya vainement de prononcer son nom.

Le 29 mars, l'opération est pratiquée avec beaucoup de soin ; au moment où l'instrument est retiré, le malade s'écrie : « Est-ce fini ? » et il prononce ces mots ainsi qu'un grand nombre d'autres, sans aucune difficulté.

MM. Polinière, médecin de la Charité, Nichet, chirurgien en chef du même hospice, Diday, chirurgien en chef désigné de l'Antiquaille, plusieurs docteurs étrangers, et un grand nombre d'élèves tant internes qu'externes, qui tous étaient présents à l'opération, ne purent s'empêcher de manifester un grand étonnement, à la vue d'une guérison si prompte et si radicale, chez un sujet qu'ils avaient vu deux minutes auparavant dans l'impossibilité de prononcer quelques mots.

Le malade fut si peu fatigué des suites de l'opération, que deux heures après il sortit de l'hôpital pour montrer à sa famille l'heureux changement qui s'était opéré en lui L'écoulement de sang qui eut lieu à travers la plaie fut de quelques gouttes seulement ; pendant deux jours la déglutition fut un peu gênée, mais il prononçait toutes les phrases avec tant de facilité, qu'on eût dit qu'il n'avait jamais bégayé. Il lui semblait qu'on lui avait enlevé un poids qui gênait les mouvements de sa langue, et celle-ci ne se portait plus entre les dents.

J'ai revu ce malade toutes les deux ou trois semaines depuis son opération ; sa guérison ne s'est jamais démentie, et cependant il y a déjà plus de 6 mois qu'il est opéré. J'ai négligé d'étudier chez lui les positions de la langue dans l'articulation de chaque consonne en particulier, mais j'ai constaté qu'elle n'était plus revenue se placer entre les dents.

OBSERVATION VI.

Charles Gex, âgé de 15 ans, demeurant à Bulle en Suisse, canton de Fribourg, est affecté d'un bégaiement qui date de 2 ans, et qui est survenu à la suite d'une frayeur. Ce bégaiement paraît avoir augmenté avec l'âge ; il prononce les mots isolés, quels qu'ils soient, sans hésitation; il récite couramment, ce n'est que dans la conversation et dans la lecture qu'on s'aperçoit de son infirmité, et son bégaiement consiste surtout dans la répétition des mêmes syllabes.

Lorsqu'on lui fait prononcer les sons élémentaires, *ne*, *de*, *te*, *le*, il porte la langue entre les dents.

Le 1er juillet 1841, le malade a été opéré par la méthode ordinaire. Les suites de l'opération ont été des plus simples, et 48 heures après, il est sorti de l'hôpital parfaitement guéri, sans conserver la moindre trace de son infirmité.

Le 8 juillet, le malade est venu me donner de ses nouvelles, et j'ai constaté l'état suivant.

Il parle avec netteté et facilité, il soutient la conversation sans hésiter, il lit couramment et sans répéter une seule syllabe ; en un mot, il est impossible, en l'écoutant, de soupçonner qu'il ait jamais bégayé.

Lorsqu'il retourna en Suisse, ses parents étaient venus l'attendre à l'arrivée du bateau à vapeur. Ils furent si stupéfaits de l'entendre parler sans bégayer, qu'ils ne le reconnurent pas d'abord. Le docteur Paul Brun (de Lyon), qui connaissait l'enfant pour l'avoir vu opérer, dit qu'il avait été témoin d'une scène des plus attendrissantes ; tous pleuraient de joie.

Quoique ce jeune homme soit radicalement guéri, sa langue cependant a conservé une position vicieuse dans l'articulation de certains sons élémentaires ; ainsi, quand on lui fait prononcer les consonnes *ne*, *de*, *te*, la pointe de la langue reste accolée aux dents inférieures, tandis que la partie moyenne s'élève vers le palais.

L'épanchement qui s'était formé au dessous de la langue n'a persisté que quelques jours, et en ce moment celle-ci ne peut dépasser que de 8 lignes le bord libre des dents.

Dans les premiers jours de septembre, son oncle est venu me donner de ses nouvelles, et m'a assuré que la guérison s'était toujours maintenue comme auparavant.

OBSERVATION VII.

Charles Velin, âgé de 18 ans et demi, demeurant chez M. Ceylard, aubergiste, place Louis XVIII, est affecté d'un bégaiement congénital, qui semble diminuer un peu depuis quelques années.

On n'observe rien de particulier dans la conformation anatomique de sa bouche, ni dans la physionomie de sa langue. Il bégaie en lisant et en conversant, mais il compte, chante et récite sans aucune hésitation. Il prononce en trois secondes et sans difficulté *caporal hors la garde*, etc

Les sons élémentaires et les mots *héron*, *dédommagement*, *crocodile*, pris isolément, sont articulés sans bégayer; mais il hésite beaucoup sur les lettres *s*, *q*, *k* et quelques initiales. On n'observe pas de vice dans la conformation de la langue.

Le 6 avril 1841, il est opéré par la section du génio-glosse seul ; sa guérison est complète et immédiate, sans aucun accident; il se promène dans la salle le jour même de son opération. Avant que l'instrument ne fût retiré, on s'assura que la langue ne pouvait dépasser les dents, et il y eut à peine du gonflement au dessous de cet organe.

Le 30 mai, il vient me voir avec M. Bordet, sujet de la deuxième observation, et que son exemple avait décidé à se faire opérer. Il ne bégaie plus, ou du moins il faut causer longtemps avec lui pour s'apercevoir de quelque hésitation dans son langage; et cependant en lui faisant répéter tous les sons élémentaires, j'ai vu toujours la langue se placer convenablement. Il tire sa langue comme dans l'état normal.

Je regrette beaucoup de n'avoir pas étudié les positions de sa langue avant l'opération, quoique je sois persuadé qu'elle devait se porter en avant et venir entre les dents.

OBSERVATION VIII.

Louis Ballard, âgé de 13 ans, est affecté d'un bégaiement des plus prononcés, qui se manifesta à la suite d'une chute qu'il fit par les degrés d'une cave à l'âge de 3 ans. Sept plaies contuses à la tête furent le résultat de cette chute; et, au rapport de l'enfant, le bégaiement serait toujours allé en augmentant depuis cet accident. Aujourd'hui il est porté au plus haut degré, à tel point qu'il ne peut dire une seule phrase sans hésiter sur toutes les syllabes qui commencent chaque mot, et il est forcé de les répéter dix à douze fois avant de pouvoir les prononcer nettement. Il met 15 secondes et quelquefois 19 pour dire *caporal*, etc. Les mots qui lui offrent le moins de difficulté sont ceux qui expriment les nombres; ainsi il compte facilement jusqu'à cent sans aucune hésitation. Quelquefois il y a chez lui impossibilité absolue de parler, il bégaie sur toutes les syllabes, quelles qu'elles soient, *labiales, linguales ou gutturales*.

L'examen de sa voûte palatine, des piliers du voile du

palais, de sa langue et des glandes amygdales, ne montre aucune lésion anormale, capable d'expliquer une si grande hésitation, lorsqu'il s'agit de prononcer quelques mots.

Toutefois, les mouvements de sa langue en avant paraissent très-bornés, car il peut à peine lui faire toucher le bord inférieur et externe de sa lèvre supérieure.

Comme les autres bègues, il lui est impossible de mettre sa langue en gouttière, et il la place entre les dents, où elle paraît convulsivement retenue lorsqu'il veut parler. Cette particularité ne s'était point présentée chez les autres malades opérés précédemment. On n'observe chez cet enfant aucun trouble dans la respiration, point d'expirations suspendues, point d'inspirations brusques ni saccadées.

Le 20 mars, on fait l'opération d'après le procédé sous-mental. Le ténotome est introduit sur la ligne médiane à 3 centimètres environ en arrière du bord du menton.

L'instrument retiré, l'enfant se lève aussitôt en s'écriant : *merci Monsieur*. La rapidité et surtout la netteté avec laquelle il prononce ces mots, fait dès lors bien augurer des suites de l'opération. Cependant le malade se plaïnt d'éprouver de la gêne dans la respiration. On examine sa langue, et voyant que celle-ci se portait fortement en arrière, on lui recommande de la tenir rapprochée de ses dents. Il s'y soumet attentivement et passe une nuit assez tranquille. Le lendemain, le soulèvement de la langue est très-peu marqué, et cause seulement un peu de gêne dans la déglutition. Interrogé, l'enfant répond avec facilité; il ne met plus que trois secondes pour dire *caporal*, etc. ; il n'éprouve plus la moindre difficulté dans la prononciation des mots, soit dans la conversation, soit dans la lecture.

Ce malade est le seul de tous ceux qui ont été parfaitement guéris après l'opération, chez lequel la guérison ne se soit pas entièrement maintenue; non qu'il y ait eu chez lui véritable récidive, puisqu'il parle aujourd'hui infiniment mieux qu'autrefois, mais il hésite encore sur quelques mots. En prononçant les syllabes *me*, *be*, *pe*, il a de la tendance à porter la langue en avant et entre les dents ; au lieu de la retirer en arrière.

En repassant l'histoire de tous les bègues chez qui j'ai vu réussir complètement la section du muscle génio-glosse, je trouve qu'ils réunissaient, presque tous, les trois conditions suivantes : 1° âge peu avancé, 25 ans au plus ; 2° tendance à porter la langue entre les dents, soit pendant qu'ils articulaient des mots, soit lorsqu'ils prononçaient certains sons élémentaires ; 3° absence de tout arrêt dans l'expiration, et point d'inspirations brusques et répétées.

Tous étaient affectés du bégaiement véritable ; c'est-à-dire qu'ils répétaient plusieurs fois les mêmes syllabes. Chez tous, le résultat de l'opération a été tel que les faux mouvements qu'exécutait la langue ont disparu d'une manière complète. De plus j'ai constaté chez la plupart d'entre eux, long-temps après l'opération, que leur langue portait sa pointe contre la voûte palatine pour articuler les sons *le*, *ne*, *de*, *te* ; tandis qu'auparavant elle avait toujours de la tendance à venir se placer entre les dents.

Un seul malade, le nommé Gex, a fait exception à cette règle; ainsi, quoique parfaitement guéri, lorsqu'il prononce *le*, *ne*, *de*, *te*; la pointe de sa langue reste accolée derrière les dents incisives inférieures, tandis que la partie moyenne de l'organe s'élève vers la voûte palatine.

Le nommé Charles Velin offre une particularité inexplicable ; ainsi, il a conservé un peu d'hésitation dans le discours, et cependant sa langue, depuis l'opération, n'a jamais affecté de position vicieuse dans la prononciation des sons élémentaires.

Chez Claude Bordet, il y avait un trouble manifeste dans la respiration ; et par une heureuse exception il est radicalement guéri, et respire sans la moindre gêne lorsqu'il parle.

Les suites de l'opération ont toujours été très-simples, elles n'ont jamais forcé le malade à tenir le lit que le jour même de l'opération. Dans un seul cas, chez Hubert Salignat, il s'est développé sous le menton un abcès qui s'est ouvert à travers la piqûre du ténotome. Cet accident a été la suite d'un refroidissement, et n'a eu d'ailleurs aucune conséquence fâcheuse.

On voit par tous ces faits, que le principe de l'opération est démontré parfaitement raisonnable ; et l'expérience se réunit aux prévisions de la théorie, pour montrer que dans les bégaiements où la langue a de la peine à se porter en haut, et ne se retire que difficilement en arrière, la section du génio-glosse faite avec de certaines précautions est une opération des plus utiles. Son succès justifie tous les principes que nous avons posés sur le caractère local de la maladie, sur son indépendance des lésions du système nerveux. Il prouve que les mouvements spasmodiques des lèvres et des joues sont subordonnés à la difficulté de certains mouvements de la langue ; et ceux-ci devenant faciles, tout trouble cesse, comme un effet après la disparition de sa cause.

Les bègues dont les vices de la parole dépendaient surtout de la difficulté des mouvements de la langue, et chez lesquels j'ai obtenu une grande amélioration, sont assez nombreux. Voici l'observation de quelques-uns d'entre eux.

OBSERVATION IX.

Pichat, âgé de 18 ans, ouvrier en soie, demeurant rue Saint-Marcel, n° 3, à Lyon, est affecté d'un bégaiement congénital, dont l'intensité varie suivant son état moral. En outre, il parle avec une excessive volubilité, et il articule si mal les syllabes de chaque mot, qu'il est souvent impossible de le comprendre.

Il demeure 3 secondes pour dire *caporal*, etc. Il bégaie sur *Paris*, *cocard*; il répète surtout les initiales. En disant *dédommagement*, *lilas*, sa langue vient entre ses dents. Le mouvement d'élévation de la langue paraît très-borné; ainsi il ne prononce pas nettement les syllabes *le*, *ne*, *de*, *te*, *re*, *che;* en disant *je*, *ille*, sa langue a de la peine à atteindre la voûte palatine. Pour prononcer les voyelles *i*, *u*, sa langue ne se porte pas assez en avant et en haut.

Il résulte de ces observations que la langue n'est pas assez entraînée en avant, et qu'elle se porte plutôt en arrière. Les mouvements d'élévation de la pointe et de la totalité de l'organe sont aussi gênés, comme on le voit, dans la prononciation des syllabes *ille gue*.

Le 5 mai 1841, je fis la section des génio-glosses, je ne retirai l'instrument que lorsque le malade ne put plus tirer sa langue hors de la bouche. L'amélioration fut grande et immédiate, il ne se manifesta aucun accident, et le malade sortit de l'hôpital le lendemain de son opération sans nous prévenir.

Je l'ai revu le 23 mai, j'ai causé longtemps avec lui; il articule bien les mots, on le comprend parfaitement; seulement il hésite encore quelquefois sur les initiales de certains mots qu'il avait de la peine à prononcer avant l'opération.

OBSERVATION X.

Quinson, âgé de 15 ans, natif d'Ambérieux, demeurant à St-Clair, hôtel de Bresse, est affecté d'un bégaiement congénital assez peu marqué, mais redoublant d'intensité à certaines époques. Il porte sa langue entre les dents en articulant les sommo-linguales *de* et *te*; lorsqu'il prononce *re* il élève la base de la langue et baisse la pointe comme font ceux qui grasseient. En disant *je*, *ille*, *gue*, sa langue se porte trop avant; il prononce les mots isolés sans bégayer; il n'hésite pas sur la phrase *caporal*, etc.

L'opération fut pratiquée le 7 mai; il survint sous la langue un gonflement considérable; mais le lendemain le malade se sauva chez ses parents et il ne fut plus possible de l'observer. Le 26 mai, il vint me voir accompagné de sa mère; il ne bégayait presque plus, il avait encore de la peine à s'exprimer nettement, mais au moins il pouvait terminer ses phrases et remplir sans peine toutes les commissions dont on le chargeait, ce qu'il ne pouvait jamais faire auparavant.

J'ai revu ce jeune homme le 8 juin 1841, son état s'était encore amélioré; il parlait longtemps sans bégayer, et ce n'était qu'à de rares intervalles qu'il laissait apercevoir quelques traces de son infirmité. J'ai constaté que sa langue prenait les positions les plus convenables dans l'articulation des sons *de*, *le*, *ne*, *te*, *lle*, *gue*, *gne*. Il s'est trompé une seule fois en prononçant *te*, sa langue est venue entre les dents; il a toujours continué à prononcer le *re* en tenant la pointe de la langue en bas, derrière les dents incisives inférieures.

OBSERVATION XI.

Antoine Pestre, âgé de 31 ans, demeurant à Lyon, quai de la Charité, 153, est affecté d'un bégaiement qui date de 4 ou 5 ans. Il ignore la cause de son infirmité; toutefois il fait remarquer qu'elle a augmenté d'intensité depuis qu'il a eu la petite vérole, à l'âge de 15 ans.

Sa langue se place convenablement pour dire *le*, *ne*, *de*, *re;* elle vient entre les dents pour dire *te*, et il lui arrive quelquefois de la mordre.

Pour dire *me*, *be*, *pe*, il tient la pointe de la langue élevée et renversée. Dans la conversation il répète plusieurs fois les syllabes qui commencent les mots.

L'opération est pratiquée le 26 avril 1841, par la section du tendon et de l'aponévrose génio-glosses; on a soin de refouler toutes les parties, et d'opérer le décollement de l'aponévrose maxillo-dentaire. Après l'opération, le malade ne peut sortir la langue hors de la bouche de plus d'un centimètre. Durant la journée, il y a de la gêne dans la respiration, menace de suffocation; la langue est refoulée en haut et en arrière par la tumeur développée au dessous d'elle. On pratique une saignée, et on saisit la langue avec un fil pour la fixer en bas et en avant. Au troisième jour il va très-bien, sa bouche n'est plus aussi embarrassée, il parle avec facilité sans bégayer. Il est resté dix jours à l'hôpital, et il en est sorti complètement guéri.

Je l'ai revu le 22 juin, il place sa langue d'une manière convenable dans l'articulation des syllabes *te*, *le*, *ne*, *de*, *re*. Il ne répète plus les syllabes qui commencent les mots, mais il a un peu d'hésitation dans la conversation; il trouve que l'amélioration très-grande qu'il avait éprouvée a un peu diminué avec le temps.

OBSERVATION XII.

Merle, âgé de 25 ans, demeurant à Lyon, place du Collége, 6, est affecté depuis l'âge de 4 ans d'un bégaiement survenu à la suite d'une frayeur. Son père est affecté d'un léger bégaiement, qui se fait sentir surtout avec les changements de temps et sous l'influence d'émotions vives. Pour lui, il prononce assez bien les mots lorsqu'il parle lentement, mais dans la conversation il hésite et répète beaucoup ; il hésite même avant de commencer les mots, on dirait qu'il craint de parler. Il demeure 3 à 4 secondes pour dire *caporal, hors la garde*, etc. Les mouvements de la langue paraissent aussi étendus que possible ; le filet est assez allongé et n'offre que peu de résistance ; sa langue se porte quelquefois entre les dents. Il articule bien les consonnes *ge, me, be, pe*.

L'opération a été pratiquée le 9 avril 1841, par la méthode ordinaire. Après la section du muscle, le malade tirait la langue hors la bouche presque autant qu'auparavant ; je trouvai qu'il parlait mieux, mais je craignis que l'opération n'eût été incomplète.

Le 25 mai, je rencontrai ce malade dans la rue, et je fus tout surpris de l'entendre parler presque sans hésitation. Par un bonheur inespéré, l'amélioration avait marché chez lui d'une manière progressive, et chaque fois que je l'ai vu, j'ai trouvé que son langage se perfectionnait. A sa sortie de l'hôpital, je l'avais rangé parmi les résultats nuls ; à la première visite, je le reportai aux améliorations médiocres ; plus tard aux grandes améliorations, et je serais presque tenté aujourd'hui de le mettre au nombre des guérisons complètes.

OBSERVATION XIII.

M. Halmburger, âgé de 31 ans, demeurant à Lyon, rue de l'Hôpital, 54, est affecté d'un bégaiement survenu à la suite d'une frayeur. Son infirmité est portée au plus haut degré ; il est quelquefois dans une impossibilité absolue de s'exprimer, et il hésite sur tous les mots. Il ne bégaie pas en chantant ni en comptant, mais la lecture à haute voix lui est impossible. Lorsqu'il parle, sa langue vient entre les dents, et il lui arrive de la mordre; la respiration paraît aussi un peu gênée. Il place convenablement sa langue pour dire *le*, *ne*, *de*, *te*, *re*; mais pour prononcer *me*, *be*, *pe*, au lieu de la porter en arrière et en bas, il la recourbe de manière à relever la pointe et montrer sa face inférieure; plusieurs fois il a placé sa langue de la même manière pour dire *ve*, *fe*. Il hésite beaucoup sur les mots *Paris*, *pipée*, *idée*, *dédommagement*. Il est demeuré 6 secondes pour dire *caporal*. etc.

Il a été opéré le 20 avril 1841; aucun accident n'a suivi l'opération; il a très-bien parlé après la section du génio-glosse. Le deuxième jour il est sorti de l'hôpital et a repris ses travaux. Le 13 juin il parlait presque sans difficulté; cependant il hésitait encore sur quelques mots, mais il était rarement arrêté dans son discours.

Je l'ai revu le 8 juillet, l'amélioration s'est assez bien maintenue, et il place sa langue d'une manière convenable pour dire *me*, *be*, *pe*.

OBSERVATION XIV.

Joseph Chatelet, âgé de 31 ans, demeurant rue de Perrache, 2, au deuxième, est affecté d'un bégaiement congénital d'une médiocre intensité. Il bégaie surtout sur les chiffres 3, 13, 33, 333. Les sons élémentaires sont prononcés facilement excepté *ge*, *que*, *te*, *re*. La langue vient quelquefois entre les dents lorsqu'il parle. Il demeure 4 à 5 secondes pour dire *caporal hors la garde*, etc. Il hésite sur les mots *dédommagement* et *trottoir*.

Opéré le 6 avril 1841, le jour de l'opération la langue a été soulevée par le sang, la respiration et la déglutition étaient gênées; à 2 heures on lui a attaché la langue avec un fil, à 3 heures on l'a saigné, et la nuit s'est passée tranquillement. Le lendemain le fil a été enlevé, et la langue ne se portait plus en arrière. Les jours suivants toute fatigue a disparu, et la parole est devenue libre et facile.

Le 19 avril je lui ai fait répéter les sons élémentaires, il n'hésitait plus sur les mots *dédommagement*, *trottoir*, mais il bégayait encore un peu sur les chiffres 3, 13, 23, 33 ; je trouve qu'il y a une grande amélioration ; l'engorgement sous-lingual a disparu depuis longtemps.

Je l'ai revu le 14 juin, il allait encore mieux, il n'hésitait plus en parlant, et ce n'était qu'à de longs intervalles qu'il laissait apercevoir quelques traces de son infirmité.

En rapprochant l'histoire des *grandes améliorations* de celle des *guérisons radicales*, on voit que les malades de l'une et de l'autre section ont offert des conditions très-analogues.

Deux malades, Pestre et Chatelet ont donné quelque inquiétude, le jour de l'opération, à cause de la gêne survenue dans la respiration et la déglutition, par suite du retrait de la langue en arrière. J'explique ce léger accident par le refoulement du muscle en arrière et le décollement de l'aponévrose, manœuvre qui quelquefois peut ouvrir un ou plusieurs filets de l'artère sous-mentale ; et l'engorgement sous-lingual devenant alors plus marqué, soulève la langue et porte sa base en arrière contre la paroi postérieure du pharynx.

Dans le résumé de mes quarante-deux premières opérations, j'ai signalé douze résultats nuls dans trente-six bégaiements, qui me paraissaient dépendre d'un obstacle au libre exercice des mouvements de la langue.

J'attribue la moitié de ces insuccès à l'âge ;

quant à l'autre moitié j'en ai long-temps cherché la raison; elle peut venir de ce que d'autres muscles ou d'autres aponévroses que ceux qui ont été coupés, maintenaient la langue dans une position vicieuse; mais je suis plus disposé à penser aujourd'hui que j'ai cru avoir affaire à des bégaiements linguaux, lorsque la gêne de la respiration y jouait un grand rôle. La preuve sur laquelle je me fonde, c'est que depuis que je sais bien distinguer la part qu'a la respiration au bégaiement, et que j'opère avec toutes les précautions que j'ai indiquées, je ne vois plus de bégaiements linguaux qui ne soient au moins très-améliorés, et qu'en revoyant les malades sur lesquels j'ai échoué, j'ai parfaitement reconnu ce qui m'avait échappé d'abord : que leur difficulté de parler tenait uniquement ou presque uniquement à des obstacles au libre exercice de leur respiration.

L'influence de l'âge sur les résultats de l'opération dans les bégaiements qui dépendent d'une difficulté dans les mouvements de la langue, m'a paru très-marquée. Passé 31 ans, les bègues que j'ai opérés, lors même que l'on ne remarquait aucun trouble dans la respiration, n'ont éprouvé que des améliorations médiocres ou n'ont retiré aucun bénéfice de l'opération.

Comme je suis certain d'être cru sur parole en parlant des cas où l'opération échoue, je n'accumulerai pas les preuves en faveur de l'opinion que j'avance, opinion qui est fondée sur plus de dix insuccès que je n'ai pu rapporter qu'à la condition de l'âge. Il pourrait bien se faire que parmi ces malades il s'en trouvât qui eussent des bégaiements complexes, où le vice dans la respiration se joignît à la difficulté des mouvements de la langue, mais les résultats ont été si constants que je n'opère plus aujourd'hui les bègues qui ont passé 31 ans, sans qu'ils ne fassent tant d'instances qu'il soit impossible de leur refuser ce qu'ils demandent. J'espérais toujours à chaque nouveau perfectionnement que j'introduisais dans mes procédés opératoires que je serais plus heureux que je ne l'avais été jusqu'alors chez les personnes âgées, je n'ai pas mieux réussi dans mes dernières opérations que dans les premières; et si ce n'était les succès qu'ont eus MM. Nichet et Colrat, l'un chez un malade de 38 ans, l'autre chez un malade de 39 ans, je conseillerais de refuser d'opérer tous les bègues qui ont passé 30 ans.

La cause de mes insuccès sur des malades de cet âge, ne peut-être attribuée au mode opératoire; car parmi les bègues de plus de 31 ans que j'ai opérés, il en est qui ne pouvaient porter la pointe de la langue en avant, lui faire dépasser les arcades dentaires, preuve que la section du muscle génio-glosse avait été complète.

Quelles causes s'opposaient donc chez eux au succès ? L'observation m'a appris qu'en général après la section du muscle génio-glosse, leur langue continuait à se porter entre les dents, par conséquent qu'elle ne s'élevait pas contre la voûte palatine dans l'articulation des lettres, *le*, *ne*, *de*, te; ce qui prouve que la section du génio-glosse avait été insuffisante, et que d'autres agents maintenaient la langue dans la position vicieuse où elle tendait à se porter. Ces agents me paraissent être le tissu sous-muqueux de nature fibreuse qui va de la langue à la mâchoire, et le muscle hyoglosse. Que la rétraction de ces parties ait coïncidé avec celle du génio-glosse, ou qu'elle lui ait été consécutive, on conçoit que si elle existe depuis long-temps, elle puisse suffire pour maintenir la position vicieuse de la langue.

Cette idée m'est suggérée surtout par l'analogie des opérations de strabisme et des opérations de bégaiements. Dans la première de ces opérations, il arrive souvent chez les adultes que, lorsque le muscle est coupé, l'œil ne se redresse pas; pour ramener celui-ci à sa direction normale, il faut couper l'aponévrose qui est au dessus et au dessous du muscle rétracté; sans cette section plus ou moins étendue, la myotomie oculaire ne réusssirait jamais complètement chez les personnes qui ont dépassé 35 ou 40 ans.

Or, ce qui est vrai pour le strabisme peut bien être vrai pour le bégaiement, et la rétraction des tissus sous-muqueux peut bien contribuer à maintenir les choses dans l'état où elles étaient avant la section du génio-glosse. C'est dans cette idée que j'ai eu recours, comme complément de l'opération, à la section de la membrane fibreuse maxillo-linguale, et des tissus sous-jacents dans toute la partie du génio-glosse, en arrière des glandes sous-linguales. Mais dans aucun cas je n'ai vu cette section supplémentaire produire un résultat très-avantageux.

Résultats obtenus sur les malades dont le trouble dans la respiration était la cause principale de la difficulté à parler.

On a vu dans l'examen que j'ai fait des diverses variétés de bégaiements, que parmi les lésions de la parole que l'on confond sous le nom vague de bégaiement, il en est dans lesquelles une analyse attentive démontre que la difficulté de la parole vient surtout d'un trouble dans la respiration. Tantôt celui-ci se manifeste dans les inspirations, tantôt dans les expirations.

Du moment où l'on voit distinctement que des troubles dans l'inspiration et l'expiration peuvent produire une difficulté de la parole dont les phénomènes se confondent plus ou moins avec ceux du bégaiement, on prévoit tout de suite que la section du génio-glosse doit être tout à fait impuissante à guérir ; et cette conclusion est si rigoureuse que personne sans doute n'aurait fait dans ces cas la section des muscles de la langue, si pour reconnaître les bégaiements par vice dans la respiration il n'avait fallu une habitude d'observer les vices de la parole que ne possédait aucun des chirurgiens à l'époque des premières applications de la médecine opératoire à la cure du bégaiement, et surtout si pour faire ces distinctions, il n'eût fallu une connaissance des vices de la parole beaucoup plus exacte que celle qui nous avait été transmise par les hommes qui ont écrit jusqu'ici sur le bégaiement.

Pour moi, j'étais loin de comprendre, dans le début, les distinctions que j'ai, depuis, réussi à établir ; ce n'est que lorsque j'ai cherché à comprendre pourquoi je réussissais dans certains cas, et pourquoi j'échouais dans d'autres, que j'ai eu l'idée des bégaiements par vice dans la respiration. Une fois cette espèce de bégaiement connue, et l'insuccès de l'opération observé dans quelques-uns des cas où elle existait, j'ai opéré des malades qui en étaient affectés, avec la prévision que je ne pourrais réussir. L'expérience a parfaitement confirmé ce que la théorie indiquait si bien, et à part quelques améliorations dans les cas complexes où la langue avait de la difficulté à se mouvoir en même temps que l'inspiration ou l'expiration se faisait mal, je n'ai obtenu aucune espèce de résultat avantageux de la section du muscle génio-glosse, et je regarde l'opération pratiquée, dans ce cas, comme aussi contraire aux notions actuelles de physiologie pathologique que réprouvée par les résultats de l'expérience

Si une opération convient dans des cas de ce genre, elle est encore à trouver, et sa découverte est un sujet digne des plus sérieuses recherches : je m'en suis occupé, mais sans arriver à aucun résultat satisfaisant. Je dois dire cependant que dans une opération récente j'ai parfaitement réussi, dans ces cas où la difficulté de parler m'avait paru surtout dépendre d'inspirations désordonnées, voici l'histoire de cette opération.

OBSERVATION XV.

Léon Écoffey, du canton de Fribourg, âgé de 21 ans, tempérament sanguin, bonne constitution, est devenu bègue à la suite d'une frayeur qu'il éprouva à l'âge de six ans. Ce bégaiement diffère tout à fait de ce qu'on a l'habitude d'observer. Lorsque le malade parle, les mots sont interrompus par des mouvements convulsifs qui le forcent à rejeter la tête en arrière; cet intervalle semble occupé par une longue inspiration et, pour exprimer le vice de sa prononciation par une comparaison vulgaire, il imite parfaitement le chien lorsque celui-ci prend avidement avec la gueule ce qu'on lui jette. Cette difficulté dans la prononciation n'avait fait qu'augmenter avec l'âge. Ce jeune homme alla à Genève, il y a quelques années, pour s'y faire traiter. On lui avait attaché la langue par un procédé approprié, afin de chercher à maîtriser les mouvements de cet organe; mais le malade, dégoûté par le peu de succès de cette méthode, ne voulut pas continuer et retourna dans son pays. Il y a quelques mois, il vit un de ses jeunes compatriotes qui avait été opéré avec un succès complet par la méthode sous-cutanée; alors il se décida à partir pour Lyon. Le 30 octobre, il entra dans mon service, et il fut opéré le 2 novembre. Comme son bégaiement paraissait lié avec les phénomènes expiratoires, on n'osait pas porter un pronostic favorable sur le résultat de l'opération.

La section du muscle génio-glosse fut suivie de la cessation immédiate de la difficulté que nous avons décrite; mais on ne se hâta pas trop de croire au succès, parce que l'on se rappelait que la présence du gonflement produit par l'épanchement suffit pour produire un semblable résultat.

Six jours après l'opération, le gonflement était presque entièrement disparu, et la guérison s'était cependant maintenue complète. (Sorti le 6 novembre.)

Des récidives après l'opération du bégaiement.

Toutes les fois que des muscles ont été coupés, on peut craindre que la réunion de leurs deux bouts ne ramène les choses à l'état où elles étaient avant l'opération, et dès lors qu'il n'y ait récidive du mal qu'on avait voulu guérir.

L'expérience a bien démontré qu'après les sections des tendons du pied les déformations ne se reproduisaient pas ; on sait bien que l'opération du strabisme est suivie d'une guérison durable ; mais s'il n'y a pas récidive du pied bot, on peut l'attribuer à l'influence des moyens mécaniques qui maintiennent le pied dans la situation où il a été ramené à l'aide de la section des muscles. On peut attribuer la permanence du succès après l'opération du strabisme, à ce que les muscles antagonistes maintiennent l'œil dans sa rectitude normale jusqu'à ce que la cicatrisation soit complète ; mais, comme après la section du génio-glosse on ne peut employer aucun moyen mécanique pour maintenir la langue dans une situation déterminée ; comme les deux bouts de ce muscle génio-glosse ne peuvent être maintenus écartés par des antagonistes qui lui soient opposés, ainsi que le droit externe l'est au droit interne de l'œil, on peut douter de la permanence de la guérison après qu'on a coupé le génio-glosse dans le but de guérir le bégaiement.

On sait combien l'expérience a justifié ces craintes, lorsque l'opération avait été faite du côté de la bouche en faisant à la membrane muqueuse une large ouverture ; il n'en a pas été de même pour l'opération pratiquée par la méthode sous-cutanée. Voici ce que l'expérience m'a appris de ces suites éloignées.

J'ai suivi attentivement tous les malades qui ont été complètement guéris, et dont j'ai recueilli l'observation détaillée. Chez tous, un seul excepté (Ballar), la guérison s'est parfaitement maintenue; encore chez celui qui fait exception à cette règle, le bégaiement n'est-il revenu qu'en partie, et le résultat définitif de l'opération a-t-il été une très-grande amélioration.

Chez les malades qui ont éprouvé de grandes améliorations, la récidive a été plus fréquente ; je ne puis indiquer avec précision le rapport du nombre de ces récidives à celui des malades améliorés, car il en est plusieurs que je n'ai pas revus; mais parmi ceux que j'ai suivis, elle a été d'un cinquième à peu près.

Tous les bègues que j'ai vus revenir peu à peu à leur état primitif avaient eu un épanchement sanguin qui leur avait soulevé la langue; ce fut à mesure que celle-ci s'abaissait avec la résorption du sang, que se reproduisit la difficulté de la parole.

Les malades qui m'ont présenté le plus distinctement ces phénomènes, sont : 1° Jean-Marie Cocard, âgé de 22 ans, le premier bègue que j'aie opéré; 2° Simon Panioud, âgé de 16 ans; 3° Joseph Baveret, âgé de 23 ans. La récidive chez eux se fit dans le cours de la première ou de la seconde semaine; je n'ai jamais observé le retour du bégaiement chez ceux qui avaient été guéris sans soulèvement marqué de la langue, et je ne regarde le résultat comme assuré que lorsque les malades parlent bien après la résorption de l'épanchement sanguin, si toutefois celui-ci a eu lieu. En opposition aux cas où il y a eu récidive du bégaiement, je dois citer l'amélioration que j'ai observée chez plusieurs bègues à mesure qu'on s'éloignait du moment de leur opération.

Dans les cas d'améliorations douteuses ou peu marquées, la plupart des malades n'ont pas tardé à revenir à leur état primitif.

En considérant l'ensemble de ces résultats, je crois pouvoir établir que la récidive n'est pas à craindre lorsque la guérison est complète, et que dans la guérison incomplète, elle est d'autant plus probable que l'amélioration a été moins marquée.

En présence de ces faits qui démontrent la permanence habituelle des guérisons, on ne peut attribuer l'absence du bégaiement après l'opération à la douleur qui oblige les malades à parler plus lentement qu'ils ne le faisaient dans l'état de santé. Si cette lenteur était la cause du mieux qu'ils éprouvent, ainsi que l'a prétendu M. Malbouche, l'amélioration ne se maintiendrait pas après que toutes les traces de l'opération se sont effacées ; elle serait temporaire, tandis que l'expérience démontre qu'elle est permanente, du moins dans les cas où l'opération a produit un résultat complètement avantageux.

Cette permanence des guérisons complètes lorsque celles-ci ont été obtenues par la méthode sous-mentale, est bien digne de remarque. Elle suffirait à elle seule pour démontrer que la section sous-cutanée du muscle génio-glosse, doit être préférée à toute autre.

Si l'on coupait le tendon d'Achille en faisant une incision étendue à la peau, et que les bords de celle-ci s'écartassent tout aussi bien que les deux bouts du tendon divisé, sans aucun doute, le fond de cette plaie entrerait en suppuration, et la cicatrisation définitive ne pourrait s'accomplir sans que les deux bouts du tendon ne se réunissent à très peu de distance l'un de l'autre, et que le pied, s'il était étendu avant l'opération, ne revînt à la position vicieuse. Lorsqu'on opère le bégaiement par la méthode ordinaire, qui consiste à détacher par la bouche la langue de la mâchoire inférieure, on se place dans les conditions où je suppose que l'on pourrait faire la section du tendon d'Achille ; et si la récidive a lieu, loin d'étonner, celle-ci doit paraître en quelque sorte nécessaire. Que l'on opère, au contraire, ainsi que je le fais, par la méthode sous-cutanée, l'épanchement de sang et de fausses membranes qui se fait entre les parties divisées, s'organise comme après la section sous-cutanée du tendon d'Achille et forme une masse de tissu vivant, toujours plus ou moins épaisse, qui s'interpose entre les parties divisées et en augmente nécessairement la longueur; dans ce cas la récidive n'a pas lieu; en se guidant sur l'analogie, on voit aussi qu'on ne doit pas craindre cet accident.

Si je m'en rapporte aux faits que je vois dans les journaux, l'on obtiendrait des résultats immédiats plus souvent avantageux, par un large débridement du côté de la bouche que je n'en obtiens par la méthode sous-mentale ; mais ce désavantage de mon procédé, s'il existe, est largement compensé par la permanence presque constante des guérisons qui suivent son emploi.

RÉSUMÉ.

L'ensemble de ce mémoire peut se résumer par les propositions suivantes.

1° Pour bien observer les bègues, il faut leur faire répéter, la bouche légèrement ouverte, les sons élémentaires de la langue française et spécialement *le*, *ne*, *de*, *te*, et observer la position que prend la langue dans l'articulation de chacun de ces sons.

2° Dans l'observation des bègues qui parlent, il faut étudier avec soin le mode suivant lequel se font les inspirations et les expirations, rechercher surtout les arrêts brusques de cette dernière fonction.

3° Les phénomènes élémentaires qui peuvent produire le bégaiement sont : la tendance de la langue à se porter en avant et en bas ; les obstacles qui dans l'exercice de la parole arrêtent brusquement l'expiration ; les inspirations intempestives avant et au milieu des mots. Ces divers phénomènes peuvent exister isolément ou simultanément.

4° Lorsque le bégaiement dépend, en totalité ou en partie, de la tendance qu'a la langue à se porter en bas et en avant, la section du génio-glosse est indiquée; lorsqu'il dépend de troubles dans les inspirations et les expirations, cette section est irrationnelle, et l'on ne connaît aucune opération qui soit en rapport avec la nature du mal.

5° La section du muscle génio-glosse doit être faite par la méthode sous-mentale, en ayant soin, si cela est nécessaire, de détacher à leur insertion osseuse les aponévroses qui unissent la mâchoire inférieure et la langue.

6° La preuve la plus positive de la section complète du génio-glosse, est l'imposibilité où est le malade de tirer la langue hors de la bouche ; ce signe doit servir de guide dans l'opération.

7° La section sous-cutanée du muscle génio-glosse, est très-simple dans ses suites. Dans quelques cas très-rares, dans le vingtième à peu près des opérations, on a observé un soulèvement de la langue par un épanchement sanguin qu'il importe de prévenir, mais qui n'a jamais eu d'issue funeste. C'est le seul accident qui soit propre à la méthode.

8° Lorsque le bégaiement est dû à la tendance qu'a la langue à se porter en bas et en avant, la section du génio-glosse produit une guérison presque assurée; lorsque la difficulté de parler dépend de troubles dans la respiration, cette section est complètement inutile.

9° Les guérisons ou les grandes améliorations du bégaiement, obtenues par la méthode sous-mentale, se maintiennent constamment, à moins qu'elles n'aient coïncidé avec le soulèvement considérable de la langue, cas dans lequel le mal peut se reproduire à mesure que l'épanchement se dissipe et que la langue s'abaisse.

10° Si l'on se bornait à opérer les malades qui ont moins de 25 ans, qui répètent les mêmes syllabes, dont la langue a de la tendance à se porter entre les dents, et dont les inspirations et les expirations ne sont pas troublées dans l'exercice de la parole, on compterait presque autant de succès que d'opérations, et ces succès seraient durables.

Mais si l'on opère indistinctement tous ceux dont la parole est difficile, et qui viennent demander les secours de l'art, on doit s'attendre à une grande proportion d'insuccès.

Aujourd'hui, lorsque ces malades se présentent à moi, je leur exprime franchement mes doutes sur le résultat heureux de l'opération, et si, comme il arrive d'ordinaire, séduits par le succès dont ils ont été les témoins ou dont ils ont entendu parler, ils insistent pour être opérés, je cède sans peine à leurs désirs ; car si je ne réussis pas, il n'en résulte aucun inconvénient, et deux à trois jours après l'opération, ils reprennent leurs travaux , sans avoir besoin d'aucune précaution particulière.

Si la thérapeutique a fait une véritable conquête dans la section du génio-glosse, appliquée aux vices de la parole qui dépendent de la tendance qu'a la langue à se porter en bas et en avant, elle n'a rien gagné des opérations nouvelles pour les cas où la difficulté vient des troubles dans la respiration, et de la tendance que peut avoir la langue à se porter dans tout autre sens que celui où l'entraîne le génio-glosse.

Mais c'est beaucoup déjà de distinguer ce qui appartient à la science et ce qui lui manque; de grands travaux sont encore nécessaires pour éclairer complètement la question du bégaiement. Les progrès rapides qui ont signalé cette année-ci, sont un puissant encouragement pour l'avenir, et le gage des découvertes qui pourront remédier aux vices de la parole, contre lesquels nos moyens actuels sont encore impuissants.

Note sur les opérations de bégaiement pratiquées par la section sous-cutanée des génio-glosses, par M. Nichet, chirurgien en chef de la Charité de Lyon.

Le premier sujet que j'ai opéré est un garçon de la Charité, âgé de 33 ans. Il est épileptique, et tout son membre inférieur gauche est atrophié. Il a fréquenté l'hospice depuis l'âge de 2 ans; et toujours on l'a entendu bégayer. Son bégaiement équivalait presque à un mutisme, car il était arrêté dès les premières consonnes qu'il rencontrait; il répétait toujours la même. Il sortait la langue de la longueur d'un pouce, sa figure se congestionnait et ses membres se raidissaient. Cet état ne cessait que lorsqu'il mettait fin à ses tentatives de prononciation. Depuis l'opération il bégaie encore beaucoup, mais sans effort, sans contraction musculaire, sans congestion à la face; il prononce les consonnes après les avoir répétées deux ou trois fois; souvent il prononce plusieurs phrases de suite sans bégayer. Un mois après sa première opération, enchanté du résultat complet que j'avais obtenu sur le sujet de l'observation suivante, il voulut se faire opérer une seconde fois; mais cette tentative n'eut pas le résultat qu'il en attendait.

Le deuxième bègue sur lequel j'ai pratiqué la section des génio-glosses est un jeune homme de la Guillotière, nommé Martin, ouvrier en soie. Son infirmité était portée à un degré tel qu'il ne pouvait établir aucun rapport avec la société; travailler sur le métier ou lire étaient ses deux seules occupations. Son vieux père lui apportait l'ouvrage et emportait l'étoffe lorsqu'elle était terminée. Il ne pouvait ni vendre ni acheter; il était tombé dans une profonde mélancolie et prévoyait que la mort de ses parents allait le réduire à l'isolement et à la misère. Dès le premier mot de sa phrase, il se trouvait arrêté, sa langue se relevait vers le palais et semblait chercher la consonne dans le vide; en même temps il fléchissait la tête sur la poitrine, et il opérait des mouvements analogues à ceux de la déglutition. Après de longs efforts, il franchissait la consonne par une sorte de saccade, et il tombait dans l'articulation suivante où la même difficulté se reproduisait.

Après l'opération il resta évanoui pendant quelques

minutes ; dès qu'il fut revenu à lui, il répondit avec la plus grande liberté à toutes les questions qu'on lui adressait. Depuis lors il n'a plus bégayé. Présenté à la Société de médecine quelques semaines après, il s'y exprima sans difficulté, et raconta tout d'un trait et sans hésitation toutes les phases de son bégaiement, et fit l'histoire de toutes les maladies qu'il avait éprouvées.

Cette opération a été faite au mois d'avril, et la guérison se maintient très-bien.

Un jeune homme de 15 ans, enfant de troupe, d'un caractère ferme et courageux, a été opéré il y a un mois et demi. Son bégaiement n'était pas au même degré que les précédents, cependant il était assez prononcé pour qu'il fût impossible de lui confier les moindres fonctions ; sa carrière était entièrement bornée par cette infirmité.

Après l'opération, il a lu et parlé couramment. Quinze jours après, il parlait sans hésitation.

Un étudiant en droit répétait toutes les consonnes trois ou quatre fois avant de les prononcer. Un des caractères de son bégaiement était la projection de la langue entre les dents ; il était surtout prononcé le matin : alors il pouvait à peine se faire comprendre ; il parla sans difficulté immédiatement après l'opération. Je le revis huit jours après, sa prononciation ne conservait plus la moindre trace d'hésitation. Je viens de le revoir, un mois et demi après l'opération, la guérison se maintient ; seulement il conserve un peu d'embarras dans la parole le matin, mais il disparaît bientôt.

Un horloger du département de l'Ardèche, âgé de 36 ans, vint me consulter pour une ulcération de la cornée. Il était affecté d'un bégaiement très-prononcé ; je lui parlai de l'opération, il s'y décida pour le lendemain. Immédiatement après, il y eut une amélioration légère dans la prononciation. Il partit le lendemain pour son pays, et je ne l'ai plus revu. Un de ses compatriotes qui l'accompagnait me vint voir deux jours après ; il m'assura qu'il parlait très-bien; mais, malgré cette assertion, je regarde ce fait comme douteux.

Un ouvrier du quartier St-Paul, à Lyon, opéré il y a deux mois, n'a éprouvé qu'une légère amélioration.

L'opération a échoué 1° chez un homme de 45 ans, du département de la Loire, dont le bégaiement était peu prononcé : il ne faisait que bredouiller. Il éprouvait un si vif désir d'être opéré que je cédai à ses instances. Il n'éprouva pas le moindre changement dans son état. — 2° Chez une fille de la commune d'Écully, dont le bégaiement n'était pas fort grave. — 3° Chez un jeune homme de la Guillotière, âgé de 17 ans, très-nerveux et pusillanime. Il était encore au collége et fort retardé dans ses classes à cause de son infirmité. — Lorsque l'opération n'a pas réussi, l'état des malades n'est pas devenu plus grave.

J'ai constamment opéré par la méthode imaginée par mon collègue, le docteur Bonnet; ainsi faite, la section des génio-glosses est d'une exécution très-facile, je ne lui ai jamais vu produire le moindre accident. La tuméfaction sous-mentonnière disparaît en trois jours, et l'ecchymose buccale ne laisse plus de traces au bout d'une semaine.

Septième Partie.

DES PIEDS BOTS.

Ce travail sur le pied-bot se compose de trois chapitres.

Dans le premier, je m'applique à démontrer qu'il n'existe que deux espèces principales de pieds bots, les pieds bots produits par la rétraction des muscles auxquels se distribue le nerf poplité interne, et les pieds bots produits par la rétraction des muscles qui sont animés par le nerf poplité externe. Je donne au premier genre, le nom de pied bot poplité interne, et au second genre celui de pied bot poplité externe.

En divisant les difformités du pied non plus, comme on l'a fait jusqu'à présent, d'après l'état des os où celui des muscles, mais d'après les nerfs qui me paraissent les dominer de leur influence, je ne fais que suivre dans ses applications le principe entrevu par Béclard, et nettement apprécié par Delpech et M. J. Guérin, savoir : que les rétractions des muscles qui sont causes des difformités des os, sont produites elles-mêmes par des lésions de la moelle ou des nerfs. Comme démonstration de ces idées, je citerai deux observations empruntées à Delpech et qui, ajoutées aux autres considérations que je dois présenter, entraîneront, je l'espère, la conviction sur la supériorité de la classification que je propose.

Dans le second chapitre, je ferai connaître avec détails, l'anatomie pathologique d'un pied bot en dedans double, et porté au plus haut degré; cette observation, plus complète qu'aucune de celles qui ont été publiées jusqu'ici, servira à montrer les changements qu'ont subis tous les éléments du pied, savoir : les os, les ligaments, les cartilages, les muscles, les vaisseaux et les nerfs; et j'arriverai à cette conclusion, que les obstacles au redressement du pied bot dans les vices extrêmes de conformation, et chez les adultes, vont en augmentant des muscles aux ligaments, et des ligaments aux os, c'est-à-dire de la superficie à la profondeur des tissus.

Dans le troisième chapitre, j'examinerai les opérations que l'on peut pratiquer sur les tendons et sur les muscles, pour remédier aux difformités du pied. En décrivant les sections sous-cutanées des tendons qui restent appliqués contre les os, je montrerai qu'il ne faut pas se diriger, comme l'ont enseigné jusqu'à présent les auteurs qui ont traité de cette opération, sur les dispositions anatomiques du pied dans l'état normal; l'anatomie pathologique du pied bot peut seule servir de guide et conduire à la détermination des procédés à suivre pour couper les tendons, dont les rapports avec les os ont changé, comme les relations de ces os eux-mêmes.

En faisant connaître les résultats que donnent les sections tendineuses ou musculaires dans le traitement du pied bot, j'aurai soin de préciser les cas dans lesquels ces sections ne peuvent produire qu'une amélioration médiocre ou n'être même suivies d'aucun changement favorable. Ce n'est qu'en montrant le point où s'arrête l'utilité des opérations nouvelles, que l'on peut diriger les praticiens dont la lecture est souvent le seul guide; et c'est en n'appliquant ces sections que dans les cas où elles sont indiquées et où elles offrent des chances de succès constants, que l'on détruira tous les préjugés qui peuvent s'opposer encore à leur adoption.

CHAPITRE PREMIER.

DIVERSES VARIÉTÉS DU PIED BOT.

Parmi les difformités du pied, les unes sont produites par la rétraction des muscles auxquels se distribue le nerf poplité interne, les autres par la rétraction des muscles qui reçoivent leurs filets nerveux du poplité externe.

Le nerf poplité interne se distribue exclusivement à tous les muscles de la région postérieure de la jambe, et à tous ceux de la région inférieure du pied; le nerf poplité externe se répand dans les muscles des régions antérieures et latérales de la jambe et dans le muscle pédieux.

Lorsque les muscles animés par le nerf poplité interne se rétractent, ils produisent des difformités dans lesquelles le pied est étendu et entraîné en dedans; lorsque ce sont au contraire les muscles qui reçoivent le poplité externe, qui se raccourcissent, le pied est fléchi et renversé en dehors. Je m'occuperai d'abord du premier ordre de ces difformités, et je les désignerai sous le nom de pied bot poplité interne.

ARTICLE Ier.

PIED BOT POPLITÉ INTERNE.

J'étudierai le pied bot poplité interne :

1° Sous le rapport des apparences extérieures de la difformité.

2° Sous le rapport des muscles rétractés.

3° Sous le rapport des nerfs affectés.

§ 1.

Pied bot poplité interne considéré sous le rapport des apparences extérieures de la difformité.

Considéré sous ce rapport, le pied bot poplité interne répond aux variétés que les auteurs ont désignées sous le nom de pied équin et de pied varus, simples ou composés. Mais, comme je le prouverai, ces variétés prises à part ne constituent pas des espèces distinctes : ce sont simplement des éléments plus ou moins élevés, plus ou moins complexes d'un même vice de conformation dont nous allons décrire les différents degrés dans l'ordre de leur développement. Nous verrons plus tard que cet ordre, que nous exposons d'abord d'une manière toute dogmatique, se trouve démontré et par l'observation directe de l'évolution du pied bot poplité interne et par la liaison intime qui établit entre les caractères essentiels de ses divers degrés de tels rapports que, subordonnés les uns aux autres, les plus complexes supposent nécessairement l'existence simultanée des plus simples, lesquels en sont les premiers éléments.

Le pied bot poplité interne offre cinq degrés:

Premier degré. Le premier degré est celui dans lequel le pied bot, ayant sa forme normale, est maintenu dans une extension permanente sur la jambe.

C'est l'état qu'on désigne sous le nom de pied équin, il est représenté dans la figure 1re de la planche 12.

On voit, en jetant un coup d'œil sur cette figure, que l'axe du pied est presque parallèle à celui de la jambe, que le talon est très-élevé et placé au dessus des malléoles. Du reste, il n'y a ni adduction ni abduction, ni renversement anormal du pied; c'est simplement l'expression permanente d'un mouvement qui s'effectue dans l'état normal par la contraction temporaire des muscles postérieurs de la jambe. C'est aussi la forme la plus simple du pied équin des auteurs; l'extension du pied qui le caractérise, peut offrir un grand nombre de variétés depuis le point où le talon touche le sol, jusqu'à celui où il semble confondre sa direction avec celle de la jambe.

Deuxième degré. Le deuxième degré est celui dans lequel la flexion de l'avant-pied sur l'arrière-pied se réunit à l'extension de cet organe sur la jambe. On peut se faire une idée de ce deuxième degré en examinant la figure 2 de la planche 12; là on voit que comme dans le pied équin simple, le talon est élevé et que l'axe du pied, jugé par la direction du tarse, fait avec la jambe un angle très-obtus en avant. On voit, en outre, que par suite de la courbure antéro-postérieure qui caractérise le deuxième degré, le dos du pied offre d'avant en arrière une augmentation très-sensible de sa convexité ordinaire, et que la surface plantaire montre une concavité correspondante, formée par l'inclinaison réciproque des deux divisions antéro-postérieures du pied.

On peut dire en résumé et pour nous servir d'une formule mathématique, que le deuxième degré égale le premier plus la flexion de l'avant-pied sur l'arrière-pied.

Mais ce degré, outre l'élévation très-variable du talon, possède des caractères accessoires qui influent sur les fonctions du membre inférieur. La voussure qui résulte de la flexion antéro-postérieure du métatarse sur le tarse n'existe jamais sans que le corps du pied ne devienne plus court, plus large, plus ramassé. Les orteils sont souvent déviés de leur direction naturelle. Ainsi, tantôt ils sont renversés sur leur face dorsale, et le pied repose sur l'extrémité des métatarsiens, tantôt ils sont repliés sous eux-mêmes, et le malade marche sur la face onguéale et le dos des phalanges. Cette dernière variété peut être même beaucoup plus prononcée; c'est ce qui arrive lorsque l'avant-pied peu à peu amené sous l'axe de la jambe, par son mouvement de flexion d'avant en arrière, se courbe de plus en plus vers le talon, et le dépasse quelquefois de telle sorte que la face dorsale devient la base de sustentation dans la marche ou dans la station debout.

Cette forme très-rare de l'équinisme, que M. Stolz a le premier signalée en 1826 (dans le numéro 4 du *Journal de la société des sciences du Bas-Rhin*), n'en rentre pas moins malgré son apparence spéciale dans notre deuxième degré, puisque le retrait de l'avant-pied sous le talon n'est que l'exagération de la courbure, qui fait son caractère essentiel. Et c'est pour n'avoir pas reconnu cette liaison qui unit deux phases du même fait pathologique, que M. Duval a cru devoir en faire une espèce distincte.

Troisième degré. Le troisième degré est celui dans lequel à l'élévation du talon et à la voussure du tarse se joint l'adduction de l'avant-pied sur l'arrière-pied. On peut se représenter cet état en consultant la figure 3 de la planche 12.

On voit évidemment dans cette figure, que les caractères du deuxième degré du pied bot poplité interne, s'y trouvent parfaitement exprimés : le talon est très-élevé, l'avant-pied est fléchi sur l'arrière-pied. De plus, ces deux parties forment entre elles un angle rentrant en dedans et un angle saillant en dehors, ou pour mieux dire, elles déterminent en dehors une convexité remarquable du pied, correspondant à une concavité proportionnelle de son bord opposé. Cette forme répond au varus commençant ; le sujet marche les pieds en dedans, et repose dans la station sur la ligne oblique des quatre derniers orteils, le premier touchant à peine le sol. Dans le cas représenté par la figure n° 3 de la planche 12, les orteils n'ont subi aucune déviation sensible, quoiqu'il soit fréquent et même ordinaire de les voir alors repliés plus ou moins sur eux-mêmes.

Nous pouvons donc conclure, comme nous l'avons déjà fait, que le troisième degré est égal au second, plus l'adduction de l'avant-pied sur l'arrière-pied.

Les rapports qui lient entre eux les trois premiers degrés du pied bot poplité interne, se saisissent à première vue ; ils paraissent encore plus frappants, si l'on remarque que dans le pied équin le plus simple, la voussure du pied est toujours un peu augmentée, et que dans le pied équin avec légère flexion de la première rangée du tarse sur la seconde, il y a toujours un peu d'adduction entre ces deux parties. Les rapports qui existent entre les deux degrés qui nous restent à décrire, et ceux auxquels ont été consacrées les pages précédentes, sont beaucoup plus difficiles à démontrer.

Quatrième degré. Tant que l'adduction de l'avant-pied sur l'arrière-pied n'est pas plus prononcée que nous l'avons vu dans le degré qui précède, le talon reste élevé et directement porté en haut. Mais si la courbure du bord interne du pied vient à augmenter par l'effet d'une contracture musculaire plus forte ou par les fatigues de la marche, le talon ne tarde pas à se renverser en dedans.

Ce renversement du talon en dedans, joint à toutes les difformités que nous avons décrites dans le troisième degré et qui sont ici portées beaucoup plus loin, constitue le caractère distinctif du quatrième degré, la figure 4 de la planche 12 en donne une image fidèle, c'est le varus équin ou équin varus des auteurs.

On voit en effet, au premier abord, que l'avant-pied est plié sur l'arrière-pied; que ces deux parties forment entre elles un angle rentrant en dedans, et que de plus, le talon est incliné dans le même sens. Arrivé à ce degré du pied bot, le malade marche sur le bord externe du pied; mais le centre de la base de sustentation pouvant être situé sur tous les points de ce bord, depuis la tête du cinquième métatarsien jusqu'à celle de la malléole péronière qui touche quelquefois le sol, la progression est d'autant plus gênée par l'entrecroisement des pieds portés en dedans, que ce point d'appui central est plus reculé; et comme la direction de la pesanteur agit d'une manière de plus en plus favorable à l'adduction du pied et à son renversement, les difficultés de la marche tendent toujours à s'accroître davantage.

Mais si l'on peut reconnaître facilement dans le pied bot poplité interne du quatrième degré la voussure du pied, la courbure du bord interne, et le renversement du talon en dedans, l'on peut douter à première vue que le talon soit élevé et qu'il y ait dans ce cas extension du pied sur la jambe, comme dans les trois premiers degrés que nous avons déjà passés en revue. C'est en supposant une ligne, tirée d'avant en arrière, dans la direction du calcanéum, ou mieux en se représentant l'avant-pied ramené de dedans en dehors suivant l'axe de cet os, qu'on peut voir dans cette figure 4 que le talon est très-élevé et que les caractères de l'équinisme se trouvent ici comme dans les trois premiers degrés. Mais ce fait a besoin d'une démonstration plus complète que nous donnerons après avoir traité du cinquième degré.

Nous pouvons néanmoins conclure dès à présent que le quatrième degré égale le troisième, plus le renversement du talon en dedans. Ce rapport entre ces deux degrés est d'autant plus manifeste, qu'avec l'adduction de l'avant-pied il y a toujours un peu de renversement du talon en dedans, ainsi que le montre en effet la figure 3 de la planche 12.

Cinquième degré. — Le cinquième degré est

celui dans lequel la voussure transversale du pied, se surajoute à toutes les difformités du quatrième degré, et dans lequel les malades, au lieu de marcher sur le bord externe du pied, reposent directement dans la station sur la face dorsale du tarse.

La figure 5 de la planche 12 qui le représente fait non seulement reconnaître la flexion antéro-postérieure du pied, l'incurvation de son bord interne et le renversement du talon en dedans, toutes choses constatées déjà dans le quatrième degré, mais aussi la voussure transversale, produit du rapprochement des deux bords du pied et surtout de l'abaissement du quatrième et du cinquième métatarsien. Ici, comme dans le cas précédent, le seul fait à démontrer est l'élévation forcée du talon, signe essentiel de l'équinisme. Ce point éclairci, l'enchaînement qui unit les uns aux autres les éléments caractéristiques du pied bot poplité interne, paraîtra dans tout son jour.

Et d'abord, tout le monde sait que le pied bot en dedans simple est extrêmement rare, que presque constamment il est accompagné de l'élévation du talon. Tous les auteurs proclament ce fait, et M. Guérin dans son *Mémoire sur les variétés anatomiques du pied bot*, p. 23, dit que sur plus de 400 difformités de ce genre, il n'a observé que 7 fois le varus simple, dépouillé de tout caractère d'équinisme.

C'est donc un point établi pour l'immense majorité des pieds varus, que la coexistence de l'élévation du talon. Mais je vais plus loin, et je pense que cette coexistence est constante dans tous les cas, et que la petite minorité des varus simples admise par les auteurs, quelque faible qu'elle soit, ne saurait faire exception à la loi générale, à laquelle est soumis le développement successif et permanent de toutes les formes élémentaires du pied bot. La démonstration de cette idée repose sur les faits suivants, qui ont servi de base à ma propre conviction. J'ai eu l'occasion d'examiner à l'amphithéâtre un pied bot dont l'autopsie sera rapportée avec tous les détails convenables dans le deuxième chapitre de ce mémoire ; ce pied dont on peut se faire une idée en consultant la fig. 5 de la planche 12, était tellement contourné, que le bord interne porté dans l'adduction la plus extrême regardait en haut et en arrière et formait avec la jambe un angle droit ; le malade marchait sur une callosité placée au niveau de la face supérieure du cuboïde et du premier cunéiforme ; le talon dévié en dedans ne présentait pas extérieurement la moindre apparence d'élévation ; en un mot, c'était, à l'examen le plus attentif des formes, le varus simple le mieux caractérisé que j'eusse rencontré. Cependant je trouvai à l'autopsie, que le talon non seulement était très-élevé, mais qu'il était uni en arrière par une articulation anormale au tibia et au péroné. De plus, je vis qu'après avoir redressé le pied en ramenant dans la direction du tarse le métatarse et les phalanges, on avait encore un pied équin porté au plus haut degré.

Ce fait n'est point exceptionnel ; en regardant par le côté, comme je l'ai représenté dans la fig. 6 de la planche 12 un pied varus quelconque, on peut toujours reconnaître, selon une remarque que j'ai déjà faite au sujet du degré précédent, que si le métatarse était placé dans la direction du talon, le pied serait dans l'extension forcée ; de plus, tous ceux qui ont entrepris la cure radicale des pieds varus, ont pu d'abord remarquer que le premier effet du traitement est de convertir le pied varus en pied équin, et que dès qu'on a fait cesser l'adduction de l'avant-pied, celui-ci continue à être plus ou moins étendu sur la jambe. On sait enfin, que la section du tendon d'Achille suffit souvent chez les enfants à la guérison du varus, et que chez les adultes elle est toujours indispensable. Ce fait de l'utilité constante de la section du tendon d'Achille dans le traitement des pieds bots, a été constaté par tous les chirurgiens qui ont pratiqué ce genre d'opérations ; mais je ne sache pas qu'il ait été jusqu'ici expliqué d'aucune manière ; son interprétation n'offre plus aucune difficulté dès qu'on sait que l'élévation du talon existe toujours avec l'adduction de l'avant-pied, et que cette élévation constitue même l'un des éléments essentiels de la difformité.

A l'appui des preuves que je viens de donner, pour démontrer l'élévation constante du talon dans les pieds en dedans, on peut ajouter l'observation suivante ; dans l'état normal, il est impossible de porter la pointe du pied dans l'adduction, sans que le talon ne soit plus ou moins relevé. Ce qui s'observe alors pour une adduction médiocre doit se retrouver à plus forte raison dans le varus extrême, dont l'adduction poussée au delà de ses limites normales est le caractère essentiel.

L'ensemble de ces preuves est assez concluant pour nous permettre d'établir, que le varus simple n'existe pas, et qu'on n'a pu l'admettre qu'en se basant sur une analyse incomplète du pied bot, et nous pouvons terminer en disant, que le cinquième degré égale le quatrième, plus l'augmentation de la courbure transversale du pied.

L'exactitude de la division précédente du pied bot poplité interne ressort d'abord de l'exposition même que nous en avons faite. La liaison qui unit entre eux les cinq degrés d'évolution par lesquels passe le pied bot en dedans pour arriver à son développement complet, est si intime que les cinq caractères distincts et essentiels qui représentent ces degrés, sont associés et échelonnés de telle sorte, dans leur ordre de succession, que l'existence des premiers étant nécessairement unie à celle des derniers, chacun d'eux pris à part sert à marquer le point précis auquel est arrivée la difformité et à rappeler les phases qu'elle a dû inévitablement parcourir.

Mais la justesse de notre division est surtout démontrée par le fait constaté par plusieurs auteurs, et entre autres par M. Guérin, savoir: que de jeunes enfants ont été atteints, à la suite des convulsions, de pieds bots en dedans, et que leur difformité a passé par tous les degrés du pied bot poplité interne depuis l'équinisme simple jusqu'à l'enroulement entier du pied. Je citerai moi-même deux cas extrêmement remarquables empruntés à Delpech, dans lesquels le développement graduel et complet d'un pied bot poplité interne, survenu à la suite d'une lésion des branches terminales du nerf sciatique, est arrivé à son dernier terme, le cinquième degré, après avoir revêtu les caractères de tous les degrés inférieurs à celui-ci.

Il résulte évidemment de ces faits : 1° que le pied bot poplité interne, comme beaucoup d'autres maladies, est un dans sa marche, et que suivant une loi générale de progression dans la nature, il n'arrive à ses dernières périodes qu'après avoir franchi les premières.

2° Que cette difformité peut s'arrêter à tel ou tel degré de la division que nous avons admise, sans que chaque arrêt de développement constitue une variété indépendante. Mais il ne suffit pas de prouver que la division que nous proposons est bonne et rationnelle, il faut démontrer aussi qu'elle est plus précise, plus nette que celles admises jusqu'à présent dans la science ; qu'en un mot, elle conduit mieux à l'appréciation des formes du pied bot, de ses éléments et de ses causes. C'est ce que nous allons faire dans les lignes suivantes.

Comparaison entre les divisions que j'admets pour les pieds bots avec celles qu'ont publiées les auteurs.

Pour désigner les diverses variétés de pieds bots dans lesquels le pied est étendu ou entraîné en dedans, on ne s'est servi jusqu'à présent que des dénominations de pied équin, équin varus, varus équin, varus. Ces dénominations sont insuffisantes, soit parce qu'elles laissent en dehors de leur signification des formes distinctes que l'analyse force à reconnaître, soit parce qu'elles contiennent, sous des noms différents, des variétés qui appartiennent à un même type.

Ainsi, le mot de pied équin répond bien, il est vrai, au premier degré que j'ai signalé, celui où le pied est étendu sur la jambe, sans avoir subi aucune déformation dans ses diverses parties; mais lorsqu'à l'extension du pied sur la jambe, se joint la flexion de l'avant-pied sur l'arrière-pied, aucune expression connue ne sert à rendre cet état déjà complexe. Que l'on admette ensuite, si l'on veut, que les mots *équin varus*, *varus équin* donnent une idée de la troisième et quatrième combinaison, quoiqu'ils n'en fassent point sentir les rapports, ni la différence, on se demandera encore quel est le terme qui exprime le cas où l'augmentation de la convexité transversale du pied vient se réunir aux caractères du varus équin.

D'un autre côté, le varus n'étant qu'un degré plus avancé d'une difformité dont le pied équin est le premier phénomène, ces deux variétés ne sauraient être considérées comme différentes et placées dans des ordres distincts.

Mes critiques des classifications antérieures étaient donc fondées puisque le mot *varus* indique un vice de conformation qui ne saurait exister, et que les mots *équin*, *varus équin*, *équin varus*, qui sont adoptés dans la science, n'expriment pas plusieurs des combinaisons de difformités qu'il faut cependant connaître, et, dans tous les cas, ne donnent qu'une idée imparfaite de celles qu'ils représentent, sans faire apprécier l'enchaînement successif qui les lie toutes entre elles.

Quelques auteurs, il est vrai, ont bien vu que les divisions admises du pied bot, ne pouvaient comprendre toutes les variétés que l'observation avait fait reconnaître; M. Guérin l'avait soupçonné. Ainsi, après avoir examiné, dans son mémoire sur les variétés anatomiques du pied bot, les formes principales de cette difformité (*equinus*, *varus*, *talus et valgus*) et leurs combinaisons, il ajoute, page 45 : « Depuis que j'ai été conduit à la connaissance de leur véritable origine, j'ai pu apercevoir, en dehors des divisions admises par les auteurs, quelques autres formes constituant des variétés entièrement nouvelles. Car, ainsi que je l'ai dit, la connaissance plus exacte des causes conduit à une détermination plus rigoureuse des formes. Ces variétés nouvelles seront mieux exposées dans un mémoire particulier; pour le moment je m'en tiens à celles qui étaient connues dans la science. » Le mémoire qu'il promettait dans ces lignes, M. Guérin ne l'a pas encore fait paraître.

M. Duval a cru remédier en partie à cette insuffisance des classifications antérieures, en créant une nouvelle classe, sa *strephypopodie*, pour le pied bot équin dans lequel l'avant-pied est couché en quelque sorte sous l'arrière-pied. Nous avons vu que cette variété n'était qu'une forme extrême du deuxième degré.

M. Dieffenbach, pour atteindre le même but, a distingué pour chaque variété admise, équin, varus, etc., cinq degrés fondés sur des modifications de formes. Mais ces subdivisions, mal limitées, rentrent souvent les unes dans les autres. M. Phillips n'a partagé qu'en trois degrés chacune des variétés de pied bot, suivant qu'elle lui paraissait être l'expression permanente d'un mouvement naturel, d'un mouvement exagéré, ou d'un mouvement tout à fait anormal, et qu'elle résultait, à ses yeux, ou de la rétraction d'un seul muscle, ou de celle de plusieurs muscles, ou enfin de la déformation des os.

La division de M. Phillips semble au premier abord fort simple et très-logique. Mais, outre que le fait de la rétraction d'un seul muscle isolé, correspondant à une forme spéciale de pied bot, n'est qu'une hypothèse, comme nous le démontrerons en étudiant l'action musculaire sur les difformités du pied, cette division offre encore ce défaut commun à toutes les autres, de ne point enchaîner, par des rapports physiologiques, de succession et de développement, les diverses difformités qu'elle embrasse, le pied équin le plus simple, par exemple, avec le varus le plus compliqué, et entre elles les diverses formes intermédiaires de transition qui séparent ces difformités extrêmes.

Enfin, dans cette division et dans toutes les autres, les caractères typiques de chaque degré ont été en partie négligés. Comme on les rencontrait sans cesse réunis dans le pied bot le plus ordinaire et le plus avancé (le varus), on n'a pas vu que chacun d'eux était le signe en quelque sorte pathognomonique d'une phase antérieure de cette difformité, et que, par conséquent, ils devraient tous se trouver dans son évolution complète.

Mais lorsqu'on a suivi, comme nous l'avons fait, la progression suivant laquelle le pied passe, en quelque sorte, de son état normal à la difformité la plus grande, et que nous avons décrite sous le nom de cinquième degré; lorsqu'on a vu comment l'un de ces états les plus graves était toujours formé par les éléments de difformité que l'on trouve dans les états moins graves; on ne peut douter de la corrélation qui unit toutes les difformités, et de la justesse de la proposition que nous avons émise en les considérant comme des divers degrés d'un même état morbide.

Puis, cherchant le rapport de causalité qui doit

existér entre elles, on voit que si on admet que les difformités se produisent sous l'influence d'une rétraction musculaire, les muscles rétractés sont ceux de la partie postérieure de la jambe et inférieure du pied; et si on n'aperçoit pas à première vue le lien qui associe les diverses rétractions de ces muscles, on ne tarde pas à l'apprécier en se rappelant qu'ils reçoivent tous des ramifications d'un même nerf, du nerf poplité interne. Alors commencent à se présenter à l'esprit, d'une façon nette et lumineuse, la raison d'être de toutes les variétés du pied bot, la loi de corrélation de leurs causes avec leurs phénomènes, le rapport en un mot de la lésion nerveuse avec tous les degrés d'une même difformité. Mais l'exactitude de cette synthèse doit devenir encore plus manifeste par l'analyse des rétractions musculaires dont nous allons discuter le mode d'efficacité dans la production du pied bot. Cette analyse nous conduira à établir que le pied bot poplité interne est le produit de la rétraction simultanée de tous les muscles de la région postérieure de la jambe et plantaire du pied, et que l'intensité de cette rétraction mesure seule le degré de la difformité.

§ 2.

PIED BOT POPLITÉ INTERNE, CONSIDÉRÉ SOUS LE RAPPORT DES MUSCLES RÉTRACTÉS.

De tous les auteurs qui ont reconnu dans le pied bot le résultat d'une action musculaire,

M. Guérin est le premier qui, formulant sa pensée d'une manière plus explicite, ait donné à cet agent de la difformité un rôle actif, et analysé d'une manière généralement exacte la part que chaque muscle en particulier prend à sa production. Voici les conclusions qu'il prenait dès le milieu de l'année 1838, dans un paquet cacheté adressé à l'Académie de Médecine, pour s'assurer de la priorité des idées qui y étaient contenues : « Les différentes formes anatomiques ou variétés du pied bot. tels que l'équin, le varus, le valgus et le talus, sont le résultat de la rétraction siégeant spécialement dans tel ou tel muscle avec la paralysie complète ou incomplète de certains autres, en sorte que la direction d'action des muscles rétractés détermine la direction et la forme du pied. C'est ainsi que le pied équin résulte de la rétraction des muscles jumeaux, soléaires et fléchisseurs des orteils; le varus, de la rétraction du jambier antérieur; le valgus, de la rétraction du péronier antérieur et des péroniers latéraux; le talus, de la rétraction du jambier antérieur avec paralysie et atrophie des jumeaux et soléaires. « C'est ainsi que les formes primitives peuvent se combiner entre elles et offrir encore d'autres éléments, tels que l'enroulement du pied, l'adduction et l'abduction exagérée, tous effets de la rétraction siégeant à différents degrés dans les muscles jambier postérieur, adducteur du gros orteil, péroniers latéraux, etc. »

M. Guérin, dans son *Mémoire sur les variétés*

anatomiques du pied bot congénital, dont l'avertissement (page 7) nous fournit les lignes que nous venons de citer, a donné à ces conclusions quelqu'extension, fruit d'un examen plus approfondi du sujet. Cependant on voit encore, dans ce mémoire, l'auteur admettre d'une manière positive que chaque variété est le produit de l'action spéciale de tels ou tels muscles à l'exclusion des autres. Nous ne saurions accepter cette opinion, et nous allons essayer de prouver que ce sont toujours les mêmes muscles qui sont rétractés dans les pieds équins, les pieds varus et les diverses combinaisons de ces difformités entre elles, et que ces muscles sont tous ceux auxquels se distribue le nerf poplité interne.

En réfléchissant sur ce principe de l'action isolée des muscles dans la production du pied bot, tel que le pied équin par les muscles communs du tendon d'Achille, et le varus par le jambier antérieur, on se demande d'abord comment il peut arriver que la maladie nerveuse qui produit la rétraction musculaire se localise sur un muscle en particulier et épargne les muscles voisins, auxquels se rendent pourtant les ramifications du même nerf, et ensuite, s'il en est de la sorte, comment on a pu s'assurer par l'observation de la réalité d'un pareil fait. Mais l'étonnement excité par ces deux questions, cesse quand on voit que cette idée de la rétraction isolée des muscles dans les divers degrés du pied bot, ne s'appuie que sur des observations mal interprétées, et que la guérison de ces difformités par la section d'un ou deux muscles, a pu seule la faire naître. Mais s'il est vrai que la section du tendon d'Achille, par exemple, suffise en général pour le redressement du pied équin, ce serait aller au delà des faits, que de conclure à la rétraction isolée des muscles jumeaux et soléaire; car cette simplicité de la cure ne se montre que chez les enfants ou les jeunes sujets; tandis que chez les adultes, le redressement du pied ne suit jamais immédiatement la section du seul tendon d'Achille, et qu'on ne parvient qu'à la longue à détruire, par des moyens mécaniques les mieux appropriés, la résistance des autres muscles qui s'opposent au redressement complet du pied. Enfin, l'analyse cadavérique des rétractions musculaires prouve, comme nous le verrons, qu'aucun muscle n'échappe à l'influence morbide, et que tous concourent selon la mesure de cette influence au développement de la difformité. De sorte, qu'au point de vue de l'observation clinique, aussi bien qu'à celui de l'examen direct, nous sommes en droit de regarder le pied bot poplité interne comme le résultat de l'action commune et simultanée de tous les muscles placés sous la dépendance de la branche interne du nerf sciatique.

Cependant si on admet que dans le varus les muscles rétractés sont les mêmes que dans le pied équin, et que toute la différence consiste en ce que dans le premier cas la rétraction est plus forte que dans le second, il reste encore à expliquer comment il se peut que les mêmes rétractions, ne différant que par leur degré d'intensité, produisent des difformités aussi différentes que celles qui ont été décrites sous le nom de premier et cinquième degré du pied bot poplité interne. L'examen physiologique des mouvements qu'exécute le pied dans l'état normal, va nous fournir le moyen de répondre à cette question.

On sait en effet que le pied bot en général n'est que la permanence des positions que prend le pied, soit dans ses mouvements normaux, soit dans ses mouvements exagérés. On ne saurait non plus contester que la facilité ou la difficulté de ces mouvements ne soit d'une grande importance pour la fréquence et la rareté de certaines formes du pied bot. C'est ce que prouve du reste l'observation attentive des mouvements qui s'accomplissent dans les diverses parties du pied, et qui dans le cas spécial dont nous nous occupons, expliquent par leur répétition plus ou moins fréquente, l'état spécial du pied bot poplité interne à un degré plus ou moins avancé de son développement. Ainsi, de tous les mouvements du pied, le plus naturel est celui par lequel cette partie du membre inférieur s'étend et se fléchit sur la jambe ; c'est aussi le plus fréquent, puisqu'il se reproduit sans cesse dans la progression. Après ces mouvements, viennent, dans l'ordre de fréquence et de facile exécution, ceux beaucoup moins étendus dans l'état normal, et par lesquels l'avant-pied s'étend ou se plie sur l'arrière-pied, puis se porte dans l'adduction, en même temps que le talon tend à se renverser en dedans. Il suffit de la simple expérience que chacun peut faire de ces mouvements pour se convaincre de l'exactitude de cette appréciation. Mais lorsque ces mouvements d'extension, de flexion, d'adduction, de renversement du pied sont exagérés par des circonstances morbides, ils sortent de l'état normal, et ne peuvent plus être simulés.

En raisonnant alors à priori sur les difformités du pied les plus faciles à produire, on peut dire que celle qui exigera le moins d'effort sera celle que représente la permanence du mouvement si aisé d'extension de cet organe ; puis viendront les difformités où à cette extension du pied sur la jambe se joindront successivement les mouvements de l'avant-pied sur l'arrière-pied que l'on peut exécuter dans l'état normal, c'est-à-dire la flexion, l'adduction du pied et l'inclinaison du talon en dedans. Enfin ce ne sera que sous l'influence de forces beaucoup plus grandes que celles que nous mettons ordinairement en jeu, que le pied éprouvera les déformations qui ne sauraient appartenir qu'à l'état pathologique, et que nous avons décrites dans les quatrième et cinquième degrés ; telles sont les déviations considérables des orteils, des métatarsiens, des os du tarse et la courbure transversale de la voûte du pied, qui résultent, les unes des rétractions musculaires, les autres des effets de la marche et de l'action de la pesanteur.

Or, ce que nous supposons ici en partant des connaissances physiologiques, est précisément ce que nous a démontré l'observation des pieds bots. Le premier degré que nous avons admis, n'est que la permanence du mouvement d'extension du pied, c'est-à-dire du mouvement physiologique le plus facile à produire; le deuxième et le troisième, la permanence de l'extension unie d'abord à la flexion, puis à l'adduction, telles qu'on peut les exécuter dans l'état normal ; au quatrième et cinquième degré enfin appartiennent les déformations qu'il est impossible de simuler, et qu'on ne trouve que dans l'état pathologique.

On le voit, si, récapitulant tout ce qui précède, nous examinons d'abord les pieds bots équin et varus d'après les apparences extérieures, nous sommes conduits à les considérer comme les degrés divers d'une même difformité ; si nous étudions ensuite les muscles qui concourent à leur production, le même rapport s'offre encore à notre esprit; et lorsqu'enfin nous cherchons comment tous ces faits peuvent être réunis entre eux, nous arrivons sans peine à cette idée que les lésions des muscles et des os étant secondaires aux lésions nerveuses, ainsi que Delpech l'avait annoncé et que M. Guérin l'a démontré, le nerf dont l'altération tient sous sa dépendance toutes les difformités des os et toutes les rétractions musculaires du pied bot poplité interne, est celui qui donne son nom à cette difformité.

§ 3.

Pied bot poplité interne, considéré sous le rapport des nerfs affectés.

Le pied bot poplité interne est toujours le produit d'une prédominance d'action dans les muscles auxquels se distribue le nerf poplité interne. Cette prédominance peut dépendre d'une paralysie du nerf poplité externe ou d'une affection du poplité interne qui entraîne à sa suite la rétraction des muscles qu'il anime.

Je trouve la preuve la plus concluante de ces propositions dans les deux observations suivantes que j'emprunte à l'orthomorphie de Delpech.

Il s'agit dans les deux cas d'un pied bot varus équin ou pied bot poplité interne des quatrième et cinquième degrés, produit chez des sujets adultes, le premier à la suite de la section, par un coup de feu, du nerf sciatique poplité interne ; le second à la suite d'une inflammation aiguë et de la suppuration du nerf sciatique poplité interne.

Ces deux observations sont trop importantes dans le sujet qui nous occupe, pour que nous ne les citions pas textuellement, les voici :

OBSERVATION I.

(Orthomorphie, t. 1, page 71.)

Coup de feu qui a coupé le nerf sciatique poplité externe. — Pied bot par paralysie des muscles extenseurs des orteils et abducteurs de la jambe.

Un militaire fut atteint d'un biscaïen qui traversa la partie charnue de la cuisse droite d'arrière en devant, en dehors du fémur et très près de ce même os, sans l'avoir atteint en aucune façon. Il perdit à l'instant même la faculté du mouvement dans la partie externe de la jambe et du pied; ces parties furent froides, engourdies et fort lourdes pendant assez longtemps. La plaie ne présenta aucune complication ; aucun accident ne retarda la guérison, laquelle fut rapide et solide. Néanmoins les muscles péroniers, les jambier antérieur, extenseur commun des orteils, extenseur propre du gros orteil, sont restés paralytiques. Depuis ce temps la pointe du pied est devenue basse ; le pied s'est incliné en dedans dans son ensemble ; il a subi aussi un mouvement d'enroulement en dedans dans le sens de sa largeur ; enfin le pied s'est recourbé sur son bord interne dans le sens de sa longueur : conditions qui constituent le pied bot *dans son entier*, comme nous l'exposerons dans son lieu. Aussi ce militaire n'a-t-il cessé depuis cette époque de marcher sur toute autre partie que la plante du pied. A mesure que l'inclinaison et l'enroulement de cette dernière partie s'accomplissaient, la déambulation s'est faite successivement sur le bord externe du pied, sur sa face dorsale, enfin sur la saillie formée en commun par l'extrémité antérieure de l'os calcanéum, la face dorsale du cuboïde et la malléole externe. Ses souliers, de forme ordinaire, ont été de plus en plus déformés à mesure que l'altération faisait des progrès; il a fallu finir par une chaussure bizarre qui enveloppe le pied dans son plus haut degré de dégradation, et qui place la semelle sur la région dorsale, pour qu'elle puisse fouler le sol sans contrainte.

Il est impossible d'espérer de rétablir jamais d'une manière fixe la situation naturelle du pied et son maintien par l'action musculaire ; il est évident que le nerf sciatique poplité externe a été coupé par le projectile qui a traversé la cuisse. Mais un appareil convenable a rétabli les rapports naturels et les maintiendra constamment, suppléant en cela l'action des muscles, pour lesquels l'influence nerveuse est à jamais perdue.

Delpech fait suivre cette observation de considérations par lesquelles il démontre la puissance des muscles antagonistes pour le maintien du rapport des surfaces osseuses entre elles, et les déplacements qui surviennent lorsque l'équilibre existant entre des muscles opposés vient à être rompu. On voit que Delpech n'a point tiré de cette observation remarquable les conséquences qui nous intéressent, parce qu'il n'avait pas en vue le même objet.

Dans la deuxième observation, on trouve une condition tout à fait différente des muscles, et dont les effets ont pourtant été absolument les mêmes.

OBSERVATION II.

Une demoiselle de 24 ans, douée d'une forte constitution et d'une santé jusque-là inaltérable, éprouva un abcès accidentel dans la partie inférieure et interne de la cuisse gauche. La crainte chimérique que le recollement des muscles ne pût s'opérer, décida à pousser pendant assez longtemps dans la cavité une injection de baume vert, que l'on ne prit pas le soin d'en expulser de suite, et dont le séjour accrut tellement l'inflammation qu'il en résulta les accidents les plus graves : fusées purulentes, décollement des muscles de la cuisse, nécrose du fémur. Pendant cette longue maladie, laquelle dura trois ans entiers sans que la malade quittât le lit, les muscles de la jambe tombèrent dans un état de contracture telle, par la participation du nerf crural aux inflammations profondes de la région interne de la cuisse, que le pied fut entraîné en bas et en dedans, et déformé comme dans l'état du pied bot le plus complet et le plus avancé qu'il soit possible d'imaginer. Le pied était totalement passé au côté interne de la jambe par l'effet d'une rotation selon son axe antéro-postérieur; son extension était portée au plus haut degré possible, et par conséquent la pointe était très-basse; en outre, il existait tout à la fois et l'enroulement du pied en dedans et la courbure le long du bord interne. La première de ces deux attitudes était telle que plusieurs grandes rides et un sillon profond parcouraient toute la face plantaire dans le sens de la longueur et séparaient les deux bords. Quant à la courbure selon le bord interne, nous ne l'avons jamais vue à un tel degré; et pour en donner une idée, nous pouvons assurer que la pointe du pied et le talon n'étaient séparés entre eux que par un espace d'environ 3 pouces. En cet état la malléole externe était entièrement à découvert et faisait une grande saillie ; le talon dévié en dedans et en haut était fortement assujetti par une tension extrême du tendon d'Achille dévié lui-même en dedans; enfin, les orteils, surtout le premier, étaient un peu moins inclinés en bas et en dedans que le reste du pied, et comme rappelés dans l'extension.

Après avoir dit qu'il parvint à guérir cette malade, Delpech ajoute les réflexions suivantes : « Ces deux observations démontrent fort clairement, l'une que la paralysie d'un ordre de muscles congénères livre les os à toute la force des antagonistes, et que cette force purement *équilibrante* peut suffire pour porter loin la déviation d'un membre ; la seconde de nos observations démontre tout aussi clairement, que lorsqu'un nerf ou ses principales branches destinées à produire la faculté du mouvement dans un ordre de muscles congénères, viennent à être soumis à une action irritative, ils peuvent la transmettre à tous les muscles qui reçoivent leur influence, au point que ces derniers organes se livrent à un effort permanent de raccourcissement capable d'altérer profondément les formes en changeant le rapport d'inclinaison naturelle des os. »

On voit que les observations de Delpech mettent dans toute leur évidence la justesse des divisions que j'ai établies entre les pieds bots poplité interne et les pieds bots poplité externe. Il suffit que l'équilibre qui existe entre les muscles de la jambe soit détruit pour qu'une déformation du pied en soit la conséquence. Dans la première observation de Delpech, les muscles qui animent le nerf poplité interne ont acquis une prédominance d'action sur ceux qui reçoivent le nerf poplité externe, uniquement par suite de la paralysie de ce dernier nerf; et dans la seconde observation, cette prédominance de leur action a été produite par une rétraction morbide, suite de l'irritation du nerf poplité interne, le nerf poplité externe étant probablement intact.

Conséquences des considérations que j'ai présentées sur le pied bot poplité interne.

Les considérations que je viens de présenter ont eu surtout pour but de faire saisir les rapports et les différences qui existent entre les diverses variétés de déformation que peut présenter le pied, lorsqu'il est maintenu dans une extension ou une adduction permanentes. En montrant que la flexion de l'avant-pied sur l'arrière-pied n'a jamais lieu sans que le talon ne soit élevé, que l'adduction de l'avant-pied sur l'arrière-pied coexiste nécessairement avec la flexion de ces deux parties l'une sur l'autre; enfin, qu'il n'y a jamais augmentation de la convexité transversale du pied sans que toutes les autres lésions que je viens de rappeler n'existent simultanément, sans aucun doute j'ai mieux démontré qu'on ne l'a fait jusqu'à présent le mode suivant lequel se combinent, dans les pieds bots, les divers éléments de la difformité osseuse.

On croyait que l'équinisme et le varus étaient deux formes distinctes du pied bot, que le renversement en dedans pouvait exister sans qu'il y eût élévation du talon; j'ai prouvé combien cette opinion est loin de la vérité. En demontrant la coexistence constante des caractères de l'équinisme et du varus, j'ai donné l'explication d'un fait depuis long-temps connu, mais qui avait eu jusqu'à présent le caractère empirique. On savait bien que la section du tendon d'Achille est utile dans tous les pieds bots en dedans, qu'elle est suffisante chez les enfants et indispensable chez les adultes; mais on ne se rendait pas compte de la nécessité constante de cette section. Rien de plus facile aujourd'hui que de comprendre cette nécessité; le tendon d'Achille est rétracté dans tous les pieds en dedans, et dans tous l'élévation du talon qui est la conséquence de cette rétraction, est un des éléments essentiels de la difformité.

En considérant que les muscles qui reçoivent des nerfs du poplité interne sont seuls rétractés dans les pieds en dedans, je suis conduit à considérer le jambier antérieur comme étranger à la production de ces pieds bots, et par suite à ne pas en admettre la section comme moyen de remédier à l'adduction du pied. Je ne dis pas que cette section soit dangereuse, je la déclare seulement inutile. Depuis plusieurs mois j'ai cessé de la pratiquer, et je n'ai pas vu que l'intégrité du jambier antérieur opposât le moindre obstacle au redressement. Comme il est aisé de le présumer, ce muscle se relâchait à mesure que le pied était ramené à sa position horizontale, et son tendon cessait de faire un relief au dessous de la peau sans que cependant il eût été divisé.

ARTICLE II.

PIED BOT POPLITÉ EXTERNE

Lorsque j'eus compris qu'on pouvait grouper autour des modifications du nerf poplité interne les pieds bots varus et équin, je me demandai si on ne pouvait pas en faire de même pour les pieds bots valgus et talus. Etudiant alors ces dernières difformités avec l'intention de saisir les rapports qu'elles pouvaient présenter entre elles dans leurs caractères les plus variés, je ne tardai pas à découvrir la confirmation de l'idée première qui m'a dirigé dans tout ce travail. Je vis que toutes les variétés du pied bot en dehors, depuis le pied plat jusqu'au talus, étaient liées entre elles par des rapports jusque-là inaperçus, et que loin de constituer des difformités distinctes, elles n'étaient que des degrés variables d'une même difformité. J'arrivai, en un mot, à cette conclusion, que pour le pied bot poplité externe, comme pour le pied bot poplité interne, il existait: 1° une série régulièrement ascendante de formes pathologiques, faisant toutes partie d'un même type ; 2° que ce type, dans ses divers degrés, était le résultat de la rétraction simultanée des muscles des régions antérieures, externe de la jambe et dorsale du pied ; 3° que ces muscles ne recevant leur innervation que d'une source unique, le nerf poplité externe, les difformités qu'ils produisent par l'irrégularité de leur action devaient être groupées autour de cette deuxième branche terminale du grand nerf sciatique.

L'exposition des faits qui m'ont conduit à cette triple conclusion, sera divisée ici comme pour le pied bot poplité interne en trois paragraphes : 1° étude des formes ; 2° étude des muscles ; 3° étude des nerfs.

§ 1.

Pied bot poplité externe, considéré sous le rapport des apparences extérieures de la difformité.

Le pied bot poplité externe, pour les raisons que nous rechercherons plus tard, étant de beaucoup moins fréquent que le pied bot poplité interne, on ne doit pas s'attendre à rencontrer souvent dans la pratique les différents degrés que nous allons décrire de cette difformité, et encore moins à constater par l'observation le développement successif de ses diverses phases. Je n'ai pu en étudier qu'un très-petit nombre de cas ; et ce n'est qu'en partant d'une idée théorique féconde, que je suis arrivé à un résultat systématique, que confirment les rares exemples du pied bot poplité externe épars dans la science.

Remarquant, en effet, que cette espèce de pied bot était l'opposée de celle que j'ai précédemment décrite, je me suis demandé si les degrés de cette deuxième espèce de déformation du pied ne présenteraient pas le même contraste avec les degrés de la première. Cette prévision tout hypothétique, s'est trouvée réalisée par les faits contenus dans les auteurs, comme par ceux que j'ai moi-même observés. Le tableau synoptique suivant va faire mieux comprendre ma pensée.

PREMIÈRE ESPÈCE.	DEUXIÈME ESPÈCE.
Pied bot poplité interne.	*Pied bot poplité externe.*
5 *degrés.*	5 *degrés.*
1er Elévation du talon.	5e Abaissement du talon.
2e Flexion antéro-postérieure du pied sur lui-même.	4e Extension forcée du pied sur lui-même.
3e Adduction de l'avant-pied.	3e Abduction de l'avant-pied.
4e Renversement du talon en dedans.	2e Renversement du talon en dehors.
5e Augmentation de la courbure transversale de la plante du pied.	1er Diminution de la courbure transversale de la plante du pied.

On voit par ce tableau que les variétés fondamentales du pied bot ont chacune cinq degrés d'accroissement, et que chaque degré du pied bot poplité interne offre un contraste frappant avec chaque degré du pied bot poplité externe, non seulement par le caractère essentiel qui lui est propre, mais encore par l'ordre qu'il occupe dans la série où il est placé; qu'ainsi, par exemple, *l'élévation du talon*, signe représentatif du premier degré de l'un, correspond à *l'abaissement du talon*, signe spécial du cinquième degré de l'autre; et que *l'aplatissement de la plante du pied* qui détermine le premier degré de celui-ci, répond à la *courbure transversale de cette surface*, qui distingue le cinquième degré de celui-là. Ce tableau présente en un mot deux échelles, sur lesquelles les caractères opposés des cinq degrés du pied bot interne et externe se trouvent placés parallèlement dans un ordre inverse d'évolution.

Je donnerai plus tard la raison de ces contrastes; mais j'ai cru qu'il était utile de les signaler d'abord, pour que la division du pied bot poplité externe que je vais exposer, fût mieux comprise. Dans ce pied bot je reconnais cinq degrés.

Premier degré. L'aplatissement de la plante du pied est le caractère essentiel de ce degré. Cet aplatissement dépend surtout de ce que le quatrième et le cinquième métatarsien sont relevés, ce qui ne peut se faire sans que la concavité transversale du pied ne soit plus ou moins diminuée; il dépend aussi de l'affaissement de la voûte antéro-postérieure que représente la plante du pied. (*Voyez* la fig. 1 de la planche 13.)

Le pied plat empêche quelquefois toute marche prolongée, et alors il peut être un motif d'exemption du service militaire; à ce titre il ne méritait pas l'oubli dans lequel les pathologistes l'ont laissé. On verra par la suite que la connaissance du rôle que jouent les muscles péroniers latéraux dans sa production, m'a conduit à l'idée d'une opération qui permet d'espérer qu'on pourra, sinon le guérir entièrement, du moins faire cesser l'obstacle qu'il oppose à la marche.

Deuxième degré. Le second degré est celui dans lequel au pied plat vient se joindre le renversement du talon en dehors. En effet, pour peu que ce renversement soit favorisé par des dispositions primitives des os ou par la rétraction des muscles péroniers latéraux, le poids du corps ne peut porter en entier sur le bord interne du pied, sans que le calcanéum auquel il se transmet directement par l'astragale, ne s'affaisse en dedans. Mais ce mouvement ne peut s'accomplir sans que le talon ne soit renversé en dehors et en haut; et que le cuboïde, et par suite les deux derniers métatarsiens, ne soient entraînés dans le même sens. L'élévation du bord externe est donc la conséquence de la déviation du talon, en même temps qu'elle est le caractère pathognomonique du deuxième degré.

La figure 2 de la planche 13 représente celui-ci à sa plus haute expression. On voit, par cette figure, que le dos du pied est aplati et élargi, le talon peu volumineux, la malléole interne, saillante et abaissée comme dans le pied plat simple; mais, de plus, on voit que le bord externe a abandonné le sol; il est relevé directement en haut, et forme, avec la face externe de la jambe, un angle droit; le bord interne est couché sur le sol et sert de base de sustentation.

Nous pouvons donc conclure, comme nous avons fait pour le pied bot poplité interne, que le second degré est égal au premier, plus le renversement du talon en dehors. Du reste, ce renversement ne peut jamais être très-prononcé, sans qu'aussitôt ne se joigne à lui l'abduction qui caractérise le troisième degré.

Troisième degré. Le signe caractéristique de ce degré est, comme nous venons de l'annoncer, l'abduction de l'avant-pied sur l'arrière-pied, réunie aux caractères du deuxième degré.

Lorsque cette abduction a lieu à un faible degré, le bord interne du pied perd sa concavité, l'externe sa convexité, et l'un et l'autre tendent à devenir rectilignes.

Lorsque l'abduction de la partie antérieure du pied sur la partie postérieure est portée plus loin, le bord externe du pied offre au niveau du cuboïde un angle rentrant et plus ou moins obtus, et son bord interne un angle saillant au niveau du scaphoïde. Cette difformité jointe au pied plat et au renversement de celui-ci en dehors constitue le troisième degré du pied bot poplité externe. Ce troisième degré égale donc le second degré, plus l'abduction de la partie antérieure du pied sur sa partie postérieure; du reste il offre toujours une légère flexion du pied sur la jambe, c'est-à-dire, le signe caractéristique du quatrième degré. Voyez la fig. 3 de la planche 13.

Quatrième degré. Si aux difformités qui constituent le troisième degré, s'unit le renversement de l'avant-pied sur l'arrière-pied, on aura le quatrième degré du pied bot poplité externe, dont cette déviation particulière est le signe spécial.

Dans ce cas, la plante du pied dirigée en dehors est convexe, le malade marche sur une partie plus ou moins saillante du bord interne, et les tendons des extenseurs commun et propre des orteils font un relief très-marqué sous la peau.

La figure 4 est l'expression de cette rare difformité qui donne au pied l'apparence d'une sorte de patte d'oie, à cause de sa largeur comparée à son aplatissement et à son renversement. D'une manière plus ou moins évidente, on y voit toutes les irrégularités qui caractérisent le premier, deuxième et troisième degrés, plus celles qui sont le partage de celui-ci.

Donc le quatrième degré est égal au troisième, plus le renversement de l'avant-pied sur l'arrière-pied.

Déjà l'on aperçoit le commencement de la flexion de tout le pied sur la jambe qui sert de transition entre le quatrième et le cinquième degrés.

Cinquième degré. Le cinquième degré est caractérisé par la flexion du pied sur la jambe, jointe à toutes les lésions propres au quatrième degré, c'est-à-dire à l'aplatissement du pied, à la rotation de celui-ci en dehors, à l'abduction et enfin au renversement de l'avant-pied sur l'arrière-pied. La figure 5 de la planche représente cet état.

Les cinq degrés des pieds bots poplité externe que je viens de décrire comprennent toutes les variétés connues de talus; et la seule qui ne puisse y rentrer est celle où le pied serait directement fléchi sur la jambe sans avoir subi aucune altération dans sa forme, et que l'on a désignée sous le nom de talus; mais ce cas n'a été décrit ou dessiné jusqu'à présent que d'après des observations inexactes ou des conceptions à priori. Ma théorie me conduit à en nier l'existence; et si, comme je le pense, les travaux à venir confirment cette prévision, l'idée que je me fais des diverses variétés du pied bot aura reçu une bien éclatante confirmation, puisqu'elle aura servi non seulement à grouper les faits connus, mais encore à prévoir ceux qui ne peuvent pas exister.

§ 2.

Pied bot poplité externe considéré sous le rapport des muscles rétractés.

Lorsqu'on sait que le pied plat est dû à la diminution de la convexité transversale et antéro-postérieure du pied, et que le soulèvement du cinquième métatarsien et l'abaissement du premier métatarsien, cause principale de l'aplatissement du pied, sont produits par la rétraction des muscles péroniers latéraux, et que le redressement du pied d'avant en arrière peut dépendre des extenseurs des orteils, on voit que tous les muscles des parties antérieures et externes de la jambe, c'est-à-dire, tous ceux auxquels se distribue le nerf poplité externe, contribuent à la production de l'aplatissement du pied.

Si à cet aplatissement se joint la rotation par laquelle le bord externe du pied s'élève, ce dernier mouvement se produit encore sous l'influence des péroniers latéraux; et si au pied plat et à la rotation du pied en dehors se joignent le renversement de l'avant-pied sur l'arrière-pied et la flexion de la totalité du pied sur la jambe, ce sont encore les extenseurs qui joignent leur action à celle des péroniers. De telle sorte que dans les degrés les plus faibles de la difformité, comme dans les degrés les plus forts, nous trouvons toujours que les mêmes muscles agissent, et nous sommes conduits à admettre que les diverses variétés de la difformité dépendent non plus, comme on l'a écrit jusqu'à présent, de la rétraction de tel ou tel muscle en particulier, mais de la rétraction plus ou moins forte des mêmes muscles, c'est-à-dire de ceux qui reçoivent le nerf poplité externe : au plus faible degré de la rétraction, pied plat; à un degré plus fort, pied plat avec rotation du pied en dehors; à un degré plus élevé, pied plat avec rotation en dehors, plus renversement de l'avant-pied sur l'arrière-pied ou flexion du pied sur la jambe.

Je montrerai en terminant ce chapitre, quelles sont les conséquences pratiques qui découlent de la manière d'interpréter l'action des muscles et des nerfs dans la production du pied bot; je vais seulement l'appliquer ici à l'interprétation de la fréquence plus grande des pieds bots en dedans que des pieds bots en dehors.

La rareté du pied bot poplité externe, comparativement à la fréquence du pied bot poplité interne, trouve une solution satisfaisante dans les faits que je vais citer.

Tant qu'il ne s'agit entre les muscles qui reçoivent l'une ou l'autre des deux branches terminales du nerf sciatique, que d'un antagonisme, et que ces muscles sont tous rétractés par suite d'une affection des troncs nerveux, le volume de la branche interne, comme la masse plus considérable des muscles qu'elle régit, fera immédiatement pencher l'équilibre en dedans, et le pied sera entraîné dans ce sens. Ce déplacement sera même favorisé dans tous les cas par la facilité extrême avec laquelle s'exécutent les mouvements normaux d'extension et d'adduction du pied, comparativement à ceux de flexion et d'abduction qui sont toujours plus difficiles et moins fréquents.

Lorsque les muscles de la jambe et du pied, au lieu d'être également influencés par les nerfs, se trouvent dans de telles circonstances, que ceux qui reçoivent le poplité interne ou le poplité externe sont modifiés à l'exclusion des autres, on comprend encore que le pied bot en dehors soit moins fréquent que le pied bot en dedans. En effet, le nerf poplité externe est plus souvent affecté que le nerf poplité interne dans la névralgie sciatique; c'est presque toujours dans le côté externe de la jambe, au genou, à la malléole externe, que se font sentir les plus vives douleurs; d'un autre côté, le nerf poplité externe est de beaucoup plus superficiel que l'interne, dans certains points de son trajet, vers la tête du péroné, par exemple, et sur le dos du pied; il est donc plus accessible aux lésions venues du dehors. Par suite de ces diverses circonstances, le nerf poplité externe est plus exposé que le nerf poplité interne à la paralysie; et le pied bot en dedans est une conséquence nécessaire de cette paralysie, comme le prouve l'un des faits que j'ai empruntés à Delpech, et comme on le peut aisément présumer.

§ 3.

Influence des nerfs sur la production du pied bot poplité externe.

Je n'ai aucune preuve directe à citer à l'appui de cette idée, que les pieds bots en dehors peuvent tenir à une prédominance des muscles qui sont animés par le nerf poplité externe, soit que l'affection de ce nerf augmente la rétraction des muscles auxquels il se distribue, soit que le nerf poplité interne soit paralysé. Je ne possède pas pour les pieds en dehors des faits analogues à ceux que j'ai cités d'après Delpech, pour les pieds en dedans.

Les preuves qui me conduisent à considérer comme une dépendance du nerf poplité externe, toutes les difformités dans lesquelles le pied est aplati, fléchi ou entraîné en dehors, se déduisent de ce que toutes ces difformités sont dues, comme je l'ai prouvé, à l'action simultanée des muscles externes et antérieurs de la jambe, et que tous ces muscles reçoivent, à l'exclusion de ceux de la partie postérieure, des nerfs du poplité externe.

Conséquences des considérations que j'ai présentées sur le pied bot poplité externe.

Les considérations que j'ai présentées sur le pied bot poplité externe, nous ont conduit à saisir les rapports jusqu'à présent inaperçus, qui existent entre les pieds plats, les pieds bots en dehors ou valgus, et les pieds bots avec flexion ou talus. Toutes ces variétés, qui ne sont que des degrés d'une même affection, étaient considérés comme des espèces distinctes : il était impossible de dire en quoi elles se rapprochaient et en quoi elles différaient. Les considérations que j'ai présentées permettent d'établir avec précision quels sont ces rapports et quelles sont ces différences.

Toutefois, la partie la plus intéressante de mes recherches est sans doute celle qui est relative au pied plat, qu'ont négligé jusqu'à présent tous ceux qui se sont occupés des difformités du pied. Aujourd'hui que l'on sait que le pied plat dépend de la rétraction des mêmes muscles que le pied en dehors, on est conduit pour le guérir à recourir à la section des péroniers latéraux, que l'on n'a employée jusqu'ici que pour les pieds en dehors. On verra dans le chapitre du traitement, combien cette idée m'a heureusement servi, sinon dans des pieds plats dans toute leur simplicité, du moins dans des pieds plats avec si faible déviation en dehors, que celle-ci échappait aux malades et aux personnes qui l'observaient. Dans ces cas, la section des péroniers a exercé l'influence la plus heureuse sur la marche auparavant presque impossible.

CHAPITRE II.

ANATOMIE PATHOLOGIQUE DU PIED BOT.

Je n'ai point l'intention de traiter dans ce chapitre, de tous les points relatifs à l'anatomie pathologique du pied bot ; je me contenterai de citer l'observation d'un pied varus équin double, porté au plus haut degré, et que j'ai eu l'occasion de disséquer sur un homme de 37 ans, mort à l'Hôtel-Dieu de Lyon. Cette observation plus complète qu'aucune de celles du même genre qui ont été publiées jusqu'à présent, a été rédigée par M. Garin, qui m'a très-utilement secondé dans toutes les recherches qu'a nécessitées la rédaction de ce travail sur le pied bot.

Autopsie d'un pied bot double en dedans, rédigée par M. Garin, interne des hôpitaux de Lyon.

OBSERVATION.

Jean-Antoine Roche, âgé de 37 ans, tailleur d'habit, rachitique, mort d'une phthisie tuberculeuse. La colonne vertébrale présente, au niveau de la poitrine, des incurvations latérales ; le reste du thorax est large et bien conformé ; le membre inférieur, très-grêle, possède en longueur des proportions moyennes et ordinaires. Le bassin n'offre aucune déformation générale; mais il existe une double luxation de la hanche, à la suite de laquelle les fémurs déformés se sont creusé une fausse cavité articulaire sur la face externe des os iliaques, à la même hauteur et dans le même point. L'ancienne cavité cotyloïde a disparu, et des ligaments fibro-cartilagineux en tiennent la place. Les genoux et la jambe sont tournés en dehors; et la crête du tibia, qu'on sent sous la peau, suit de haut en bas une ligne droite, et est légèrement concave en avant. La malléole interne, par suite de l'absence de cette torsion de la crête du tibia, regarde en avant, et la malléole externe en arrière.

Les pieds présentent deux difformités particulières, identiques, et qui constituent un varus équin double, c'est-à-dire, le pied bot poplité interne au cinquième degré de la division qui a été exposée dans le chapitre précédent. Le pied, renversé sur sa face externe, est ramené dans l'adduction forcée; le bord interne concave est tourné en haut et un peu en avant. Il fait un angle droit avec la face interne de la jambe; le bord externe convexe regarde en bas et en arrière; le dos du pied, saillant et bombé par suite de la flexion de l'avant-pied sur l'arrière-pied, repose sur le sol par sa partie externe et supérieure : la peau qui le recouvre est épaisse, calleuse et glisse facilement sur lui en tous les sens. La plante du pied est plus excavée qu'à l'état normal; des rides assez profondes la traversent d'arrière en avant et de dehors en dedans. Quant à l'élévation et à l'inclinaison du talon en dedans, elles sont peu marquées; et leur absence apparente pourrait, au premier abord, faire prendre cette difformité pour un varus simple; mais elles deviennent évidentes dès qu'on regarde le pied par sa face externe, et qu'on suppose l'avant-pied ramené dans la direction du talon. Les orteils, dont aucun ne porte sur le sol, sont très-inégaux; la ligne onguéale, qui les termine, est trèsoblique de bas en haut et d'arrière en avant ; le gros orteil, qui dépasse les autres, est séparé d'eux par un espace considérable. Il est fortement porté dans l'adduction et relevé suivant la direction du bord concave du bord interne du pied.

La difformité, dont nous venons de décrire les apparences extérieures, comprend donc : l'élévation du talon et son renversement en dedans, la flexion et l'adduction de l'avant-pied sur l'arrière-pied, enfin la voussure transversale exagérée de la plante du pied, c'est-à-dire, les cinq caractères essentiels qui distinguent le pied bot poplité interne à son maximum de développement.

J'examinerai, dans des paragraphes distincts, la part que chaque élément du pied prend à la production de cette difformité particulière ; et j'adopterai, dans ma description, l'ordre qui a été suivi dans la dissection : j'exposerai successivement l'état de la peau, des muscles, des ligaments et des os, et l'influence de leurs dispositions sur chacun des cinq caractères essentiels du pied bot poplité interne au dernier degré de son évolution. A la description de la peau et des muscles, je rattacherai celle des vaisseaux et des nerfs qui les avoisinent, et dont les rapports normaux ou anormaux sont d'une si grande importance dans l'opération du pied bot ; à la description des os, je joindrai quelques considérations générales sur les ligaments, les cartilages et les synoviales dont l'état, à peu près uniforme dans toutes les parties du pied, me dispensera d'entrer dans des détails trop circonstanciés.

Nota. — Je crois devoir avertir que, pour rendre les descriptions plus fidèles, j'ai toujours eu soin de comparer les pièces anormales de la dissection avec les pièces normales correspondantes mises en regard.

§ I.er

Etude de la peau et des parties sous-jacentes.

Nous avons vu que la peau est épaissie, dure, condensée, au niveau de la partie supérieure et externe du tarse qui soutient tout le poids du corps dans la progression ; cette portion de la peau du pied glisse librement sur les surfaces osseuses qu'elle recouvre au moyen de ces bourses muqueuses ou synoviales, qui s'établissent dans tous les points où la peau, acquérant une mobilité anormale, est soumise en même temps à des pressions répétées. Ces bourses muqueuses sont ici constituées par du tissu fibreux à mailles lâches et irrégulières, dans lesquelles sont épanchées de la graisse et de la sérosité, qui favorisent les mouvements et diminuent les pressions. Ce tissu fibreux est partagé en deux couches, dont l'une adhère à la peau, et l'autre, bien séparée de la précédente, se lie au ligament annulaire du tarse, à l'aponévrose superficielle du dos du pied, et s'étend depuis et au dessus de la malléole interne, jusque sur toute la face dorsale externe du tarse. La peau de la région plantaire, dont nous avons signalé précédemment les rides obliques, est moins épaisse qu'à l'ordinaire. Le reste de la surface cutanée de la jambe et des pieds ne présente rien de particulier.

Je n'ai également rien à noter sur la disposition ou la structure de l'enveloppe aponévrotique sous-cutanée de la jambe et du pied. La veine saphène interne et la branche terminale posterieure du saphène interne qui lui est unie ; la veine saphène externe et les nerfs saphène péronier, et cutané péronier qui sont, l'un en dehors, l'autre en dedans d'elle, n'offrent rien d'irrégulier ni pour leur volume, ni pour leur position, ni pour leurs rapports dans tout leur trajet.

Il n'en est pas de même du nerf musculo-cutané ou péronier externe; il est évidemment plus volumineux que dans l'état normal.

§ II.

Etude des muscles, des nerfs, et des artères qui les animent.

Les muscles, considérés d'une manière générale et dans leur ensemble, sont fortement atrophiés; mais seulement dans leur portion charnue : la partie tendineuse et aponévrotique de leur structure a conservé son volume normal, de telle sorte qu'à la jambe, où, dans l'état ordinaire, la plus grande masse musculaire se trouve en haut et le faisceau des tendons en bas, ces deux parties sont pour le volume en proportion inverse. Ainsi, le mollet a complètement disparu, et la jambe, dans sa totalité, a la forme d'un tibia environné de toute part d'une égale épaisseur de parties molles. Au pied, l'atrophie musculaire est encore plus prononcée; les muscles y sont grêles, mous, pâles, et d'une couleur rose jaunâtre en plusieurs points; leurs fibres ainsi que les aponévroses, auxquelles elles s'implantent, sont raccourcies et se tendent fortement quand on veut redresser le pied. Le même caractère de pâleur, de flaccidité, se remarque aux muscles de la jambe; mais partout, au pied comme à la jambe, le tissu fibreux, qui termine les muscles, est extrêmement développé. C'est la confirmation de cette loi d'anatomie pathologique que les muscles s'atrophient et se transforment en tissu graisseux ou fibreux, suivant qu'ils sont comprimés et frappés d'inertie, ou qu'ils éprouvent des tractions exagérées; on voit que ce second cas trouve surtout ici son application.

A ces changements de texture qu'ont éprouvés les muscles s'en joignent d'autres qui affectent leur situation, leur direction et leurs rapports, et qui tous sont expliqués par cette autre loi d'anatomie pathologique, que les muscles, placés entre deux points dont les rapports sont changés, tendent à proportionner exactement leur longueur à l'espace compris entre ces deux points; à se raccourcir si ces points sont anormalement rapprochés, à s'étendre s'ils sont éloignés.

La description particulière des muscles va nous fournir plusieurs preuves à l'appui de ces diverses assertions.

1° *Muscles de la jambe.*

A. Muscles de la région postérieure.

Les *muscles jumeaux* sont séparés dans toute la longueur de leurs fibres par l'aponévrose d'origine du tendon d'Achille, lequel se prolonge pour ainsi dire jusqu'à l'insertion supérieure des deux têtes du muscle. Le *soléaire*, dont les fibres s'unissent très-haut à celles des jumeaux, est peu large; il contribue par ses tractions transversales et obliques à rapprocher les deux os de la jambe.

Le *tendon d'Achille* est large en haut à son origine et en bas à sa terminaison, plus étroit à quatre centimètres au dessus de ce dernier point. Là aussi il est légèrement dévié en dedans et tire le calcanéum dans ce sens. Il est d'ailleurs tendu modérément. Cette tension modérée, que semble expliquer l'élévation peu considérable en apparence du talon, est due en réalité à l'élévation extrême de celui-ci, comme nous le démontrerons plus tard. Le nerf *saphène péronier* côtoie le bord externe du tendon d'Achille. Ce nerf peu important, qui se distribue à la peau du talon, doit être coupé dans la section du tendon, lorsqu'il l'avoisine, ce qui n'existe pas toujours.

Puisque nous parlons des dangers de la section du tendon d'Achille, c'est le lieu de parler aussi des rapports de ce tendon avec les vaisseaux et nerfs tibiaux postérieurs.

L'artère tibiale postérieure et le nerf tibial ou sciatique poplité interne conservent, dans les deux tiers supérieurs de leur trajet, leurs relations ordinaires, c'est-à-dire que le nerf est postérieur à l'artère ; mais, vers le tiers inférieur de la jambe, le nerf croise l'artère de dehors en dedans, et la contourne sans l'abandonner, de manière à venir se placer en avant et au dessous d'elle, au niveau de la terminaison du tendon d'Achille et sous la gouttière de la petite apophyse du calcanéum, dans laquelle ils passent tous deux enveloppés dans une gaîne commune. Sans prétendre expliquer ce changement complet des rapports du nerf et de l'artère tibiale postérieure, signalé déjà par M. Scoutteten, dans son *Mémoire sur la cure radicale des pieds bots*, ne peut-on pas invoquer les deux lois suivantes d'anatomie physiologique que je trouve formulées dans le mémoire remarquable de M. Jules Guérin, sur les difformités du système osseux : « 1° les « artères ne se raccourcissent pas comme les muscles, « et, loin de se tendre comme ceux-ci en ligne droite, « entre les points extrêmes des espaces qu'elles parcou- « rent, elles suivent, au contraire, les courbures, et se « proportionnent à la longueur de la ligne qu'elles dé- « crivent. Quand elles sont libres, elles s'infléchissent et « se contournent en divers sens, de manière à compenser « par ces flexuosités la diminution du trajet normal. « 2° Les nerfs, au contraire, tendent, ainsi que les mus- « cles, mais à un moindre degré, à se diriger en ligne « droite entre les points extrêmes de leur trajet rappro- « chés par la difformité. Cette tendance générale des « nerfs à se raccourcir, analogue à celle du tissu muscu- « laire, tient, je pense, à la structure du nervilème, qui « est également fibreuse. » Il suffit de citer ces deux faits anatomiques ; ils trouvent ici leur réalisation, puisque la plante du pied où vont se distribuer le nerf et l'artère tibiale postérieure, s'est rapprochée par l'adduction de leur point d'origine, le creux poplité. Revenons aux rapports de ces organes avec le tendon d'Achille. Chez les enfants, dont le calcanéum est encore incomplètement développé, le tendon, peu saillant sous la peau, est presque en contact par son bord interne avec le nerf et l'artère; mais chez l'adulte, et encore plus chez l'individu dont nous rapportons l'autopsie, ce nerf et cette artère, côtoyant la face interne du calcanéum qui est inclinée en dehors, s'écartent fortement du tendon, et en sont, en réalité, éloignés de deux centimètres. Ils ne courent donc aucune chance de lésion dans l'opération du pied bot équin et varus équin.

Un fait particulier à noter sur le nerf et l'artère tibiale postérieure, c'est qu'ils n'ont pas conservé leur volume ordinaire. L'artère est d'un calibre plus petit que celui qu'elle devrait avoir, et le nerf est au contraire plus volumineux que ne semblerait le comporter l'atrophie générale des muscles auxquels il se distribue.

Nous avons parlé de l'influence de la tension du tendon d'Achille sur l'adduction et l'élévation du talon; *le plantaire grêle* qui est ici tout-à-fait à l'état normal, seconde cette influence selon la mesure de ses forces.

Le muscle poplité agit comme le soléaire, en rapprochant le péronier du tibia; nous n'avons rien de plus à en dire.

Le jambier postérieur est au premier rang des muscles qui produisent l'adduction forcée et le renversement du pied sur le dos du tarse; il agit de plusieurs manières: il est réfléchi par la malléole interne, sous laquelle il passe avant de s'insérer à la tubérosité du scaphoïde et aux trois cunéïformes. En agissant sur ces deux points à la fois, il porte le pied dans l'extension et l'adduction, il relève son bord interne et renverse la plante du pied en dedans. Son action spéciale sur le scaphoïde, tend à entraîner en haut et en dedans la grosse tubérosité de cet os, et à faire tourner par conséquent celui-ci sur la tête de l'astragale; par son insertion oblique sur les trois cunéïformes, il comprime de dehors et dedans en d'avant en arrière le scaphoïde contre l'astragale, et contribue à faire échapper la tête de celui-ci en dehors, soit qu'elle change elle-même de place, ou qu'elle soit seulement découverte par le déplacement du scaphoïde, ce que nous examinerons plus loin. Le jambier postérieur produit donc en grande partie la courbure du bord interne du pied.

Comme nous venons de le démontrer, le jambier postérieur a sur la déviation qui nous occupe, une influence très-immédiate, et dans l'opération du pied bot, il est très-important de le couper. Mais la section de son tendon présente quelques difficultés; en effet, on ne peut guère l'attaquer derrière la malléole interne, contre laquelle il est presque immédiatement en contact avec une grosse artère, la tibiale postérieure; et si on veut l'atteindre dans le point le plus convenable, près de son attache à l'extrémité postérieure et interne du scaphoïde, on trouve que le rapprochement de ce dernier os contre la malléole interne le masque complètement.

Les muscles fléchisseurs commun des orteils et propre du gros orteil, par leur rétraction et sous l'influence de l'adduction forcée de l'avant-pied que nous venons d'attribuer en partie au jambier postérieur, deviennent eux-mêmes des agents secondaires de l'adduction et du renversement du pied. Ils agissent, en effet, dans l'état normal, comme adducteurs et rotateurs du dos du pied en dehors; mais cette action modifiée par la cause morbide et le déplacement du pied en dedans, devient permanente et énergique. Le fléchisseur propre du gros orteil porte le gros orteil dans l'adduction et la flexion, et contribue ainsi à la courbure du bord interne du pied.

D'après ce qui vient d'être dit des muscles de la région postérieure de la jambe, on voit que leur action rend compte en grande partie de l'adduction forcée, du renversement du pied en dehors, et explique en totalité l'élévation du talon. Quant à ce dernier déplacement, nous avons encore une observation à ajouter sur l'action des muscles qui le produisent : ces muscles contribuent aussi au renversement de l'extrémité postérieure du calcanéum en dedans. En effet, par une déviation particulière de cet os sur laquelle nous reviendrons, l'axe longitudinal des muscles du mollet, forme avec son axe vertical un angle aigu, au lieu de lui être parallèle ; d'où il résulte que les muscles portent en dedans le talon et la face inférieure du calcanéum.

B. Muscles de la région antérieure et externe de la jambe.

On pourrait être surpris de trouver les muscles de la région antérieure et externe de la jambe, dans l'examen des rétractions musculaires qui produisent le pied bot en dedans, auquel ils semblent devoir être parfaitement étrangers. Cela a lieu en effet, quand le pied bot en dedans dépend d'une paralysie du nerf poplité externe ; mais nous avons vu dans le chapitre précédent, que la cause de cette difformité pouvait être aussi la rétraction générale de tous les muscles de la jambe, et qu'alors il n'était pas étonnant de voir les muscles de la région postérieure l'emporter sur ceux de la région antérieure et externe qui sont beaucoup moins puissants, et dont plusieurs même maintiennent les déplacements produits, comme nous le verrons réalisé dans le cas soumis à notre observation.

Le jambier antérieur, par suite de la réflexion qu'il éprouve sur le côté interne du tarse, imprime au bord interne du pied auquel il se fixe, un mouvement de rotation en haut et en dehors ; de plus, il agit comme le jambier postérieur en poussant obliquement, par l'intermédiaire du scaphoïde, la tête de l'astragale en dehors. Je dois noter que le tendon de ce muscle, par la rétraction dans laquelle il se trouve, est déplacé, et qu'au lieu de passer en dedans de la malléole interne, il glisse sur le bord antérieur de cette éminence osseuse ; ce déplacement est d'ailleurs favorisé par la déviation même de la malléole interne qui s'est portée en avant, comme nous l'avons dit précédemment.

Les muscles extenseurs des orteils et le péronier antérieur n'offrent rien de spécial, si ce n'est la direction de leurs tendons qui suit la courbure que présente le dos du pied et son bord interne.

L'extenseur propre du gros orteil s'est dévié en dedans, et son tendon rétracté augmente la courbure du bord interne du pied; par suite de cette déviation, l'artère pédieuse qui est ordinairement accolée au tendon de ce muscle, s'en trouve maintenant éloignée d'un centimètre et demi en dehors, de manière à être facilement évitée dans la section de ce tendon, si cette section était nécessaire.

Les deux *muscles péroniers latéraux*, qui semblent, par leur situation au côté externe de la jambe, et par leurs insertions dirigées en dehors, devoir s'opposer au renversement du pied en dedans, comme ils le font dans l'état normal, exercent cependant ici une action fort différente. Ainsi, le *long péronier latéral* qui, après s'être réfléchi sous la malléole externe, puis sous le cuboïde, traverse obliquement la plante du pied pour aller se fixer à l'extrémité postérieure du premier métatarsien, est, dans l'état normal, abducteur du pied et rotateur du tarse en dehors; il conserve ici cette double action, mais, par suite du renversement du pied sur sa face dorsale, son insertion inférieure est éloignée de la supérieure, et le muscle, tendu fortement, comprime les bords du pied qui lui servent, l'un de point fixe, l'autre d'angle de réflexion, et augmente leur rapprochement déjà opéré par l'excavation de la plante du pied, à laquelle nous assignerons plus loin de nouvelles causes.

Quant au *court péronier* latéral, son action est complètement changée; en effet, son tendon qui va s'insérer à l'extrémité postérieure du cinquième métatarsien, suit cet os dans sa direction en bas et en dedans, passe presque au dessous de la grosse tubérosité anterieure du calcanéum, s'y réfléchit, et retient, par son action déviée, le cinquième métatarsien vers la plante du pied ; il s'oppose donc au redressement du bord externe de celui-ci, et augmente sa courbure transversale.

2° *Muscles du pied.*

Ces muscles appartiennent à cinq régions : 1° La région dorsale est constituée par un seul muscle, le *muscle pédieux*, qui n'offre de remarquable que son exiguité et son aplatissement extrême, lequel est dû sans doute à la distension qu'il éprouve par suite de l'incurvation en dedans des quatre premiers orteils où il se termine, en suivant la convexité du coude-pied.

2° La *région plantaire interne* comprend quatre muscles tous destinés au gros orteil.

Les deux premiers, l'*adducteur* et le *court fléchisseur*, mais surtout l'adducteur, sont énergiquement tendus entre le calcanéum et le bord externe de la première phalange, auquel ils s'insèrent; la partie interne de l'*aponévrose plantaire* qui fournit une portion des fibres de l'adducteur, résiste surtout à l'extension du pied ; elle me paraît être le plus fort obstacle à son redressement.

L'*abducteur oblique*, et surtout l'*abducteur transverse* par la disposition de leurs points fixes, rapprochent à des degrés différents le bord interne du pied de son bord externe, et concourent à la production de l'excavation plantaire.

3° Les muscles de *la région plantaire externe*, qui se composent de l'*abducteur* et du *court fléchisseur* du petit orteil, agissent d'une manière tout-à-fait opposée à leur action ordinaire ; ces deux muscles qui, dans l'état normal, portent le petit orteil en dehors, l'entraînent actuellement avec le cinquième métatarsien en bas et en dedans, à cause de la direction qu'a prise le bord externe du pied, direction qui change l'action des muscles agissant sur lui, comme nous l'avons vu pour le court péronier latéral.

4° *La région plantaire moyenne* offre trois muscles, dont le premier, *le court fléchisseur commun des orteils*, qui naît de la face supérieure de l'aponévrose moyenne de la plante du pied, contribue, par sa rétraction, à augmenter la voussure naturelle de la face plantaire. Quant à *l'accessoire du long fléchisseur commun des orteils, aux lombricaux* qui complètent cette région, et aux *interosseux* qui donnent leur nom à la cinquième division musculaire du pied, nous n'avons pu, à cause de leur profondeur et de leur exiguité, constater expérimentalement leur mode d'action. Mais leurs insertions n'ayant pas changé de rapports, on peut croire qu'ils contribuent à la flexion de l'avant-pied sur l'arrière-pied, au rapprochement des métatarsiens et des orteils entre eux, et facilitent ainsi l'excavation et la voussure du pied.

Ici se termine l'histoire de l'influence musculaire sur la production du pied bot poplité interne du cinquième degré, ou varus équin extrême. Nous avons vu que les cinq éléments qui le composent y trouvent une explication satisfaisante ; la saillie que forment sous la peau les tendons des muscles qui correspondent à chaque élément de la difformité (quand on veut, par des manœuvres, faire disparaître celle-ci), prouve que cette influence musculaire n'est pas illusoire sur la persistance du vice de conformation ; il semble même que l'obstacle que les muscles opposent au redressement du pied une fois détruit, tout va rentrer dans l'ordre, les os reprendre leur situation, le pied ses formes ordinaires. On pourrait le penser en partant de cette idée, que les muscles rétractés forment l'obstacle le plus grand au redressement des pieds bots ; mais rien n'est plus faux, au moins pour le pied bot avancé des adultes. C'est ce qu'on peut voir par le peu de succès obtenu chez ceux qu'on opère pour ce genre de difformité ; c'est ce que M. Bonnet nous fit surtout remarquer sur le sujet dont nous faisons l'analyse cadavérique, et c'est ce que je pus de nouveau constater de tous points sur le pied bot resté intact et dont je fis moi-même l'autopsie que je décris maintenant.

« La section successive de tous les tendons rétractés, « dit M. Bonnet, dont nous citons ici une leçon clinique, « fut suivie de la possibilité de redresser légèrement le « pied en l'entraînant dans une direction inverse à celle « que produisait la rétracture de chacun de ces tendons. « Voici les remarques principales que je pus faire : La « section de l'aponévrose plantaire et du fléchisseur su-« perficiel des orteils permit d'étendre un peu l'avant-» pied sur l'arrière-pied ; la section du jambier antérieur « et du jambier postérieur laissa ramener un peu le pied « dans l'abduction ; celle de l'adducteur du gros orteil « contribua fort légèrement avec celle du jambier pos-« térieur à diminuer la concavité que le pied présentait « en dedans. Enfin la section simultanée de l'abducteur « du petit orteil et du court péronier latéral permit de « relever un peu le cinquième métatarsien. Cependant, « après toutes ces sections et tous les redressements « qu'elles permirent d'effectuer, le pied était encore hor-« riblement déformé. Indépendamment de la persistance « des déplacements suivant le bord interne, suivant l'axe « longitudinal et transversal du pied, qu'on avait dimi-« nués, mais qui existaient encore, tous les caractères « d'un pied équin se montraient au plus haut degré; « presque tout le pied était porté en avant de l'articu-« lation tibio-tarsienne, le talon ne faisait que peu de « saillie en arrière, et il était si fortement étendu que « son axe se continuait presque avec celui de la jambe.

« Je fus singulièrement frappé de cette persistance de « l'élévation du talon après tous les redressements suc-« cessifs qui avaient précédé, car je retrouvai sur le « cadavre ce que j'avais jusque-là observé sur le vivant. « En effet, dans tous les cas d'opérations que j'avais pra-

« tiquées pour remédier au varus équin, après toutes les « sections que j'avais faites, le pied était toujours fortement étendu sur la jambe, et le caractère de l'équinisme, jusque-là inaperçu, se montrait dans toute son « évidence.

« Cette observation est importante ; elle rend compte « de ce fait jusqu'à présent inexpliqué, savoir : l'utilité « de la section du tendon d'Achille, même dans le varus « en apparence le plus simple. »

Cependant, dans le cas qui nous occupe, la section du tendon d'Achille ne fut suivie d'aucune amélioration ; des obstacles que nous allons expliquer s'opposaient d'une manière presque invincible au redressement du pied.

C'est dans les dispositions articulaires, dans les modifications de la forme des os, que nous allons trouver les difficultés les plus réelles du redressement du pied ; mais pour rester fidèles à notre marche, un mot des ligaments, des synoviales et des cartilages.

§ 3.

ÉTUDE DES LIGAMENTS, DES CARTILAGES ET DES SYNOVIALES.

1° *Ligaments.*

Les ligaments, partout où ils s'étaient distendus comme sur le dos du pied, avaient augmenté considérablement de volume, d'épaisseur, de résistance ; partout où ils se trouvaient en contact avec des surfaces articulaires d'os du tarse mises à découvert par leur disjonction, ils adhéraient intimement à ces surfaces, et diminuaient d'autant par les adhérences fibreuses les cavités articulaires. Les ligaments plantaires sont épaissis, autant qu'on peut s'en assurer en séparant les os ; ceux des parties latérales du pied sont distendus en dehors, plus courts en dedans, mais ils ne semblent ni amincis, ni augmentés.

2° *Synoviales.*

Les membranes synoviales sont rouges, injectées, fongueuses, soulevées par des franges synoviales et par de la sérosité, partout où un tissu cellulaire condensé ne les a point rendues adhérentes. Elles ont du reste, en général, l'aspect qu'elles offrent dans les articulations, qui depuis long-temps sont le siége d'une inflammation chronique.

3° *Cartilages.*

Les cartilages sont absorbés en plusieurs points, là surtout où des surfaces articulaires d'abord en contact se sont abandonnées. Dans ces cas, ils sont remplacés, comme nous l'avons déjà dit par des tissus fibreux, des ligaments. Dans la description des os, nous aurons occasion de revenir sur cette absence de cartilages, que Delpech avait déjà signalée avec soin.

§ 4.

ÉTUDE DES OS.

En étudiant les muscles, nous avons successivement démontré l'action de chacun d'eux sur les cinq formes élémentaires du poplité interne; pour l'étude des os, dans les rapports de ceux-ci avec les mêmes difformités, nous suivrons une marche inverse, c'est-à-dire que partant de ces formes élémentaires, l'élévation et le renversement du talon, la flexion, l'adduction et la courbure transverse du pied, nous en chercherons l'explication dans le désordre des articulations. Les surfaces articulaires dans leur disposition générale et leur distribution analytique offrent une telle complexité, que leur description sera peut-être difficile à suivre. Toutefois, cette étude est si importante pour l'intelligence de la difformité qui nous occupe et pour les obstacles qu'elle oppose au traitement, qu'il est impossible de ne pas la donner avec quelques détails; et pour rendre cette exposition plus facile à comprendre, je supposerai que le pied a eu primitivement son état normal, et qu'il s'en est écarté peu à peu à une époque qu'on ne saurait préciser.

1° *Os de la jambe.*

Les os de la jambe offrent tous deux en avant une courbe concave, uniforme, au lieu d'une légère convexité de leurs bords antérieurs. Ils sont de plus unis ensemble dans la partie moyenne de leur longueur, et ne laissent en haut et en bas qu'un intervalle d'un centimètre à peine. Considéré isolément, le tibia ne présente aucune torsion de son corps sur lui-même, ce qui explique la rectitude de la crête de cet os, la saillie en avant de la malléole interne et la situation en arrière de la malléole externe, trois faits que nous avons déjà signalés. De son côté le péroné est très-grêle, et n'a éprouvé non plus que le tibia aucune torsion sur lui-même, de ses faces et de ses bords.

2° *Os du pied.*

La description générale des apparences extérieures du pied que nous avons donnée au commencement de cette observation, a pu faire pressentir jusqu'à un certain point la disposition anatomique des principales parties qui le composent; ce sera donc ici comme une seconde analyse du même fait.

A. Du Métatarse.

Et d'abord, avant de parler du tarse, sur lequel nous devons nous étendre presque exclusivement, disons tout de suite que le métatarse et les phalanges, à l'atrophie près, conservent dans leurs parties constituantes des rapports presque normaux; seulement à cause de l'incurvation du pied sur son bord interne et sur sa face plantaire, la ligne onguéale qui le termine a pris une obliquité plus grande qu'à l'état normal; par la même raison, les lignes transversales représentées par les jointures des phalanges entre elles, par celles des phalanges avec le métatarse et du métatarse avec le tarse, sont fort obliques dans le même sens, c'est-à-dire de dehors en dedans et d'arrière en avant, et cela se comprend; tous les os du pied, considérés dans leur ordre de superposition, forment une série de petites colonnes dont toutes les lignes d'intersections se courbent ensemble, quand les deux extrémités du faisceau qu'elles forment s'infléchissent l'une vers l'autre.

Tel est le métatarse; nous ne nous y arrêterons pas davantage, parce qu'il n'a éprouvé que des déviations générales sans influence sur la forme particulière des os qui le composent.

B. Du tarse.

Le tarse au contraire offre de profondes modifications et qui sont de la plus grande importance. Le tarse dans l'état naturel peut être divisé en deux faces, deux bords, deux extrémités; nous n'avons pas besoin de les nommer. Ces faces, ces bords, ces extrémités, ont subi ici des changements qui se rapportent aux cinq éléments du varus équin, et que pour bien signaler, il faut considérer séparément dans les deux rangées qui composent le tarse. En effet, à voir le pied dans son ensemble, on dirait qu'il a été soumis par ses deux extrémités à deux forces différentes, dont l'une appliquée au talon se serait bornée à l'entraîner en haut et un peu en dedans, tandis que l'autre, étreignant fortement le pied dans toute sa circonférence au niveau du métatarse, l'aurait tordu de dedans en dehors, de manière à faire supporter presque tout le mouvement de torsion par la jointure de la première rangée du tarse avec la seconde. De ce double concours de forces il est résulté que l'avant-pied qui se compose du métatarse et de la deuxième rangée du tarse, paraît seul dévié en deux sens; son plan est devenu vertical et transversal à l'axe du corps, d'horizontal et d'antéro-postérieur qu'il était; tandis que l'arrière-pied, qui comprend seulement le calcanéum et l'astragale, n'a été entraîné d'une manière bien évidente que dans un seul sens, le sens vertical. Nous allons voir que l'analyse anatomique des os du tarse répond parfaitement à ces vues générales. Commençons par expliquer l'élévation du talon et son adduction.

Première rangée du tarse.

Que se passe-t-il dans le mouvement d'élévation du talon? Le pied a exécuté un mouvement d'extension considérable, l'astragale a décrit une rotation sur le tibia, la poulie de cet os a abandonné la mortaise tibio-péronière en avant, le calcanéum s'en est rapproché d'autant en arrière par sa face supérieure.

Mais le talon ne s'est pas seulement porté en haut; la tubérosité interne du calcanéum s'est encore déjetée en dedans. Ce mouvement qui fait incliner en dehors la grosse tubérosité antérieure de cet os et contribue à l'adduction de l'avant-pied, trouvera son application plus tard.

Si nous examinons maintenant les surfaces qui ont glissé les unes sur les autres pour produire l'extension du pied, nous les trouverons déformées et moulées les unes sur les autres par un contact permanent dans des rapports toujours les mêmes.

Voici les principales altérations de forme de ces os :

La face articulaire du tibia a conservé sa forme générale dans ses moindres détails; on y retrouve affaiblie la saillie qui est reçue dans la gorge de l'astragale, etc., etc.; seulement cette face est moins profonde qu'à l'ordinaire et a changé de direction, en suivant celle du genou et de la jambe en dehors, ce qui au premier aspect la rend méconnaissable.

La facette articulaire de la malléole interne est réduite à sa moitié postérieure; l'antérieure est recouverte par des franges fongueuses, qui en laissent cependant sentir le poli. Le bord inférieur n'est point saillant, mais aplati et converti en une surface articulaire, qui s'unit avec une surface articulaire correspondante située sur la grosse tubérosité du scaphoïde, au dessus de l'insertion du ligament calcanéo-scaphoïdien; cette fausse articulation, qui est le produit du rapprochement des deux os à la suite de la courbure extrême du bord interne du pied, masque le tendon du jambier postérieur qui glisse au dessous d'elle.

Cette fausse articulation scaphoïdo-tibiale est signalée par la plupart des auteurs, ainsi que celle qui s'est formée entre le bord postérieur de la mortaise tibiale et la partie postérieure de la surface articulaire du calcanéum, laquelle dans l'état normal unit cet os avec l'astragale. Mais une troisième articulation anormale, et que je n'ai trouvée nulle part indiquée, est celle qui joint le talon au péroné.

Le péroné, en effet, outre l'obliquité en dehors et la réduction d'étendue de la facette qui l'unit au côté externe de l'astragale, présente ceci de remarquable qu'à l'exemple du tibia, il s'est articulé avec un os du tarse par une facette anormale. Cette facette est située en arrière, en haut et en dedans de la malléole interne dans l'angle rentrant que forment entre eux en bas les deux os de la jambe, par l'union de leurs faces correspondantes. La facette articulaire qui répond à celle-ci est située sur la portion libre de la face supérieure et postérieure du calcanéum, où s'est développé pour la supporter, un tubercule osseux, sans analogue dans l'état ordinaire.

Voilà pour les os de la jambe; quant aux os du tarse, qui par le glissement de leurs surfaces articulaires dans la mortaise tibiale produisent l'élévation du talon, leur étude est des plus difficiles.

L'astragale, à proprement parler, n'a pas éprouvé de déplacement, mais il se trouve dans un mouvement exagéré d'extension; et comme le mouvement est naturel, et qu'il ne devient en quelque sorte anormal que par sa permanence, Scarpa, qui a si bien étudié la partie du sujet qui nous occupe, n'a pas hésité à poser en principe, que dans les déviations du pied, l'astragale ne sortait *presque jamais* de l'échancrure péronéo-tibiale. Les auteurs modernes qui ont examiné de nouveau le fait, Delpech, M. Bouvier et surtout M. Jules Guérin, ont trouvé ce principe de Scarpa trop exclusif, bien que cet auteur ait fait ses réserves à cet égard; ils ont admis que l'astragale éprouvait des déplacements souvent considérables; ainsi Delpech cite l'observation d'un varus équin, dans lequel l'astragale était complètement renversé en dehors, de manière que sa face interne était devenue supérieure et l'externe inférieure. Cependant dans des cas de déviation beaucoup moins prononcée de l'astragale, voici comment M. Jules Guérin explique ce changement de position et ses conséquences :

« L'astragale, par la pression oblique que lui imprime « le scaphoïde en dedans au moyen des muscles jambiers « antérieur et postérieur, tend à s'échapper en glissant « en dehors de la cavité scaphoïdienne par un mouve- « ment de rotation sur son axe vertical, de manière à « présenter sa face interne un peu en avant et sa face « externe un peu en arrière. Comme il est enclavé entre « les deux malléoles, il les entraîne avec lui et leur fait « subir le même déplacement, en sorte que la malléole « interne tend à devenir antérieure et l'externe posté- « rieure. Scarpa avait entrevu ce déplacement des mal- « léoles, mais l'avait noté comme une apparence résultant « seulement de la flexion de l'avant-pied en dedans. »

C'est ce qui s'est produit dans le cas que nous avons

sous les yeux ; l'astragale a conservé avec le tibia et le péroné des rapports à peu près normaux ; mais il s'est déplacé avec eux par un mouvement général de rotation en dehors; car, sans faire intervenir l'action de l'astragale, qui n'est sollicitée par aucun muscle, la rotation des malléoles de dedans en dehors s'explique par l'absence de torsion du tibia sur lui-même et par la même cause qui a entraîné le genou en dehors en imprimant à toute la jambe un mouvement semblable.

Nous venons de signaler les déplacements apparents de l'astragale et d'expliquer en partie la saillie de la tête de cet os sur le dos du pied, saillie qui tient encore à une autre cause, comme nous le verrons plus loin. Mais si les déplacements de l'astragale sont nuls dans les cas que nous analysons, si cet os n'est pas sorti de ses rapports normaux avec le tibia, il est incontestable que sa configuration a singulièrement changé. En effet, à le considérer isolément, il est difficile de s'orienter au premier abord dans l'examen de ses faces, dont l'inférieure seule, malgré ses irrégularités, peut servir de point de départ. Ainsi, la *face supérieure*, qui dans l'état normal offre une gorge de poulie si facile à reconnaître, est aplatie dans ses deux tiers postérieurs et en rapports à peu près fixes avec la surface articulaire du tibia ; son tiers antérieur, séparé des deux tiers postérieurs par un angle saillant, est dépouillé de cartilage et encroûté d'un tissu fibreux très-dense, très-résistant, qui comble en même temps et efface la surface légèrement concave et rugueuse qui sépare la trochlée de l'astragale de la tête de cet os. En arrière un bord tranchant distingue seul cette trochlée de la face inférieure de l'astragale ; l'espace libre qui existe entre ces deux surfaces dans l'état normal, a ici disparu. Quant à l'extrémité antérieure ou tête de l'astragale, elle est informe, aplatie, confondue avec le bord interne de l'os ; elle ne s'articule plus que par un point très limité avec la partie la plus externe de la cavité glénoïde du scaphoïde. Dans le reste de son étendue, la tête de l'astragale est dépouillée de cartilages, incroutée de ligaments fort épais, et répond à la face dorsale du pied, où elle fait en dehors une saillie sous la peau.

La *face externe*, au lieu d'être d'une surface large, triangulaire, recourbée, propre à recevoir la malléole externe, n'offre, pour cet os, qu'une petite facette articulaire oblongue très-étroite.

La *face interne*, qui est plutôt un bord qu'une face, car l'os a été aplati de haut en bas, ne s'unit à la malléole interne que tout à fait en arrière, où elle est confondue avec la gorge de la poulie de l'astragale. Le reste de la face interne et la face inférieure de l'os n'appartiennent plus, par leur coopération, au mouvement du pied que nous venons d'expliquer, à l'*extension*, mais à la courbure du bord interne, à l'*adduction*. Cependant, pour ne point partager la description de cet os, nous allons continuer l'énumération des anomalies qu'il présente ; nous en déduirons ensuite les conséquences. Ainsi, le bord interne de l'astragale, dans ses trois quarts antérieurs, qui sont ordinairement rugueux et libres, présente le poli d'une surface articulaire. Il est encrouté de cartilages et s'unit avec une grande partie de la cavité du scaphoïde, que la luxation (si on peut appeler ainsi le déplacement qu'a éprouvé cet os) a chassé de la tête de l'astragale, selon l'expression de Wantzel, empruntée par Scarpa, comme un chapeau à demi renversé de dessus la tête qu'il couvre.

La *face inférieure* présente des anomalies non moins remarquables. On sait que dans l'état régulier des os, l'astragale et le calcanéum se correspondent par quatre facettes ; deux *petites*, antérieures et internes, unissent la petite apophyse du calcanéum avec la partie postérieure et inférieure de la tête de l'astragale ; deux *grandes*, postérieures et externes, mettent ces deux os en rapport par une plus grande surface. Ces quatre facettes sont donc disposées obliquement deux à deux, d'arrière en avant et de dehors en dedans, et inclinées de telle sorte les unes par rapport aux autres, que l'astragale en se mouvant sur le calcanéum, tourne sur son axe vertical et porte en dehors son extrémité antérieure. Voilà ce qui se passe dans l'état normal; mais ici ce mouvement de l'astragale paraît avoir été tellement exagéré et maintenu dans ce degré extrême, que les deux facettes articulaires, internes et antérieures, se sont abandonnées et ont disparu, et que les deux facettes postérieures et externes ont été inclinées selon un plan différent.

La saillie que fait la tête de l'astragale en dehors n'est donc pas toujours le fait du décoiffement de l'astragale par le scaphoïde, comme le pensait Scarpa, mais aussi d'un mouvement forcé de cet os sur le calcanéum. Ce qui le prouve, c'est que la partie postérieure du bord interne de l'astragale, en s'avançant en avant dans la rotation en dehors de l'axe vertical de cet os, a déprimé, déformé la petite apophyse du calcanéum, et que son bord postérieur, comprimé par le calcanéum, s'est aminci, a disparu, et est remplacé par un appendice cartilagineux, que M. J. Guérin a vu quelquefois ossifié et complètement détaché de l'os. C'est ce bord tranchant dont nous avons parlé et qui sépare en arrière la gorge de l'astragale de sa face inférieure.

Le mouvement de rotation de l'astragale sur le calcanéum rend compte d'un autre fait que de la saillie de la tête de l'astragale en dehors. Il explique la superposition de cette tête à la grosse apophyse, ou extrémité antérieure du calcanéum, superposition qui augmente la hauteur du pied en dehors et l'excavation en dedans à la face plantaire.

Nous avons dit que la face inférieure de l'astragale avait perdu sa facette articulaire interne et antérieure. On n'y trouve pas davantage le sillon profond qui sépare cette facette de la facette externe et postérieure. Toutes ces parties ont entièrement disparu et sont remplacées par une surface inégale pleine de fongosités et de tissu fibreux.

Le calcanéum comme l'astragale se distingue moins par des changements de position que par des altérations de forme. Il est fortement étendu sur les os de la jambe, avec lesquels il s'unit en arrière par deux articulations anormales que nous avons déjà signalées; il est de plus entraîné en dedans par sa partie postérieure et renversé en dehors sur sa face externe, c'est-à-dire, en un mot, que son axe longitudinal est devenu oblique, en même temps qu'il a éprouvé un léger mouvement de rotation sur lui-même.

Ces divers mouvements dus à la rétraction des muscles postérieurs de la jambe, s'éloignent peu de l'état normal, et rendent compte de plusieurs caractères extérieurs du varus équin : par son mouvement de rotation sur son axe, il contribue au renversemeut du pied sur son bord externe; par sa double direction en haut et en dedans, il constitue l'élévation et l'adduction du talon.

Les changements de forme du calcanéum sont en rapport avec les altérations du même genre que nous avons remarquées sur l'astragale. Ainsi, il est réduit à la moitié de son volume et présente les particularités suivantes : A *la face supérieure* nous avons déjà signalé la disposition des surfaces d'articulation qui l'unissent avec l'astragale, la facette anormale qui correspond en arrière au bord postérieur de la mortaise tibio-peronière, la seconde facette anormale qui unit le calcanéum au péroné. Nous n'avons pas besoin de constater l'absence de la facette articulaire de la petite apophyse interne de cet os, sous laquelle passent les fléchisseurs, les nerfs et les vaisseaux tibiaux postérieurs, puisque son homologue, ainsi que nous l'avons vu, manque dans l'astragale. La *face intérieure* non plus que *l'externe* n'offrent rien de spécial à noter, si ce n'est que l'excavation qui donne passage aux nerfs et vaisseaux tibiaux, est effacée par la déformation de l'apophyse interne qui la surmonte. La *face postérieure* d'insertion du tendon d'Achille est allongée, étroite, déformée. L'antérieure, constituée par la facette d'articulation du calcanéum avec le cuboïde, est séparée de celle qui lui correspond dans ce dernier os, et n'est en contact avec lui qu'en dedans par une petite facette fort oblique d'avant en arrière et de dedans en dehors.

Deuxième rangée du Tarse.

Les deux os que nous venons d'examiner nous ont rendu compte soit par leurs déplacements peu considérables, soit par leurs déformations, leur atrophie et leurs surfaces supplémentaires, *de l'élévation et de l'adduction du talon, du renversement du pied en dehors*, et surtout *de la hauteur anormale du pied*, ainsi *que de la saillie de la portion externe et supérieure du tarse*. Les os qui nous restent à passer en revue nous donneront le moyen de faire des observations opposées; peu de difformités et beaucoup de déplacements pour expliquer les diverses courbures qui achèvent de caractériser le pied bot qui nous occupe.

C'est dans l'articulation des deux rangées du tarse que se passent surtout les mouvements par lesquels le pied est porté en dedans, soit pour l'adduction, soit pour la courbure de son bord externe. Le rapport des surfaces articulaires est donc important à étudier.

Le cuboïde, par suite du renversement du pied en dehors, supportait dans la marche tout le poids du corps; il était encore foulé dans la station par le poids des cuisses, à cause de la position particulière que prenait dans son travail le malade, dont la profession était celle de tailleur. Aussi cet os a-t-il subi des déplacements considérables; ainsi, en même temps que le renversement du tarse en dehors l'a porté en bas, la torsion du pied suivant son bord interne et sa face plantaire l'a entraîné en dedans et en avant, de telle sorte que sa face dorsale est devenue externe et inférieure, et sa face plantaire interne et supérieure ; son articulation postérieure avec le calcanéum a éprouvé en dehors un écartement, et en dedans un affaissement que nous avons déjà signalé, et qui tient à la compression des surfaces en contact. Les deux facettes antérieures du cuboïde qui s'articulent avec le cinquième et le quatrième métatarsiens, sont devenues plus obliques, ce qui s'explique par l'obliquité même de la direction de cet os. La facette interne qui unit le cuboïde au troisième cunéïforme n'offre rien à noter. Quant aux difformités de l'os, elles sont peu considérables et consistent seulement dans l'élongation de son bord externe et le raccourcissement de son bord interne, double résultat qui trouve son explication dans la compression des os que nous rappelions tout-à-l'heure.

L'union du *scaphoïde* avec l'astragale n'a plus lieu qu'avec une portion très-rétrécie de l'extrémité postérieure de la tête de cet os, et se fait dans sa plus grande étendue avec son bord interne. De plus, le scaphoïde ayant tourné de dedans en dehors et de bas en haut sur son petit axe antéro-postérieur, sa tubérosité inférieure est devenue supérieure, et vient, par l'incurvation du bord interne du pied, toucher le bord inférieur de la malléole interne, avec laquelle elle s'articule. Les rapports du scaphoïde avec les trois cunéïformes sont à peu près les mêmes que dans l'état normal; ils ont seulement subi un déplacement d'ensemble, dont la direction les associe à la déviation générale du pied en dedans.

La forme de l'os, considéré en lui-même, n'a pas été sensiblement modifiée; sa cavité glénoïde est plus allongée et moins profonde, et correspond à la saillie de la face interne de l'astragale sur lequel elle se moule.

Les trois cunéïformes n'ont changé ni de forme ni de rapport; seulement la ligne articulaire qui les sépare du scaphoïde et celle qui les sépare des trois premiers métatarsiens, sont devenues plus obliques dans le sens ordinaire de leur direction.

La même remarque s'applique aux métatarsiens; seulement l'extrémité postérieure du deuxième de ces os, qui s'articule par sa face interne avec le premier cunéiforme, est courbée en dedans. C'est le seul qui offre cette disposition.

Telle est l'histoire de l'un des types les plus complets que j'aie vu du pied bot poplité interne. La multiplicité des détails anatomiques, le nombre des considérations physiologiques auxquelles nous a conduit cet important sujet, s'opposent à ce que l'on puisse embrasser facilement d'un seul coup d'œil les points principaux qui le distinguent. Qu'on nous permette donc de signaler, sous forme de conclusions, les faits les plus remarquables de l'observation que nous venons de terminer.

1° Les os de la jambe ne sont pas tordus sur eux-mêmes, et ils sont tellement rapprochés qu'ils se touchent par leur partie moyenne.

2° L'astragale et le calcanéum sont si profondément altérés dans leur forme, qu'ils en sont méconnaissables; mais les rapports qu'ils ont entre eux et avec les os de la jambe, ne sont pas éloignés de ceux qu'on peut observer dans l'état normal.

3° Les os de la deuxième rangée du tarse ont au contraire éprouvé des déplacements considérables; mais à part le scaphoïde, ils ont à peine changé de forme.

4° Dans tous les points où des surfaces articulaires normales ne sont plus en contact les unes avec les autres, elles sont dépourvues de cartilages et intimement adhérentes à un tissu fibreux de nouvelle formation; la cavité de la membrane synoviale a disparu dans une partie de son étendue.

5° Partout où des os normalement séparés se sont mis en contact, il s'est formé de nouvelles articulations. Ainsi il en existe : 1° entre la face concave du scaphoïde et la face interne de l'astragale et entre l'extrémité interne du même os et la malléole interne ; 2° entre la partie postérieure et supérieure du calcanéum, et la partie postérieure et inférieure du péroné et du tibia.

6° Les ligaments sont amincis du côté où ils sont distendus; ils ont augmenté d'épaisseur, là où leurs deux extrémités sont rapprochées.

7° Les nerfs poplité interne et poplité externe sont hypertrophiés ; comme les muscles, ils sont tendus et ne suivent pas la direction des os.

8° Les artères sont atrophiées et suivent partout la direction des os.

Par suite de ces dispositions différentes des nerfs et des artères, les rapports normaux de ces organes ont changé soit entre eux, soit avec les tendons et les muscles. Ainsi, l'artère tibiale postérieure est placée entre le tendon d'Achille et le nerf poplité interne, tandis que dans l'état normal, c'est le nerf qui est placé entre le tendon d'Achille et l'artère. Ainsi, au niveau du tarse, l'artère pédieuse est beaucoup plus en dehors de l'extenseur propre du gros orteil, que dans l'état normal.

9° L'élévation du talon, peu apparente au premier

abord était portée au plus haut degré ; et la difformité qui paraissait être un varus simple, présentait en même temps un équinisme plus considérable qu'aucun pied équin simple, puisque dans ce genre de pieds bots, il n'y a jamais articulation du calcanéum avec le tibia et le péroné.

10° Tous les muscles de la jambe et du pied étaient rétractés ; tous étaient atrophiés dans leur partie charnue, et augmentés dans leur partie aponévrotique et tendineuse.

11° Malgré la section de tous les tendons et de tous les muscles de la jambe et du pied, il a été impossible avec le secours des mains de ramener le pied à sa direction normale.

12° Par suite de la déformation et de la disposition vicieuse des os, le tendon du muscle court péronier latéral avait tellement changé de direction et d'action, qu'il abaissait le cinquième métatarsien au lieu de le relever, comme il doit le faire dans l'état normal. Ce n'est que par la section de ce muscle qu'on a pu relever le bordinterne du pied.

13° Les dernières observations que nous venons de rappeler sur l'état des muscles, des tendons et des os, expliquent pourquoi il faut toujours couper le tendon d'Achille, pourquoi la section du court péronier latéral peut devenir nécessaire, et pourquoi enfin chez les adultes, par suite des altérations très-grandes qui peuvent s'être produites dans les os, les cartilages et les ligaments, il devient impossible de guérir le pied bot et inutile de tenter aucune opération.

CHAPITRE III.

TRAITEMENT DU PIED BOT.

Le traitement du pied bot se compose :

1° De la section sous-cutanée des tendons et des muscles rétractés ;

2° De l'emploi de machines propres à ramener le pied dans une direction normale.

3° De quelques moyens accessoires, tels que le massage, les douches et les appareils qui maintiennent le membre dans le redressement, une fois qu'il y a été ramené.

Cette division suppose que, dans le traitement du pied bot, les sections tendineuses et musculaires tiennent le premier rang sous le rapport de l'importance, et elle laisse entrevoir cette idée, qu'il est toujours utile de recourir à ces sections. Je sais bien que chez les enfants, il est souvent possible de guérir les pieds bots, seulement par les machines, le massage, etc.; mais comme dans ces cas faciles, la section des tendons assure le succès, abrége le traitement et évite des douleurs, qu'elle est du reste parfaitement innocente, je pense qu'il faut toujours y recourir à moins que l'on n'ait à traiter des enfants dans les premiers mois qui suivent leur naissance. Dans ce dernier cas, il est si facile de ramener le pied dans sa direction normale, que le massage et les machines qui ne sont à une époque plus avancée de la vie que des accessoires du traitement, en sont alors la partie principale et peuvent parfaitement suffire.

§ 1.

SECTION SOUS-CUTANÉE DES TENDONS OU DES MUSCLES RÉTRACTÉS DANS LE PIED BOT.

Voici d'après quels principes je pense que l'on peut se guider dans le choix des tendons et des muscles qu'il faut couper, dans les diverses variétés du pied bot.

Lorsque le talon est élevé, c'est la section du tendon d'Achille à laquelle il faut avoir recours avant tout. Cette section peut être insuffisante et ne pas permettre complètement l'abaissement du talon, mais elle est toujours nécessaire.

Lorsque l'avant-pied est fléchi sur l'arrière-pied, la section de l'aponévrose plantaire et du court fléchisseur des orteils est alors indiquée; car ce sont ces tissus qui, allant d'une extrémité du pied à l'autre, en maintiennent avec le plus de force la partie antérieure fléchie sur la partie postérieure. Comme la flexion de l'avant-pied sur l'arrière-pied est toujours réunie à l'élévation du talon et constitue dans cet état le second degré du pied bot poplité interne, la section de l'aponévrose plantaire et du court fléchisseur des orteils doit se réunir dans ces cas à la section du tendon d'Achille.

Lorsque l'avant-pied fait un angle interne avec

l'arrière-pied, et qu'il est ainsi entraîné plus ou moins en dedans, la section de l'adducteur du gros orteil et du jambier postérieur doit être pratiquée, pourvu toutefois que la difformité soit portée assez loin, et existe chez des personnes de plus de dix à douze ans; car si l'adduction de l'avant-pied est faible et qu'elle existe dans le jeune âge, on peut la faire disparaître sans couper le jambier postérieur et l'adducteur du gros orteil. Comme l'adduction de l'avant-pied sur l'arrière-pied est toujours réunie à la flexion de la première sur la seconde de ces parties ainsi qu'à l'élévation du talon, dans les cas où ces trois difformités primitives sont associées les unes aux autres, ce qui constitue le troisième degré du poplité interne, on doit donc pratiquer tout à la fois la section du poplité interne, la section du tendon d'Achille, de l'aponévrose plantaire, du court fléchisseur des orteils, du jambier postérieur et de l'adducteur du gros orteil.

Lorsqu'aux lésions qui constituent le troisième degré se réunit le renversement du talon en dedans, il n'est pas nécessaire de pratiquer d'autres sections que celles que je viens d'énumérer; car la section du tendon d'Achille qui est indiquée, parce que ce tendon contribue à maintenir le renversement en dedans, doit déjà être pratiquée pour remédier à l'élévation du talon qui accompagne toujours le renversement du calcanéum en dedans.

Dans le cinquième degré du pied bot poplité

interne, lorsque le cinquième et le quatrième métatarsiens appuient sur le sol par leur partie supérieure, et sont fortement rapprochés du milieu de la plante du pied, les sections qui sont indiquées alors sont celles d'un faisceau musculaire qui va du calcanéum au cinquième métatarsien, et celle du court péronier latéral. Il a fallu la dissection d'une pièce d'anatomie pathologique pour nous montrer que dans les pieds bots poplité interne, le court péronier latéral pouvait avoir tellement changé d'action, qu'au lieu de relever le cinquième métatarsien, il l'entraînait vers la plante du pied et que sa section était nécessaire pour que le cinquième métatarsien reprît sa place naturelle. Mais ce fait aujourd'hui incontestable est suffisamment démontré par la dissection que j'ai rapportée dans le deuxième chapitre.

Si toutes les sections que je viens d'énumérer sont indiquées dans chacun des degrés du pied bot, lorsque le malade a dépassé sept ou huit ans, et que la difformité est portée très-loin, dans le cas contraire, c'est-à-dire dans les premières années, et lorsque le pied n'est pas très-éloigné de sa disposition normale, il est inutile de recourir à des sections aussi nombreuses; la division du tendon d'Achille et celle de l'aponévrose plantaire suffisent en général dans ces cas, tout au plus est-il nécessaire d'y joindre la section du jambier postérieur dont l'influence est très-puissante.

On voit que je n'ai pas admis jusqu'à présent, dans aucune des variétés du pied bot poplité interne, que la section du jambier antérieur fût jamais indiquée; j'ai déjà dit pourquoi je la rejetais dans les pieds en dedans.

Manuel opératoire de la section des tendons ou des muscles dans les pieds bots.

Bien que l'on admette universellement aujourd'hui que la section du tendon d'Achille est insuffisante dans un grand nombre de pieds bots, et que pour traiter toutes les variétés de cette difformité, il faut connaître la méthode à suivre dans la section de chacun des muscles du pied et de la jambe, les auteurs modernes qui ont publié des travaux sur le pied bot n'ont décrit jusqu'à présent que la section du tendon d'Achille, la plus importante, il est vrai, mais peut-être aussi la plus facile à pratiquer. M. Velpeau seul, dans sa *Médecine opératoire* (deuxième édition), a passé en revue la section de chacun des tendons du pied et de la jambe, mais ce travail n'a pu avoir le degré de précision qu'on peut lui donner aujourd'hui, car il a été écrit à une époque où les sections du jambier postérieur, des péroniers latéraux, des extenseurs des orteils, de l'aponévrose plantaire, n'avaient jamais été pratiquées sur le vivant.

M. Guérin, tout en rappelant dans ses mémoires les sections nombreuses qu'il a faites de chacun des muscles qui, par leur rétraction, peuvent concourir à produire les déformations du pied, ne dit pas quels procédés il a suivis dans la section de chaque tendon et de chaque muscle en particulier.

Avant d'essayer de combler la lacune laissée dans la description des procédés opératoires par les auteurs que je viens de citer, je vais exposer les principes généraux qui doivent guider dans les sections des tendons des membres. Ces considérations générales me dispenseront de beaucoup de détails dans la description des procédés applicables à chaque tendon en particulier.

1° Le premier principe que l'on doit suivre dans la section des tendons, et celui-là est si universellement admis qu'il n'a pas besoin d'être démontré, est qu'il ne faut faire à la peau qu'une seule ouverture, et que cette ouverture doit être aussi étroite que possible. La largeur de la piqûre faite à la peau ne doit pas dépasser celle d'un instrument aussi petit qu'on peut l'obtenir sans lui faire perdre le degré de force nécessaire pour qu'il ne se casse pas. Il est nécessaire qu'entre l'ouverture de la peau, et la plaie qui succèdera à la section du muscle ou du tendon, il y ait un trajet aussi oblique que possible, afin que l'air ne puisse pas pénétrer dans la solution de continuité. On obtient ce résultat, en ayant soin de faire, à l'exemple de M. J. Guérin, un pli de la peau, à la base duquel on plonge le ténotome. Ce pli s'efface dès qu'il est abandonné à lui-même, et lorsque la peau est revenue à sa position normale la piqûre qui lui a été faite se trouve très-éloignée de la plaie du tendon.

Procédés que l'on doit suivre dans la section des tendons qui font saillie au dessous de la peau.

Les tendons qu'on peut avoir à diviser dans les difformités du pied, et qui font saillie au dessous de la peau, sont les tendons d'Achille, ceux du jambier antérieur, des extenseurs des orteils, et enfin les tendons et les muscles superficiels de la plante du pied.

On remarquera que tous ces tendons sont placés au dessous de la peau ; qu'ils n'adhèrent pas aux os dans leurs trajets, et qu'ils ne sont pas entourés d'une gaîne fibreuse résistante et lubréfiée par une membrane synoviale. Quand les muscles dont ils sont la continuation se rétractent, ils tendent à conserver une direction rectiligne entre leurs deux points d'attache, et ne suivent pas les sinuosités des os, comme les tendons du jambier postérieur ou du fléchisseur des orteils.

Par suite de cette identité dans leur disposition anatomique, tous les tendons qui font saillie au dessous de la peau, peuvent être coupés par les mêmes procédés. Lorsqu'on est arrivé jusqu'à eux à travers une piqûre faite à la peau, on peut les diviser de leur face profonde à leur face superficielle, ou de leur face superficielle à leur face profonde. Il me parait, avec un grand nombre de chirurgiens, que ce dernier procédé est préférable.

Lorsqu'on l'adopte, l'opérateur fait saisir le pied par un aide qui lui donne une telle position que le tendon à couper soit relâché; il glisse son ténotome au dessous de la peau, et lorsqu'il l'a enfoncé jusqu'au côté du tendon opposé à la piqûre, il en tourne le tranchant contre ce tendon et le coupe en pressant un peu ; l'aide facilite singulièrement cette manœuvre en donnant au pied la position dans laquelle le tendon est redressé. Par son redressement, celui-ci vient se présenter à la lame du ténotome et appuyer contre elle.

Lorsqu'on coupe par ce procédé les tendons qui font relief au dessous de la peau, une secousse brusque, jointe au sentiment d'une résistance vaincue, annonce que la section est complète; la corde tendue que l'on sentait entre les os rapprochés s'efface immédiatement; et quelquefois même après avoir retiré le ténotome, on sent l'intervalle qui sépare les deux bouts du tendon divisé.

L'instrument avec lequel on fait la section des tendons de la partie superficielle à la partie profonde, ne doit pas être concave sur son tranchant; s'il a cette forme, sa pointe peut s'enfoncer inutilement dans les parties profondes. Mais si son tranchant est en ligne droite ou même s'il est un peu convexe, on ménage toutes les parties profondes, pourvu que l'on s'arrête aussitôt après que la section du tendon est terminée. Cette section peut être faite avec un seul instrument; celui-ci est alors pointu; il sert tout à la fois à piquer la peau et à diviser le tendon; mais en se servant ainsi d'un seul instrument, l'on s'expose à piquer la peau de dedans en dehors, dans le cours de l'opération; et l'on peut aussi passer à travers les fibres du muscle au lieu de les contourner. On évite tous ces inconvénients, en pratiquant l'opération avec deux ténotomes : l'un pointu, avec lequel on pique la peau, et l'autre mousse à son extrémité; celui-ci remplacé le premier dès que la piqûre est faite, et sert à pratiquer la section du tendon.

Le lieu où l'on doit faire la piqûre doit toujours correspondre à la partie profonde du tendon; car l'on comprend que si l'on piquait la peau trop superficiellement, on s'exposerait à en agrandir l'ouverture pendant que l'on achèverait l'opération.

Section du tendon d'Achille.

De toutes les sections musculaires, celle du tendon d'Achille est la plus fréquente, et c'est sur elle qu'on trouve, dans les auteurs, les dissertations les plus étendues. Cependant, c'est incontestablement la section la plus facile à exécuter, celle qui expose le moins aux lésions des vaisseaux ou des nerfs, et où il est le plus aisé de s'assurer que la section a été ou n'a pas été complète.

Tout ce que j'ai dit, en général, sur la section des tendons superficiels, s'applique à celle du tendon d'Achille ; il ne me reste qu'à dire quelques mots sur le lieu dans lequel elle doit être faite et celui que l'on doit choisir pour traverser la peau.

On peut couper le tendon d'Achille dans toute la partie où il ne donne pas insertion à des fibres musculaires, c'est-à-dire chez les adultes, dans l'étendue de cinq à six centimètres au dessus de son insertion au calcanéum. En général, le lieu que l'on doit choisir est celui où le tendon fait le plus de relief au dessous de la peau, c'est-à-dire, chez les adultes, trois ou quatre centimètres au dessus du talon.

Comme, pour pratiquer la section du tendon d'Achille, on fait coucher le malade sur le ventre, on est conduit tout naturellement pour opérer avec la main droite à piquer la peau sur le côté externe du tendon, lorsque l'on agit sur le membre du côté droit; et à la piquer du côté interne, quand on agit sur le membre du côté gauche. Je pense qu'il est préférable de faire toujours la piqûre en dedans; j'aurais peine à donner une raison bien rigoureuse de ce précepte que j'emprunte à M. Velpeau; j'ai cru devoir m'y conformer depuis l'époque où la section du tendon d'Achille que je pratiquai chez un enfant auquel je portais un vif intérêt, fut suivie de suppuration. Sur plus de soixante sections du tendon d'Achille que j'ai pratiquées, ce fut la seule fois que je vis survenir cet accident; et comme il coïncida avec une piqûre faite sur le côté externe du membre, sans pouvoir rigoureusement l'attribuer à cette position de la piqûre, je me décidai à suivre constamment le procédé à la suite duquel je n'avais jamais vu de suppuration, c'est-à-dire celui où l'on pique la peau en dedans du tendon.

Tout ce que j'ai dit plus haut, sur les sections sous-cutanées des tendons qui font relief au dessous de la peau, s'applique au tendon d'Achille; il est inutile, par conséquent, de reproduire ce que j'ai déjà dit à cet égard; je me bornerai à faire remarquer que l'écartement des deux bouts du tendon, n'est pas toujours le même dans les pieds équins simples, il est de trois à quatre millimètres; mais, dans les pieds équins compliqués de divers déplacements de l'avant-pied sur l'arrière-pied, il est beaucoup moins sensible; quelquefois même il est entièrement nul. Le défaut d'écartement entre les deux bouts du tendon d'Achille divisé, prouve que l'élévation du talon est maintenu fixément par les autres tendons de la partie supérieure de la jambe.

Section du jambier antérieur.

De tous les tendons du pied, celui du jambier antérieur est, après le tendon d'Achille, celui dont la division est le plus souvent pratiquée. On conseille de le diviser dans tous les cas où le pied est entraîné en dedans; j'ai suivi ce conseil jusqu'à l'époque où je conçus l'idée de la division des pieds bots en poplité interne et en poplité externe. Je vis alors, ainsi que je l'ai développé plus haut, que la rétraction du jambier antérieur auquel se distribue le nerf poplité externe, ne devait pas s'associer avec celle des jumeaux, du jambier postérieur, des fléchisseurs des orteils auxquel se distribue le nerf poplité interne, et j'en conclus que dans les pieds bots où ces derniers muscles étaient rétractés activement, le jambier antérieur ne devait pas participer au même genre de lésion, et qu'il était inutile de le couper. J'étais confirmé dans cette idée par cette observation, qu'on pouvait relâcher le tendon du jambier antérieur par cela seul qu'on relevait la pointe du pied, et que dès lors il était inutile de le couper. Depuis plusieurs mois je l'ai épargné dans les opérations de varus équin, et je n'ai pas vu que les redressements soient devenus plus difficiles depuis cette époque.

La section du jambier antérieur dans les varus ëquins me paraît donc inutile en pratique et contre-indiquée par une saine théorie. Dans les cas où l'on se décide cependant à la pratiquer, il faut choisir la partie où le tendon fait le relief le plus distinct au dessous de la peau ; cette partie est celle qui correspond à l'astragale et à l'articulation tibio-tarsienne. En coupant le tendon de la partie superficielle à la partie profonde, il faut avoir soin de s'arrêter aussitôt que la division est faite, afin de ne pas s'exposer à ouvrir l'articulation.

Section des extenseurs des orteils.

La section des extenseurs des orteils peut sans doute se faire dans toute la portion pédieuse ;

mais le lieu où elle doit être pratiquée de préférence est celui où le tendon fait le plus de relief au dessous de la peau, c'est-à-dire au niveau des articulations métatarso-phalangiennes.

Le procédé à suivre dans cette opération est celui qui a été indiqué en général pour les tendons superficiels.

Section des tendons et des muscles superficiels de la plante du pied.

Je veux parler surtout ici de l'aponévrose plantaire, du fléchisseur superficiel des orteils et de l'adducteur du gros orteil. Ces tendons et ces muscles peuvent être coupés en suivant les procédés que j'ai indiqués en général pour les tendons superficiels ; mais il faut remarquer que ces sections ne peuvent avoir ni la précision, ni l'efficacité des sections que nous avons examinées jusqu'ici. Quand on coupe le fléchisseur des orteils ou l'adducteur du gros orteil, rien n'indique le point précis où l'on doit s'arrêter ; si l'on ne va pas assez profondément, on laisse des fibres dont la conservation s'oppose au redressement du pied et si l'on va trop profondément, on s'expose à couper les artères et les nerfs plantaires. Du reste, ces muscles ayant des insertions aux os dans presque toute leur longueur, les parties divisées ne peuvent s'écarter convenablement, comme le font par exemple les deux bouts du tendon d'Achille.

Pour pratiquer la section de l'aponévrose plantaire et du court fléchisseur des orteils, on choisit instinctivement la partie où l'aponévrose plantaire fait le plus de relief au dessous de la peau. C'est celle qui répond au sommet du triangle formé par l'avant-pied et l'arrière-pied, c'est-à-dire au niveau de l'articulation de la première avec la seconde rangée du tarse.

La profondeur à laquelle on peut pénétrer m'a paru sur le cadavre aussi grande que celle à laquelle se trouve le calcanéum; le bistouri arrivé à cette profondeur n'atteint aucun nerf ni aucune artère de quelque importance; toutefois comme dans cette manière d'agir, le bistouri pénètre quelquefois dans l'articulation du calcanéum avec le cuboïde, il est bon de faire l'incision en arrière de cette articulation. Mais, il faut le dire, cette position ne laisse pas que d'offrir de graves inconvénients; car en coupant ainsi en arrière de la partie saillante de l'aponévrose plantaire, on coupe dans des lieux où les insertions longitudinales des aponévroses placées sur les côtés du muscle court fléchisseur des orteils, en unissent les deux parties l'une à l'autre, et dès lors rendent à peu près inutile la section transversale.

On peut faire cette section en coupant de la partie superficielle à la partie profonde, ou de la partie profonde à la partie superficielle. La première méthode exécutée avec les mêmes précautions que celles que j'ai indiquées au sujet du tendon d'Achille, me paraît préférable à l'autre, surtout si l'on veut enfoncer jusqu'au calcanéum.

La section de l'aponévrose plantaire et du muscle court fléchisseur des orteils, est toujours suivie d'écoulement d'une certaine quantité de sang; mais cet écoulement s'arrête toujours sous l'influence d'une compression légère.

On ne peut reconnaître, après la section, l'écartement que les deux bouts ont éprouvé; mais on voit que cette section a été suffisante, lorsqu'on ne sent plus la résistance opposée par la corde tendue que présentait l'aponévrose plantaire. Cette section est encore de celles qui n'offrent que de médiocres difficultés.

La section du muscle adducteur du gros orteil, est indiquée dans l'adduction de l'avant-pied sur l'arrière-pied; elle se pratique toujours sur la partie la plus saillante qui répond à la partie postérieure du premier métatarsien. Elle a les mêmes suites et doit être pratiquée suivant les mêmes procédés que celle du muscle fléchisseur des orteils.

Procédés que l'on doit suivre dans la section des tendons qui sont adhérents aux os.

Les tendons du pied qui sont adhérents aux os, sont : le jambier postérieur, les fléchisseurs des orteils, les péroniers latéraux. Tous ces tendons, dans les parties où ils touchent les os, glissent dans des gaînes fibreuses, tapissées par des membranes synoviales; maintenus ainsi profondément, ils suivent toutes les inégalités que peut présenter la surface des os et ne font aucun relief au dessous de la peau.

La méthode qui doit être suivie dans la section de ces tendons ne peut être imitée de celle que l'on suit pour le tendon d'Achille. Lorsqu'on veut les couper, aucun relief ne guide l'opérateur, et lorsqu'on les a coupés, le doigt ne permet jamais de reconnaître l'écartement qui a pu s'opérer entre leurs deux bouts. Tandis que pour le tendon d'Achille et les tendons dont la position est analogue, l'opérateur se guidait sur la saillie formée au dessous de la peau, ce sont les os qui doivent servir à diriger la marche de son instrument lorsqu'il veut diviser les tendons qui glissent dans des gaînes fibreuses, profondes et adhérentes aux os. Le procédé qui me paraît le plus convenable dans ces cas, consiste à enfoncer un ténotome pointu jusqu'à ce qu'il rencontre l'os sur lequel glisse le tendon enveloppé de sa gaîne fibreuse ; ce ténotome perce alors cette gaîne, s'engage entre l'os et le tendon, et coupe celui-ci de sa face profonde à sa face superficielle.

Pour pratiquer cette opération, il suffit d'un ténotome pointu ; le ténotome mousse est ici inutile ; et dans le cas où l'on va comme je l'indique, de la face profonde à la face superficielle, il nuirait aux succès de l'opération, car il ne pourrait traverser la gaîne fibreuse dans laquelle il faut nécessairement s'engager. La piqûre faite par le ténotome doit aboutir profondément un peu en dehors des gaînes fibreuses dans lesquelles le tendon est contenu. Il est difficile de dire jusqu'à quelle profondeur on doit l'enfoncer ; des expériences nombreuses répétées sur le cadavre peuvent seules régler cette manœuvre, bien autrement difficile que celle qu'on doit employer dans la section sous-cutanée des tendons superficiels.

Lorsque la section est terminée, l'on observe généralement que les os qui étaient violemment rapprochés, s'écartent un peu plus qu'ils ne le faisaient auparavant ; mais ce signe est le seul qui permette de reconnaître que la section est complète.

Section du muscle jambier postérieur.

La section du muscle jambier postérieur peut être faite derrière la malléole interne ou au dessous de cette malléole. Derrière la malléole, le tendon est placé dans une gaîne, partie osseuse et partie fibreuse ; il a en dedans le muscle fléchisseur commun des orteils, et un peu plus loin l'artère et le nerf tibial postérieur ; on a quelque peine à l'atteindre à cause de la gouttière que forme le tibia et dont le rebord gêne l'introduction du ténotome jusqu'au dessous de lui ; et si le bistouri est enfoncé trop profondément, il peut intéresser l'artère ou le nerf tibial postérieur ; et s'il ne va pas assez avant il peut faire une section incomplète, qui rend l'opération infructueuse. Il y a donc, comme on le voit, d'assez nombreux écueils dans la section du jambier postérieur derrière la malléole. Je pense dès lors qu'on ne peut y recourir dans ce lieu, que lorsque le pied est porté dans une si forte adduction que l'extrémité du scaphoïde touche la malléole interne, et que dès lors il est impossible de couper le jambier-postérieur dans sa portion pédieuse.

Dans cette dernière partie, on peut couper le tendon du jambier postérieur immédiatement au dessous de la malléole ou dans une partie un peu plus rapprochée du scaphoïde.

La section du jambier postérieur à la distance d'un ou deux centimètres au dessous de la malléole, n'est praticable que dans les pieds équins compliqués; car dans ce cas là seulement la malléole externe et le scaphoïde sont éloignés l'un de l'autre. Lorsqu'on la pratique ainsi à une certaine distance de la malléole, voici alors comment on procède. On sent l'éminence formée par la tête du scaphoïde, et à un centimètre au dessus et un peu en avant, on enfonce le ténotome jusqu'à ce qu'il rencontre l'astragale; on glisse alors contre cet os en faisant arriver la pointe à quatre ou cinq millimètres au dessous de la saillie du scaphoïde; en relevant alors le tranchant du bistouri en avant jusqu'à ce qu'il arrive au dessous de la peau, on coupe sûrement le tendon du jambier postérieur. Des dissections faites, après une opération pratiquée sur le cadavre suivant ce procédé, m'ont démontré que les tendons internes du fléchisseur commun des orteils étaient ordinairement coupés avec le jambier-postérieur ; mais jamais l'incision ne s'était étendue jusqu'à l'artère tibiale postérieure.

Dans les pieds varus portés au plus haut degré ce procédé n'est plus applicable. La dissection m'a démontré, ainsi qu'à M. Bouvier, que dans ces cas la saillie du scaphoïde touchait la malléole externe, et qu'une surface articulaire nouvelle servait au contact de ces deux portions osseuses. Alors le jambier postérieur n'a point de partie pédieuse, et si l'on en veut faire la section au dessous des malléoles on est obligé de pénétrer dans cette articulation nouvelle. Dans ce cas l'on peut entrer de la partie superficielle à la partie profonde, et employer un ténotome mousse. J'ai essayé plusieurs fois de faire l'application de ce procédé, mais je n'ai jamais acquis la preuve que j'eusse coupé de la sorte le jambier postérieur, et j'ai toujours vu une amélioration douteuse succéder à cette tentative. Je serais disposé à remplacer la section dans ce lieu par la section derrière les malléoles. Il faut le remarquer, du reste, la section du jambier postérieur est une de celles où l'on n'est guidé que par les connaissances anatomiques; il n'est point de relief que l'on puisse sentir avant l'opération et qui puisse guider l'instrument; la disparition de ce relief, ou l'intervalle entre les deux bouts opposés du tendon, ne peut faire reconnaître par conséquent que la section est achevée.

On doit donc considérer la section de ce muscle

comme l'une des plus difficiles à exécuter sûrement.

Quel que soit le procédé qu'on ait mis en usage dans la section du jambier postérieur, que l'on ait coupé ce muscle au dessus ou au dessous des malléoles, on est exposé à ouvrir l'artère tibiale postérieure si l'on pénètre trop profondément. J'ai lieu de croire que cet accident m'est arrivé plus d'une fois, si j'en juge du moins par la quantité de sang rouge qui s'écoulait de la piqûre aussitôt après que le ténotome était retiré; mais je n'ai jamais vu cette hémorrhagie entraîner des conséquences d'une certaine gravité; il suffit de recouvrir la plaie avec des bandelettes de dyachilon et d'exercer une certaine compression pour que l'hémorrhagie s'arrête.

Section des muscles péroniers latéraux.

Les muscles péroniers latéraux appartiennent, du moins dans leur partie qui avoisine la malléole interne, à l'ordre des muscles qui sont engagés dans des gaînes fibreuses très-résistantes, qui les empêchent de faire saillie lors même qu'ils sont fortement rétractés.

La section de ces muscles peut être pratiquée derrière la malléole externe, immédiatement au dessous de celle-ci, et enfin au bas de la jambe.

Derrière la malléole, on est gêné dans l'exécution par la gouttière formée par le péroné, et souvent j'ai vu sur le cadavre que l'un des muscles seulement était coupé, l'autre échappant à la section.

La partie des péroniers latéraux située au dessous de la malléole externe me paraît la place la plus favorable pour faire la section de ces muscles, parce que là ils sont encore rapprochés l'un de l'autre, que l'on y peut sentir la saillie formée par l'un d'eux, et qu'aucune éminence osseuse n'empêche de passer le ténotome au dessous d'eux.

La seule objection que l'on puisse faire au choix de la situation que j'indique est la crainte d'ouvrir l'articulation et d'être arrêté par une saillie située au côté externe du calcanéum. On évite ces deux inconvénients en opérant à deux centimètres en avant de la malléole. Le procédé le plus sûr consiste à opérer ici comme pour le jambier postérieur, c'est-à-dire, en faisant pénétrer le ténotome pointu derrière les tendons et coupant ceux-ci de la partie profonde à la partie superficielle.

Au dessus de la malléole externe, les péroniers latéraux font quelquefois une saillie très-marquée, qui en rend la section facile dans cette partie d'après les procédés que j'ai décrits pour les tendons superficiels.

Section des grands fléchisseurs des orteils.

Je veux parler ici du fléchisseur commun des orteils et du grand fléchisseur du pouce.

La profondeur dans laquelle ces muscles se trouvent, leurs rapports intimes avec l'artère et le nerf tibial postérieur, ne permettent pas de songer à en faire la section, dans la région jambière ni dans la région postérieure du pied; ce n'est qu'au niveau de la première phalange des orteils, que cette section est possible, et si là on trouve l'isolement des quatre tendons du fléchisseur commun, ce qui oblige à quatre opérations, on a l'avantage d'agir sur ces tendons réunis à ceux du muscle court fléchisseur des orteils, dont la section peut être importante.

Le procédé qui m'a paru le plus convenable pour la section de ces tendons, est celui dans lequel on se sert d'un ténotome pointu qui est enfoncé sur la face palmaire de l'orteil, jusqu'à ce qu'il rencontre le bord de la première phalange; lorsqu'il a touché l'os, ce ténotome est glissé au dessous du tendon; et dès qu'il est arrivé au côté opposé, son tranchant est dirigé contre le tendon qu'il divise de la partie profonde à la partie superficielle. Sans doute, dans le grand nombre d'opérations de ce genre que j'ai pratiquées, il m'est arrivé de blesser les artères collatérales ou les nerfs qui les suivent; mais ces blessures sont sans doute peu importantes, car je n'ai vu d'accidents d'aucun genre en être la conséquence.

§ 2.

DE L'EMPLOI DES MACHINES.

Lorsqu'après la section des tendons rétractés, le pied peut être ramené par la seule action des mains à sa forme normale, il n'est pas nécessaire de recourir à l'emploi des machines. Il suffit de maintenir les parties dans l'état de redressement où elles ont été ramenées au moyen d'appareils très-simples, tels qu'un bandage amidonné ou des bottines dont la tige est solide. Ces bottines que j'emploie très-fréquemment ont la même forme que si elles devaient servir à un membre sain ; elles s'étendent depuis le bout du pied jusqu'au dessus du mollet; elles sont fendues sur leur partie antérieure, et leur tige est faite avec un cuir de vache très-solide. Le pied placé dans ces bottines est maintenu solidement dans une bonne direction, et s'il tend un peu à se dévier, la pression qu'il éprouve contribue à achever le redressement.

Mais lorsque la section des tendons et des muscles du pied n'a amené qu'un redressement incomplet, que le membre est très-éloigné de sa forme normale, le bandage amidonné et les bottines ne peuvent plus suffire ; il faut recourir à l'emploi des machines.

Celles-ci doivent : 1° embrasser la jambe et le pied, en se moulant sur la forme vicieuse de celui-ci; 2° offrir des branches vis-à-vis chacune des articulations du pied qui sont déformées; 3° être pourvues de ressorts ou de vis de rappel qui tendent à placer chacune des parties de l'appareil dans la situation où elles seraient si le membre reprenait sa forme normale.

Evidemment un appareil qui se moule sur les formes du pied ou de la jambe, saisira plus solidement ces parties et leur fera éprouver moins de pression douloureuse que s'il n'en suit pas toutes les inégalités. Dans ce dernier cas, il passera plus fortement sur certains points que sur certains autres, et ne pourra être que plus difficilement supporté.

La nécessité de briser les appareils au niveau de chaque articulation déformée, a été très-bien saisie par la plupart de ceux qui en ont construit pour redresser les pieds bots. Lorsque le talon est très-relevé, que le pied est ainsi porté dans l'extension forcée, l'appareil doit offrir une brisure à charnière au niveau de l'articulation tibio-tarsienne; si l'avant-pied est entraîné en dedans, une seconde brisure doit être placée vis-à-vis la réunion de la première et de la deuxième rangée du tarse. Enfin le mode suivant lequel ces diverses parties de l'appareil sont articulées entre elles, doit permettre tous les mouvements qui sont nécessaires au redressement du membre.

Les forces dont on peut disposer pour amener graduellement la machine appliquée sur le pied, et secondairement le pied lui-même à une bonne direction, doivent agir avec douceur et d'une manière continue. Les ressorts qui pressent ou tirent incessamment suivant qu'ils sont disposés de manière à se rapprocher ou à s'éloigner du centre du pied, peuvent remplir ce but.

Je me contente d'indiquer les principes d'après lesquels ces appareils doivent être construits; si je voulais décrire avec détail leur mécanisme, je serais conduit à une exposition très-difficile à suivre sans le secours de planches que je n'ai pas cru devoir faire faire sur ce sujet. Pour faire dessiner de préférence un ou deux appareils, il aurait fallu être bien arrêté sur la valeur comparative de ceux qui ont été jusqu'à présent proposés, et choisir pour être dessinés ceux qui sont supérieurs aux autres. Incertain sur ce choix, je me contente de renvoyer aux planches qu'ont publiées divers auteurs, tels que Scarpa, Duval, Phillips, Scoutteten, etc.

§ 3.

DE QUELQUES MOYENS ACCESSOIRES AUX SECTIONS ET AUX MACHINES.

Les moyens accessoires aux sections et aux machines, sont : le massage, les fumigations ou les douches.

Le massage consiste tout à la fois dans des frictions répétées sur la jambe et sur le pied, et dans des mouvements doux et souvent répétés par lesquels on s'efforce de ramener avec la main le pied à sa direction normale. Le massage ainsi fait peut suffire presque à lui seul pour guérir, chez des enfants, des pieds bots très-difformes, pourvu qu'il soit répété pendant plusieurs mois, et, chaque jour, pendant 3 ou 4 heures. A Lyon, M. Cachemaille a une maison de santé où il traite presque exclusivement les pieds bots; il emploie la machine de Venel, mais le moyen sur lequel il insiste le plus, c'est ce massage qu'il fait lui-même plusieurs heures chaque jour. J'ai vu des résultats très-satisfaisants de ce genre de traitement, et je me rappelle entre autres un enfant de 3 ans qu'il a guéri d'un pied bot double en dedans porté au plus haut degré, en 12 ou 15 mois.

Sans doute si le massage peut, à l'aide de précautions convenables, guérir complètement certaines espèces de pieds bots, il n'est aucune de ces difformités dont il ne puisse faciliter la guérison. Et l'on comprend qu'il est toujours utile, après la section des tendons, d'y recourir dans les moments où l'on cesse de soumettre le pied à l'action des machines.

Les douches et les fumigations peuvent aussi seconder l'emploi des autres moyens de traitement. J'emploie souvent des fumigations avec le genièvre; on fait infuser une poignée de genièvre dans 2 ou 3 litres d'eau, et l'on expose le pied pendant demi-heure à une heure à la vapeur de cette infusion. Aussitôt après que cette fumigation a été faite, on imprime des mouvements répétés au pied, et on l'assouplit par des frictions.

Dans les cas nombreux de pieds bots que j'ai

traités et qui s'élèvent à près de 80, j'ai mis en usage l'ensemble des moyens que je viens d'indiquer.

§ 2.

RÉSULTATS PRATIQUES DES DIVERS MOYENS DE TRAITEMENT DES PIEDS BOTS.

Les auteurs ont cité jusqu'à présent un grand nombre d'observations de sections tendineuses, pratiquées dans les pieds bots. Ces observations ont parfaitement démontré toute l'utilité et même l'innocuité de la méthode ; mais comme ils ont toujours évité de citer les cas d'insuccès; qu'ils se sont trop exclusivement occupés dans les observations des résultats que celles-ci avaient eus, sous le rapport du rétablissement de la forme du pied, tandis qu'il était nécessaire d'examiner aussi jusqu'à quel point elles en avaient amélioré les fonctions, je crois nécessaire de faire connaître d'après ma propre expérience, conforme cependant, d'après les renseignements que j'ai pu recueillir, à celle des autres opérateurs, quels sont les cas où la section des tendons du pied réussit réellement, quels sont ceux où elle reste impuissante; en un mot, quelle est la portée et quelles sont les limites de la méthode nouvelle du traitement des pieds bots.

Les observations générales que je vais présenter sont le résumé de près de quatre-vingts opérations de pieds bots de toute espèce, que j'ai pratiquées depuis deux ans. Si je n'ai pas cité les faits particuliers qui servent de base à ces conclusions, c'est surtout parce que ces faits sont trop conformes à ceux qui sont déjà connus dans la science, pour avoir besoin d'être publiés dans tous leurs détails.

Résultats pratiques dans le premier degré du pied bot poplité interne.

On se rappelle que le premier degré du pied bot poplité interne est celui dans lequel le pied n'ayant subi aucune déformation, est maintenu dans une extension permanente; en un mot, c'est le cas du pied équin dans toute sa simplicité.

La section du tendon d'Achille est la seule qu'il soit nécessaire de pratiquer, dans ce cas; il peut bien se faire qu'elle ne soit pas suivie du rétablissement immédiat de la forme du membre, mais après qu'elle a été faite, les moyens mécaniques sont toujours suffisants. Le succès dans ces cas simples peut être obtenu non seulement dans la jeunesse et dans l'adolescence, il est encore possible dans l'âge adulte, après l'âge de 25 ou 30 ans.

Lorsqu'après la section du tendon d'Achille, le pied ne se redresse pas immédiatement et complètement, et qu'il faut employer des moyens mécaniques, évidemment d'autres obtacles que le tendon d'Achille s'opposent au retour du pied dans sa position normale. Ces obstacles viennent-ils des muscles postérieurs non coupés ou de la disposition des surfaces osseuses? c'est ce qu'il est difficile de résoudre. Quoi qu'il en soit, on voit dans tous les cas, que la douleur se fait sentir pendant le redressement, non au niveau du tendon d'Achille coupé, mais au devant de l'articulation tibio-tarsienne, c'est-à-dire, dans le lieu où s'exerce la pression des surfaces osseuses, qui doivent se replacer dans des rapports naturels.

Le rétablissement des mouvements libres du pied, la possibilité de marcher sans peine, ne s'obtiennent pas aussi promptement que le retour du membre à sa forme normale; ainsi chez les malades de plus de 12 à 15 ans, le redressement a été complet du dixième au quinzième jour ; mais ce n'est que dans le cours du second mois que ces malades ont pu commencer à marcher avec quelque facilité, et ce n'est qu'après six à sept semaines qu'ils ont recouvré le libre exercice de leurs membres.

On ne saurait distinguer avec trop de soin, dans les observations, le retour du membre à sa forme normale, et le rétablissement de ses fonctions dans la marche ; il peut y avoir rétablissement de la forme, sans qu'il y ait rétablissement des fonctions, et la guérison n'est complète que lorsqu'il y a des changements complets dans l'ordre physiologique aussi bien que dans l'ordre anatomique.

Résultats pratiques dans le deuxième degré du pied bot poplité interne.

Ce deuxieme degré est caractérisé par la flexion de l'avant-pied sur l'arrière-pied, jointe à l'élévation du talon. Dans cette combinaison de difformités, la section de l'aponévrose plantaire doit être réunie à celle du tendon d'Achille.

Même en faisant ces sections multiples, on n'obtient pas toujours des résultats complets. L'on remédie plus difficilement que dans les pieds équins à l'élévation du talon par la section du tendon d'Achille; et celle de l'aponévrose plantaire et du court fléchisseur des orteils, ne produit jamais immédiatement un changement très-sensible dans la forme du pied. Cependant, les difformités du deuxième degré peuvent guérir complètement chez les personnes dont la croissance n'est pas achevée et qui ont moins de 15 à 18 ans; mais, passé cet âge, elles ne s'effacent pas entièrement, et malgré les massages, les douches et les appareils mécaniques, la courbure antéro-postérieure reste toujours plus ou moins marquée. Cette imperfection des résultats, après que la croissance est achevée, ne doit pas empêcher de recourir à l'opération, car celle-ci produit toujours une amélioration très-sensible.

Résultats pratiques dans le troisième et quatrième degrés du pied bot poplité interne.

J'ai considéré comme le troisième degré de pied bot poplité interne, le cas où l'adduction de l'avant-pied sur l'arrière-pied se joint à la flexion de la première de ces parties sur la seconde, ainsi qu'à l'élévation du talon ; et j'ai décrit sous le nom de quatrième degré, le cas où le renversement du talon en dedans se joint aux lésions qui forment le troisième degré. J'ai réuni ici le troisième et le quatrième degrés, parce qu'ils ne diffèrent que très-peu l'un de l'autre, et que les difficultés qu'ils présentent au traitement sont à peu près les mêmes.

En général, lorsque les déplacements qui ont lieu dans le troisième degré sont peu étendus, la guérison n'offre point de grandes difficultés, même à l'âge de 20 à 25 ans. Dans ces cas simples dont on peut se faire une idée en considérant la planche n° 3, la section du tendon d'Achille est souvent suffisante pour obtenir la guérison, comme je l'ai vu chez un jeune homme de 21 ans, le nommé Hutz, qui est arrivé à recouvrer le libre exercice de tous ses mouvements.

Mais lorsque l'adduction ou la flexion de l'avant-pied sur l'arrière-pied sont très-étendues, la section du tendon d'Achille ne suffit plus que dans les premières années. Passé l'âge de 3 ou 4 ans, il faut nécessairement y joindre les sections de l'aponévrose plantaire, de l'adducteur du gros orteil, du jambier postérieur ; à l'aide de toutes ces sections et par un traitement qui exige souvent de deux à trois mois, on peut toujours parvenir avant l'âge de 15 ans à faire marcher le malade sur la plante du pied, et le mettre dans cette condition où la marche en améliore la forme. Mais passé l'âge où le développement en hauteur est à peu près achevé, des pieds aussi difformes ne guérissent que très-incomplètement, et le traitement est si long, les résultats si incomplets, que je me demande s'il ne vaut pas mieux engager les malades à se résigner à la position où ils se trouvent, que d'entreprendre de les guérir.

Résultats pratiques dans le cinquième degré du pied bot poplité interne.

Le cinquième degré du pied bot poplité interne est celui où l'élévation du talon est combinée avec le renversement en dedans du calcanéum, la flexion et l'adduction de l'avant-pied sur l'arrière-pied, et l'augmentation de convexité transversale du tarse et du métatarse. Cette augmentation de convexité qui est due à ce que le cuboïde et le cinquième métatarsien sont entraînés en bas et en dedans, est ce qui forme le caractère distinctif de ce cinquième degré; lorsqu'elle se surajoute à toutes les difformités qui caractérisent le quatrième degré, elle rend le traitement on ne peut plus difficile; et bien que l'on coupe le tendon d'Achille, le jambier postérieur, les fléchisseurs des orteils et tous les muscles de la plante du pied, à peine parvient-on à réussir passé l'âge de 15 ans. Plus tard, l'on arrive souvent à faire cesser l'adduction de l'avant-pied, à diminuer l'élévation du talon sans que l'on puisse réussir à aplatir le pied et à relever le quatrième et le cinquième métatarsiens. Si pour saisir le pied on exerce sur lui une constriction circulaire, on ne fait qu'augmenter les rapprochements des os du métatarse entre eux, et par suite l'on accroît la difformité, si bien que la difficulté dans l'emploi des moyens mécaniques vient se joindre à ce peu d'efficacité des sections musculaires. On ne saurait trop recommander à ceux qui débutent dans la carrière de la ténotomie, de ne point commencer par opérer des cas de ce genre ou même de ceux du quatrième degré, passé l'âge de douze à quinze ans. L'imperfection des résultats qu'ils obtiendraient pourrait les décourager d'une méthode de traitement si précieuse et si utile quand elle est employée à propos.

J'ai essayé de guérir quelques malades de 18 à 28 ans, dont les deux pieds offraient l'ensemble des difformités qui caractérisent le cinquième degré du pied bot interne; j'ai noté entre autres les nommés Louis Truche âgé de 18 ans; Pierre Naquin âgé de 18 ans; un autre dont je ne trouve pas le nom dans mes notes, âgé de 23 ans. Chez tous j'ai bien réussi à faire cesser à peu près l'adduction de l'avant-pied, à diminuer l'extension du pied sur la jambe, mais jamais je n'ai pu faire cesser l'enroulement transversal du pied et ce renversement en dedans; de telle sorte qu'après leur avoir fait à chaque pied huit ou dix sections, prolongé le traitement pendant deux ou trois mois, en combinant les machines, les massages, les fumigations, avec les sections tendineuses et musculaires, je n'ai pu arriver à les faire marcher sur la plante du pied. Examinés dans le lit ils paraissaient avoir beaucoup gagné à l'opération ; mais comme on ne les avait pas amenés au point de faire que le pied ne reposât sur le sol que par sa face inférieure, celui-ci au lieu de s'améliorer par la marche, comme on le voit toujours quand les malades cessent d'appuyer sur le bord externe ou sur le dos du pied, a repris graduellement sa première forme vicieuse.

L'autopsie du pied bot poplité interne que j'ai fait connaître dans le chapitre consacré à l'anatomie pathologique confirme les préceptes que je donne ici. On se rappelle que dans cette difformité observée sur un malade de 37 ans, il a été impossible de redresser le pied, même après en avoir enlevé tous les muscles et tous les tendons, et conservé seulement dans la préparation les ligaments et les os.

Résumé des résultats pratiques des sections dans le pied bot poplité interne.

En résumé, jusqu'à l'âge de 10 à 15 ans, il n'est pas d'espèce de pieds bots que l'on ne puisse guérir en pratiquant les sections convenables, et en soumettant les pieds auxquels les sections ont été faites à des appareils appropriés, et de plus aux massages et aux fumigations ; mais passé 15 ans, il n'y a que les pieds bots du premier, du second et du troisième degré, contre lesquels nos moyens curatifs soient vraiment efficaces. Passé l'âge de la puberté, les quatrième et cinquième degrés sont extrêmement réfractaires à toute espèce de traitement.

Il suit de là qu'il faut opérer les enfants aussitôt que possible ; que plus l'on se rapproche de la naissance, plus la guérison est assurée. Il n'y a que les altérations dans la forme des os, dans celle des surfaces articulaires, dans la texture des ligaments, qui toutes se manifestent par les progrès de l'âge, qui puissent rendre impuissants tous les efforts de l'art.

Résultats pratiques dans le traitement du pied bot poplité externe.

Les cas de pieds bots en dehors que j'ai eu l'occasion de traiter, sont trop peu nombreux pour que je puisse dire quelles sont les conséquences de l'opération, lorsqu'on la pratique dans chacune des variétés que j'ai admises dans le pied bot poplité externe.

Je n'ai pas eu l'occasion d'appliquer aux pieds plats la section des péroniers latéraux, que je considère comme pouvant seule y remédier ; mais j'ai pratiqué déjà plusieurs fois la section des péroniers latéraux dans des cas où le pied, étant plat, se renversait légèrement en dehors ; dans ces cas, les malades souffraient pendant la marche, principalement au dessous de la malléole interne, c'est-à-dire dans la partie qui était le plus distendue. Le renversement du pied en dehors était si peu marqué qu'il fallait beaucoup d'attention pour l'apercevoir, et que l'idée d'une section tendineuse était loin de se présenter à l'esprit ; aussi ne me suis-je décidé à appliquer la section des péroniers à ces cas douteux, que sur les instances d'un malade qui vint jusqu'à trois fois à l'Hôtel-Dieu de Lyon insister pour que je le délivrasse d'une difficulté extrême qu'il éprouvait dans la marche, et qui s'accompagnait d'un léger renversement du pied en dehors. Le succès que j'obtins de cette opération m'engagea à la répéter : voici les résultats que j'obtins dans les deux cas les plus remarquables auxquels je l'ai appliquée.

OBSERVATION I.

Léger renversement du pied en dehors, combiné avec l'aplatissement du pied et un relâchement extrême des ligaments. — Section des deux péroniers latéraux. — Amélioration extrême.

Jean-Pierre Jacquemin, âgé de 15 ans, demeurant à Reculafaud, près St-Rambert (Ain), eut des convulsions à l'âge de trois ans, et, à la suite de ces convulsions, ses pieds se maintinrent légèrement renversés en dehors.

Depuis cette époque, sa marche fut presque toujours incertaine ; le moindre obstacle, un caillou par exemple, rencontré par son pied, suffisait pour le faire tomber ; la marche lui était très-pénible, et, quand il avait fait une lieue au plus, il lui était impossible de continuer sa marche.

Ce jeune homme me fut amené dans le mois d'août 1840. Je remarquai qu'avec l'aplatissement et le renversement du pied en dehors, et qui n'était du reste que peu marqué, coïncidait une laxité extrême des ligaments, de telle sorte qu'en secouant sa jambe, on communiquait au pied des mouvements dans tous les sens, comme si ces deux parties eussent été à peine unies l'une à l'autre; par le seul effort des mains, on faisait cesser presque complètement le renversement du pied en dehors. Je regardai la maladie comme dépendante du relâchement des ligaments, et je renvoyai le malade après lui avoir fait construire une bottine dont la tige était solide. Il retourna dans son pays, et, n'éprouvant aucune amélioration, il revint deux mois plus tard. J'attribuai le défaut de succès à quelque imperfection dans ses bottines, et je renvoyai de nouveau le malade après avoir remédié aux imperfections que j'avais cru reconnaître. Cependant il revint une troisième fois, toujours dans le même état qu'avant le début du traitement que je lui avais fait subir. Fatigué alors par ses instances, je me décidai à faire la section des muscles péroniers latéraux. Cette section fut faite le 10 février 1841. Le court péronier latéral fut coupé au dessous de la malléole externe, et le long péronier au dessus de cette malléole.

Chacune de ces sections fut suivie d'un soubresaut brusque, et aussitôt le renversement du pied en dehors cessa. Quatre jours après, le malade put se lever, sa marche était déjà plus sûre. 17 jours après l'opération, il quitta l'hôpital. Le 27 février, j'ai reçu de ses nouvelles par M. Rérole, son parent, et j'ai appris qu'il boite aujourd'hui moins que jamais, qu'il ne tombe plus comme auparavant, que sa marche est plus assurée, et qu'il la supporte beaucoup plus longtemps sans éprouver de fatigues.

OBSERVATION II.

Aplatissement et renversement des pieds en dehors. — Section des péroniers latéraux de chaque côté. — Guérison.

Grevet (Etiennette), âgée de 16 ans, demeurant à Lyon, rue Sainte-Catherine, n° 5, n'a présenté, jusqu'à l'âge de 15 ans, d'autre difformité que la conformation connue sous le nom de *pieds plats*. Elle ne pouvait marcher longtemps sans se fatiguer, et, comme tous ceux qui ont les pieds plats, elle avait les molléoles internes assez saillantes.

A la suite d'un refroidissement, douleurs articulaires et suppression de la transpiration des pieds, douleurs avec gonflement dans les articulations tibio-astragaliennes. Ces symptômes augmentent par la marche et la station droite longtemps prolongée. La malade continue à vaquer à ses occupations; le gonflement des articulations tibio-astragaliennes continue, leur mouvement devient de plus en plus difficile, et 6 mois après le refroidissement mentionné ci-dessus, les pieds commencent à se porter dans l'abduction sous l'influence de la marche, la torsion des pieds devient de plus en plus marquée, le gonflement des parties molles devient tel que les saillies des malléoles disparaissent presque complètement. Les mouvements de flexion et d'extension du pied deviennent presque impossibles, de telle sorte que dans la marche, le pied quitte le sol en totalité au lieu de l'abandonner successivement du talon à la pointe. La marche est très-pénible et présente ce caractère particulier qu'on remarque dans ces genres de locomotion, lorsque les mouvements ne peuvent pas s'exécuter dans les articulations tibio-astragaliennes.

Le 5 mai 1841, le gonflement a disparu; le pied plat est déjeté un peu en dehors; la malléole interne fait une saillie remarquable en dedans, le ligament interne est distendu; la malade ne fait plus quelques pas sans qu'elle n'éprouve des douleurs qui l'obligent de s'arrêter; elle ne peut continuer son état de domestique.

Je lui pratique la section des deux péroniers latéraux des deux côtés; le court péronier est coupé au dessous de la malléole interne, le long péronier au dessus de cette malléole. Le redressement des pieds s'observe immédiatement; le 15 mai la malade se lève, et porte des bottines dont la tige solide assujettit fortement le pied.

10 *juin*. — L'abduction des pieds est à peine sensible ; ils ne présentent plus que le vice de conformation qui appartient aux *pieds plats*. Il n'y a pas de tuméfaction au niveau des articulations tibio-tarsiennes, les mouvements sont en grande partie revenus dans ces articulations; la marche s'accomplit sans douleur, pourvu qu'elle ne soit pas trop prolongée ; la démarche ne présente rien d'anormal.

1er *août*. — L'amélioration est devenue de plus en plus sensible avec le temps, et la malade a pu reprendre tous ses travaux de domestique, sans être plus fatiguée que si elle n'avait jamais eu de maladie de l'articulation du pied.

Si la section des péroniers latéraux donne des résultats aussi satisfaisants, lorsque le pied est médiocrement renversé en dehors, il n'en est plus de même lorsque ces renversements sont plus marqués et qu'ils se combinent avec une flexion du pied sur la jambe et avec un redressement de cet organe d'avant en arrière. Dans ces cas les ligaments sont très-relâchés, la malléole externe paraît très-déjetée en dehors; et lorsqu'on est parvenu à opérer un certain retour du pied à son état normal, les efforts de la pression du pied sur le sol tendent à reproduire la difformité. Ce sont des cas dans lesquels l'on n'arrive définitivement à rien d'avantageux ; ils se rapprochent de ceux du cinquième degré du pied poplité interne où nous avons vu les sections tendineuses être suivies de résultats si peu satisfaisants.

Huitième Partie.

DIFFORMITÉS DU GENOU.

L'application de la ténotomie aux difformités du genou est loin de donner des résultats aussi avantageux que dans le traitement des pieds bots. S'il est des cas dans lesquels la section des tendons du jarret soit suivie d'un succès complet, ces cas sont exceptionnels ; et comme ,pour bien les apprécier, il faut connaître les diverses variétés que peuvent présenter les difformités du genou, ce sont ces variétés dont je vais m'occuper avant tout.

Les difformités du genou, considérées sous le rapport des causes qui les produisent, peuvent être divisées en trois classes :

1° Celles de la première classe surviennent à la suite de la rétraction active des muscles fléchisseurs de la jambe ;

2° Celles de la seconde dépendent des lésions de l'articulation, pendant le cours desquelles les malades ont tenu leur membre dans une position vicieuse;

3° Les troisièmes, enfin, peuvent se déclarer sous l'influence du vice rachitique.

Les difformités du genou, qui sont la suite de la rétraction active des muscles, s'observent très-rarement. Les plus communes sont celles qui succèdent à des maladies de l'articulation tibio-fémorale ou qui dépendent du rachitisme.

On voit par là que les déviations qui dépendent des rétractions musculaires et qui sont fréquentes au pied, s'observent rarement au genou; tandis que les difformités consécutives aux maladies de l'articulation et au rachitisme, sont aussi fréquentes au genou qu'elles sont rares au pied. Or, l'expérience démontrant que la section des tendons réussit généralement dans les difformités par rétraction musculaire, tandis qu'elle échoue dans la majorité des cas contre les difformités, suites du rachitisme ou des maladies des articulations, on conçoit sans peine la grande différence qui existe entre les résultats des opérations pratiquées dans le but de remédier aux difformités des deux parties que nous comparons entre elles. Les déviations par rétraction musculaire étant très-fréquentes aux pieds, le succès y est presque constant, du moins à un certain âge; au genou, les difformités par rétraction musculaire étant très-rares et la plupart d'entre elles dépendant d'une maladie de l'articulation ou du rachitisme, les guérisons que produit la ténotomie y sont infiniment plus rares.

ARTICLE Ier.

DIFFORMITÉS DU GENOU, SUITE DE LA RÉTRACTION ACTIVE DES MUSCLES.

Ces difformités sont toujours des flexions de la jambe sur la cuisse; elles sont congénitales ou surviennent à la suite de diverses maladies du système nerveux, spécialement de celles qui se manifestent par des convulsions. Elles sont les analogues des pieds bots dont nous avons traité précédemment. La section des tendons du jarret doit réussir dans ces cas aussi bien que dans les pieds équins ou dans les torticolis chroniques. Si je ne puis citer aucun fait tiré de ma pratique à l'appui de cette assertion, je l'attribue à ce que je n'ai jamais eu l'occasion d'opérer dans ces cas qui sont très-rares.

L'observation suivante, extraite du journal de M. Duval, comblera en partie cette lacune.

OBSERVATION I.

Waroguet, âgé de 6 ans, est affecté d'un pied bot équin et d'une flexion de la jambe sur la cuisse du même côté. Cet état est survenu à l'âge de deux ans, à la suite de convulsions. On ne constata aucune lésion particulière dans le genou ni dans le pied.

M. Duval guérit d'abord le pied équin par la section du tendon d'Achille, puis il pratiqua la section des muscles biceps demi-tendineux et demi-membraneux. Le cas ne pouvait pas être plus favorable; l'enfant guérit parfaitement bien.

ARTICLE II.

DIFFORMITÉS DU GENOU, SUITE DES MALADIES DE CETTE ARTICULATION.

§ I.

DIFFORMITÉS DU GENOU, DANS LESQUELLES LE REDRESSEMENT DU MEMBRE INFÉRIEUR PEUT ÊTRE OBTENU.

Pendant le cours des affections du genou, les malades ont l'habitude de fléchir la jambe sur la cuisse. Les causes qui déterminent cette demi-flexion du membre affecté ont été examinées dans un mémoire que j'ai publié dans la *Gazette médicale* de l'année 1840.

J'ai démontré que les positions qu'adoptent les malades dans le cours des maladies du genou, sont le résultat :

1° De l'accumulation des liquides dans la cavité de la membrane synoviale ;

2° De la nécessité où est le malade de choisir une position où l'articulation affectée soit aussi fixe que possible ;

3° Du poids du membre et des pressions exercées sur lui par les corps environnants.

Sous l'influence de ces diverses causes, le genou se fléchit habituellement, et lorsqu'il est arrivé à cette position, les muscles de la partie postérieure de la cuisse se rétractent. Cette rétraction est toute passive et consécutive à la position dans laquelle le membre a été amené.

Lorsque la flexion de la jambe sur la cuisse dure depuis trois ou quatre mois au plus, on peut la faire cesser par l'action des mains aidées d'une situation favorable du tronc, et par l'emploi des appareils.

L'action des mains, pour opérer l'extension de la jambe, ne doit être employée que lorsque le tronc est placé de manière à relâcher les muscles fléchisseurs, qui de l'ischion vont au tibia; dans ce but on fait coucher le malade horizontalement, l'ischion s'abaisse alors vers la plante du pied, les deux insertions des muscles postérieurs de la cuisse sont rapprochées, et l'obstacle qu'ils opposaient à l'extension de la jambe cesse presque entièrement. Un aide saisit le bassin et le fixe solidement; un autre s'empare de l'extrémité inférieure de la jambe et la relève en exerçant une légère traction. Enfin, l'opérateur porte en avant l'extrémité supérieure du tibia, tandis qu'il repousse en arrière l'extrémité inférieure du fémur. Cette coaptation est d'autant plus nécessaire que lorsque les surfaces articulaires sont rugueuses et déformées, le tibia dans l'extension peut ne pas glisser vers la partie antérieure du fémur, et s'il reste en arrière tout en se redressant, il éprouve une véritable luxation du côté du jarret.

Lorsque l'extension a pu s'obtenir ainsi par l'action des mains, on place le membre dans une gouttière ou on l'entoure d'un bandage amidonné jusqu'à ce que la flexion n'ait plus de tendance à se reproduire.

Les machines qui ont été imaginées pour obtenir le redressement du genou, sont trop nombreuses pour que j'essaie de les décrire. Je me contenterai d'indiquer les conditions qu'elles doivent réunir.

1° Elles seront composées de deux parties, l'une destinée à la cuisse, l'autre destinée à la jambe ;

2° Sous le rapport de l'étendue, elles ne doivent pas être bornées aux parties du membre abdominal les plus rapprochées du genou; leur extrémité supérieure doit être au sommet de la cuisse, et leur extrémité inférieure au pied; par là, les forces qui tendent à en redresser les parties jambières et fémorales agissent sur un bras de levier aussi étendu que possible.

Elles doivent se mouler sur la forme des membres qu'elles embrassent, s'appliquer sur les faces antérieures comme sur les faces postérieures de ceux-ci; car, sans cette précaution, elles pourraient se redresser sans que la jambe ou la cuisse les accompagnent dans leur mouvement;

3° Les forces qui sont destinées à ramener dans la même direction les parties jambières et fémorales, doivent être aussi nombreuses et agir dans le même sens que les mains. Enfin, l'appareil doit fixer le bassin, exercer une traction sur la jambe, presser sur la partie antérieure et inférieure du fémur; il faut de plus que le poids du membre, puissance si continue, soit mise à profit pour le redressement.

Je ne crois pas que (1), parmi les machines jusqu'à présent imaginées pour étendre la jambe sur la cuisse, il en existe aucune qui réunisse toutes ces conditions. Elles sont vicieuses, les unes, sous le rapport de la forme et de la longueur, parce qu'elles sont planes là où elles répondent à la partie postérieure des membres qui est arrondie, ou parce qu'elles sont bornées aux portions de la cuisse et de la jambe les plus rapprochées du genou, et qu'elles ne s'étendent pas dans toute la longueur du membre; les autres, sous le rapport des forces qui sont mises en jeu, parce que celles-ci se bornent à une traction sur la jambe; celles-là, à une pression sur le genou; que toutes enfin ne permettent de tirer aucun parti du poids du membre qui ne peut agir efficacement qu'à la condition que le jarret ne soit point soutenu. Je crois avoir évité toutes ces imperfections en construisant un appareil dont je vais donner une idée.

Une gouttière en fil de fer matelassé ou en cuir,

(1) La critique que je fais ici des appareils jusqu'à présent imaginés pour obtenir le redressement du genou, est extraite d'un Mémoire que j'ai publié dans le cours de l'année 1840. J'ai conservé cette critique, quoique j'aie vu, depuis, la machine de M. Louvrier, qui me paraît réunir les conditions les plus avantageuses et les mieux calculées pour obtenir le redressement du genou. Les principes qui m'ont servi de guide ont été également reconnus par M Louvrier, sans qu'il ait eu connaissance de mon travail et que j'aie connu le sien. Ce sont, du reste, des principes si simples qu'il suffit d'appliquer quelque temps son esprit à leur recherche pour les trouver sans peine.

embrasse toute la circonférence de la moitié supérieure de la cuisse (voyez la planche 14, figure 2). Une espèce de botte entoure le pied et le bas de la jambe. Au talon de cette botte sont adaptées deux roulettes, suivant l'idée que m'a communiquée M. Lacroix, élève de nos hôpitaux.

Le membre, ainsi libre au niveau du genou, est placé entre deux planches qui l'empêchent de se renverser en dedans ou en dehors. Son poids tend sans cesse à en opérer le redressement, lequel est d'autant plus facile, que la roulette placée au niveau du talon, prévient tous les obstacles que pourrait opposer le frottement de celui-ci sur le plan qui le soutient.

Pour aider ce redressement, un tourniquet permet d'exercer une traction sur la jambe; de plus, une courroie presse par l'intermédiaire d'un coussin sur le devant du genou et tend à l'affaisser en arrière. L'expérience a prouvé le grand avantage de la combinaison des moyens que j'ai mis en usage dans la construction de cet appareil. C'est le seul dans lequel je place, après l'opération, les malades à qui j'ai pratiqué la section des tendons du jarret. Lorsque l'action des mains et celle des machines sont insuffisantes, on est obligé de recourir à la section des tendons du jarret. Cette section peut permettre le redressement du genou dans les cas où la flexion n'est pas trop ancienne, et qu'il n'y a pas d'ankylose de la rotule avec le fémur ou de luxation spontanée du tibia. Les chances de succès sont aussi plus grandes si la synoviale et les parties molles qui entourent la jointure n'ont pas été le siége de trajets fistuleux et de suppuration.

Nul doute que si l'on trouvait souvent l'occasion de couper les tendons du jarret dans ces conditions favorables, la section ne procurât les succès les plus satisfaisants, ainsi que je les ai obtenus dans le cas dont je vais rappeler l'histoire.

OBSERVATION II.

Marie-Claudine Jacaud, de St-Denis, âgée de 21 ans, entrée le 6 avril 1840 à l'Hôtel-Dieu de Lyon.

Onze mois avant son entrée à l'hôpital, elle avait été prise d'un rhumatisme articulaire aigu, qui avait occupé les articulations de l'épaule, du coude et du genou gauche. Ce dernier se fléchit à angle droit dès l'invasion du mal.

Après un mois, les douleurs et le gonflement avaient disparu de toutes les autres articulations ; la tuméfaction persista dans le genou, et la maladie passa à l'état chronique.

A son entrée à l'hôpital, le genou offre l'état suivant :

Gonflement considérable de l'articulation dans toute la partie occupée par la membrane synoviale ; ce point ne permet de sentir aucune fluctuation. Le gonflement dur et un peu pâteux est dû probablement à un épanchement de lymphe plastique dans la cavité articulaire ; la malade souffre beaucoup, ses douleurs sont vives et continues; elle ne marche que très-difficilement et avec le secours de béquilles. Les tendons du jarret sont extrêmement rétractés, et la moindre tentative d'extension suffit pour provoquer des douleurs insupportables. Depuis son entrée à l'hôpital jusqu'au 16 avril, j'essayai vainement les tractions exercées avec les mains, l'emploi de la machine destinée au redressement du genou ; je me décidai enfin à couper les tendons rétractés.

Le 16 avril, je coupai le tendon du biceps ; le 25 avril, celui du demi-tendineux ; le 10 mai, celui du demi-membraneux.

Ces sections n'entraînèrent aucun accident ; après chacune d'elles, la malade fut mise dans un appareil à extension, et on obtint chaque fois un léger allongement.

Dix jours après la section du demi-membraneux, l'angle formé par la jambe et la cuisse était entièrement obtus.

Ce fut à cette époque que je pus placer le membre dans la gouttière, où la pression des courroies fit disparaître peu à peu l'angle de flexion ; et le 16 juin, le membre était complètement redressé.

Ce redressement fut accompagné d'un phénomène singulier ; c'est que les douleurs et le gonflement disparaissaient à mesure que le membre se rapprochait de sa rectitude naturelle.

Dès le 16 juin, la malade put marcher facilement, sans chaussette, et seulement avec une disposition au gonflement de la jambe et du pied. Cette disposition a cessé avec le temps, et la guérison a été complète sous le rapport de la facilité des mouvements de l'articulation et sous le rapport de la rectitude du membre.

MM. Duval et Phillips ont pratiqué un grand nombre de fois la section du tendon du jarret pour des difformités dépendant de maladies articulaires ; mais ils n'ont jamais obtenu un succès complet, que lorsqu'ils ont rencontré des conditions analogues à celles qui se trouvaient réunies dans l'observation que je viens de rapporter.

Ainsi sur sept malades dont M. Duval a publié

l'histoire dans un travail sur l'ankylose angulaire du genou, cet auteur n'a réussi d'une manière complète que dans deux cas.

Le premier est celui d'une jeune fille âgée de cinq ans nommée Héloïse Jacob; elle avait la jambe demi-fléchie sur la cuisse, son genou était affecté d'une subinflammation datant de 3 ans; mais il n'y avait jamais eu de suppuration, et les mouvements persistaient encore quoique d'une manière obscure. Il suffit de couper les tendons du biceps et du demi-tendineux pour amener une guérison complète.

Le deuxième cas de succès est analogue au précédent; le malade, nommé Jacquiot, était âgé de 20 ans; il avait une maladie de genou suite d'une chute datant de 3 ans; il y avait un commencement de luxation en arrière; mais les parties environnantes de la jointure étaient restées intactes. Il n'y avait pas eu de suppuration et les mouvements s'exécutaient encore quoiqu'avec difficulté. M. Duval sectionna les trois muscles biceps, demi-tendineux et demi-membraneux, et le malade fut guéri après 15 jours.

Sur sept cas M. Phillips dit avoir réussi complètement cinq fois. Chez deux de ces malades, la jambe était demi-fléchie sur la cuisse; il y avait immobilité absolue de la jointure, mais point de traces de suppuration, point de commencement d'ankylose, c'était une contracture musculaire suite d'inflammation; aussi le redressement a été obtenu immédiatement après la section des tendons, et la guérison complète ne s'est pas fait attendre.

Chez les trois autres malades, il y avait une fausse ankylose ancienne ; il y avait des brides, des cicatrices et des tissus inodulaires de chaque côté du jarret ; mais chez aucun, les mouvements des os l'un sur l'autre n'avaient disparu complètement ; il n'y avait ni luxation spontanée, ni ankylose de la rotule. La guérison fut plus longue et plus difficile à obtenir ; il ne suffit pas de couper les tendons des muscles, il fallut encore diviser les tissus fibreux qui s'étaient formés profondément dans le creux du jarret, soumettre ensuite le membre pendant longtemps à l'action de la machine à extension pour achever le redressement.

§ 2.

DIFFORMITÉS DU GENOU DANS LESQUELLES LA SECTION DES TENDONS DU JARRET NE PEUT ÊTRE PRATIQUÉE AVEC SUCCÈS.

Il est des cas, et malheureusement ce sont les plus nombreux, dans lesquels ni les sections des tendons, ni l'emploi des machines ne peuvent faire disparaître la difformité ; ce sont les flexions permanentes du genou déjà anciennes, et qui s'accompagnent de luxations spontanées. Dans ces cas, il y a souvent ankylose de la rotule sur le fémur, et toujours déformation des surfaces articulaires, et des adhérences qui maintiennent les os solidement fixés dans leur position vicieuse. Ces diverses lésions qui mettent obstacle au redressement, peuvent exister simultanément, ou être indépendantes les unes des autres. Nous allons examiner dabord :

1° Les luxations spontanées qui peuvent accompagner l'ankylose angulaire du genou.

2° Les adhérences des diverses parties de l'articulation entre elles.

3° Les diverses déformations des os dans les parties où ils sont en contact.

Des luxations spontanées qui peuvent accompagner l'ankylose angulaire du genou.

Ces luxations spontanées sont ordinairement complexes, et consistent dans un déplacement par lequel la partie supérieure du tibia est entraînée en dehors et en arrière des condyles du fémur, et dans lequel la totalité de la jambe et du pied éprouve un mouvement de rotation en dehors (voyez la figure 1 de la planche 14). Elles sont la conséquence du ramollissement des liens fibreux qui unissent le tibia au fémur, joint à l'influence des positions vicieuses qu'adoptent les malades dans les lésions du genou.

Ces malades se penchent dans le lit sur le côté affecté ; ils font reposer le poids du membre sur la partie externe et postérieure du pied (voyez la figure 1 de la planche 14).

Or, si dans cette position le genou, comme il arrive d'ordinaire, est demi-fléchi et n'est pas convenablement soutenu, il tend à s'ouvrir en dehors et en arrière ; les ligaments latéraux internes et postérieurs de l'articulation sont distendus. L'extrémité inférieure du tibia est portée en dedans et en avant par la pression qu'elle éprouve de la part du lit, tandis que sa partie supérieure est entraînée en dehors et en arrière. C'est alors que s'accomplit le double déplacement par lequel les condyles du tibia glissent plus ou moins en dehors et en arrière des condyles du fémur, pendant que la jambe de son côté éprouve un mouvement de rotation en vertu duquel la pointe du pied se tourne en dehors, et le talon regarde en dedans. La cause de ce mouvement de rotation se trouve dans la pression qu'éprouve le côté externe du calcanéum de la part du lit sur lequel il repose.

Ces causes de luxations spontanées sont très-puissantes et agissent constamment dans les positions qu'adoptent le plus souvent les malades atteints de lésions graves du genou. Lorsque ces lésions ont été portées au point de détruire presque complètement les liens fibreux qui unissent le tibia au fémur, les luxations dont je parle sont inévitables ; et elles sont si fréquentes que, dans les trois quarts des cas, elles accompagent les ankyloses angulaires du genou.

La rotule ne reste point étrangère à ces déplacements ; tandis que la partie supérieure du tibia est entraînée en dehors, et que cet os subit un mouvement de rotation dans le même sens, le ligament rotulien qui suit l'épine du tibia entraîne la rotule au côté externe du genou, et celle-ci se place au devant du condyle externe du fémur : il en résulte que la luxation en dehors de la rotule accompagne le plus souvent celle du tibia dans le même sens.

On comprend sans peine combien ces luxations, quand elles existent, opposent d'obstacles au redressement du genou, et rendent inutiles les sections tendineuses.

Des adhérences des diverses parties de l'articulation entre elles.

Indépendamment de l'ankylose osseuse qui peut s'établir entre le tibia et le fémur, on peut observer à la suite des maladies du genou les adhérences suivantes.

La rotule peut se souder avec la partie antérieure du fémur, cette soudure s'accomplit après l'absorption des cartilages, et de la lame du tissu compact qui leur est sous-jacente. Les tissus celluleux des deux os communiquent ensemble. Il est des cas où les cartilages de la partie antérieure du fémur sont absorbés dans toute leur étendue, et la synoviale corespondante s'applique directement sur la surface ulcérée de cet os. Une union intime fibro-celluleuse s'établit alors entre ces deux parties, et des adhérences semblables à celles qui unissent la plèvre costale avec la plèvre pulmonaire font disparaître la cavité de la membrane synoviale quelquefois dans sa moitié antérieure (je ne sache pas que cette disposition anatomique ait été notée). Enfin, il faut reproduire tout au tour de l'articulation, et spécialement en arrière, des masses de tissu fibreux qui ont quelquefois un ou deux centimètres d'épaisseur, et qui s'étendent, comme la corde d'un arc, du fémur au tibia. Lorsque la rotule est unie au fémur, et que la cavité de la synoviale est oblitérée dans sa moitié antérieure, il est bien évident que le tibia ne peut pas reprendre sa place normale. Sa partie supérieure ne peut plus se porter en avant, en glissant sur les condyles du fémur, comme elle doit le faire dans l'état normal, quand la jambe s'étend sur la cuisse.

Des déformations des os dans les parties où ils sont en contact.

L'anatomie pathologique démontre que dans les ankyloses angulaires du genou succédant à des suppurations de cette jointure et datant de plusieurs années, les surfaces osseuses sont constamment altérées.

La partie postérieure des condyles du fémur dans les points où elle est en contact avec le tibia, est toujours dépouillée de cartilages et offre une excavation plus ou moins profonde; j'ai vu cette excavation aller jusqu'à deux centimètres de profondeur. C'est elle qui reçoit les condyles du tibia ordinairement ulcérés eux-mêmes, mais moins profondément que ceux du fémur.

Dans ce cas, si l'on redresse le membre, et que

le tibia soit ainsi placé dans l'axe du fémnr, il reste en arrière de l'articulation un espace vide qui va jusqu'à deux ou trois centimètres, et dans lequel les têtes de ces os ne sont plus en contact; ils ne se touchent plus que par leur partie antérieure.

En même temps que le fémur s'ulcère en arrière, les extrémités du tibia s'altèrent de leur côté, quoique moins profondément que les parties du fémur sur lesquelles elles pressent. Des changements analogues s'accomplissent au point de contact de la rotule et du fémur; si le premier de ces os est luxé en dehors, la saillie antérieure du condyle externe du fémur s'absorbe entièrement.

Toutes ces altérations, quand elles existent, opposent de grandes difficultés au redressement. De plus, elles le rendent inutiles, lorsque celui-ci étant opéré, il existe un espace vide en arrière, entre le tibia et le fémur.

Quand on repasse ainsi toutes les lésions anatomiques qui, dans les ankyloses angulaires du genou, peuvent maintenir le tibia et le fémur dans leur position vicieuse, il est impossible de ne pas comprendre que la rétraction des tendons du jarret n'est que secondaire, dans les cas où ces lésions se trouvent réunies. On doit prévoir sans peine que, ces tendons coupés, les chances de guérison ne seront guère accrues, et que le membre ne reprendra jamais sa position normale.

Les conclusions que l'on peut tirer de l'anatomie pathologique sont parfaitement confirmées par les expériences que j'ai souvent répétées. Dans tous les cas où j'ai rencontré, après la mort, des ankyloses angulaires du genou, suites de maladies graves et anciennes, j'ai essayé de les redresser en coupant successivement les parties qui s'opposaient à l'extension de la jambe. Chez tous les sujets où j'ai constaté la plupart des lésions que je viens de décrire, je n'ai jamais vu la section des tendons du jarret produire un résultat de quelque importance, bien qu'il y eût encore une mobilité assez étendue de la jambe sur la cuisse. Pour étendre le membre, il fallait couper tous les tissus fibreux de nouvelle formation, qui se produisent en si grande abondance dans le creux du jarret. Ces tissus enveloppent quelquefois les vaisseaux et les nerfs du creux poplité, de manière à former une masse compacte et homogène qui devient un obstacle au redressement. Il est des cas où l'on est obligé non seulement de couper tous les tendons du jarret et tout le tissu fibreux qui est placé en arrière des surfaces articulaires, mais encore où il faut pratiquer la section complète des muscles jumeaux.

Souvent ce n'est qu'après avoir ainsi ouvert l'articulation dans toute sa partie postérieure, que l'on parvient à opérer l'extension du tibia sur le fémur. Et lorsque cette extension est enfin obtenue, constamment la luxation en arrière des os de la jambe devient plus apparente, et l'on trouve en arrière, entre le tibia et le fémur, un vide plus ou moins considérable, comme je l'ai déjà indiqué.

Dans un cas où j'avais amputé la cuisse pour une suppuration du genou avec flexion angulaire de cette jointure, les efforts que je fis pour redresser le membre ne produisirent aucun changement dans l'articulation elle-même ; ils amenèrent une fracture du fémur à l'union de son corps et de son extrémité inférieure.

Les discussions d'anatomie pathologique dans lesquelles nous venons d'entrer, ainsi que le résultat des expériences faites après la mort sur des genoux malades, démontrent que lorsque les lésions de cette jointure ont entraîné à leur suite une flexion permanente de la jambe sur la cuisse avec ankylose de la rotule, luxation spontanée, déformation des os, et des adhérences fibreuses dans la cavité de la membrane synoviale, il est impossible de rendre au membre sa forme normale.

Les faits pratiques confirment ces conclusions.

Dans trois cas du genre de ceux que je viens de spécifier, j'ai pratiqué la section des tendons du jarret, et je n'ai obtenu aucun résultat satisfaisant. Il n'y a pas eu d'accident, mais le redressement a été peu sensible, et j'ai été obligé de m'arrêter, dans la crainte de produire une luxation du tibia en arrière.

Quelques-uns de mes collègues n'ont pas été plus heureux dans des circonstances analogues, et les faits que je trouve dans les auteurs me prouvent que les résultats de la section des tendons du jarret ont été assez semblables à ceux que j'ai obtenus moi-même. Voici deux observations que j'extrais, en les abrégeant, de l'ouvrage de M. Phillips, sur la ténotomie sous-cutanée.

OBSERVATION DE M. PHILLIPS.

Une jeune fille âgée de 22 ans, nommée Widksky, d'un tempérament scrophuleux, avait depuis l'âge de 4 ans la jambe droite fléchie entièrement sur la cuisse; l'articulation du genou était entourée de cicatrices produites par la guérison d'anciens abcès; le genou gauche était complètement ankylosé, et l'on ne songea pas même à tenter l'opération. A l'âge de 20 ans, les muscles jumeaux du côté du pied se contractèrent et le pied prit la forme d'un pied équin du troisième degré.

Le pied équin fut guéri par la section du tendon d'Achille. M. Phillips tenta ensuite de redresser le genou droit, en faisant la section des tendons demi-membraneux, demi-tendineux et biceps.

Le redressement fut insensible, et ce ne fut que grâce aux efforts de traction qu'on exerça sur la jambe, qu'on parvint à la ramener à angle obtus sur la cuisse. Le membre fut placé dans la machine à extension, mais la malade ne put la supporter; M. Phillips coupa le ligament latéral externe et une cicatrice profonde siégeant au côté interne du genou; malgré cela le redressement ne put s'opérer. Après un mois de traitement, on vit qu'il était impossible d'étendre la jambe sur la cuisse au delà d'un angle très-aigu. La rotule avait été prise par son bord inférieur entre le tibia et le fémur, et il fut impossible de la dégager de cette position.

AUTRE OBSERVATION DE M. PHILLIPS.

Une jeune fille âgée de 14 ans, d'un tempérament scrophuleux, bossue, maigre, décharnée, avait perdu depuis l'âge de trois ans l'usage de la jambe droite. Après de nombreux abcès du genou, les muscles fléchisseurs de la jambe se rétractèrent, le talon touchait la fesse droite, et le tibia détaché de son insertion fémorale était presque entièrement porté en arrière. La section des tendons ne fut suivie d'aucun redressement; on tira fortement sur la jambe pendant un quart-d'heure pour déchirer les adhérences qui unissaient en arrière le tibia au fémur.

Malgré ces puissantes tentatives, la jambe resta fixée sous un angle très-obtus avec la cuisse, la malade prit une fièvre violente et le genou s'enflamma.

Dix jours après, le membre fut placé dans la machine à extension; mais jamais il ne put être redressé complètement, et la jambe resta luxée en arrière. M. Phillips dit qu'il n'a pas suivi cette malade jusqu'à la fin du traitement, mais que tout porte à croire que le résultat est resté très-incomplet.

M. Duval a cité des observations qui sembleraient prouver que, même dans les cas où je cherche à établir que la section des tendons du jarret est contre-indiquée, cette section peut produire des résultats avantageux.

Je me contenterai de rapporter brièvement deux de ces observations :

OBSERVATION DE M. DUVAL.

Le nommé Lefèbre, âgé de 12 ans, portait une tumeur blanche datant de 5 ans. Le genou était entouré de cicatrices membraneuses; il y avait luxation en arrière et rotation en dehors de la jambe, les mouvements des os étaient très-bornés. Malgré tous ces obstacles, le redressement fut obtenu; le membre fut placé dans la machine à extension, et après 20 jours, le malade put faire quelques pas sans le secours de ses béquilles; mais la luxation de la jambe en arrière persistait, de sorte qu'il est impossible de considérer ce résultat comme un succès complet.

AUTRE OBSERVATION DE M. DUVAL.

Louis Hatté, âgé de 26 ans, avait une ankylose complète de la rotule; la maladie existait depuis plus de 20 ans, l'articulation était entourée de cicatrices qui avaient succédé à des trajets fistuleux et à des abcès sans nombre.

On fit la section des trois muscles demi-membraneux, demi-tendineux et biceps; on plaça le membre dans la machine à extension, et ce ne fut qu'après 5 mois de traitement, que le malade commença à marcher avec une luxation incomplète des os de la jambe dans le creux poplité.

Ces faits et d'autres analogues, cités par M. Duval, n'ébranlent point notre conviction; car s'ils prouvent que, malgré l'ankylose de la rotule et le déplacement des os de la jambe en arrière, l'on a pu obtenir le redressement, ils prouvent aussi, comme nous avons cherché à l'établir, que ce redressement ne peut s'effectuer sans que la luxation du tibia en arrière ne devienne plus sensible; circonstance qui doit empêcher nécessairement que le membre ne reprenne sa solidité et qu'il puisse servir convenablement à la marche.

§ 3.

DIAGNOSTIC DES DIVERSES LÉSIONS QUE L'ON PEUT OBSERVER DANS LES FLEXIONS PERMANENTES DU GENOU.

Puisqu'il est des flexions permanentes du genou dans lesquelles la section des tendons du jarret, aidée des moyens mécaniques, ne peut produire aucun résultat satisfaisant, que ces cas défavorables s'observent lorsqu'il y a des luxations spontanées du tibia sur le fémur, des ankyloses de la rotule, des déformations des os qui composent l'articulation, ou des adhérences fibreuses trop solides, soit dans la membrane synoviale, soit autour de cette membrane, on conçoit combien il importe de savoir reconnaître ces altérations avant de faire aucune tentative; par là on évite des opérations inutiles, et on ne flatte pas le malade d'espérances que l'événement ne doit pas justifier.

En traitant de ce diagnostic, je suivrai le même ordre qu'en parlant des altérations anatomiques.

1° Lorsque le tibia est luxé en dehors et en arrière et qu'il a éprouvé un mouvement de rotation du côté externe, le diagnostic n'est pas difficile, si comme nous le supposons, l'engorgement qui existait en dessus du genou est complètement dissipé. On reconnaît que le tibia est trop en arrière à la saillie que fait en avant l'extrémité inférieure du fémur. Le déplacement du tibia en arrière et en dehors se reconnaît à des changements dans les rapports et les saillies des os, qu'il est trop aisé de comprendre pour qu'il soit nécessaire de les faire connaître avec détail. On peut du reste s'en faire une idée, en consultant la figure 1re de la planche 14.

Le mouvement de rotation de la jambe en dehors, demande un peu plus d'attention pour être appréciée. Pour le reconnaître, il suffit de faire placer le malade de manière à ce que la cuisse regarde directement en avant. Dans cette position, s'il y a rotation exagérée de la jambe en dehors, la pointe du pied ne regarde pas en avant, mais du côté externe, et la face sous-cutanée du tibia qui dans l'état normal doit regarder en dedans, regarde presque directement en avant.

Lorsque ce mouvement de rotation en dehors est combiné avec le déplacement de la tête du tibia dans le même sens, il ne faut pas chercher la rotule au milieu des condyles du fémur; elle est placée au devant du condyle externe, sur lequel elle fait un relief très-marqué.

2° L'absorption des surfaces articulaires, que nous avons surtout signalée comme fréquente, dans la partie des condyles du fémur qui est en contact avec le tibia, est très-difficile à diagnostiquer. Je ne connais aucun signe direct qui permette de la constater, et je crois qu'on peut seulement en présumer l'existence.

Ainsi, on la trouve surtout dans les ankyloses qui se sont formées chez de jeunes sujets, à la suite de maladies qui dataient de l'enfance, lorsque le genou a été longtemps le siége de suppurations de nature scrophuleuse.

3° Quant aux adhérences qui peuvent se former entre les diverses parties de l'articulation, elles sont peut-être moins difficiles à reconnaître que les ulcérations des surfaces articulaires. On reconnaît que le tibia et le fémur sont soudés l'un à l'autre, lorsqu'on ne peut faire exécuter aucune espèce de mouvement à la jambe sur la cuisse; mais ce cas n'est pas celui dont nous avons à nous occuper, puisque nous voulons parler seulement des ankyloses où il y a conservation de quelques-uns des mouvements du genou. Ces dernières sont en effet les seules où l'on puisse songer à la section des tendons du jarret.

L'ankylose de la rotule avec le fémur peut sembler facile à reconnaître; car on peut croire que l'impossibilité de faire exécuter au premier de ces os des mouvements sur le second, est le signe certain de l'adhérence intime qu'ils contractent entre eux. Cependant comme cette impossibilité des mouvements de la rotule peut dépendre de la tension de tous ces ligaments par suite de la flexion de la jambe, il faut porter beaucoup de circonspection dans le jugement sur les causes de sa fixité.

Lorsque la rotule est adhérente au fémur, que le genou a longtemps suppuré et que les trajets fistuleux sont cicatrisés, on a toujours lieu de présumer la disparition de la cavité synoviale à la partie antérieure de l'articulation du genou; les productions nouvelles de tissus fibreux qui se forment à la surface extérieure des ligaments et surtout en arrière de la jointure, sont placées trop profondément pour pouvoir être soumises à l'observation directe; aussi il n'est pas facile souvent de les reconnaître. Cependant, on peut être assuré de leur existence, lorsque toutes les parties molles antérieures à l'articulation sont endurcies, confondues entre elles par des adhérences intimes et que le contour du genou est traversé par des trajets fistuleux parfaitement cicatrisés.

4° Quant à la rétraction des tendons et des muscles du jarret, elle se reconnaît sans peine à la résistance que ces tendons présentent sous la peau lorsqu'on les touche, surtout pendant les efforts qu'on peut faire pour étendre la jambe sur la cuisse.

Pour citer un exemple dans lequel se trouvent réunies les diverses lésions que nous avons décrites précédemment, je vais rapporter l'observation d'une malade sur laquelle mon attention, ainsi que celle de plusieurs autres chirurgiens a été vivement fixée.

OBSERVATION.

Dans le concours où M. Bouchacourt fut nommé chirurgien en chef de la Charité, la malade qui fut soumise à l'examen des candidats dans leur épreuve clinique, était une enfant de 12 ans dont le genou du côté gauche était le siége d'une ankylose incomplète et d'une grande difformité. Cette enfant avait un tempérament lymphatique.

Du reste, ses parents, ses frères et sœurs avaient toujours joui d'une bonne santé.

Jusqu'à l'âge de cinq ans elle avait marché avec difficulté, mais elle n'éprouvait aucune douleur dans le genou du côté gauche. Vers l'âge de cinq ans, ce genou commença à se tuméfier et les mouvements devinrent difficiles.

Les renseignements nous manquent pour décrire la marche de la maladie. Cette fille est entrée à l'Hôtel-Dieu de Lyon, dans le milieu du mois de novembre de l'année 1840. Voici les observations détaillées que je fis sur elle :

La jambe était pliée sur la cuisse de 45 degrés à peu près, et déviée en dehors de telle manière que le pied était à 10 ou 12 centimètres en dehors de la position qu'il aurait occupée dans la station, si la jambe eût été simplement fléchie sur la cuisse.

Il me parut aussi que la déviation de la jambe était combinée avec un mouvement de rotation, par lequel la pointe du pied était tournée en dehors ; la face interne du tibia regardait plus directement en avant que dans l'état normal.

Ces trois déplacements, flexion, abduction et rotation en dehors, étaient combinés avec une luxation incomplète dans ce dernier sens. Le condyle externe du tibia pouvait être senti dans l'étendue d'un centimètre en dehors de l'articulation. Il existait sans doute un peu de déplacement du tibia en arrière, mais il était peu marqué et difficile à constater.

Par suite de la luxation et de l'inflexion du tibia en dehors, le condyle interne du fémur était devenu très-saillant, sans que pour cela le diamètre transverse de l'os fût augmenté à sa partie inférieure.

A la partie antérieure du fémur, dans l'intervalle qui sépare les deux condyles, on sentait un creux, comme dans le cas où la rotule n'occupe pas sa place naturelle.

Au devant du condyle externe du même os, on sentait

une saillie osseuse immobile que je n'hésitai point à rapporter à la rotule ankylosée.

C'était bien la rotule qui avait été entraînée dans cette position par la déviation du tibia; car, en suivant le tendon du triceps on arrivait à la tumeur osseuse, qui ne pouvait être formée que par l'os auquel s'insère le muscle. De plus, cette saillie avait le volume de la rotule, et pouvait être nettement circonscrite. Quelques doutes furent élevés sur ce diagnostic; les uns prétendirent que cette éminence osseuse était formée par la tubérosité externe; d'autres, qu'elle était formée par le devant du condyle externe du fémur. Mais, comme on le voit d'après les signes que nous venons d'exposer, aucune de ces opinions n'était admissible.

Une question se présentait très-litigieuse : Y avait-il une déformation des surfaces articulaires? Je n'hésitai pas à dire que le condyle externe du tibia et du fémur devait être absorbé surtout à la partie postérieure, et que celui du fémur devait être absorbé en avant dans la partie où il correspond à la rotule. Je m'appuyai pour soutenir ces opinions sur les observations suivantes :

1° Il n'existe au côté interne de l'articulation, entre le tibia et le fémur, aucun intervalle appréciable. Or, cet intervalle serait très-marqué si, au côté externe de l'articulation, les os n'avaient éprouvé une déperdition de substance.

2° La rotule touche presque l'épine du tibia; elle en serait très-éloignée si les surfaces articulaires n'avaient été en partie absorbées. Enfin, la rotule ne faisait pas autant de saillie qu'elle en devrait faire si, placée au devant du condyle fémoral, celui-ci n'avait pas été en partie absorbé, ou si elle n'avait éprouvé elle-même une perte de substance.

Je n'ai pu reproduire artificiellement sur le cadavre la difformité que présentait le genou de cet enfant qu'en retranchant une partie assez considérable du condyle externe du fémur, en arrière dans la partie qui correspondait au tibia, et en avant dans la partie où il correspondait à la rotule.

Quant à l'état des cartilages, il ne se révélait par aucun signe direct; il n'y avait aucune crépitation dans la jointure. Je pensai qu'ils étaient absorbés, en me fondant sur les conséquences de l'absorption osseuse que je viens de prouver, et qui est toujours précédée de celle des cartilages.

Pour la membrane synoviale, je n'hésitai point à dire, en me fondant sur des observations antérieures, qu'elle devait adhérer par elle-même à du tissu fibreux dans toutes les parties au devant du genou, et même à la portion antérieure des condyles fémoraux probablement dépourvus de cartilages.

Le tissu cellulaire n'était engorgé qu'à la partie interne du ligament rotulien. Là, il offrait cet empâtement, cette fluctuation obscure qui appartient aux fongosités.

Quelle maladie avait donné naissance à tous les désordres que nous observions?

Ce n'était pas une hydropisie, ce n'était pas une suppuration; ce ne pouvait être que des fongosités. Le diagnostic de ces fongosités était confirmé par leur existence qui persistait encore au côté interne du ligament rotulien, et par les adhérences nombreuses qui avaient succédé à leur guérison. La luxation prouvait que ces fongosités s'étaient étendues jusqu'aux ligaments et en avaient déterminé l'absorption.

Tous les désordres que je viens de décrire dans l'articulation de cet enfant rendaient un redressement complet tout-à-fait impossible : 1° parce que les surfaces osseuses étant déformées ne pouvaient plus se prêter aux dispositions normales; 2° parce que la cavité synoviale oblitérée en avant ne permettait pas au tibia de se reporter dans l'extension au niveau de la partie antérieure des condyles du fémur. De plus, l'ankylose de la rotule devait opposer les mêmes obstacles, à cause de son adhérence intime au fémur.

Je pensai que, même en supposant un redressement complet, ce redressement ne tendrait point à se maintenir, à cause de la perte de substance qu'avaient éprouvée les os au côté externe de la jointure. Toutefois, convaincu de l'innocuité de l'opération, je résolus de faire quelques tentatives, et, le 1er décembre 1840, je fis la section des tendons du jarret. Dès le lendemain, je soumis le membre à la machine à extension. Je n'obtins qu'un résultat insignifiant, et, huit jours après l'opération, les parents me manifestèrent le désir d'emmener leur enfant. Je ne m'opposai pas à leur désir, d'une part, par la certitude où j'étais du peu de succès qu'aurait une prolongation du traitement; de l'autre, par la crainte d'augmenter la luxation du tibia en arrière, si j'insistais trop sur l'extension de la jambe.

ARTICLE III.

DIFFORMITÉS DU GENOU, SUITES DU RACHITISME.

Elles consistent toujours dans une déviation des genoux en dedans. Le tibia est alors dirigé plus ou moins obliquement de haut en bas, et de dedans en dehors. Les pieds sont déformés et retournés en dedans.

Dans ces cas, le tendon du biceps empêche le membre d'être redressé, et il joue le même rôle que s'il était abducteur des os de la jambe. Sa section facilite le redressement; mais celui-ci ne tend pas à être permanent, il est bientôt détruit par la marche. Parmi les cas où je l'ai pratiquée, il m'est impossible d'en citer un seul où j'aie obtenu un succès véritable.

ARTICLE IV.

PROCÉDÉ A SUIVRE DANS LA SECTION DES TENDONS DU JARRET.

Ce ne sont pas seulement les tendons des muscles demi-tendineux, demi-membraneux et biceps que l'on peut avoir à diviser; il faut souvent joindre à ces sections celle du droit interne et du couturier. La nécessité de ces dernières sections m'a été démontrée par une série d'expériences. Aussitôt après la mort, j'ai fléchi la jambe de divers cadavres, et leurs muscles encore souples au moment de l'expérience, revenant sur eux-mêmes, se placèrent dans les mêmes conditions que ceux qui sont rétractés dans la flexion permanente du genou. J'ai vu dans tous ces cas que la section des droit interne et couturier contribuait beaucoup à faciliter l'extension de la jambe, et que le premier de ces tendons faisait presque autant de relief sous la peau, que celui du demi-tendineux.

J'ai aussi pensé que les muscles jumeaux contribuaient à maintenir la jambe fléchie sur la cuisse, et qu'il pourrait être utile de les couper. Dans l'impossibilité où l'on est d'en faire la section au niveau du jarret, on pourrait pratiquer celle-ci sur le tendon d'Achille.

Lorsque j'ai trouvé des cadavres chez lesquels le genou était depuis longtemps fléchi, j'ai toujours vu que, pour faire disparaître tous les obstacles qui s'opposent au redressement, il fallait arriver à la section du droit interne.

J'ai examiné l'état des nerfs dans les rétractions anciennes du genou. J'ai vu qu'ils se retiraient comme les tendons, et venaient former un relief au dessous de la peau, assez résistant pour maintenir la flexion après qu'on avait coupé les tendons de tous les muscles. On pourrait facilement couper ces nerfs, croyant avoir à diviser un tendon. On conçoit combien il importe d'éviter une pareille erreur.

La section sous-cutanée des tendons du jarret, peut se pratiquer suivant deux méthodes différentes.

La première appartient à M. Dieffenbach.

Elle consiste à couper les tendons en allant de leur face profonde vers leur face cutanée, et en dirigeant l'instrument de dedans en dehors, par rapport à l'axe du membre.

M. Bouvier a suivi la seconde méthode à laquelle il donne le nom de procédé *sous-musculaire*. Il fait sa piqûre au bord externe des tendons du jarret; puis, faisant pénétrer la lame du ténotome de dehors en dedans, entre la peau et les tendons, il les coupe de leur face cutanée à leur face profonde.

Quel que soit le procédé que l'on adopte, on parvient, avec la même facilité, à diviser les tendons du jarret. Mais en suivant le procédé de M. Dieffenbach, on évite plus sûrement la lésion des vaisseaux et des nerfs.

Un court examen des conditions anatomiques du jarret, démontrera cette dernière proposition d'une manière évidente.

Les tendons du bord interne du jarret sont au nombre de quatre : en partant de l'axe du membre et en allant de dedans en dehors, on rencontre successivement, d'un côté, le demi-tendineux, le demi-membraneux, le droit interne et le couturier; de l'autre côté, il n'existe qu'un seul tendon, celui du biceps.

Le tendon du demi-tendineux est longé à son bord interne par le nerf sciatique poplité interne, qui s'en écarte inférieurement d'un demi-centimètre. Le bord interne du tendon du biceps est longé par le nerf sciatique poplité externe, dont il n'est séparé que par une légère couche de tissu adipeux, et duquel il se rapproche d'autant plus qu'on l'examine plus inférieurement.

Je ne parle pas des gros vaisseaux, ils sont situés trop profondément pour qu'on puisse les léser.

Or, en suivant le procédé de M. Bouvier, on comprend qu'il est dangereux de couper les nerfs, puisque la pointe et le tranchant de l'instrument sont dirigés contre eux.

Dans la méthode de Dieffenbach, on s'assure d'abord de la position relative des tendons et des nerfs, et l'on pratique la piqûre dans l'intervalle même qui les sépare. C'est cette piqûre qui constitue le temps le plus important de l'opération; et c'est en la faisant d'après les principes que nous allons poser, que l'on évitera toute espèce de lésion.

Le malade étant couché sur le ventre, un aide saisit la jambe et exerce sur elle de légères tractions pour faire augmenter la saillie des tendons. Un autre aide maintient le tronc et la cuisse immobiles. L'opérateur, placé convenablement, cherche à sentir la corde formée par les tendons au dessous de la peau, au côté interne du jarret ; c'est la saillie du demi-tendineux qui doit servir de guide.

Quelquefois, comme nous l'avons démontré, les nerfs sont rétractés et forment, dans le creux poplité, une corde résistante au dessous de la peau, que l'on pourrait confondre avec celle formée par le tendon.

On évitera l'erreur, en suivant avec le doigt la saillie formée par l'un et l'autre de ces organes. On verra que les saillies tendineuses viennent toutes se diriger en dedans des condyles du fémur; tandis que le nerf poplité interne reste dans l'aire du triangle du jarret et gagne l'espace inter condylien.

On pratiquera la piqûre à un travers de doigt au dessus du condyle interne du fémur, et autant que possible au côté interne du tendon du demi-tendineux, afin d'éviter plus sûrement le nerf. Cela fait, on introduit le ténotome profondément en le dirigeant de dedans en dehors, le dos de la lame tourné contre les nerfs et les vaisseaux.

On comprend ainsi entre le tranchant du ténotome et la peau, tous les tendons de la partie interne du jarret.

Par un mouvement combiné de scie et de pression, on coupe d'abord le tendon du demi-membraneux, parce qu'il est le plus profond, puis le demi-tendineux, et enfin le droit interne. Si l'on s'arrête là, on évite la section du nerf de la veine saphène interne; mais si l'on veut diviser le couturier, ce nerf et cette veine interne sont nécessairement compris dans la section.

Pour couper le tendon du biceps, on suit la même marche. On cherche à sentir le bord interne du tendon du muscle, et à deux travers de doigt au dessus du condyle externe du genou, on pratique la piqûre dans l'intervalle qui sépare le tendon du nerf. Cela fait, on introduit le ténotome, comme il a été dit, et l'on fait la section du biceps de la partie profonde à la partie superficielle.

Neuvième Partie.

DE LA SECTION DU MUSCLE STERNO-MASTOIDIEN ET DE CELLE DES TENDONS FLÉCHISSEURS DES DOIGTS.

CHAPITRE PREMIER.

SECTION DU MUSCLE STERNO-MASTOÏDIEN.

Section du muscle sterno-mastoïdien dans le torticolis chronique.

Le torticolis chronique consiste dans une inclinaison permanente de la tête sur l'une ou l'autre épaule. Lorsque cette inclinaison est produite par la rétraction du muscle sterno-cléido-mastoïdien, elle est accompagnée d'un mouvement de rotation telle que la face regarde du côté opposé à celui vers lequel la tête est penché.

Depuis les travaux de MM. Dieffenbach, Stromeyer, Jules Guérin, Bouvier, sur le torticolis, suite de rétraction du sterno-mastoïdien, le seul dont je veuille parler, les causes de cette maladie, ses symptômes, les altérations des os de la face et de la colonne cervicale qui la compliquent, et enfin les moyens de traitement qui leur conviennent le mieux, sont tellement connus que je ne crois pas nécessaire d'entrer, à cet égard, dans aucun détail. Je me bornerai donc à exposer très-brièvement les observations que j'ai pu faire, et les résultats des opérations que j'ai pratiquées. Ces résultats ne font que confirmer les principes qui ont déjà cours dans la science.

J'ai coupé cinq fois seulement le sterno-cléido-mastoïdien, et voici les remarques que j'ai eu l'occasion de faire.

J'ai observé que la section du faisceau sternal était loin de suffire dans tous les cas pour redresser la tête. J'ai toujours commencé par diviser ce faisceau, et quatre fois sur cinq j'ai été forcé de diviser un peu plus tard le faisceau claviculaire, parce que l'inclinaison persistait. Il est très-vrai qu'avant l'opération le sternal seul paraissait tendu et rétracté, mais après qu'il a été coupé, l'autre a paru à son tour dur et saillant. Une seule fois j'ai obtenu un succès complet par la division isolée du faisceau sternal; c'est chez un enfant de 10 ans, dont la difformité n'était pas très-prononcée.

Les chirurgiens ont l'habitude de faire la section de la portion claviculaire immédiatement après celle de la portion sternale. Cette manière de faire peut sans aucun doute très-bien réussir. Cependant j'aime mieux laisser entre ces deux sections un intervalle de quelques jours. Je crois avoir remarqué que le faisceau qu'on a ménagé fait un relief plus considérable, et que pour cette raison il est plus facile à couper, une semaine ou deux après la première opération qu'immédiatement après celle-ci.

J'ai vu qu'il n'était pas toujours possible de redresser entièrement la tête, même après avoir divisé les deux tendons inférieurs du sterno-cléido-mastoïdien, et que dans quelques circonstances il était utile de faire une troisième opération qui consiste à couper un peu plus tard le corps du muscle au dessus des premières cicatrices, c'est-à-dire à trois ou quatre centimètres au dessus de la clavicule.

La section du muscle rétracté serait tout à fait inefficace si après l'avoir faite on n'employait aucun moyen mécanique pour ramener et maintenir la tête dans une bonne position. Le malade est porté instinctivement, soit par habitude, soit pour diminuer la douleur qu'il éprouve, à conserver la position vicieuse qu'on veut corriger ; il faut donc pour obtenir une guérison satisfaisante, recourir à des agents qui puissent empêcher les deux bouts du muscle divisé de se rapprocher. Dans ce but, MM. Guérin et Bouvier ont chacun inventé un appareil ingénieux que je n'ai pu employer, ne les ayant pas à ma disposition. Pour les remplacer, je me suis servi : 1° d'une cravate solide, passée autour du cou, qui tenait la tête d'une part dans l'extension, et qui de l'autre part empêchait la face de se tourner du côté opposé à celui de l'inclinaison ; 2° d'une autre cravate qui entourait la tête, et qui allait se rendre sous l'aisselle du côté sain vers lequel elle inclinait la face.

La section du sterno-mastoïdien aidée du traitement mécanique a déjà donné de très-brillants résultats. On s'abuserait toutefois étrangement si l'on pensait que cette opération suffit dans le plus grand nombre des cas pour faire disparaître d'une manière complète les traces de la difformité. On peut soutenir que, dans tous les cas, il est possible d'obtenir une grande amélioration ; mais quand la déviation est ancienne, et que le sujet a passé l'âge de 15 ans, il ne faut pas espérer une guérison parfaite, parce que dans ces cas, le torticolis est une affection très-complexe qui ne consiste pas seulement dans la rétraction d'un muscle, mais encore dans une atrophie très-sensible de la face et de la colonne cervicale dans la moitié correspondante à l'inclinaison. On peut même à la rigueur obtenir un redressement parfait de la tête ; mais l'absence de symétrie et de régularité dans les os de la face persistera nécessairement après l'opération. J'ai cherché à donner une idée de ces résultats incomplets dans la planche 15.

Quant à la gravité de la section du muscle sterno-mastoïdien, je n'ai jamais vu qu'elle fût à craindre. En coupant avec précaution, on est sûr d'éviter la lésion des vaisseaux importants ; et s'il n'est pas toujours possible de respecter la veine jugulaire externe, cette division n'entraîne aucun accident; il n'en résulte qu'un peu d'épanchement sanguin qui se résorbe au bout de quelques jours. Je n'ai pas encore vu de tumeur inflammatoire se former dans le lieu de l'opération, ni la suppuration s'y établir.

Les auteurs ont longuement discuté pour savoir s'il convenait mieux de couper le muscle de dedans en dehors et d'avant en arrière, ou bien de dehors en dedans et d'arrière en avant. Je regarde cette controverse comme peu importante; quand je coupe le tendon sternal, je procède de la face sous-cutanée à la face profonde; quand je veux couper d'un seul coup le muscle en entier, je le soulève en l'embrassant avec le pouce et l'indicateur, et je procède des parties profondes aux parties superficielles.

De la section des muscles sterno-mastoïdiens dans les goîtres qui compriment la trachée artère.

L'idée de couper les muscles sterno-mastoïdiens lorsque des tumeurs de la glande thyroïde compriment la trachée artère et produisent de l'oppression, peut sembler étrange au premier abord; elle paraîtra très-naturelle si l'on remarque que les tumeurs de la thyroïde n'exerceraient aucune pression sur la trachée artère, si elles pouvaient se développer librement à l'extérieur : elles ne pressent sur ce conduit que parce qu'elles sont pressées elles-mêmes par les aponévroses et par les muscles; et les agents de la pression qu'elles éprouvent sont surtout les deux sterno-mastoïdiens qui sont plus épais et plus résistants que tous les autres muscles du col.

J'ai conçu, il y a bien des années, l'idée de couper les sterno-mastoïdiens dans les goîtres qui produisent de l'oppression. C'était en 1831; j'étais alors interne à l'Hôtel-Dieu de Paris, dans le service de M. Récamier, cet homme aussi excellent par le cœur que supérieur par l'esprit, et pour qui j'ai conservé comme tous ses autres élèves une vive reconnaissance et une vénération profonde. Une femme mourut dans la salle St-Paul avec des symptômes d'asphyxie qu'il fut impossible de ne pas rapporter à la compression qu'avait fait éprouver à la trachée artère un kyste développé dans la glande thyroïde. Le conduit aérien au lieu d'être *cylindrique* avait pris la forme d'un *prisme triangulaire*, dont les deux faces antérieures regardaient le plan des sterno-mastoïdiens; évidemment, c'étaient ces muscles qui en s'opposant au développement externe de la tumeur, avaient exercé médiatement sur la trachée artère la compression qui avait altéré la forme de ce conduit. Ayant retrouvé l'histoire de cette malade parmi les observations que j'ai recueillies pendant mon internat, je vais la reproduire textuellement ici avec les réflexions dont je l'accompagnais à l'époque où je l'ai rédigée.

OBSERVATION.

Une femme, âgée de 52 ans, entre à l'Hôtel-Dieu de Paris, le 5 août 1831. Elle porte au devant du cou une tumeur du volume de la tête d'un enfant, arrondie, sans dureté, présentant une fluctuation obscure, paraissant siéger dans la glande thyroïde, s'étendant de haut en bas, depuis l'os hyoide jusqu'auprès du sternum, et transversalement d'une veine jugulaire externe à l'autre. Cette tumeur a commencé dans l'enfance de la malade, s'est accrue graduellement, et a été inutilement traitée pendant plus de dix mois par les frictions iodurées. La malade se plaint de la gêne dans la respiration que produit son goître, et demande qu'on l'en débarrasse ou qu'on en diminue le volume par un moyen quelconque. Le 6, je l'examinai avec attention ; elle était pâle, abattue, couchée sur le dos; je fus frappé du froid de ses mains et de la difficulté que l'on éprouvait à sentir son pouls. Je plaçai la main sur la partie antérieure de la poitrine, et je reconnus, dans la partie supérieure du sternum, des battements forts et uniques que je crus devoir rapporter à l'aorte ascendante ; l'application de l'oreille me fit alors reconnaître un bruit de soufflet très-distinct dans toute l'étendue que j'ai indiquée ; le bruit du cœur, dans lequel je distinguai parfaitement celui de la contraction isolée des ventricules et des oreillettes, n'annonçait point d'altération organique. Conduit par l'étude de ces symptômes à soupçonner un anévrisme de l'aorte ascendante, j'explorai le pouls avec attention, et non seulement je le trouvai un peu irrégulier comme celui de la tumeur, mais je trouvai une différence remarquable entre celui du côté droit et celui du côté gauche ; le premier était beaucoup plus distinct et ne battait pas en même temps que l'autre. Ayant alors interrogé la malade sur les symptômes qu'elle avait éprouvés antérieurement, elle me dit que depuis plusieurs années elle avait observé cette différence dans l'état des deux pouls, qu'elle était sujette à des palpitations, et qu'elle avait la respiration courte. L'auscultation ne me fit reconnaître aucune altération dans le cœur ni dans les poumons. La mort eut lieu deux jours après l'entrée de la malade à l'hôpital.

A l'autopsie, la tumeur du cou était recouverte par les muscles de cette région, qui sont situés au devant et sur les côtés de la glande thyroïde, et qui, étalés en forme de membrane, en recouvraient les parties antérieures et latérales; ils avaient conservé toute leur épaisseur; le tissu cellulaire qui les unissaient à la tumeur était si lâche, que je pus les en séparer avec le bout du doigt; je pus séparer, avec la même facilité, la tumeur des artères carotides et des veines jugulaires. Mais en la détachant du larynx et de la trachée artère, j'éprouvai un peu plus de difficulté, et j'enlevai une partie de la glande thyroïde qui lui adhérait assez intimement.

Le kyste isolé avait le volume du poing. Lorsque je l'eus incisé, il s'en écoula un liquide d'un roux noirâtre, homogène, peu consistant. Ses parois étaient minces, fibreuses et égales à l'extérieur; leur surface interne était un peu rugueuse et rougeâtre.

Le tissu de la thyroïde, sain dans plusieurs parties de son étendue, présentait un grand nombre de petits kystes. Le plus volumineux de tous était presque égal à celui d'une noix, contenait une matière melliceritique, ses parois étaient fibreuses. Une demi-douzaine d'autres kystes beaucoup plus petits, étaient répandus dans la glande. Un seul, de la grosseur d'une noisette, avait des parois cartilagineuses qui formaient une cavité à peine apparente.

La trachée artère avait une forme à peu près triangulaire, dans la partie qui, dans l'état normal, correspond à la thyroïde. Sa membrane muqueuse offrait quelques pointillés rouges, peu apparents à l'endroit où existait la déformation. Les artères carotides primitives, l'aorte, le cœur et les poumons étaient sains; les autres organes ne furent pas examinés.

RÉFLEXIONS.

La malade dont je viens de rapporter l'histoire, éprouva, durant plusieurs années, de la gêne dans la respiration, que l'exercice rendait pénible et haletante. Nous fûmes quelque temps incertain sur la cause de ce phénomène, et nous crûmes qu'une dilatation de l'aorte ascendante agissait concurremment avec la pression exercée par le goître. Les phénomènes observés la veille de la mort, nous avaient conduit à cette idée. Nous avions senti des battements dans une grande étendue le long de l'aorte ascendante; ces battements étaient forts, accompagnés d'un bruit de soufflet très-distinct. Le pouls, du côté droit, n'était plus isochrone, ni semblable à celui du côté gauche. Un seul signe manquait, c'était la matité; mais les signes physiques sont si étroitement liés aux affections dont ils sont la conséquence, que l'absence d'un seul suffit pour jeter des doutes sur les conclusions tirées de tous les autres. Nous crûmes, en conséquence, devoir suspendre notre jugement, pensant que la pression exercée par la tumeur du cou pouvait être la cause du bruit de soufflet et de l'inégalité des battements artériels. L'autopsie a levé toute espèce de doute à cet égard. Si, donc, c'est à cette pression qu'on doit attribuer la gêne ancienne de la respiration, nous devons examiner dans quel sens cette pression s'exerçait, et quelle en était la cause. Etait-ce par son propre poids ou par la contraction musculaire que la tumeur était refoulée vers la trachée artère? Etait-ce d'avant en arrière ou latéralement qu'elle comprimait ce tuyau? L'autopsie, en nous montrant la forme arrondie de la trachée artère, convertie en une forme prismatique triangulaire, dont les deux faces antérieures regardent en avant et sur les côtés, a levé tous les doutes à cet égard, et démontré qu'il y avait une double pression latérale. Remarquez, du reste, que si la pression se fût exercée d'avant en arrière, le larynx eût été aplati en devant, et que la malade ne se serait pas tenue constamment couchée sur le dos, comme nous l'avons observé pendant tout son séjour, et, réfléchissant à ces dernières circonstances, on verra que ce n'est point au poids de la tumeur qu'il faut attribuer sa pression mais bien à la contraction des muscles sterno-mastoïdiens qui, soulevés par elle, et recouvrant ses faces latérales et antérieures, sont refoulées dans une direction perpendiculaire à leur plan.

L'état général de la malade et l'incertitude où l'on était de la nature du mal, empêchaient de faire aucune tentative pour la guérison de sa tumeur. Peut-être, dans des cas analogues, devrait-on inciser largement le kyste et faire écouler tous les liquides qu'il contient. Mais si la tumeur qui comprime la trachée artère est solide, qu'elle résulte du développement de la thyroïde ou de celui d'une tumeur cancéreuse, le cas est plus difficile et n'a point été examiné. L'extirpation de la thyroïde est impossible; la laryngotomie est inutile, l'incision de la trachée artère n'est pas praticable. La chirurgie n'a donc en son pouvoir aucune opération pour éloigner la mort dans le cas que je suppose. Le plus sage est peut-être de ne point agir. Cependant, ne pourrait-on pas faire cesser les symptômes de l'asphyxie, en coupant les muscles sterno-mastoïdiens; si l'on se rappelle que c'est l'obstacle qu'ils opposent au développement de la tumeur, qui est la cause de la pression que celle-ci exerce sur la trachée, on concevra que cette opération puisse faire cesser l'asphyxie et prolonger les jours du malade.

Je lus cette observation avec les réflexions qui l'accompagnent, à M. Pavet de Courteille, qui remplaçait M. Récamier, à l'époque où la malade dont je viens de rapporter l'histoire, mourut dans notre service. On ne sera point étonné si je dis que la proposition que je faisais alors de couper les sterno-mastoïdiens, pour combattre certaines oppressions, parut étrange, pour ne rien dire de plus. On n'avait aucune idée de la méthode sous-cutanée, de l'importance des sections musculaires dans les difformités, et l'on comprend sans peine que l'on ne put considérer alors que comme impraticable un projet qui, aujourd'hui même, sera loin de paraître raisonnable à un grand nombre de chirurgiens.

Cependant, j'oubliai moi-même, pendant plus de sept années, l'idée que j'avais eue de couper le sterno-mastoïdien dans les oppressions qui résultent des kystes de la glande thyroïde; et cette idée ne me revint même pas à la mémoire dans un cas analogue à ceux dont je parle, et que je vais rappeler brièvement, parce qu'il est propre à jeter un certain jour sur la cause à laquelle j'attribue l'oppression que peuvent produire certaines tumeurs du cou.

Une fille de Châlons, de 14 à 15 ans, me fut amenée en 1838; sa respiration était tellement gênée, que l'asphyxie paraissait imminente; ses lèvres, toute sa face étaient violettes; ses yeux fixes, saillants, injectés, sa poitrine haletante. Un médecin qui l'accompagnait et dont je regrette de ne pas me rappeler le nom, me fit remarquer que l'oppression dépendait d'une tumenr placée audevant de la trachée artère, et que lorsque l'on plaçait son doigt de manière à maintenir soulevée cette tumeur qui était du volume d'un œuf de poule, l'oppression cessait immédiatement. Je vérifiai à plusieurs reprises la justesse de cette observation; et en cherchant à me rendre compte du soulagement complet et immédiat que l'on pouvait produire en maintenant la tumeur soulevée, je m'arrêtai à cette idée que l'oppression se manifestait toutes les fois que la tumeur s'engageait entre le sternum et la trachée artère, et qu'elle cessait toutes les fois qu'on la maintenait élevée au dessus de cet os. Evidemment, il y avait oppression dans le premier cas, parce que le sternum forçait la tumeur à se reporter contre la trachée artère.

Eclairé par l'observation qui m'avait été communiquée et par l'interprétation que j'avais trouvée du phénomène si remarquable que nous présentait cette malade, je lui fis construire un appareil qui, agissant à la manière du doigt, maintenait la tumeur constamment élevée au dessus du sternum. Dès qu'elle fit usage de cet appareil, elle revint, en quelque sorte, à l'existence. Tant qu'elle le portait, elle n'avait aucun symptôme d'oppression; mais, si elle négligeait d'en faire usage, la gêne de la respiration revenait avec son intensité première. Pendant un mois elle fut obligée de le porter constamment. Au bout de ce temps, la tumeur ayant considérablement diminué par l'emploi des frictions iodées, elle put en suspendre l'emploi. Les symptômes n'étaient plus inquiétants, et les résolutifs purent être librement continués jusqu'à la disparition complète du mal.

Dans ce cas, la tumeur, développée au devant de la trachée artère, ne produisait la compression que lorsque, placée derrière le sternum, elle ne pouvait se développer librement en avant; la résistance des os produisait le même résultat que celle des sterno-mastoïdiens dans le cas précédent; preuve nouvelle que les tumeurs du cou ne compriment la trachée artère, qu'à la condition d'être comprimées elles-mêmes sur la surface externe.

Quoique ce fait vînt confirmer la théorie que je formule ici sur la cause de la compression qu'exercent les tumeurs du cou, il ne me remit point en mémoire l'idée que j'avais eue de couper le sterno-mastoïdien dans certaines variétés de goîtres. J'y songeai de nouveau, il y a une ou deux années, en réfléchissant aux causes qui avaient pu entraîner la mort de la mère d'un de mes amis. Cette femme avait présenté, pendant long-temps, les symptômes d'un catarrhe pulmonaire chronique, accompagné d'un atshme très-pénible. Cependant, elle avait un goître volumineux; ses veines étaient très-dilatées; il ne me parut pas improbable d'attribuer tous les symptômes qu'elle présentait, à la compression exercée par son goître. Qu'on admette un instant, ce qui est assez probable, qu'elle avait un emphysème pulmonaire, et l'on retrouvera, dans ses voies aériennes, des symptômes absolument semblables à ceux qui se manifestent dans les voies urinaires à la suite des rétrécissements chroniques de l'urètre. En arrière du rétrécissement, l'on trouve une inflammation catarrhale qui s'étend quelquefois jusqu'aux reins; ce symptôme répond au catarrhe pulmonaire qui suit le rétrécissement de la trachée artère ; la vessie est hypertrophiée, les urétères et les reins sont distendus ; en regard, les vésicules pulmonaires sont dilatées. L'excrétion de l'urine est difficile dans le premier cas, la respiration est difficile dans l'autre.

Les faits semblables à celui que je viens d'examiner, se sont présentés en grand nombre à mon observation. Toujours j'ai vu que la tumeur de la thyroïde s'était développée bien plus sur les côtés, au dessous du sterno-mastoïdien, qu'en avant où elle éprouve moins de résistance; toujours j'ai vu les moyens médicaux presque aussi inutiles qu'il peuvent l'être dans les rétrécissements du canal de l'urètre. Dans ces cas, je n'ai pratiqué la section du sterno-mastoïdien qu'une seule fois; et si je n'ai obtenu aucune espèce de résultat, je l'attribue aux conditions défavorables où se trouvait la malade. Elle était âgée de près de 65 ans; sa tumeur s'étendait jusque auprès du sternum, et je ne pus couper le sterno-mastoïdien à sa partie inférieure. C'est là, cependant, le lieu qu'il faudrait choisir, s'il existait entre la tumeur et la clavicule un intervalle de deux ou trois centimetres où le muscle fût simplement soulevé. Je fus obligé de couper celui-ci vers le milieu du cou, c'est-à-dire, dans un endroit où il est largement étalé sur la tumeur, et où l'on n'est jamais sûr de faire une section régulière et complète.

La lecture de la note que je viens de consacrer aux sections du sterno-mastoïdien dans les oppressions qui accompagnent les goîtres, engagera les médecins à faire une étude plus attentive qu'ils ne l'ont faite jusqu'à présent de ce genre d'oppression.

Ils distingueront avec soin les asthmes, les catarrhes chroniques, les emphysèmes qui sont dus à cet ordre de causes, et peut-être verront-ils, dans la section du sterno-mastoïdien, une méthode de traitement qui, en faisant rentrer les sections sous-cutanées dans le domaine de la médecine, ajouterait singulièrement à l'importance de cette méthode. Elle n'a servi jusqu'à présent qu'à combattre des difformités ; elle serait utile alors dans des maladies qui peuvent entraîner la mort. Ce serait là, sans aucun doute, une des plus belles applications de la chirurgie nouvelle.

CHAPITRE II.

DE LA SECTION DES MUSCLES FLÉCHISSEURS DANS LA RÉTRACTION PERMANENTE DES DOIGTS ET DES ORTEILS.

La rétraction permanente des doigts n'est pas extrêmement rare. Pendant long-temps on a cru, sous l'influence des idées émises par Dupuytren, qu'elle était toujours le résultat de la contracture de l'aponévrose palmaire ; mais il est aujourd'hui démontré qu'elle tient, dans le plus grand nombre des cas, à la rétraction des muscles et des tendons fléchisseurs des doigts.

Les succès obtenus par la ténotomie dans les pieds bots, dans le torticolis, etc., avaient fait espérer qu'on pourrait aussi en retirer les mêmes avantages dans la maladie qui fait le sujet de ce chapitre, mais l'expérience n'a pas confirmé ces prévisions; dans tous les cas jusqu'à présent connus, les doigts ont bien été redressés, mais leurs mouvements de flexion ont été perdus.

M. Dubovitsky a fait sur ce sujet les réflexions les plus judicieuses. « On a appliqué, dit-il, aux membres supérieurs la ténotomie, absolument comme on le faisait aux membres inférieurs, tandis qu'il y a là une grande différence à observer. Dans les membres inférieurs, la forme est la chose principale; en la rétablissant, on est presque sûr de rendre au malade l'usage de son membre; dans les supérieurs, la forme est la chose secondaire, l'usage est la chose principale; en rétablissant la forme dans une main, il ne faut pas perdre de vue l'usage. » (*Ann. de Chirurg.*, février 1841.)

Mais pour qu'un muscle coupé puisse reprendre ses fonctions comme dans l'état normal, il faut qu'il présente certaines conditions qu'on ne retrouve point dans ceux qui fléchissent les doigts. La présence des gaînes synoviales est surtout une cause de non réussite, parce que dans leur intérieur, les bouts du muscle divisé ne peuvent, le plus souvent, se réunir, en sorte que les mouvements sont nécessairement abolis.

C'est cette raison qui rend compte des insuccès qui ont suivi plusieurs tentatives de section des fléchisseurs des doigts au niveau des phalanges. C'est ainsi que Dieffenbach a échoué deux fois;

Stomeyer, deux fois également, et M. Jules Guérin une fois sur M. Dubovitsky lui-même.

Ma propre expérience est conforme à celle de ces auteurs. J'ai coupé chez un malade les quatre tendons des fléchisseurs communs au niveau de la première phalange ; à la suite de cette opération les doigts sont toujours restés étendus et incapables de saisir même les corps un peu volumineux.

Mais alors, dira-t-on, la section des fléchisseurs doit réussir dans la paume de la main, car là ces muscles ne sont pas contenus dans des gaînes synoviales. M. Larrey fils avait espéré réussir en se plaçant dans cette dernière condition, et en pratiquant l'opération par cette nouvelle méthode ; il n'a pas été plus heureux que les autres. Il a pu redresser les doigts qui étaient rétractés, mais leurs mouvements de flexion ont été abolis. Dans ce cas il paraît que la continuité des bouts tendineux ne s'est pas rétablie.

Pour conserver aux muscles fléchisseurs des doigts leur action normale il faudrait les couper à l'avant-bras ; mais d'autres motifs empêchent de pratiquer l'opération dans cette région. En effet, si l'on coupe les muscles à la partie inférieure de l'avant-bras, on risque de blesser le nerf médian et de produire ainsi une lésion beaucoup plus grave que la maladie qu'on cherche à combattre ; si au contraire on les divise à leurs attaches supérieures, alors il est évident qu'on n'arrivera à aucun résultat, à cause des adhérences nombreuses qu'ils ont avec les parties environnantes et des longues insertions qu'ils prennent sur les os.

De ces considérations il résulte que la section des muscles ou tendons fléchisseurs des doigts, n'offre aucune chance de succès ; si on la pratique au niveau des phalanges ou de la paume de la main, les doigts perdent pour toujours la possibilité de se fléchir et de saisir les corps (infirmité beaucoup plus gênante que la contracture) ; elle expose à la blessure du nerf médian, si elle est faite près du poignet ; et elle est inutile quand l'incision porte sur les insertions supérieures des muscles.

Je ne connais qu'un seul cas dans lequel cette opération puisse être vraiment utile, c'est quand un doigt est recourbé, et que cette difformité empêche les fonctions des autres, comme je l'ai vu une fois ; dans ce cas j'ai fait la section du tendon rétracté au niveau de la deuxième phalange ; le doigt, depuis ce moment, est toujours resté étendu et incapable de se fléchir, mais les mouvements des autres doigts ont repris leur liberté.

La ténotomie est applicable quand les fléchisseurs de la main seuls sont rétractés. L'exemple de M. Dubovitsky et les cas que j'ai observés moi-même sont en tout conformes à cette proposition. Enfin, si je rejette les applications de la ténotomie aux cas de contracture permanente des doigts, je la regarde au contraire comme très-utile pour redresser les orteils recourbés. Au pied, comme nous l'avons déjà dit d'après M. Dubovitsky, il suffit de rétablir la forme pour rendre à cette partie l'usage des fonctions. J'ai pratiqué plusieurs fois la section des fléchisseurs des orteils au niveau des phalanges pour guérir ces rétractures des orteils qui, recourbés vers la face plantaire du pied, touchent le sol par leur extrémité libre ou par leur partie supérieure. Je n'ai jamais vu aucun accident suivre cette opération, et non seulement les orteils se sont redressés, mais la marche a pu s'accomplir sans douleur.

Dixième Partie.

DES SECTIONS SOUS-CUTANÉES DANS LES RESSERREMENTS DES MACHOIRES ET DANS LES FRACTURES NON CONSOLIDÉES.

CHAPITRE PREMIER.

DE LA SECTION SOUS-CUTANÉE DES MUSCLES MASSÉTERS ET TEMPORAUX DANS LES RAPPROCHEMENTS FORCÉS ET PERMANENTS DES MACHOIRES.

Il est des malades chez lesquels les mâchoires sont maintenues rapprochées avec tant de force, qu'il n'existe aucun intervalle entre leurs deux rangées dentaires. Ces malades ne peuvent prendre d'autres aliments que des bouillies liquides; il leur est impossible de manger du pain ou tout autre aliment qui exige une certaine mastication, et leur parole est confuse, car les sons qu'ils produisent ne peuvent être modifiés par les divers degrés d'ouverture de la bouche.

L'infirmité pénible dont ils sont affectés est due constamment à l'élévation maintenue permanente de la mâchoire inférieure. Cette position s'observe toujous dans les ankyloses de l'articulation temporo-maxillaire, fait qui se comprend sans peine, si l'on se rappelle que les ankyloses ne peuvent se produire que dans le repos, et que le maxillaire inférieur ne peut être immobile que lorsque sa rangée dentaire touche celle du maxillaire supérieur.

En admettant qu'il n'y ait point d'ankylose de l'articulation temporo-maxillaire sans qu'il n'y ait rapprochement des mâchoires, et en se rappelant les effets que peuvent produire dans toutes les parties du corps les rétractions musculaires, on prévoit sans peine que le resserrement des mâchoires peut dépendre, soit d'une maladie de l'articulation temporo-maxillaire à la suite de laquelle est survenue une ankylose complète ou incomplète, soit d'une rétraction permanente des muscles élévateurs de la mâchoire.

Quoique mon but soit de faire connaître spécialement cette dernière espèce, qui n'a fixé l'attention d'aucun auteur, et de montrer qu'on peut la guérir par la section sous-cutanée des muscles temporaux et masséters, je dirai quelques mots de la première, afin de mieux préciser les cas dans lesquels me paraît convenir l'opération nouvelle que je propose.

Du resserrement des mâchoires maintenu par une maladie de l'articulation temporo-maxillaire.

Les maladies de l'articulation temporo-maxillaire qui peuvent rendre les mouvements de la mâchoire plus difficiles ou même les empêcher complètement, sont semblables à celles qu'on peut observer dans toutes les autres articulations, ce sont : les diverses variétés de lésions que l'on a confondues sous le nom impropre de tumeur blanche, et les ankyloses par adhésion immédiate des os.

Les tumeurs blanches sont rares à l'articulation temporo-maxillaire; lorsqu'elles s'y développent, elles entraînent comme ailleurs l'absorption des cartilages articulaires, et l'épaississement des parties molles par suite de la formation accidentelle de tissus lardacés et de tissus fibreux. Par cela même que la mâchoire reste immobile, les muscles qui sont destinés à la mouvoir, reviennent sur eux-mêmes et deviennent le siége d'une rétraction, secondaire à la position dans laquelle ils ont été maintenus. J'ai vu des cas où existait l'ensemble des lésions que je viens de rappeler; MM. Cruveillier, Walter et Kulnholtz en ont observé dans lesquels la rigidité des parties molles extérieures à l'articulation était la seule cause de son immobilité.

L'ankylose complète de l'articulation temporo-maxillaire ne s'observe que très-rarement à la suite des maladies de cette articulation; ce qu'on peut attribuer, soit à la rareté de ces maladies elles-mêmes, soit aux mouvements répétés que l'on exécute sans cesse avec les mâchoires, et qui préviennent l'adhésion des surfaces articulaires. Ce cas peut cependant s'observer, ainsi que l'a vu

M. A. Bérard, dans une pièce présentée à la Société anatomique.

L'ankylose de la mâchoire avec le temporal peut encore s'observer lorsque, par suite d'une véritable diathèse, toutes les surfaces articulaires des os sont devenues adhérentes les unes aux autres, et que le squelette ne forme plus qu'une seule pièce; Samuel Cooper, Larrey de Toulouse, Percy, Olivier ont observé des cas de ce genre.

Ce n'est pas ici le lieu d'indiquer le traitement qu'exige l'immobilité de la mâchoire, lorsque cette immobilité est due à une maladie de l'articulation temporo-maxillaire; l'examen de ce traitement appartient à l'histoire des maladies articulaires et non à celles des sections musculaires ou tendineuses. J'en dirai autant de l'immobilité par ankylose, et je me contenterai de rappeler que dans un cas de ce genre, Percy arracha deux dents pour permettre l'introduction des aliments, devenue impossible par suite du rapprochement forcé des mâchoires; on voit par là, que cet auteur regardait la maladie en elle-même comme au dessus des ressources de l'art, et que dans son traitement, il croyait devoir se contenter de l'emploi des palliatifs. Cette triste nécessité existe aujourd'hui comme au temps de Percy; car on ne peut considérer comme pratique, la proposition qu'a faite M. A. Bérard, de couper les deux condyles de la mâchoire inférieure, en transportant à cet os la méthode de Barton de Philadelphie pour la création artificielle des articulations.

Du resserrement forcé et permanent des mâchoires produit par la rétraction des muscles élévateurs de la mâchoire inférieure.

Il n'est aucune des articulations des membres qui ne puisse être maintenue fixément dans une position donnée par la contraction permanente des muscles qui servent à mouvoir les os qui la composent. En se guidant par cette observation générale, on peut penser que l'élévation de la mâchoire inférieure peut aussi être produite et maintenue par la rétraction des muscles temporaux et masséters, et que cette rétraction peut être l'effet de toutes les maladies nerveuses qui entraînent à leur suite un raccourcissement des muscles auxquels se distribuent les nerfs affectés, et qu'ainsi il peut exister des resserrements des mâchoires, analogues au pied bot ou au torticolis congénital; mais si ces cas existent, je n'ai jamais eu l'occasion de les observer, et jusqu'à présent les auteurs n'en ont fait aucune mention.

Cependant, les muscles ne sont pas toujours rétractés par suite d'une affection nerveuse. S'ils sont le siége d'une plaie, le tissu de cicatrice qui se forme dans leur épaisseur peut les raccourcir, comme on le voit assez fréquemment à la suite des solutions de continuité qui pénètrent profondément dans les membres. Les mêmes phénomènes peuvent s'observer à la suite d'une maladie quelconque, qui a pu produire dans les muscles une formation accidentelle de tissus fibreux.

J'ai eu l'occasion d'observer un cas de ce genre dans le muscle temporal, chez la malade dont je rapporterai plus loin l'observation; ce fut à la suite de la résorption d'une tumeur située en dedans de l'arcade zygomatique, que sa mâchoire inférieure fut ramenée dans une élévation permanente et forcée qui oblitérait entièrement l'ouverture de la bouche.

Lorsque la mâchoire inférieure est maintenue forcément rapprochée de la mâchoire supérieure par une rétraction des muscles temporaux et masséters, il faut sans doute employer avant tout les moyens propres à assouplir ces muscles, tels que les frictions, les douches, etc., et recourir aux moyens mécaniques qui peuvent servir à faire écarter les deux rangées dentaires.

Parmi ces moyens mécaniques, les plus convenables sont ceux qui agissent d'une manière continue; ainsi les éponges préparées que l'on introduit entre les dents peuvent être utiles; car, en se tuméfiant par l'action de l'humidité, elles prennent un accroissement de volume lent et gradué qui est très-propre à atteindre le but qu'on se propose. On peut aussi faire usage d'un ressort à deux branches qui tendent constamment à s'écarter, ainsi que l'a fait M. le docteur Millet chez la femme dont je rapporterai l'histoire. Malheureusement ces moyens simples sont le plus souvent inutiles.

Or, je le demande, si le resserrement des mâchoires leur résiste complètement et que l'on reconnaisse qu'il est dû à la rétraction des muscles temporaux ou masséters, faut-il abandonner le malade à sa triste position, ou faut-il recourir à la section des muscles rétractés? J'ai cru devoir résoudre cette question par l'affirmative ; mais avant de rapporter les recherches pratiques que j'ai faites à cet égard, je vais présenter quelques considérations sur les principes qui peuvent guider les opérateurs dans la section des muscles qui servent à rapprocher les deux os maxillaires.

Le masséter et le temporal ne sont par les seuls muscles qui servent à élever la mâchoire inférieure. Le muscle ptérygoïdien interne concourt avec eux à cette élévation. On pourrait dès lors être conduit à le couper pour faire cesser le resserrement. Mais cette opération me paraît inutile; car, dans les difformités, lorsqu'on a divisé un ou deux des muscles rétractés, les autres, cessant d'être soutenus par leurs congénères, cèdent à l'action des moyens mécaniques. On voit un exemple frappant de cette vérité, dans l'équinisme, où la section du tendon d'Achille suffit pour produire le redressement, bien que tous les muscles de la partie postérieure de la jambe concourent avec le trijumeau à l'extension permanente du pied.

Comme l'on trouve sur tous les cadavres un resserrement forcé des mâchoires, les expériences que l'on peut faire sur eux sont très-utiles pour éclairer la question de savoir quels sont les muscles dont la section est nécessaire. Lorsque l'on a coupé le muscle masseter des deux côtés, l'on n'obtient presque aucun résultat; mais lorsqu'à la section des muscles masséters on joint celle des muscles temporaux, il est toujours très-aisé d'écarter largement les arcades dentaires. Si, au lieu de commencer par la section des muscles masséters, on pratique d'abord celle des muscles temporaux et qu'on s'arrête là, l'effet est presque aussi marqué qu'après la section de ces deux muscles réunis.

On voit par là, que la section du ptérygoïdien interne n'est point nécessaire à l'écartement des mâchoires, que celle des masséters et des temporaux permet d'obtenir parfaitement ce résultat, et qu'on pourrait souvent se contenter de la section des derniers de ces muscles.

La nécessité de couper le temporal, de préférence au masséter, lorsqu'on se borne à la section d'un seul muscle, est parfaitement conforme aux inductions que l'on peut tirer de l'anatomie. Le muscle temporal, agissant sur un bras de levier beaucoup plus long que le muscle masséter, ayant des fibres musculaires plus longues et moins entremêlées de tissus fibreux, agit sur la mâchoire inférieure avec plus d'avantage, et dès lors il est dans des conditions où il contribue plus efficacement à l'élévation de cet os.

Il est inutile de démontrer que si l'on veut faire la section des muscles temporaux ou masséters, c'est à la méthode sous-cutanée qu'il faut avoir recours. Il nous suffit de rechercher quel est le lieu où doit être pratiquée la section de chacun de ces muscles, et le procédé qu'il faut suivre dans chacune de ces sections.

Section du masséter.

La section du masséter ne peut être pratiquée dans les 4/5e inférieurs de ce muscle. Dans toute cette étendue, il est adhérent à la branche de la mâchoire; et s'il était divisé, même dans toute son épaisseur, ses deux extrémités ne pourraient s'écarter l'une de l'autre, retenues qu'elles seraient l'une et l'autre par leurs insertions osseuses. C'est, du reste, dans ces 4/5 inférieurs que le muscle masséter est recouvert en arrière par la glande parotide, qu'il est en rapport avec les diverses branches du nerf facial et avec le conduit de Sténon, c'est-à-dire, avec les parties qu'il importe le plus d'éviter.

A son extrémité supérieure, c'est-à-dire, au dessus de l'arcade zygomatique, il offre des conditions très-favorables à une section sous-cutanée. Par sa surface externe, il n'est en contact ni avec la glande parotide, ni avec le nerf facial, ni avec le conduit de Sténon; par sa face interne, il n'est point adhérent à la mâchoire, dont il est séparé par du tissu cellulaire adipeux, dans lequel on peut faire cheminer aisément le ténotome; en avant, il fait un relief qui forme un guide sûr dans l'opération; en arrière, il est éloigné de plus d'un centimètre de l'extrémité supérieure de la carotide externe que protègent, du reste, le col et le condyle de la mâchoire.

Pour couper le muscle masséter au dessous de l'arcade zygomatique, on peut faire agir le ténotome, de la partie superficielle à la partie profonde, ou de la partie profonde à la partie superficielle. Ce dernier procédé m'a paru préférable, parce qu'en le mettant en usage, on peut enfoncer directement le ténotome contre la mâchoire inférieure, et lorsqu'on a rencontré celle-ci, le faire cheminer jusqu'à la partie postérieure du muscle, sans jamais manquer d'un guide sûr. Voici comment j'exécute cette opération :

Je prends un ténotome dont la lame soit assez résistante, et qui ait cinq à six centimètres de long, je l'enfonce immédiatement au dessous du malaire et au devant du muscle masséter, ayant soin de faire la piqûre de la peau vis-à-vis la face interne du muscle. Je rencontre immédiatement l'apophyse coronoïde de la mâchoire inférieure, j'enfonce l'instrument jusqu'à ce que sa pointe arrive au devant du condyle de la mâchoire, ou derrière le muscle masséter dont le bord postérieur est facile à sentir; puis, tournant en dehors la lame de mon instrument, je coupe toutes les fibres qui le séparent de la peau.

Section du muscle temporal.

Le muscle temporal peut être coupé au dessous de l'arcade zygomatique et au dessus de cette arcade.

Au dessous de l'arcade zygomatique, la section porte sur le tendon du muscle, dans une partie où il est entouré de tissu cellulaire; là, sa section peut être complète et avoir une grande influence sur la facilité d'écarter les mâchoires. Malheureusement, elle n'y est pas toujours praticable; l'impossibilité de l'exécuter peut dépendre, soit de ce que l'apophyse coronoïde allongée, comme on le voit d'ordinaire chez les vieillards, s'élève jusqu'au dessus de l'arcade zygomatique quand la bouche est fermée, soit de ce que la mâchoire inférieure chevauche sur la mâchoire supérieure, et que les deux rangées dentaires se placent dans les mêmes rapports que les deux branches rapprochées d'une paire de ciseaux.

La section du muscle temporal au dessus de l'arcade zygomatique n'est jamais impossible, mais elle est loin d'avoir la même efficacité que la section au dessous de cette arcade ; car, lorsque la division est faite au bas de la fosse temporale, le tendon du muscle est maintenu adhérent aux os par quelques fibres musculaires. Du reste, en coupant le muscle temporal au dessus de l'arcade zygomatique, on coupe nécessairement les artères temporales profondes, ce qui amène une ecchymose considérable. Lorsque la section se pratique au dessous de la fosse temporale, on évite la lésion de toute artère de quelque importance; ce n'est que dans le cas où l'artère maxillaire interne passerait entre le temporal et le ptérygoïdien externe, qu'il pourrait être dangereux de la blesser; lorsqu'elle passe comme d'ordinaire en dedans du ptérygoïdien externe, sa blessure n'est point à craindre.

Quel que soit le lieu que l'on choisisse pour la section du muscle temporal, on doit toujours le couper de la partie profonde à la partie superficielle, et enfoncer le ténotome jusqu'aux os qui doivent lui servir de guide.

Voici comment je procède pour couper le tendon du muscle temporal, au dessous de l'arcade zygomatique : je prends un ténotome solide, pointu, et dont la lame ait de cinq à six centimètres de longueur; je l'enfonce immédiatement au dessous du malaire et en avant du muscle masséter; je le dirige presque directement en dedans, comme si je voulais rencontrer la tubérosité du maxillaire supérieur; quand j'ai senti cet os, je change la direction de mon instrument, je le pousse d'avant en arrière, entre le ptérygoïdien externe et le muscle temporal; et quand il est arrivé au devant de l'articulation temporo-maxillaire, je tourne son tranchant en dehors et je coupe le tendon du temporal, si toutefois je parviens à éviter l'apophyse coronoïde. On réussit facilement à passer au dessus de cette apophyse, si l'on opère chez des sujets de moins de 30 ou 40 ans, et que l'on puisse écarter légèrement les mâchoires; mais si les sujets sont avancés en âge et que les mâchoires soient fortement rapprochées, on fait quelquefois des efforts inutiles; le ténotome rencontre toujours l'apophyse coronoïde, et l'on est obligé de le retirer sans avoir pu pratiquer l'opération.

Pour couper le muscle temporal au dessus de l'arcade zygomatique, je plonge le ténotome immédiatement en avant de l'artère temporale, qu'il est aisé de sentir avec le doigt; je le pousse jusqu'aux os et je le fais glisser immédiatement appliqué sur ceux-ci, jusqu'à la partie postérieure de l'os malaire; tournant alors son tranchant en dehors, je divise toutes les parties qui sont comprises entre lui et la peau.

Section simultanée des muscles temporal et masséter.

Pour couper simultanément les muscles temporal et masséter, il faut, après avoir introduit le ténotome en dedans du premier de ces muscles, immédiatement au dessous de l'arcade zygomatique, n'arrêter la section que lorsque le tranchant de l'instrument est arrivé au dessous de la peau. En agissant ainsi, les deux muscles sont complètement coupés. Si l'on essaie l'opération ainsi faite sur un cadavre dont les deux mâchoires sont fortement rapprochées, et qu'on la pratique des deux côtés, on voit immédiatement après, qu'il est extrêmement facile d'abaisser la mâchoire inférieure. C'est ce procédé qui me semble préférable à tous les autres, lorsqu'on peut le mettre en pratique.

Après cette discussion sur les divers moyens qu'on peut employer dans les resserrements forcés des mâchoires, je vais faire connaître l'observation d'une femme chez laquelle je les ai tous successivement employés.

OBSERVATION.

Resserrement des mâchoires datant de 10 *années. — Section du masséter des deux côtés, et du temporal du côté droit. — Point d'accident. — Amélioration médiocre.*

Philiberte-Jeanne Mathieu commença vers l'âge de 22 ans à éprouver au bas de la région temporale quelques douleurs qui disparurent après 4 ou 5 mois de durée. Dans le lieu où ces douleurs se faisaient sentir, se manifesta une tumeur d'abord très-petite, mais qui atteignit en quelques mois la grosseur d'un œuf de poule. Lorsqu'elle eut atteint son développement, elle présentait son plus grand diamètre parallèle à l'axe du corps; sa plus grosse extrémité reposait au dessus de l'arcade zygomatique, et la petite faisait saillie au niveau de la partie supérieure du masséter. En même temps qu'avaient lieu les progrès de cette tumeur, la malade s'aperçut que la liberté des mouvements de la mâchoire disparaissait progressivement. La sensation d'une contraction très-forte se faisait percevoir du côté droit, où se trouvait la tumeur; le côté gauche n'était pris que secondairement. La tumeur fut soumise à l'examen de plusieurs chirurgiens, qui se bornèrent tous à l'application des emplâtres fondants. Elle disparut sans retour après quinze mois de traitement. Quant au resserrement des mâchoires, il résista à tous les moyens qu'on put mettre en usage, et il persistait depuis près de dix ans, lorsque la malade entra à l'Hôtel-Dieu de Lyon, dans le mois de septembre 1841.

Elle était alors âgée de 52 ans, le resserrement des mâchoires était porté à un tel point, que l'arcade dentaire inférieure passait derrière la supérieure jusqu'au niveau des gencives; la mâchoire inférieure exécutait encore quelques mouvements d'abaissement de 2 ou 3 millimètres; mais ces mouvements n'étaient jamais portés assez loin, pour que l'extrémité des dents incisives d'en bas s'abaissassent au niveau de l'extrémité des dents incisives d'en haut; la constriction était plus marquée à droite qu'à gauche; pendant longtemps il avait existé de ce dernier côté un intervalle qui avait fini par disparaître presque entièrement. La malade ne pouvait manger que de la soupe, du lait, ou quelques légumes hachés; et lorsque le froid était très-vif, tout mouvement devenait impossible; il était très-difficile d'introduire des aliments dans la bouche, la parole était confuse et quelquefois difficile à comprendre; au toucher, on ne sentait rien vers la région temporale et massétérine. En portant le doigt dans la bouche au niveau des condyles, on pouvait reconnaître un peu de mobilité, quand la mâchoire inférieure exécutait ce léger mouvement d'abaissement dont j'ai parlé.

D'après ces circonstances et l'examen réitéré de la malade, je me crus suffisamment autorisé à rejeter l'idée d'une ankylose de l'articulation temporo-maxillaire, et à admettre un état de rétraction musculaire, déterminé par une maladie du muscle temporal ou du masséter.

J'essayai pendant deux à trois semaines d'obtenir l'écartement des mâchoires par des moyens mécaniques, chaque jour, en introduisant des éponges préparées entre les dents molaires du côté gauche, où par suite du peu de saillie de ces dents, existait un intervalle de 2 à 3 millimètres; ce moyen ne produisait qu'un écartement à peine sensible et toujours momentané; je fus contraint de l'abandonner. Je n'obtins pas plus de succès de l'emploi d'un ressort qui, mis entre les dents molaires gauches, tendait aussi à écarter les mâchoires. L'inutilité de ces agents de dilatation qui agissaient avec lenteur, me conduisit à employer ceux dont l'action est instantanée et puissante; je veux parler des dilatateurs des mâchoires qui agissent au moyen d'une vis. Ce ne fut qu'avec beaucoup de peine, et en profitant du peu d'écartement que produisait l'éponge préparée, que je parvins à en introduire les branches du côté gauche ; à droite, il fut toujours impossible de les placer convenablement. Je n'obtins pas d'autres résultats que la fracture partielle des dents. Les douches souvent répétées n'eurent pas plus de succès que les moyens mécaniques.

Cependant la malade, fatiguée de toutes ces tentatives inutiles, et désirant à tout prix être débarrassée de son infirmité, me sollicitait de lui pratiquer l'opération dont je lui avais parlé comme d'un projet; j'exécutai celle-ci le 16 octobre 1841. Considérant que la rétraction primitive était bornée au muscle du côté gauche, je me contentai d'opérer de ce côté ; j'essayai d'abord de couper tout à la fois le muscle temporal et le muscle masséter, suivant le procédé que j'ai indiqué plus haut ; mais malgré tous mes efforts, je fus constamment arrêté par l'apophyse coronoïde, je ne pus faire glisser mon instrument au dessus d'elle, et je fus obligé de m'arrêter sans avoir coupé le muscle temporal. Je dus me borner à la section du masséter.

Cette opération fut suivie d'un épanchement de sang assez considérable dans le tissu cellulaire sous-cutané; elle n'entraîna aucune inflammation, et quoiqu'elle eût été incomplète, elle ne laissa pas que d'améliorer l'état de la malade; sa mâchoire inférieure put s'abaisser assez pour que l'on pût voir un intervalle de 1 à 2 millimètres entre les dents incisives.

Cependant encouragé par l'innocuité de la première opération et par le résultat que j'avais obtenu, je décidai de poursuivre l'essai que j'avais commencé; et trois semaines après la première opération, je coupai du côté droit le muscle temporal au dessus de l'arcade zygomatique, et du côté gauche le muscle masséter; cette seconde opération fut suivie d'une ecchymose beaucoup plus considérable que la première, et pendant quelques semaines la malade éprouva des douleurs dans la fosse temporale; toutefois ces accidents se dissipèrent, mais aucune amélioration ne suivit cette seconde tentative; dans les premiers jours de décembre, la malade sortit légèrement améliorée, et dans l'état où l'avait placée la première opération.

Cette opération prouve que l'on peut pratiquer la section sous-cutanée des muscles temporaux et masséter, avec autant d'innocuité que celle des muscles des membres; si le résultat définitif que nous avons obtenu n'a pas été aussi satisfaisant qu'il peut l'être dans des conditions favorables, je l'attribue : 1° à ce que l'opération n'a pu être exécutée suivant les procédés les plus avantageux, puisqu'il m'a été impossible de couper le muscle temporal au niveau de son tendon; 2° à l'ancienneté de la maladie qui durait depuis dix ans, et à l'âge de la malade.

Il faut remarquer, du reste, que les cas où les sections des muscles permettent d'obtenir le plus d'écartement entre leurs deux extrémités, sont ceux où des muscles sont le siége d'une rétraction sans aucune altération organique. Ce cas n'était pas celui de notre malade, puisque la rétraction des muscles était survenue chez elle après la résorption d'une tumeur développée dans le voisinage, ou peut-être dans l'épaisseur des muscles temporaux et masséters; d'où il suit que le cas dans lequel j'ai opéré réunissait des conditions défavorables au succès, et que, si je n'ai pas obtenu une amélioration plus complète, on a tout lieu d'espérer que dans des conditions meilleures, la section des muscles masséters et temporaux pourra donner des résultats assez satisfaisants, pour qu'elle prenne rang parmi les applications utiles de la méthode sous-cutanée (1).

(1) Au moment où je corrige ces épreuves, je vois dans le tome second des *Annales de la chirurgie française et étrangère*, que Georges Buch a fait à New-Yorck la section du muscle masséter droit, dans un cas d'immobilité de la mâchoire inférieure; son opération n'a aucun rapport avec celle que je décris; la mâchoire inférieure était maintenue immobile par des cicatrices qui s'étaient formées à la suite d'une gangrène qui avait détruit une assez grande quantité de la surface interne des joues; l'auteur divisa ces cicatrices du côté de la bouche, et essaya en pénétrant de ce côté, de faire la section du muscle masséter à sa partie moyenne; il était impossible de couper ce muscle, en se plaçant dans des conditions plus embarrassantes et plus favorables que ne l'a fait le chirurgien américain.

CHAPITRE II.

DE LA TÉNOTOMIE SOUS-CUTANÉE DANS LE TRAITEMENT DES FAUSSES ARTICULATIONS QUI SUCCÈDENT AUX FRACTURES.

M. le docteur Meynier, médecin à Ornans, a publié dans la *Gazette Médicale*, année 1840, l'observation d'une fracture récente de la jambe avec chevauchement et difformité considérable, dont la réduction n'a été possible qu'après la section sous-cutanée du tendon d'Achille. Dans le fait que je vais faire connaître, la fracture, au lieu d'être récente, datait de plus de deux années ; une fausse articulation s'était établie entre les deux fragments, et ce n'est pas seulement la section du tendon d'Achille que j'ai été obligé de pratiquer, pour que les tractions rendissent au membre sa longueur normale; il a fallu couper les tendons du jambier postérieur, de l'extenseur du gros orteil, de l'extenseur commun des orteils, et enfin de tout le tissu fibreux qui était placé entre les deux fragments.

OBSERVATION.

Fracture des deux os de la jambe. — Fausse articulation avec inclinaison à angle aigu des deux fragments l'un sur l'autre. — Sections du tendon d'Achille, du jambier postérieur et des fléchisseurs des cinq orteils. — Section du tissu fibreux intermédiaire aux fragments. — Guérison.

Antoine Grange, âgé de 5 ans, d'une bonne constitution, s'est fait à l'âge de 2 ans une fracture des deux os de la jambe un peu au dessus du tiers inférieur. Cette fracture a été méconnue ou tellement négligée, qu'on a permis à l'enfant de continuer la marche ; il en est résulté une déformation considérable du membre et un défaut de consolidation des fragments.

Entré à l'Hôtel Dieu le 25 octobre 1840, il est dans l'état suivant :

Les extrémités des deux fragments qui aboutissent à la solution de continuité, sont portées en avant et forment entre elles un angle très-saillant au dessous de la peau. Ce n'est qu'en consultant la figure première de la planche XVI, que l'on peut se faire une idée juste de la difformité. Le raccourcissement du membre est de 8 à 9 centimètres ; le lieu de la fracture est le siége de mouvements de flexion et d'extension très-distincts, et qu'on peut déterminer, soit en agissant sur les fragments, soit en faisant marcher l'enfant ; dans ce dernier cas, le poids du corps augmente l'inclinaison des fragments l'un sur l'autre, et tend à abaisser jusque sur le dos du pied le fragment inférieur.

Si l'on exerce des tractions sur la jambe, on ne peut opérer le redressement qu'à un très-faible degré ; les muscles de la région postérieure tendus entre les fragments comme la corde d'un arc, présentent un obstacle insurmontable.

La principale résistance me paraissant venir des muscles jumeaux et soléaire, je pratiquai le 15 novembre 1840 la section du tendon d'Achille, et je plaçai le membre dans un appareil à extension que j'ai décrit ailleurs. Au bout de 20 jours un allongement de 3 centimètres seulement s'était opéré.

La section du tendon d'Achille était évidemment insuffisante ; il restait en effet dans la couche profonde des puissances musculaires encore considérables, d'autant plus que, placés au voisinage d'une fracture, ces muscles avaient dû subir la dégénérescence fibreuse et perdre en partie leur extensibilité.

De plus, les tissus fibreux de nouvelle formation juxtaposés entre les fragments et situés autour d'eux, devaient contribuer d'une manière puissante à les maintenir dans leur position habituelle.

Le 5 décembre 1840, je fis la section du jambier postérieur, près de son insertion au scaphoïde, et celle des fléchisseurs des cinq orteils au niveau de la première phalange; le redressement du membre étant toujours impossible, j'essayai la section du tissu fibreux interposé entre les fragments et situé autour d'eux ; après une tentative inutile pour pénétrer par la partie antérieure, je plongeai mon ténotome derrière les fragments et je parvins, en faisant marcher la lame d'arrière en avant, à sectionner tous les tissus fibreux qui les unissaient, de manière à arriver jusque sous la peau.

Les extrémités des os purent alors jouer librement l'une sur l'autre, le redressement s'effectua quoique d'une manière encore incomplète. De plus, les extrémités osseuses avaient été mises dans des conditions favorables à un nouveau travail d'organisation et de solidification.

Le membre placé, comme auparavant, dans l'appareil à extension continue, se redressa graduellement ; au bout de 15 jours la rectitude du membre était presque satisfaisante ; il ne restait plus qu'à le maintenir dans l'immobilité absolue, aidée d'une traction modérée et d'une compression légère, indications que l'appareil employé remplissait complètement ; le travail de la consolidation marcha avec la plus grande lenteur ; au bout de deux mois, il existait encore une légère mobilité dans le lieu de la fracture. Au quatrième mois, l'enfant put commencer à se supporter sur sa jambe et à marcher avec des béquilles. Le membre gauche reprit peu à peu le mouvement et la force qu'il avait perdus par une longue immobilité, et l'enfant put quitter l'hôpital, six mois environ après les premières tentatives.

Sa jambe présentait alors une solidité parfaite ; il existait à peine 1 centimètre de raccourcissement, et le membre avait à peu près recouvré sa forme naturelle, si on la compare à ce qui existait avant le traitement.

Cette observation montre tout le parti que l'on peut tirer de la section des tendons pour aider au redressement des membres, dont les os fracturés se sont placés dans des situations vicieuses, et elle fait espérer qu'on pourra, au moins dans quelques cas, remplacer par la section sous-cutanée des fausses articulations les opérations jusqu'à présent si inutiles ou si dangerenses, que l'on a employées contre cet ordre d'infirmités.

Onzième Partie.

SECTION SOUS-CUTANÉE DES NERFS.

Il est des névralgies faciales qui résistent à toutes les médications, soit internes soit externes, et qui, par leur persistance et leur intensité, finissent par jeter dans le découragement et le désespoir les malheureux qui en sont atteints, et par altérer profondément leur constitution.

C'est dans ces affections rebelles que l'intervention de la chirurgie devient nécessaire, et que la section du nerf parcouru par la douleur est la seule et précieuse ressource qui reste à l'art.

Depuis Mareschals jusqu'à nous, trois procédés ont été mis en usage pour interrompre la continuité du nerf affecté : la *simple incision*, la *cautérisation* et l'*excision*. Les uns et les autres comptent des succès assez nombreux et assez authentiques pour qu'il ne soit plus permis de douter des importants services que la névrotomie peut rendre à la thérapeutique.

Quel que soit celui des procédés que nous

venons d'énumérer, auquel on donne la préférence, on ne pourra arriver au nerf affecté qu'à travers une solution de continuité assez étendue de la peau et des parties molles sous-jacentes qui le recouvrent ; d'où il résulte, de l'aveu même des chirurgiens qui les ont le plus préconisés, des cicatrices toujours très-apparentes, quelquefois difformes. A ces inconvénients, il faut ajouter ceux d'une suppuration prolongée (car il importe de s'opposer à la réunion immédiate), de pansements réitérés et douloureux, etc. Ces inconvénients, sans constituer des motifs suffisants de proscription, méritent cependant d'être pris en considération ; s'ils ne doivent rien changer à l'indication, ils peuvent cependant influer sur le choix des procédés opératoires à l'aide desquels on l'a rempli. C'est en songeant aux moyens de les éviter, que la méthode sous-cutanée, qui a trouvé de nos jours de si nombreuses et de si heureuses applications, s'est présentée à mon esprit.

Réfléchissant à l'innocuité des sections opérées par cette méthode, à la rapidité de leur guérison etc., sa supériorité dans l'espèce sur les autre procédés opératoires ne m'a pas paru douteuse à priori; les faits sont venus justifier mes prévisions.

Je ne m'occuperai ici que des névralgies *frontale*, *sous-orbitaire* et *mentonnière* ; les étudiants seulement au point de vue de la médecine opératoire, je m'attacherai spécialement à faire connaître les procédés à l'aide desquels j'ai appliqué la méthode sous-cutanée à la section des nerfs affectés. Des connaissances anatomiques exactes me paraissant indispensables à l'intelligence du manuel opératoire, je commencerai par quelques considérations sur les rapports et la distribution des branches nerveuses dont on se propose d'interrompre la continuité ; puis je terminerai en apportant à l'appui de la névrotomie sous-cutanée quelques observations tirées de ma pratique.

L'application de la méthode sous-cutanée à la névrotomie faciale exigeant des connaissances anatomiques très-précises, je n'ai été fixé sur les procédés opératoires que je vais décrire, qu'après des dissections attentives et des essais multipliés sur un grand nombre de cadavres.

§ I.

PROCÉDÉS OPÉRATOIRES.

Névralgie mentonnière.

Anatomie. — Le nerf dentaire inférieur de la cinquième paire, après avoir parcouru le canal dentaire, sort par le trou mentonnier en se divisant en deux ou trois filets principaux qui se portent aussitôt en avant et en haut, cachés par le muscle triangulaire des lèvres, et se distribuant dans la lèvre inférieure.

La section de ce nerf devant être pratiquée au moment où il s'échappe du canal dentaire, il est important d'avoir des notions anatomiques exactes sur ce point d'émergence; voici ce que mes recherches, soit sur le cadavre, soit sur des têtes sèches, m'ont appris à ce sujet. Chez l'adulte, le trou mentonnier est habituellement à égale distance des deux bords de la branche horizontale de la mâchoire; j'ai trouvé que, terme moyen, il était à un centimètre et demi environ de chacun de ces bords. Chez le vieillard, dont la mâchoire est dépourvue de dents, le trou mentonnier se trouve presque sur son bord supérieur; la vacuité des alvéoles a déterminé leur disparition, et le travail de résorption ne s'est fait qu'aux dépens de la partie supérieure de la branche horizontale; de là, souvent une diminution de près de moitié dans la hauteur de cette branche. Lorsque le maxillaire inférieur est arrivé à son sommum de développement, le trou mentonnier est invariablement à 3 centimètres de la symphyse du menton. Il se rencontre d'ordinaire en dessous et dans la direction de la rainure qui sépare l'alvéole de la dent canine de celle de la première molaire. J'ai pu m'assurer sur le cadavre que cet orifice osseux se trouvait encore sur le trajet d'une ligne abaissée de l'angle des lèvres, perpendiculairement sur le bord inférieur du maxillaire. Ce dernier rapport n'est pas constant, il est vrai; il s'observe cependant dans la très-grande majorité des cas, comme j'ai pu m'en convaincre par de nombreuses dissections. Ces données anatomiques terminées, je passe au manuel opératoire.

Manuel opératoire. — Le malade étant assis, la

tête renversée en arrière, le chirurgien est placé au devant de lui. Une ponction est faite à la peau qui recouvre la mâchoire, à deux centimètres de sa symphyse, et à la même distance de son bord inférieur. De la main droite le chirurgien introduit le ténotome, en même temps que de la main gauche il saisit, avec les trois premiers doigts, la lèvre inférieure, de manière à ce que le pouce et le médius soient appliqués sur sa surface cutanée, l'index sur la muqueuse, son extrémité reposant sur le fond de la gouttière labio-maxillaire au niveau de la première petite molaire. La lèvre est tirée en avant et en haut de manière à tendre et à éloigner de l'os la branche nerveuse dont on se propose de pratiquer la section. Le ténotome, dont le tranchant est dirigé en bas, est poussé en arrière et un peu en haut, jusqu'à ce que l'extrémité de la lame, qu'on fait glisser sur l'os et qu'on a soin de maintenir toujours en un contact immédiat avec lui, ait dépassé la première petite molaire et soit sentie par la pulpe de l'indicateur gauche, au dessous de la muqueuse. On imprime alors à l'instrument un mouvement de bascule qui abaisse la lame en élevant le manche, en même temps qu'on la retire un peu à soi afin de faciliter l'action du tranchant. Pendant cette manœuvre, qu'on exécute à plusieurs reprises, il faut toujours avoir soin de racler la surface de l'os. Au moment où le nerf est divisé, le chirurgien en est averti par une sensation spéciale que connaissent bien tous ceux qui ont pratiqué des sections sous-cutanées, et dont on peut du reste se faire une idée sans qu'il soit utile de la décrire ici.

Le manuel opératoire, tel que je viens de le décrire, est surtout applicable à la section de la branche mentonnière droite. Si l'opération doit être pratiquée sur celle du côté opposé, le bras gauche du chirurgien, recourbé en anse, devra entourer la tête du malade, et la lèvre sera saisie avec les trois doigts indiqués précédemment; seulement, le pouce correspondra à sa face buccale.

Névralgie sous-orbitaire.

Parvenu à l'orifice antérieur du canal sous-orbitaire, le nerf maxillaire supérieur qui a pris le nom du conduit osseux qu'il traverse, se recourbe de haut en bas, caché par le muscle élévateur propre de la lèvre supérieure, et s'épanouit aussitôt en un pinceau de filets beaucoup plus nombreux et plus divergents que ceux de la branche mentonnière. Cette divergence est telle, que si l'on veut comprendre toutes les subdivisions dans la même section, il faut nécessairement attaquer le faisceau au moment où il émerge du trou sous-orbitaire.

Le trou sous-orbitaire est situé à la partie supérieure de la fosse canine, à un centimètre environ au dessous du rebord orbitaire, au dessus et dans la direction de la première petite molaire supérieure, à quatre centimètres à peu près de l'orifice de son alvéole. Je me suis encore assuré, par mes recherches cadavériques, que le trou sous-orbitaire se trouvait à peu près constamment sur le trajet d'une ligne qui, élevée de l'angle des lèvres, irait rejoindre la paupière inférieure à un centimètre de son point lacrymal; si cette même ligne est continuée en bas, elle rencontre le trou mentonnier.

Manuel opératoire. Le chirurgien, après avoir déterminé le point de la peau qui correspond au trou sous-orbitaire, pratique la ponction cutanée à deux centimètres en dehors de ce point et à deux centimètres au dessous du rebord orbitaire. Avec la main gauche il faut tirer en bas et en avant la lèvre supérieure, afin de tendre le nerf et de l'éloigner de la fosse canine; de la main droite introduire le tenotome, le tranchant regardant en haut; le diriger en dedans et un peu en bas, en ayant soin que son extrémité racle le fond de la fosse canine, et ne s'arrête que lorsque l'instrument a dépassé le trou sous-orbitaire, et qu'il vient appuyer contre l'éminence nasale : enfin le tranchant du ténotome étant tourné un peu en avant, il faut imprimer à l'instrument des mouvements analogues à ceux que nous avons indiqués pour la section du mentonnier. Telles sont les manœuvres que l'on doit successivement exécuter.

Névralgie frontale.

Anatomie. — Le nerf frontal, qui n'est que la continuation du nerf ophthalmique, se divise dans le fond de l'orbite, quelquefois à sa partie antérieure, en deux branches, la branche frontale externe et la branche frontale interne.

La branche frontale externe ou sus-orbitaire qui est la plus considérable, gagne le trou sus-orbitaire par lequel elle sort de l'orbite ; se réfléchit immédiatement en haut appliquée sur le périoste de l'os frontal, et se divise bientôt en rameaux ascendants et en rameaux descendants.

La branche frontale interne sort de l'orbite à un centimètre environ de la précédente, entre le trou orbitaire supérieur et la poulie du muscle grand oblique.

Le trou sus-orbitaire correspond ordinairement à la partie moyenne de l'arcade orbitaire ; il est à un peu plus de trois centimètres (distance perpendiculaire) de la ligne moyenne verticale du front prolongée jusqu'à la racine du nez.

L'échancrure osseuse qui livre passage à la branche frontale interne, peut se sentir facilement au dessous de la peau; elle est à un centimètre du trou sus-orbitaire, et à un peu plus de deux centimètres de la ligne moyenne du front.

La branche frontale interne est souvent divisée en deux rameaux, dont le plus interne est plus rapproché de la ligne frontale que la branche elle-même lorqu'elle ne se subdivise pas. Il importe que le chirurgien soit prévenu de la fréquence de cette subdivision.

Manuel opératoire. — Le malade étant assis, le chirurgien avec les quatre derniers doigts de la main gauche, relève le sourcil et la peau du front, en les faisant glisser sur l'os frontal, afin de tendre les branches nerveuses, et de faciliter par là leur section. La ponction cutanée est faite dans l'espace inter-surcilier, à un centimètre de la ligne moyenne. Le ténotome est introduit horizontalement, le tranchant dirigé en bas et poussé en dehors, en raclant le frontal jusqu'à ce que sa pointe ait dépassé le milieu de l'arcade surcilière. Des mouvements analogues à ceux dont nous avons déjà parlé, sont imprimés à l'instrument.

Deuxième procédé. Le procédé que je viens de décrire est celui que j'ai définitivement adopté et que mes recherches cadavériques m'ont démontré être le plus rigoureux et le plus facile à exécuter. Chez un malade dont l'observation sera rapportée plus loin, j'ai eu recours au suivant : ponction à trois centimètres de la ligne moyenne et à un centimètre au dessus du sourcil : il s'agit d'atteindre à travers la même ouverture les deux branches du frontal. Pour cela, il faut de toute nécessité donner à l'instrument deux directions différentes. L'instrument est d'abord dirigé en bas et en dehors, et on lui fait parcourir au dessous de la peau un trajet de trois à quatre centimètres ; puis, l'instrument maintenu dans l'immobilité, son tranchant étant tourné en avant, on appuie à plusieurs reprises avec le pouce de la main gauche sur la peau qui le recouvre, afin de couper les parties molles comprises entre elle et lui. Pour être plus sûr de ne pas manquer le nerf, il faut, après avoir tourné le tranchant en avant, le tourner en arrière, et en retirant l'instrument , couper les parties molles qui recouvrent l'os. Pour atteindre le frontal interne, il faudra, après avoir retiré l'instrument, le réintroduire par la même ouverture en le dirigeant en bas et en dedans, et achever l'opération de la même manière.

Après les détails d'anatomie chirurgicale et de médecine opératoire dans lesquels je viens d'entrer, je crois pouvoir poser sous forme de résumé les considérations suivantes.

1° Les trois branches nerveuses auxquelles nous proposons d'appliquer la névrotomie sous-cutanée ont une origine commune, la cinquième paire.

2° Ces branches, parvenues aux extrémités de leurs canaux osseux, se réfléchissent à la superficie du squelette de la face, et se distribuent dans les parties molles qui le recouvrent.

3° Au moment où ces branches émergent des canaux osseux de la face, comme leurs points d'émergence sont à peu près situés sur une même ligne, on peut dire que les deux extrêmes se réfléchissent de bas en haut, et la moyenne de haut en bas.

4° Comme elles commencent à se subdiviser immédiatement après leur passage à travers les ouvertures osseuses, il importe, lorsqu'on veut en pratiquer la section, de les attaquer le plus près possible de ces ouvertures.

5° Le tranchant du ténotome devra toujours

regarder la concavité de la courbe que décrit chaçune de ces branches en se réfléchissant. Pour les deux extrêmes il devra être tourné en bas, en haut pour la moyenne.

6° La pointe du ténotome, dans le trajet sous-cutané qu'on lui fera parcourir, devra toujours être en contact immédiat avec la surface osseuse sous-jacente aux parties molles dans lesquelles se distribue la branche nerveuse qu'on veut atteindre.

7° Dans la névrotomie faciale sous-cutanée, c'est donc les os qui serviront de guides, soit pour diriger l'instrument, soit pour déterminer le point de la continuité du cordon nerveux sur lequel devra porter son action.

§ 2.

RÉSULTATS PRATIQUES DE LA SECTION SOUS-CUTANÉE DES NERFS DE LA FACE.

OBSERVATION I.

Névralgie frontale. — Section sous-cutanée des deux branches. — Guérison.

Le nommé Porret, âgé de 51 ans, employé de l'octroi, éprouve depuis trois ans de vives douleurs dans le côté droit du front et de la tête ; ces douleurs succédèrent à une sciatique et à plusieurs atteintes de rhumatisme; elles avaient d'abord affecté le type intermittent, mais depuis quelque temps elles sont continues avec des redoublements. Bornée d'abord au front et au cuir chevelu du côté droit, la douleur s'est peu à peu rapprochée de l'orbite, de telle sorte qu'aujourd'hui c'est au niveau du sourcil et près de la racine du nez, dans le point qui correspond à la branche frontale interne, qu'elle se fait sentir avec le plus d'intensité.

Toute la peau du front et du côté droit de la tête est d'une sensibilité excessive ; le moindre attouchement, même sur les cheveux, la simple action d'un courant d'air, produisent immédiatement une vive souffrance. Les accès de douleur qui se renouvellent ainsi presque constamment, consistent dans des lancées et des pulsations qui se font sentir dans toute la moitié droite du cuir chevelu et du front, mais dont l'intensité est plus grande près de l'origine du nerf; ces accès sont accompagnés de larmoiement et d'un resserrement spasmodique des paupières. Tous les topiques et tous les médicaments internes employés en pareil cas n'amenèrent aucune amélioration.

Le 22 juillet 1841, je tentai la section sous-cutanée par un procédé que j'ai modifié plus tard, et qui n'amena pas le moindre changement dans l'état du malade; ce qui tenait, comme j'ai pu m'en assurer, à ce que la branche frontale interne avait échappé à l'instrument, et à ce que le frontal externe avait été coupé beaucoup trop loin du trou sus-orbitaire.

Quatre jours après, la section sous-cutanée fut exécutée telle que je l'ai décrite précédemment, et le résultat fut des plus satisfaisants; immédiatement après l'opération, il y eut abolition complète de la sensibilité dans la moitié droite du front et de la partie extérieure du cuir chevelu. A dater de ce moment, les douleurs névralgiques ne reparaissant plus, les causes extérieures qui les rappelaient si facilement n'ont plus aucune action.

Les suites de ces deux opérations furent des plus simples ; un épanchement de sang assez considérable se fit au dessous de la peau, et se résorba peu à peu, en laissant après lui une ecchymose légère des paupières et des parties voisines.

Le 31 juillet, le malade quitta l'hôpital, complètement guéri. Dans le cas où la névralgie se reproduirait, il nous avait promis de venir se confier de nouveau à nos soins; il n'a pas reparu.

OBSERVATION II.

Névralgie frontale. — Section sous-cutanée. — Grande amélioration.

Laurent Bueno, âgé de 45 ans, colporteur, souffre depuis l'âge de 30 ans d'une névralgie sus-orbitaire droite. Dans le début, les accès revenaient à de longs intervalles (1 ou 2 mois); depuis deux ou trois ans, ils se reproduisent tous les jours et souvent plusieurs fois par heure.

La douleur est de très-courte durée, lancinante et pulsative; elle commence au niveau du trou sus-orbitaire et s'étend sur le front et sur les côtés de la racine du nez; elle s'accompagne de mouvements convulsifs des paupières et de la joue du côté droit, et cesse par une forte pression exercée sur le lieu de son origine.

A partir du 23 juillet, je fis deux tentatives de section sous-cutanée, qui améliorèrent l'état du malade, sans amener la cessation complète de la douleur; ce que j'attribue à ce que je ne possédais encore qu'imparfaitement le manuel opératoire. Le 2 août, nouvelle tentative qui produisit un changement des plus satisfaisants, sinon une guérison complète.

L'épanchement sanguin se résorba en quelques jours. Le malade se trouve assez bien pour demander sa sortie de l'hôpital.

OBSERVATION III.

Névralgie sous-orbitaire. — Section sous-cutanée — Grande amélioration.

Une femme de 45 ans, marchande de fruits, éprouve depuis cinq ou six ans des douleurs dans le côté droit de la face, qu'elle attribue à l'action prolongée de l'humidité.

Les douleurs, d'abord tolérables et apparaissant à d'assez longs intervalles, sont peu à peu devenues plus intenses et plus rapprochées; à son entrée à l'hôpital, le 15 juillet 1841, elles présentaient les caractères suivants :

Accès d'une longue durée, pendant lesquels la malade éprouve dans la joue, l'orbite et la tempe du côté droit, un sentiment très-pénible de tiraillement et de pulsation. La sensibilité de la peau ne paraît nullement exagérée, et l'apparition des accès ne tient pas à des influences extérieures. Pendant toute la durée des accès, les muscles du côté affecté sont dans un état de contraction permanente; les paupières sont fermées, l'angle de la bouche est entraîné à droite, ce qui donne à la physionomie une expression singulière et un peu analogue à celle des hemiplégiques. Les douleurs sont surtout violentes dans la fosse canine et la lèvre supérieure, ce qui donne à croire que le nerf sous-orbitaire est spécialement affecté. Les accès ne sont séparés que par de très-courts intervalles, qui sont plutôt des rémittences que des intermittences, de telle sorte que la malade n'a véritablement pas un instant de repos.

Le 25 juillet, section sous-cutanée du sous-orbitaire; immédiatement après, perte complète de la sensibilité dans la moitié droite de la lèvre supérieure. Les accès reparurent, mais avec beaucoup moins d'intensité et à des intervalles beaucoup plus éloignés; la douleur se déplaça en partie et se porta surtout sur les branches auriculo-temporale et mentonnière. L'opération ne fut suivie d'aucun accident inflammatoire, et l'épanchement sanguin, quoique très-abondant, se résorba assez promptement. Le 5 août la malade sortit de l'hôpital très-satisfaite.

OBSERVATION IV.

Névralgie sous-orbitaire. — Section sous-cutanée. — Guérison.

Marie Sublet, âgée de 63 ans, est affectée depuis plus de 10 ans d'un tic douloureux borné au côté droit de la face. Au début de la maladie, les accès ne se renouvelaient qu'à de longs intervalles; depuis quelques années ils sont beaucoup plus fréquents et se reproduisent plusieurs fois par jour, accompagnés de la contraction spasmodique des muscles du côté droit de la face. Les douleurs les plus intenses partent de la fosse canine; elles se font aussi sentir sur le trajet du nerf frontal et du nerf mentonnier; les mouvements des lèvres et des joues qui accompagnent l'action de parler et de manger suffisent pour déterminer l'apparition d'un accès.

Le 20 mars 1841, section sous-cutanée du nerf sous-orbitaire; les douleurs sont moindres en dehors, mais elles conservent toute leur intensité vers la lèvre supérieure et sur l'aile du nez. Les accès reparaissent avec la même fréquence; la persistance du mal me fait penser que quelques filets nerveux n'ont pas été atteints par l'instrument. Le 23, nouvelle opération, en observant exactement les règles tracées ci-dessus; cessation complète de la douleur après la résorption de l'épanchement. Le 29, il ne reste plus qu'une légère ecchymose, et à part un peu de douleur en dehors de l'angle externe de la paupière, la malade est complètement guérie.

Dans le mois d'octobre suivant, Marie Sublet s'est présentée à nous; la guérison s'était maintenue.

OBSERVATION V.

Névralgie sous-orbitaire. — Section sous-cutanée du nerf. — Guérison.

Le nommé Lapierre, âgé de 28 ans, cultivateur, éprouve depuis 3 ans des douleurs violentes dans le côté gauche de la face. Ces douleurs ont constamment affecté la forme intermittente; peu violentes dans le principe et reparaissant à de rares intervalles, elles ont successivement augmenté d'intensité, et leurs accès se sont rapprochés, au point qu'ils ne laissent plus au malade que de très-courts instants de repos; ils se reproduisent jusqu'à 30 ou 40 fois dans les 24 heures.

Le point de départ des douleurs n'est pas toujours le même; elles ont le plus ordinairement leur origine dans la fosse canine; souvent aussi elles partent des gencives, de la tempe, de la moitié gauche du menton; elles consistent d'abord dans un sentiment de brûlure, puis dans des lancées très-vives, quelquefois dans un sentiment de *déchirure*. Le sommeil est impossible. Le malade réduit au désespoir a plusieurs fois songé au suicide.

L'avulsion de dents cariées, les émissions sanguines, un large vésicatoire à la tempe, pansé avec l'hydrochlorate de morphine, n'amenèrent aucun soulagement. Le 7 mai, section sous-cutanée du nerf sous-orbitaire; épanchement sanguin considérable. Le surlendemain, gonflement de la joue avec tension, douleur violente dans le lieu de l'opération, et fièvre intense; ces accidents, qui m'ont d'abord fait croire à la persistance de la névralgie, durent environ huit jours en s'affaiblissant graduellement; au onzième jour, la douleur névralgique a entièrement disparu, l'épanchement sanguin n'est point encore complètement résorbé. Lapierre, naguère triste et désespéré, est dans un état moral des plus satisfaisants, et quitte l'hôpital le 18 mai.

La guérison se maintint un mois; après ce temps, la douleur reparut avec une grande intensité, mais elle avait changé de siége et s'était fixée sur le trajet de la branche mentonnière. Le 10 juillet, je tentai la section sous-cutanée du nerf mentonnier; n'étant point encore fixé sur le manuel opératoire, mes tentatives furent sans succès. Le lendemain je coupai le nerf en incisant la muqueuse buccale au niveau du trou mentonnier, au dessous de la première petite molaire, et au moment où elle se réfléchit de la lèvre sur les gencives; immédiatement après, perte partielle de la sensibilité dans la joue. La douleur persista cependant à un faible degré dans le tronc du nerf dentaire inférieur. Ces deux opérations ne furent suivies d'aucun accident. Le 20 juillet, Lapierre quitta l'Hôtel-Dieu, sinon parfaitement guéri, du moins considérablement soulagé.

CONCLUSIONS.

Les observations que nous venons de rapporter, quoique peu nombreuses et quoique n'indiquant pas toutes la guérison complète des malades qui en sont les sujets, militent cependant très-avantageusement en faveur de la névrotomie sous-cutanée. Tous ceux de nos malades qui n'ont pas été guéris, ont éprouvé un soulagement des plus notables. Si, dans tous les cas, l'opération n'a pas amené la cessation de la douleur, il faut moins en accuser la méthode que l'imperfection des procédés opératoires que j'ai commencé à mettre en usage, et auxquels je n'avais point encore, comme je l'ai fait plus tard, appliqué des règles fixes et un manuel régulier.

Je prévois les objections qui vont m'être adressées, et je me hâte, par avance, de les aborder; pour y répondre je pourrais, à la rigueur, me contenter d'invoquer les résultats obtenus, et de renvoyer aux observations dont j'ai donné les détails. Mais ces observations, encore peu nombreuses, ne peuvent démontrer à elles seules la supériorité de la méthode sous-cutanée dans la section des nerfs.

Comme en suivant les procédés connus, il est souvent arrivé aux opérateurs de manquer le nerf ou de ne couper que quelques-unes de ses branches, à plus forte raison, on peut craindre que les tentatives de sections sous-cutanées ne soient fréquemment infructueuses. Il est vrai qu'elles sont d'une exécution difficile, comme j'ai pu moi-même m'en convaincre par les résultats incomplets de mes premières opérations ; mais avec des connaissances anatomiques *exactes* et une main suffisamment exercée, on peut arriver à une section complète du nerf, avec autant, je dirai même avec plus de certitude, que par les procédés généralement employés. Aujourd'hui, grâce aux recherches cadavériques et aux dissections nombreuses que j'ai faites, je puis affirmer que je suis arrivé à pratiquer la section sous-cutanée du nerf sous-orbitaire ou du mentonnier, avec tout autant de précision et de certitude que celle du tendon d'Achille.

On peut craindre aussi qu'après la section sous-cutanée des nerfs, la guérison, si elle est obtenue, ne soit que momentanée.

Il est vrai qu'on a observé plusieurs fois le rétablissement de la sensibilité à la suite de la névrotomie par le procédé de la *simple incision*, ce qui a fait donner la préférence à celui de l'*excision*; mais il ne faut pas perdre de vue que les conditions ne sont pas les mêmes dans les deux cas. Lorsqu'on a simplement incisé le nerf avec les parties molles qui le recouvrent, on conçoit très-bien, sans même supposer une réunion immédiate, que le travail de la cicatrisation rapproche assez les lèvres de la plaie, pour que les deux bouts du nerf divisé se soudent par l'intermédiaire d'une cicatrice assez mince pour rétablir la continuité de l'innervation. Les choses ne se passent pas ainsi à la suite de la solution sous-cutanée; le sang ne pouvant s'écouler au dehors, s'extravase au dessous des téguments entre les parties molles divisées et les maintient, ainsi dans un certain degré d'écartement. Une partie des éléments du sang épanché est résorbé, l'autre s'organise immédiatement, sans inflammation ni suppuration, et sert ainsi de substance intermédiaire entre les deux bouts du nerf divisé. Il est bien reconnu aujourd'hui, comme l'ont surtout démontré les beaux travaux de M. Jules Guérin, qu'aussitôt après la section sous-cutanée des muscles, des tendons, etc., il s'épanche entre les parties divisées une matière organisable qui comble l'intervalle qui les sépare, et qui après avoir passé par diverses phases et transformations, finit par les réunir solidement. Cette matière, qui est la même partout, et quelle que soit la structure des parties divisées, peut bien rendre aux organes leur continuité matérielle, mais elle est impropre à rétablir leur continuité fonctionnelle.

L'innocuité des sections sous-cutanées est un fait aujourd'hui surabondamment démontré. Appliquées aux névralgies faciales, elles ne produisent ni inflammation, ni suppuration, ni cicatrices apparentes. La névrotomie faciale sous-cutanée est donc un moyen de traitement tout aussi simple et beaucoup plus efficace que tous les topiques dont on a jusqu'à présent fait usage contre les névralgies rebelles, et doit être considérée comme une des plus précieuses ressources de la thérapeutique dans ces cruelles maladies.

FIN.

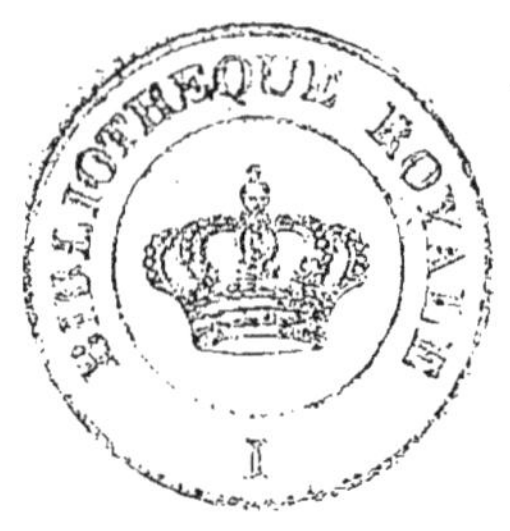
BIBLIOTHEQUE ROYALE
I

Explication des Planches.

PLANCHE PREMIÈRE.

Surface interne de la capsule oculo-palpébrale après l'extraction de l'œil.

On remarquera dans cette planche les ouvertures par lesquelles les muscles de l'œil traversent la capsule pour se rendre à la sclérotique. Celles qui sont placées directement en haut, en bas, en dedans et en dehors, donnent passage aux muscles droits ; l'ouverture qui est en haut et en dedans est destinée au grand oblique, et celle qui est en bas et en dehors est destinée au petit oblique.

Le petit tubercule saillant que l'on voit au fond de la concavité que présente la capsule, est l'extrémité antérieure du nerf optique.

PLANCHE 2.

Coupe perpendiculaire de l'orbite, destinée à montrer la partie externe de la capsule.

Dans cette planche on doit remarquer surtout l'ouverture qui est faite à la partie externe de la capsule et à travers laquelle on voit le globe de l'œil, remarquable par sa teinte blanche. Les bords de l'ouverture faite à la capsule sont renversés; et en suivant la partie où la capsule est représentée intacte, on peut se faire une idée de la manière dont elle se prolonge sur les muscles droits supérieurs et inférieurs, les seuls qui soient ici conservés.

La partie fortement ombrée qui est placée entre l'orbite et le globe de l'œil, représente dans sa partie antérieure la membrane, qui, du rebord de l'orbite, va se rendre aux paupières. C'est par erreur que celles-ci n'ont pas été dessinées.

PLANCHE 3.

Coupe transversale de l'orbite, destinée à montrer la partie supérieure de la capsule.

Dans cette planche on voit la partie supérieure de la capsule, et l'ouverture de cette membrane à travers laquelle on voit le globe de l'œil à découvert; les bords renversés de cette ouverture se voient peut-être plus distinctement que dans la planche précédente. J'appellerai aussi l'attention sur les parties faiblement ombrées qui sont en dedans et en dehors de la partie antérieure de l'œil, et qui semblent lier cet organe aux bords de l'orbite. Ce sont les faisceaux tendineux des muscles droits interne et externe que j'ai décrits d'après Ténon.

PLANCHE 4.

Position que prend l'œil quand on exerce une traction sur le muscle grand oblique.

Cette position est celle où la cornée regarde en bas et en dehors; mais comme le muscle grand oblique porte aussi l'œil en avant, ce qui amène l'écartement des paupières, on voit que du côté où la traction est exercée sur le muscle grand oblique, l'œil paraît beaucoup plus grand que du côté opposé où l'on a représenté l'œil dans l'état normal.

PLANCHE 5.

Position que prend l'œil quand on exerce une traction sur le muscle petit oblique.

Dans ce dessin le petit oblique est coupé à son insertion orbitaire; un fil est attaché à l'extrémité libre du muscle et tire dans la direction de ses fibres. Pour tirer dans cette direction, on est obligé d'enlever le nez par une coupe verticale.

On voit que lorsqu'on tire sur le petit oblique, la pupille se porte en haut et en dehors, et que l'œil est en même temps entraîné en avant, comme le fait voir l'écartement des paupières.

En comparant les deux planches où j'ai fait représenter l'action des muscles grand et petit obliques, on voit que ces deux muscles se réunissent pour porter l'œil en devant et en dehors; leur action commune pour entraîner l'œil dans ce dernier sens, explique ce fait tant de fois observé, mais resté jusqu'à présent sans explication, savoir : la difficulté de faire cesser le strabisme en dehors, en coupant seulement le muscle droit externe.

PLANCHE 6.

Opération du strabisme.

L'opération que j'ai représentée ici est faite d'après le procédé que j'ai décrit, page 117; on voit qu'elle peut s'exécuter avec deux dilatateurs des paupières, deux pinces et un petit bistouri. Pour se faire une idée juste de l'élévateur de la paupière supérieure, qui est vu ici de face, il faut consulter la figure 2 de la planche 9. Une pince à ressort entraîne l'œil vers l'angle externe, et une pince sans ressort saisit et soulève le muscle droit interne ;

ce muscle est éloigné par ce soulèvement de la sclérotique, et il peut être coupé, le tranchant du ténotome étant dirigé obliquement en arrière et en dedans, et non entre le globe oculaire (1).

PLANCHE 7.

Premier temps de l'opération de la myopie, suivant la méthode de l'auteur.

Cette opération consiste à couper le muscle petit oblique à son insertion orbitaire, en faisant pénétrer le myotome à travers une piqûre faite au milieu de la paupière inférieure et au niveau du rebord orbitaire.

On voit dans cette planche la manière dont le doigt indicateur gauche sert à marquer le point précis dans lequel le myotome doit piquer la peau, et l'on peut se faire une idée de la direction dans laquelle on doit l'enfoncer, en tenant sa pointe appuyée contre la paroi inférieure de l'orbite.

PLANCHE 8.

Deuxième temps de l'opération de la myopie, tel qu'on pourrait le voir, si le muscle petit oblique était mis à découvert.

On voit dans la figure première de cette planche comment le myotome qui sert à couper le muscle petit oblique accroche celui-ci à son insertion orbitaire, et comment il peut le couper, lorsque le tranchant de sa lame est ramené jusqu'au dessous de la peau.

On doit remarquer aussi que dans ce deuxième temps de l'opération, le manche de l'instrument s'est abaissé jusqu'à ce que sa lame ait une direction horizontale, parallèle au plan de la paroi inférieure de l'orbite.

(1) Tous les instruments qui sont représentés dans les planches annexées à cet ouvrage se trouvent chez M. Jance, quai Villeroi, 2, à Lyon.

PLANCHE 9.

Opération de la cataracte par extraction, modifiée par l'emploi de quelques-uns des procédés mis en usage dans l'opération du strabisme.

On voit qu'en pratiquant l'opération de la cataracte ainsi modifiée, les paupières sont écartées avec les mêmes dilatateurs, que l'œil est fixé avec la même pince que dans l'opération du strabisme, et que le kératotome peut couper la cornée sans que celle-ci exécute le moindre mouvement et se dérobe un seul instant aux yeux de l'opérateur.

Fig. 2. Instrument de l'auteur destiné à élever la paupière supérienre.

PLANCHE 10.

Aponévroses du muscle génio-glosse et des parties environnantes.

Dans la préparation que représente cette planche, tous les muscles de la région sus-hyoïdienne ont été enlevés, ainsi que les muscles génio-glosses, les glandes sous-maxillaires et sous-linguales.

La cavité allongée que l'on voit entre la partie moyenne de la mâchoire inférieure et l'os hyoïde est destinée à contenir le muscle génio-glosse ; elle est tapissée par une membrane aponévrotique dont on voit les deux feuillets latéraux ; l'aponévrose triangulaire qui s'attache près de chacun des angles de la mâchoire inférieure, est celle qui sépare la glande parotide de la glande sous-maxillaire.

Enfin, il existe un intervalle triangulaire situé de chaque côté entre la mâchoire qui est placée en dehors, l'aponévrose du génio-glosse qui est en dedans, et l'aponévrose de séparation de la parotide et de la glande sous-maxillaire, qui est en arrière. C'est au fond de cet intervalle triangulaire que se voit l'aponévrose qui double la membrane muqueuse de la bouche, et qui va de la mâchoire inférieure à la langue.

PLANCHE 11.

Opération du bégaiement suivant la méthode de l'auteur.

Cette opération consiste à couper le muscle génioglosse en faisant pénétrer le ténotome au dessous du menton. La Fig. 1 donne une idée très-nette de cette opération. L'instrument représenté dans la Fig. 2 est introduit à travers la piqûre faite sur la ligne moyenne, en arrière de la mâchoire inférieure; on le pousse jusqu'à ce qu'il pénètre au dessous de la membrane muqueuse de la bouche. Le doigt indicateur gauche placé derrière les dents incisives, sent l'extrémité de cet instrument et aide à le diriger dans les diverses sections que j'ai décrites à la page 384 et suiv.

PLANCHE 12.

Divers degrés du pied bot poplité interne.

Figure 1. Premier degré. Celui où le pied ayant conservé sa forme normale est étendu sur la jambe.

Fig. 2. Deuxième degré. Celui où la flexion de l'avant-pied sur l'arrière-pied se joint à l'élévation du talon.

Fig. 3. Troisième degré. Celui qui, à l'élévation du talon, à la flexion de l'avant-pied sur l'arrière-pied, caractères du 2e degré, joint l'adduction de l'avant-pied sur l'arrière-pied.

Fig. 4. Quatrième degré. Celui où les caractères du 3e degré sont portés au plus haut point de développement et s'accompagnent du renversement du talon en dedans. Le point de vue auquel ce dessin a été pris n'a pas permis de représenter cette dernière disposition.

Fig. 5. Cinquième degré. On voit dans cette figure tous les caractères du 4e degré ; mais le pied, au lieu d'appuyer sur son bord externe, repose un peu sur la partie supérieure du 5e métartasien qui est refoulé par le poids du corps contre le centre de la plante du pied.

La 6e figure n'est que la reproduction du pied bot poplité interne du 5e degré vu par sa partie externe. Je l'ai ajouté aux autres, pour montrer que dans le 5e degré qui semble un varus simple, le talon est réellement élevé ; la ligne A B représente la direction du calcanéum, et l'on voit que si le pied tout entier était dans cette direction, il serait extrêmement étendu sur la jambe. J'ai voulu donner par là une idée de la manière dont il faut examiner les varus pour s'assurer qu'ils sont constamment compliqués d'équinisme.

PLANCHE 13.

Divers degrés du pied bot poplité externe.

Fig. 1. Premier degré du pied bot poplité externe ou pied plat.

Fig. 2. Deuxième degré, constitué par le pied plat renversé en dehors. Il faut un peu d'attention pour voir que lorsque le pied se présente comme on le voit dans la fig. 2, il est renversé en dehors et que son bord externe est un peu relevé. Cette figure 2 n'est pas celle que j'avais en vue dans la description que j'en ai donnée, pag. 469.

Fig. 3. Troisième degré du pied bot poplité externe. Ce 3e degré est celui où au pied plat renversé en dehors, c'est-à-dire à la difformité du 2e degré, se joint l'abduction de l'avant-pied sur l'arrière-pied ; l'angle saillant qu'on observe au niveau du scaphoïde, provient de cette abduction.

Fig. 4. Dans cette figure, empruntée à M. Duval, on voit que l'avant-pied est renversé sur le dos du pied, ce qui rend la face supérieure de celui-ci concave. Ce renversement que nous avons dit être le caractère propre du 4e degré, est combiné avec l'élévation du bord externe du pied et l'abduction de l'avant-pied sur l'arrière-pied.

Fig. 5. Cinquième degré. La figure qui le représente, empruntée à l'ouvrage de M. Scoutteten sur les pieds bots, montre toutes les lésions du 4e degré réunies à l'abaissement du talon et par suite à l'élévation de la plante du pied.

Fig. 6. J'ai reproduit ici le dessin que M. Duval a donné du talus simple, afin de faire connaître une des difformités que la théorie que j'ai développée sur la formation des pieds bots, me conduit à ne pas admettre. A ce que j'ai dit sur ce sujet, page 473, j'ajouterai que ce n'est pas à la suite de l'histoire d'un malade que M. Duval a publié cette figure, et que celle-ci n'ayant été faite que pour donner une idée du talus, n'a sûrement pas été dessinée d'après nature.

PLANCHE 14.

Torticolis chronique avant et après le traitement.

J'ai représenté dans cette planche un jeune homme de 18 ans affecté de torticolis chronique ; on peut juger par la figure 1 des symptômes du torticolis chronique, et par la figure 2 des changements satisfaisants mais incomplets qu'a produits la section des deux faisceaux du sterno-mastoïdien. On voit comment la persistance de l'atrophie de la face met à un certain âge un obstacle insurmontable au rétablissement complet de la forme normale.

PLANCHE 15.

Luxation spontanée du tibia sur le fémur et appareil pour le redressement du genou.

La Fig. 1 représente une luxation spontanée du tibia en arrière et en dehors. J'ai eu surtout pour but de faire voir la position dans laquelle cette luxation se produit, et de mettre sous les yeux du lecteur le dessin des cas dans lesquels on ne doit pas tenter le redressement du genou.

La Fig. 2 représente l'appareil que j'emploie pour redresser les genoux. On voit que le genou n'est pas soutenu en arrière et que le membre par son propre poids tend à se redresser. Ce redressement est aidé par la traction qu'un tourniquet permet d'exercer sur la botte qui saisit le pied et par l'espèce de calotte placée au devant du genou contre lequel on la fait presser plus ou moins à l'aide d'une courroie. Les deux planches, dont une est abaissée pour laisser voir le membre et l'appareil, sont destinées, quand elles sont relevées l'une et l'autre, à empêcher que le genou ne se renverse en dedans ou en dehors.

PLANCHE 16.

Fracture de jambe non consolidée avant et après l'opération.

La fracture dont on voit ici le dessin est celle dont j'ai rapporté l'observation à la page 619 et qui ne put être redressée qu'après la section du tissu fibreux intermédiaire aux fragments et celle des tendons du trijumeau, du jambier postérieur, du fléchisseur du gros orteil et du fléchisseur commun des orteils.

TABLE DES MATIÈRES.

§ 1.

§ 2.

§ 3.

§ 4.

CHAPITRE II.

CHAPITRE III.

§ 1.

§ 2.

§ 3.

§ 4.

§ 5.

§ 6.

TROISIÈME PARTIE.

CHAPITRE PREMIER.

CHAPITRE II.

§ 1.

§ 2.

§ 3.

CHAPITRE III.

QUATRIÈME PARTIE.

CINQUIÈME PARTIE.

SIXIÈME PARTIE.

CHAPITRE PREMIER.

CHAPITRE II.

CHAPITRE III.

SEPTIÈME PARTIE.

CHAPITRE PREMIER.

§ 3.

CHAPITRE II.

CHAPITRE III.

§ 1.

§ 2.

§ 3.

§ 4.

HUITIÈME PARTIE

Article Premier.

Article II.

§ 1.

§ 2.

§ 3

Article III.

Article IV.

NEUVIÈME PARTIE.

CHAPITRE PREMIER.

CHAPITRE II.

DIXIÈME PARTIE

CHAPITRE PREMIER.

CHAPITRE II.

ONZIÈME PARTIE.

§ 1.

§ 2.

FIN DE LA TABLE.

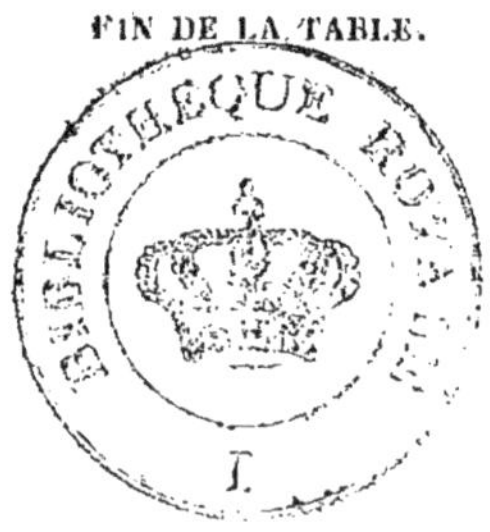

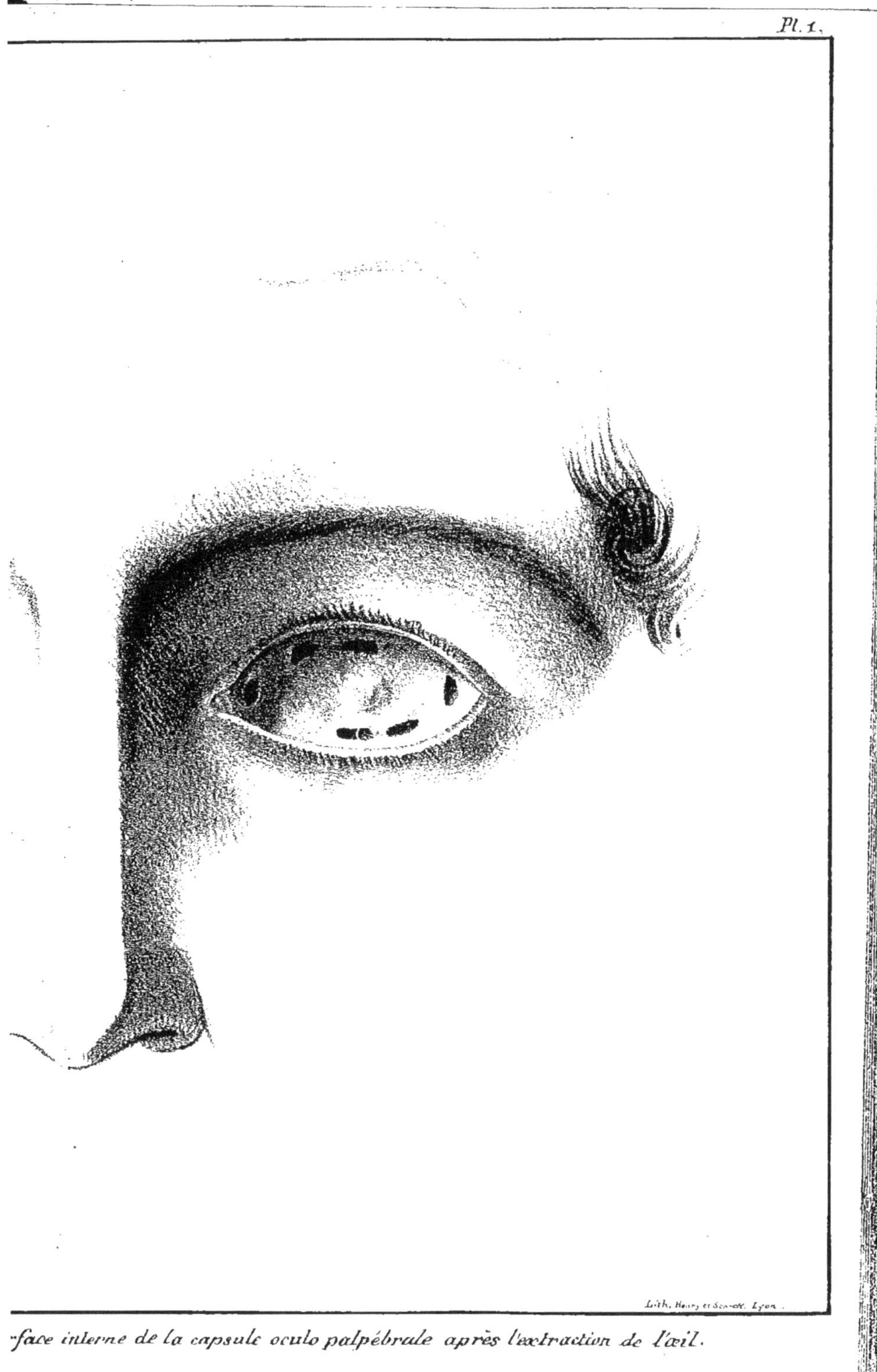

-face interne de la capsule oculo palpébrale après l'extraction de l'œil.

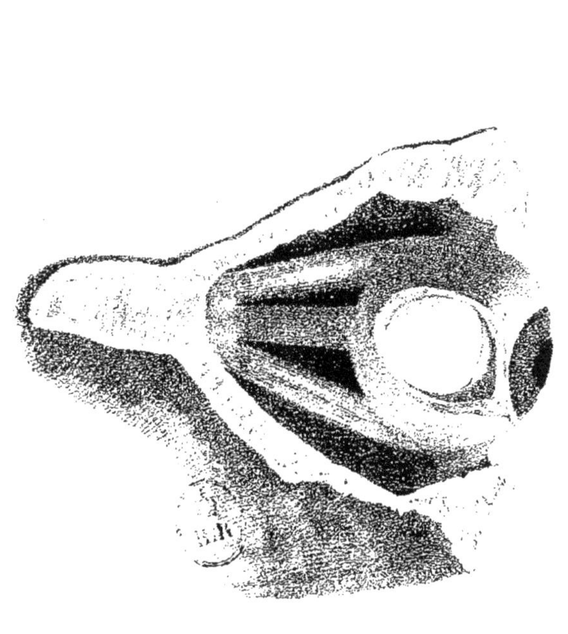

Lith. Henry et Stan.

Coupe perpendiculaire de l'orbite destinée à montrer la partie externe de la capsule.

Pl. 3.

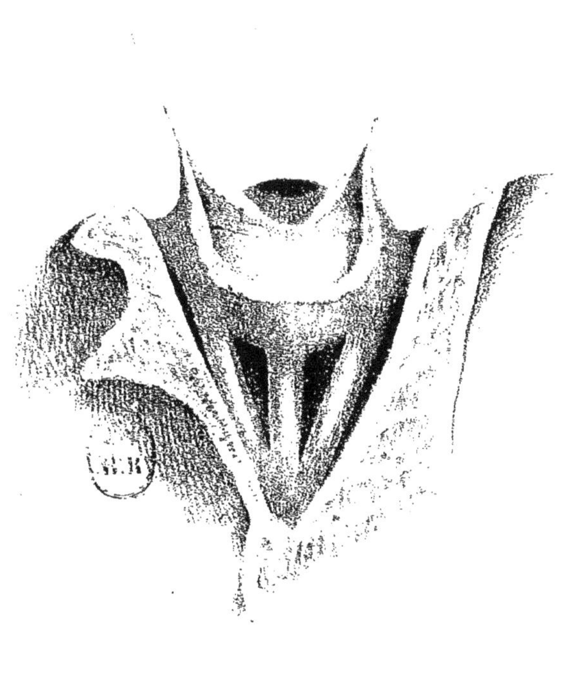

Lith. H...

...pe transversale de l'orbite destinée à montrer la partie supérieure de la capsule.

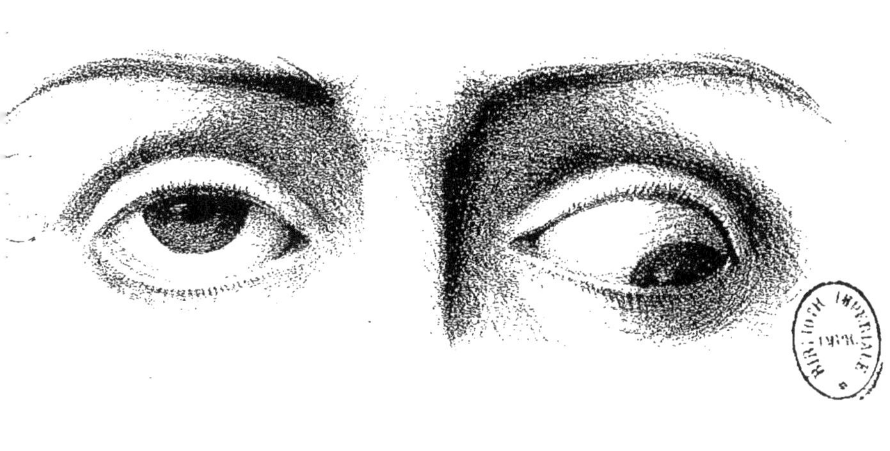

Position que prend l'œil quand on exerce une traction sur le muscle grand oblique.

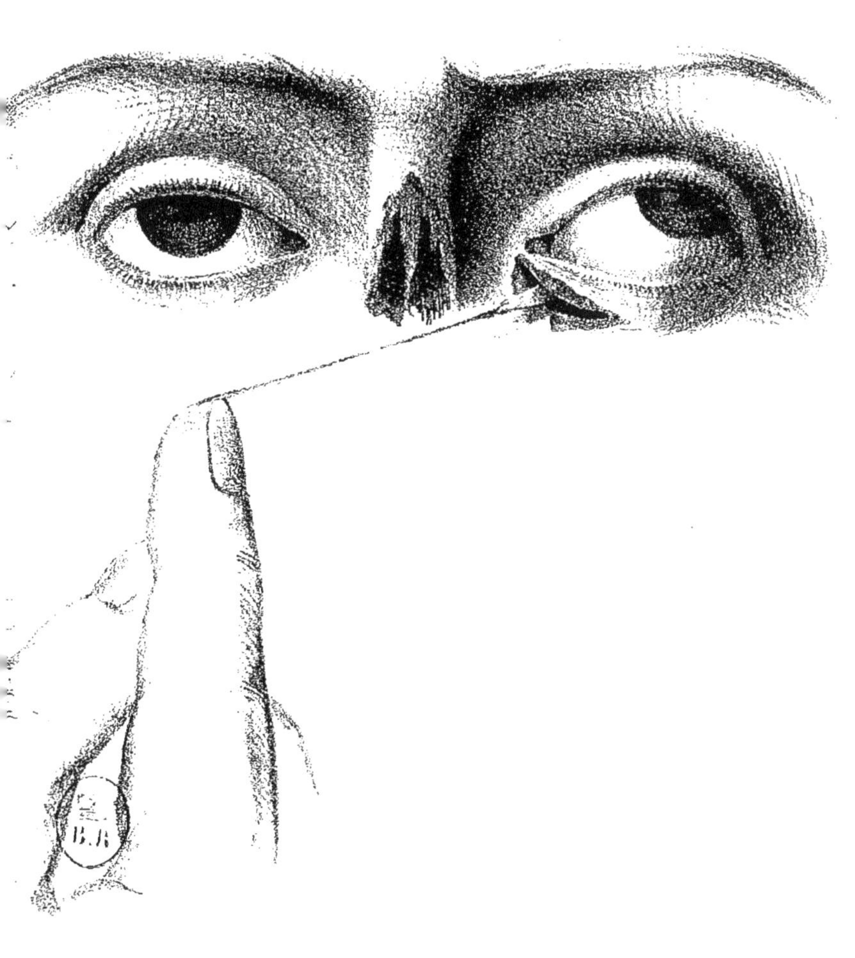

…osition que prend l'œil quand on exerce une traction sur le muscle petit oblique.

Pl. 6.

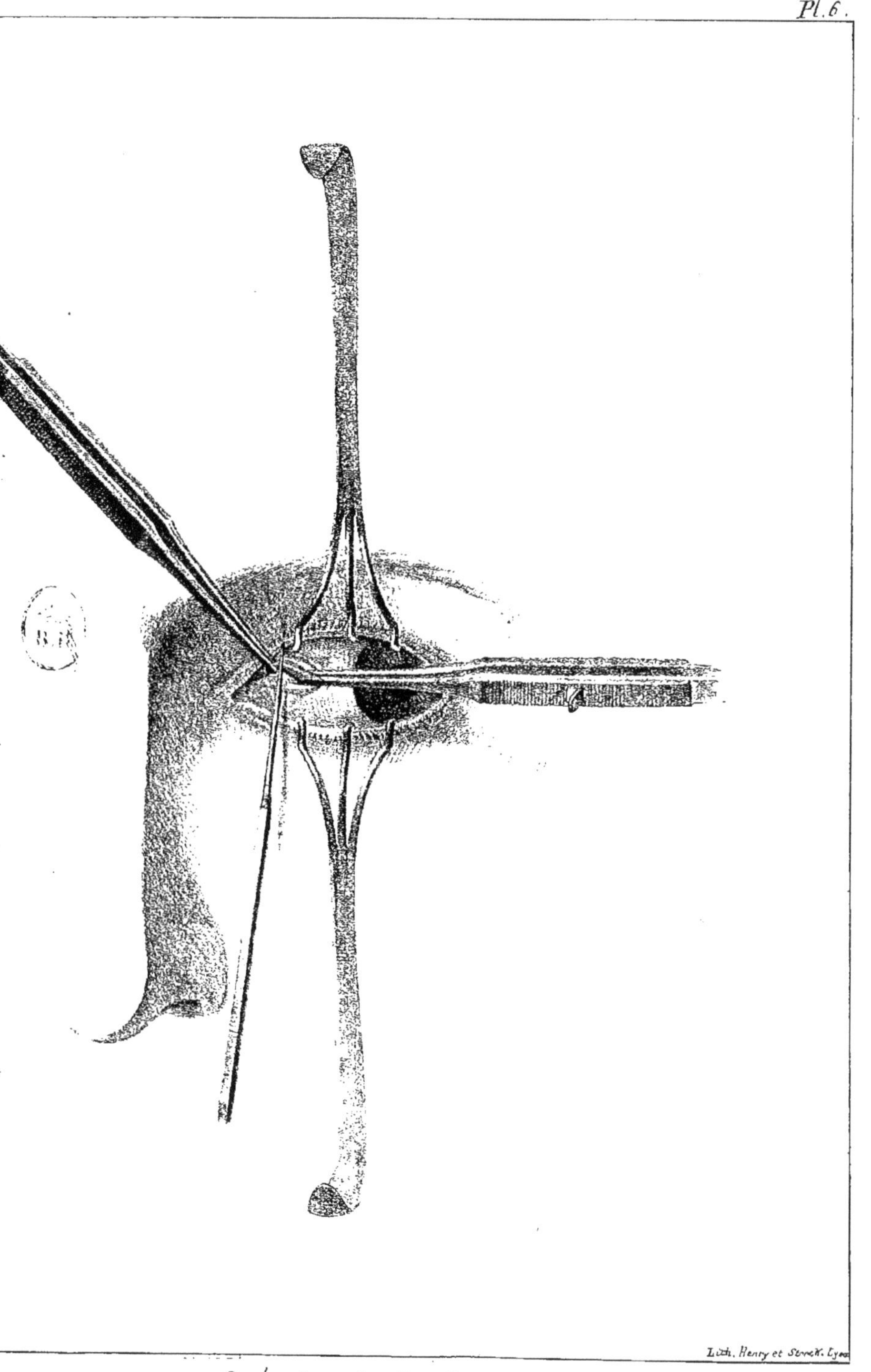

Opération du Strabisme.

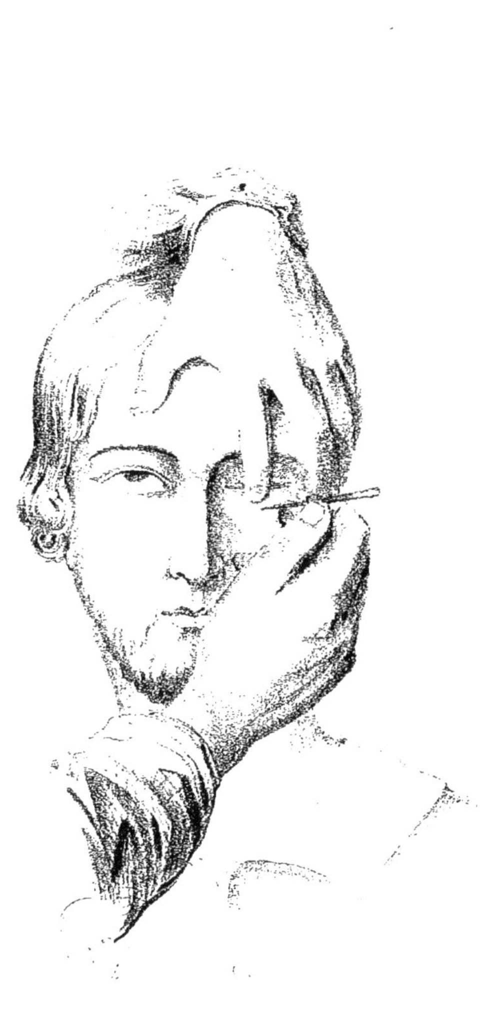

Premier temps de l'opération de la Myopie suivant la méthode de l'auteur.

Pl. 8.

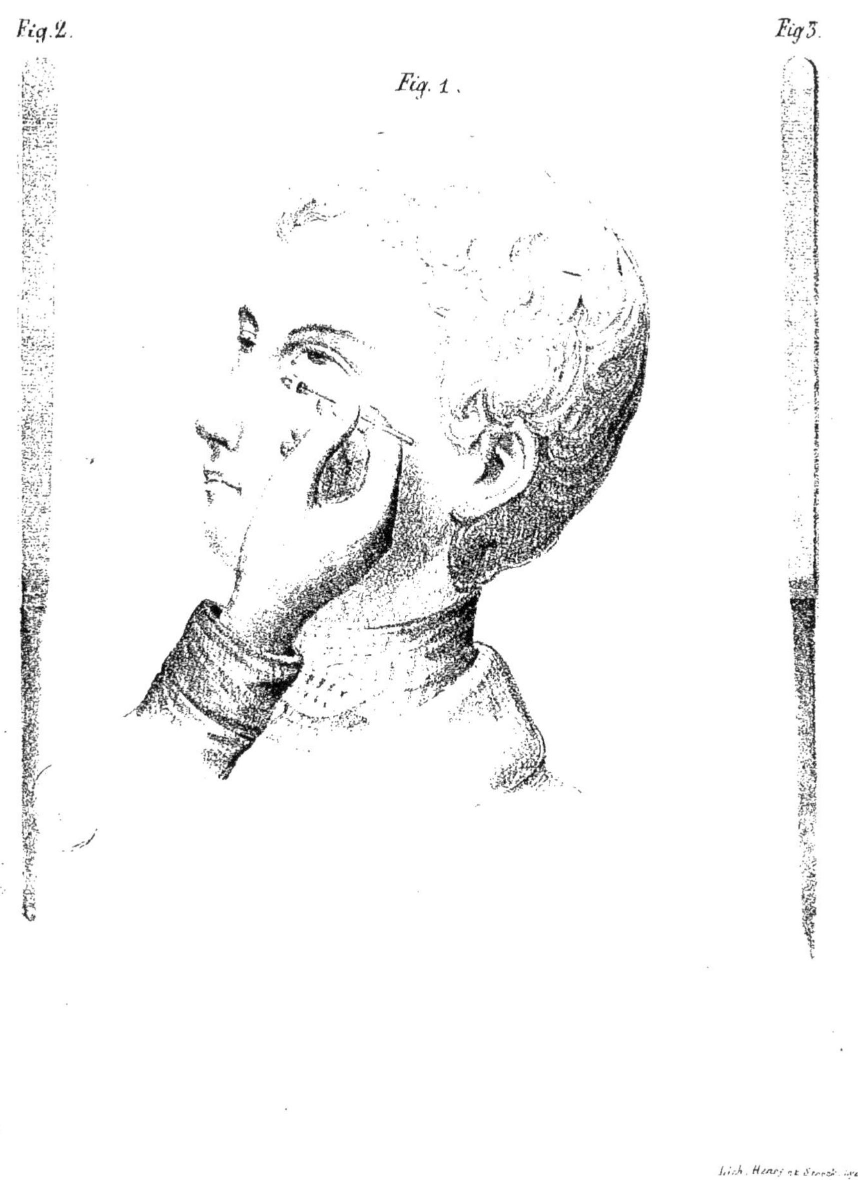

euxième temps de l'opération de la Myopie, tel qu'on pourrait le voir, si le muscle petit oblique était mis à découvert.

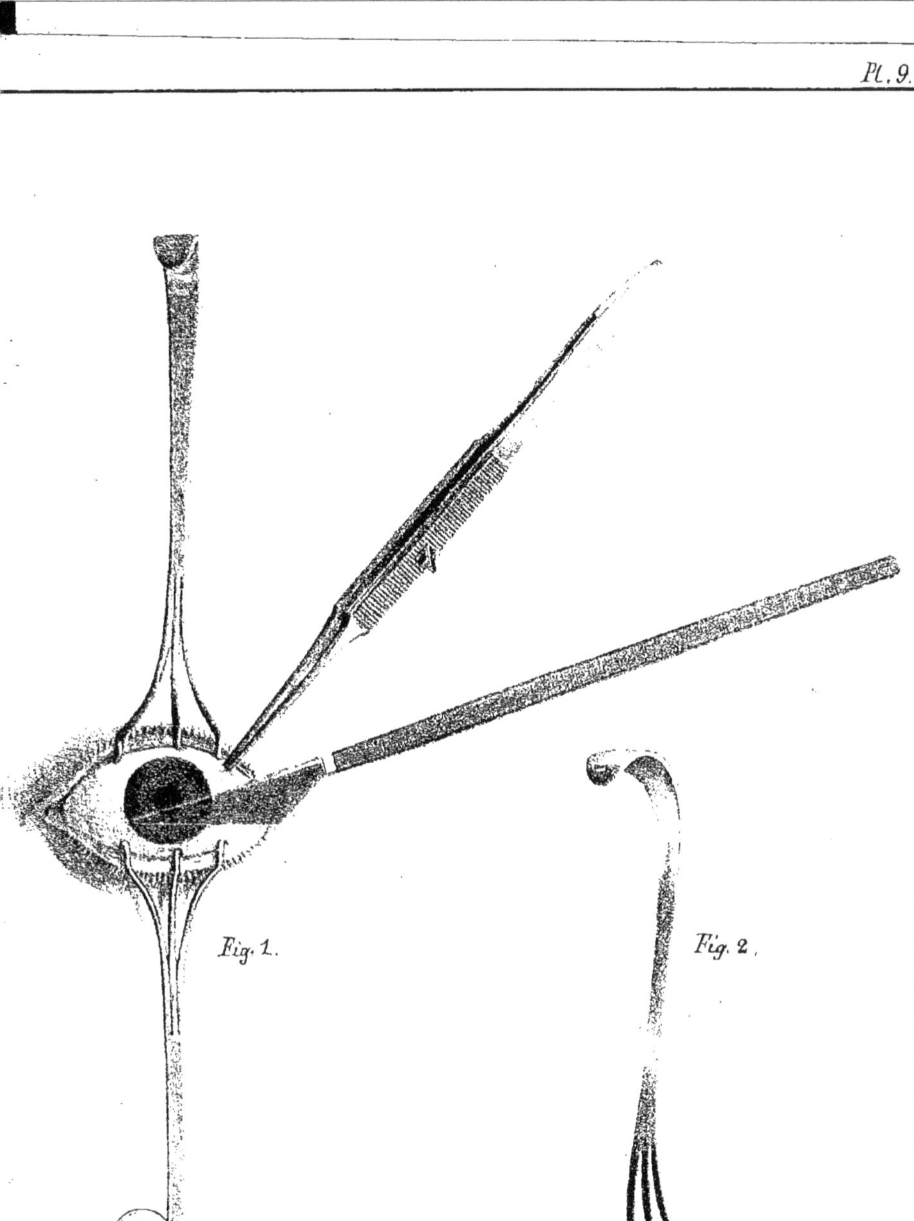

…ération de la cataracte par extraction modifiée par l'emploi de quelques uns des procédés mis en usage dans l'opération du strabisme.

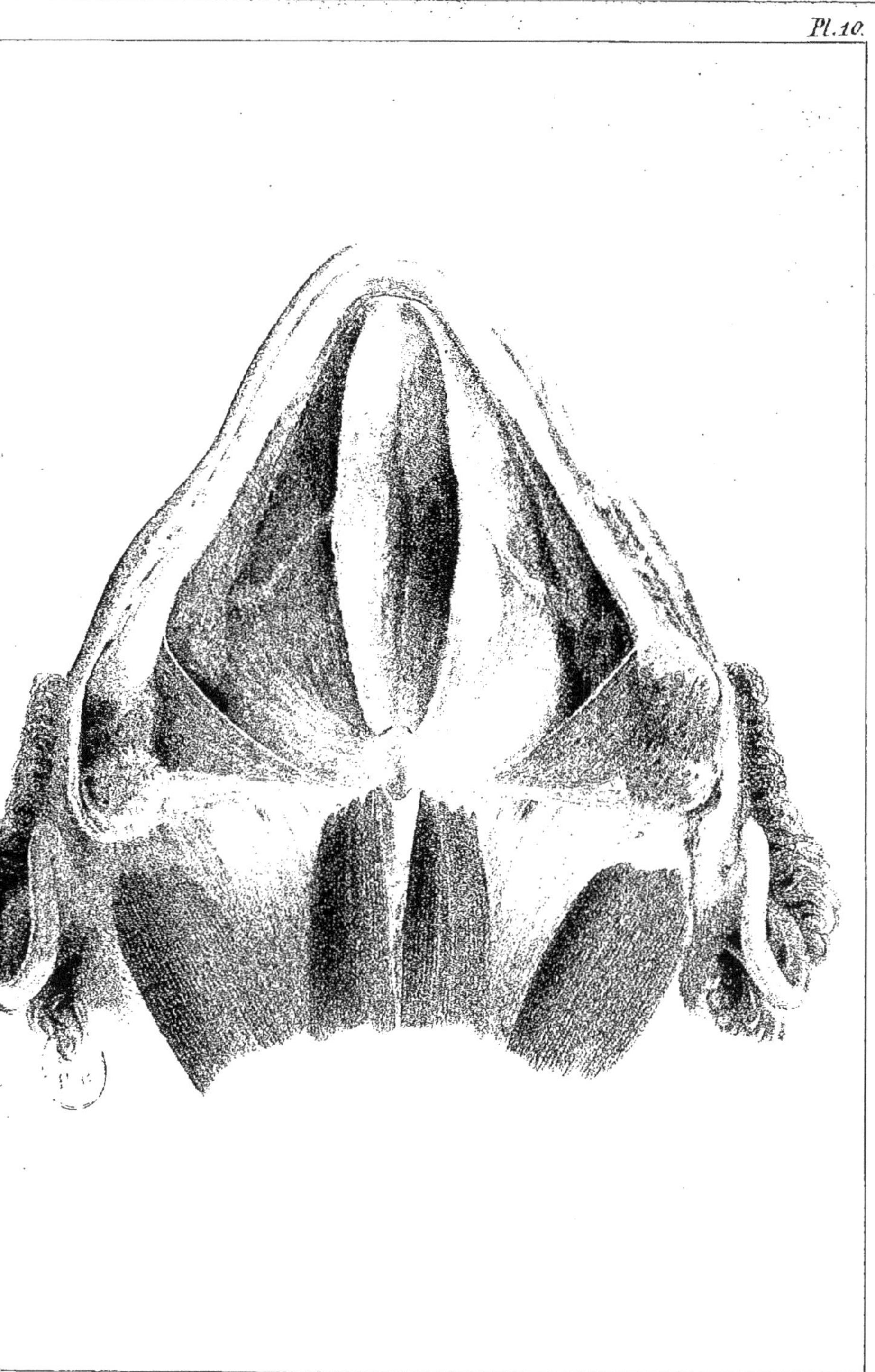

Aponévroses du muscle Génioglosse et des parties environnantes.

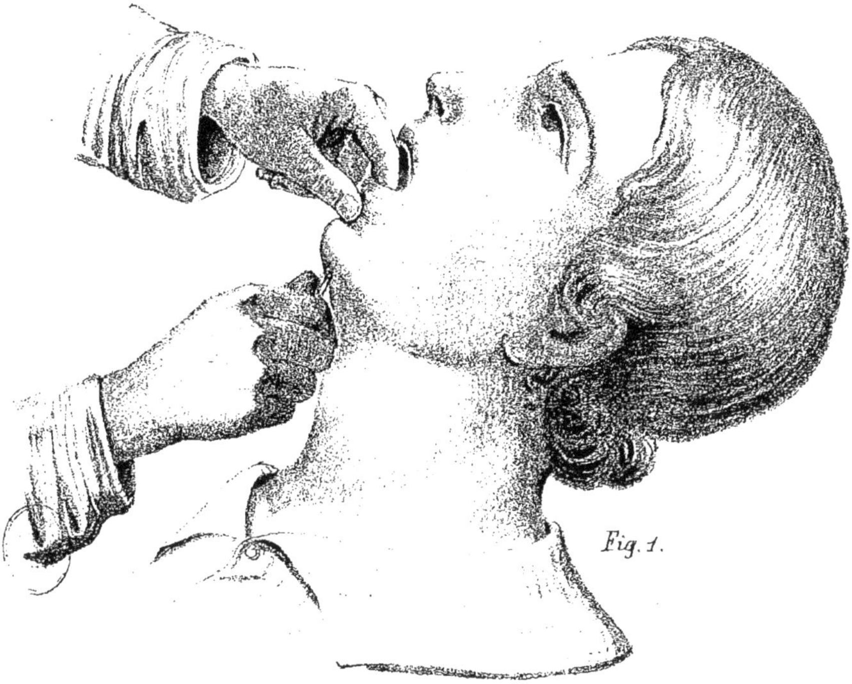

Pl. 11

Fig. 1.

Fig. 2.

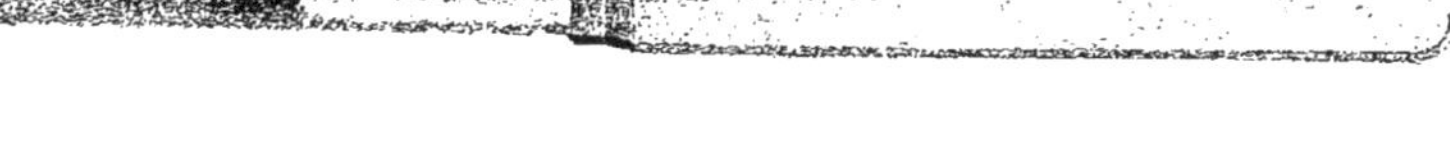

Lith. Henry et Storck Lyon

Opération du Bégaiement suivant la méthode de l'auteur.

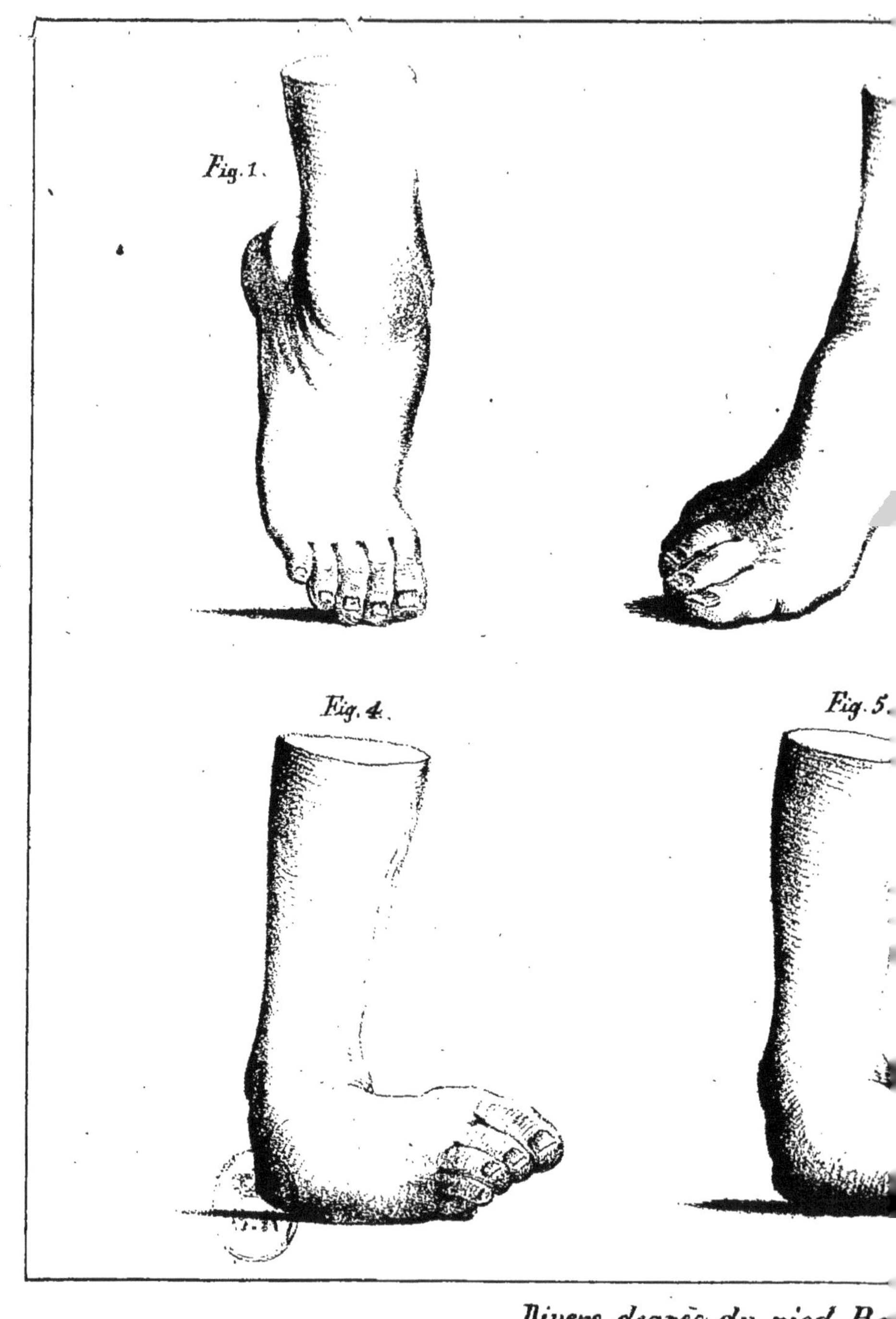

Divers degrés du pied Bo

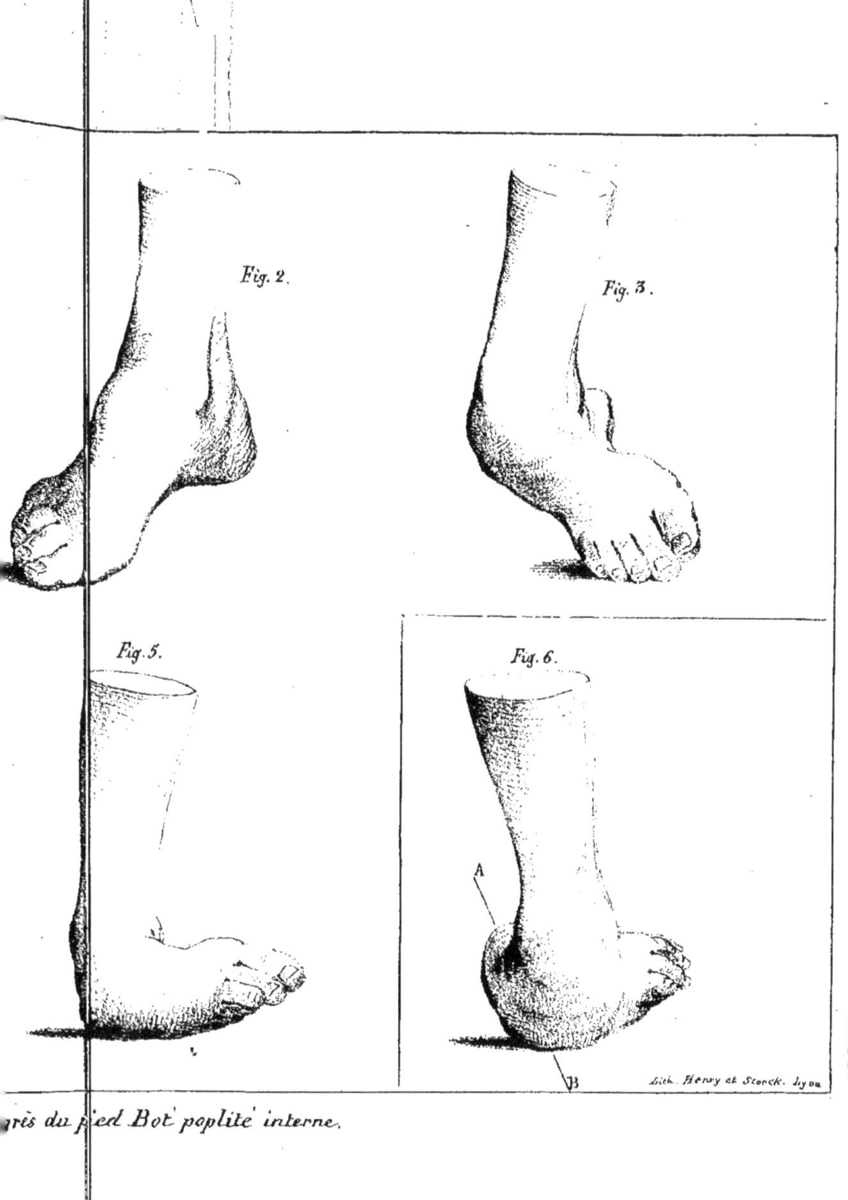

…grès du pied Bot poplité interne.

Pl. 12.

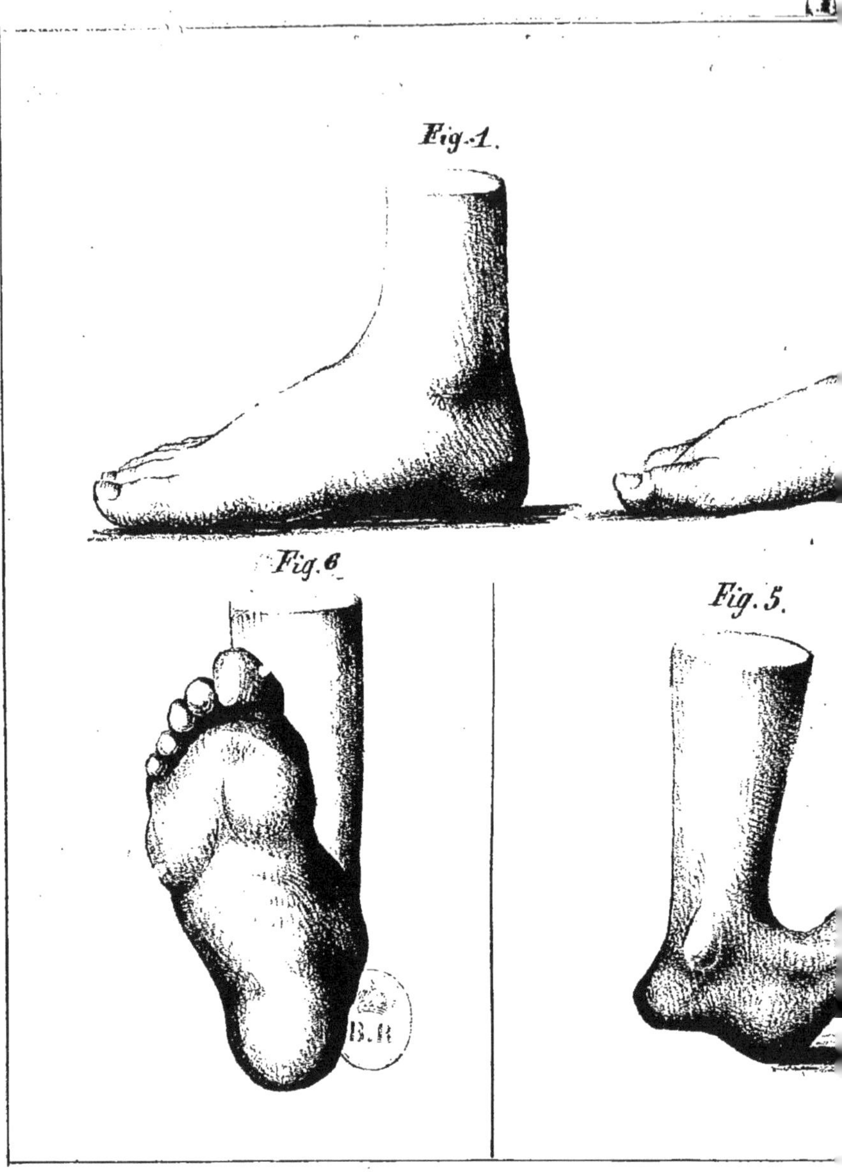

Divers degrés du pied Bo

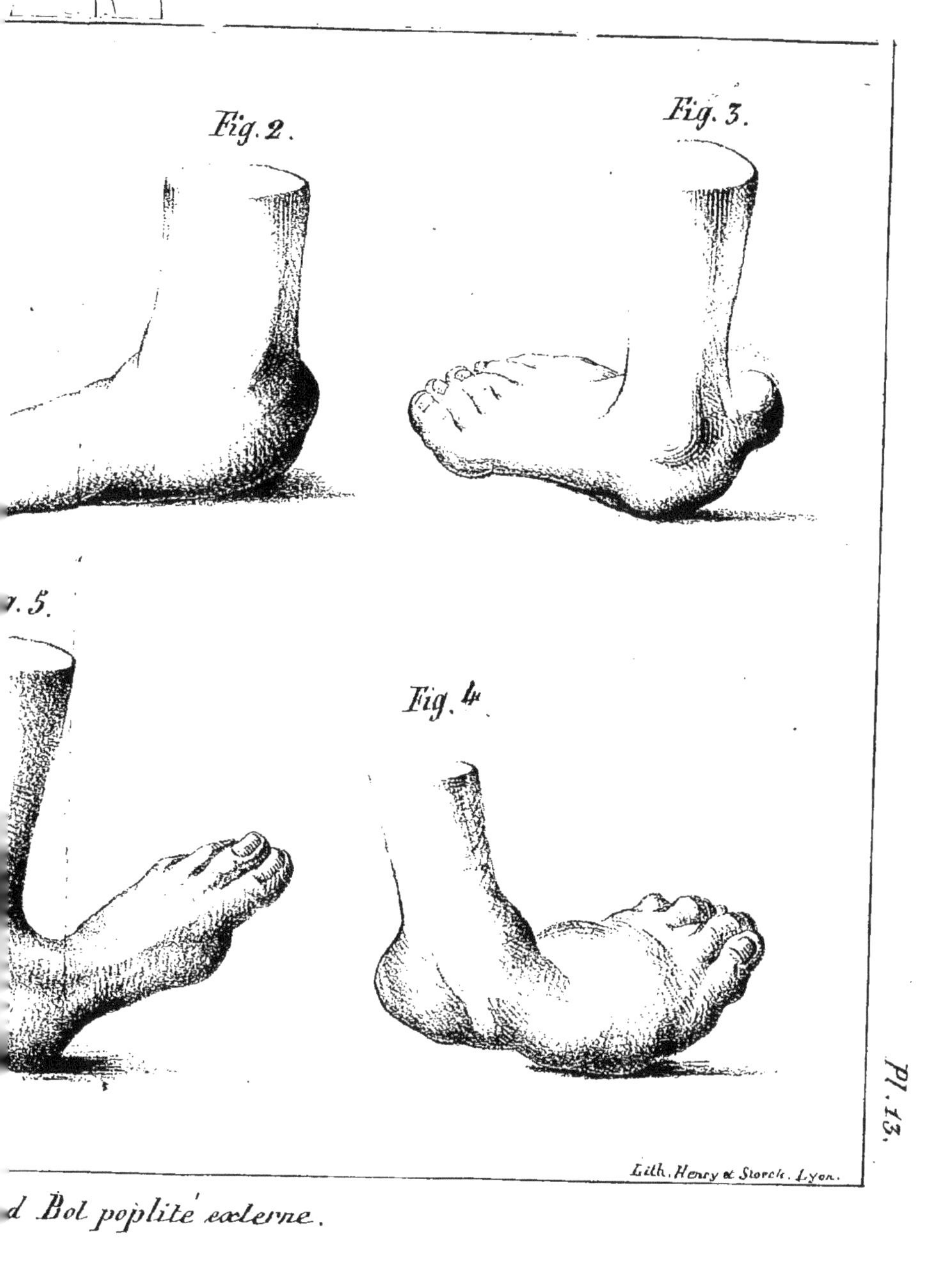

d Bol poplité externe.

Pl. 14.

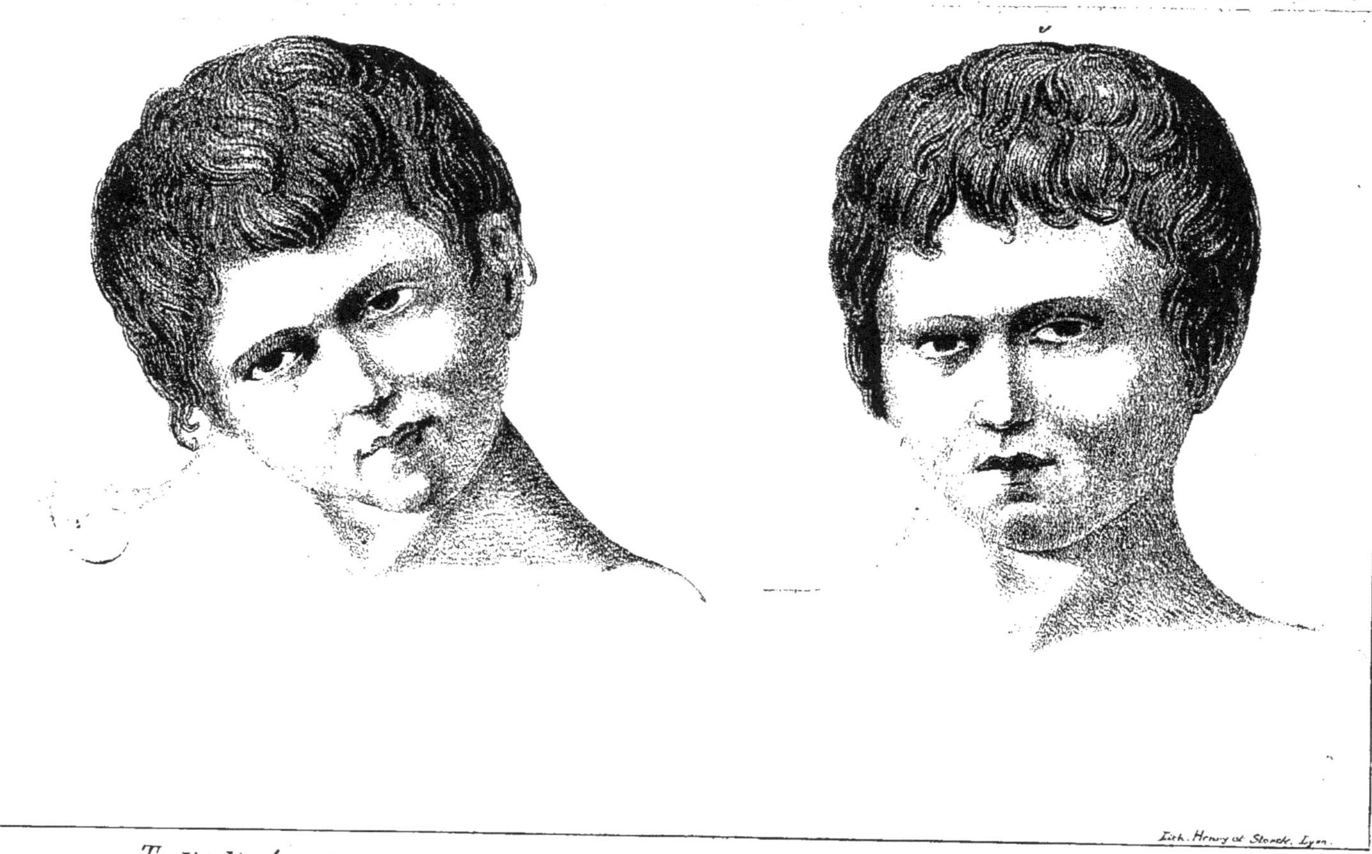

Lith. Henry et Storck, Lyon.

Torticolis chronique avant et après la section du Sterno Mastoïdien.

Lith. Henry et Storck, Lyon.

'a jambe datant de deux années avant et après la section des tendons.

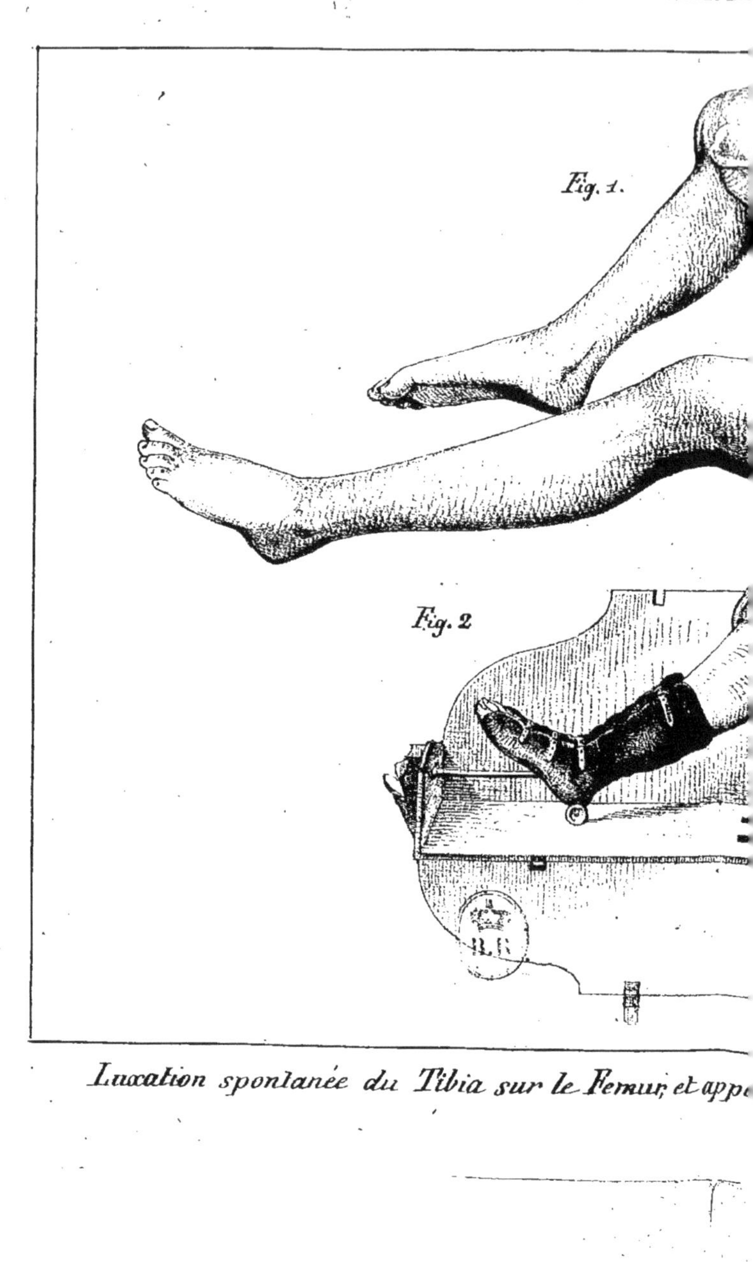

Luxation spontanée du Tibia sur le Femur, et app

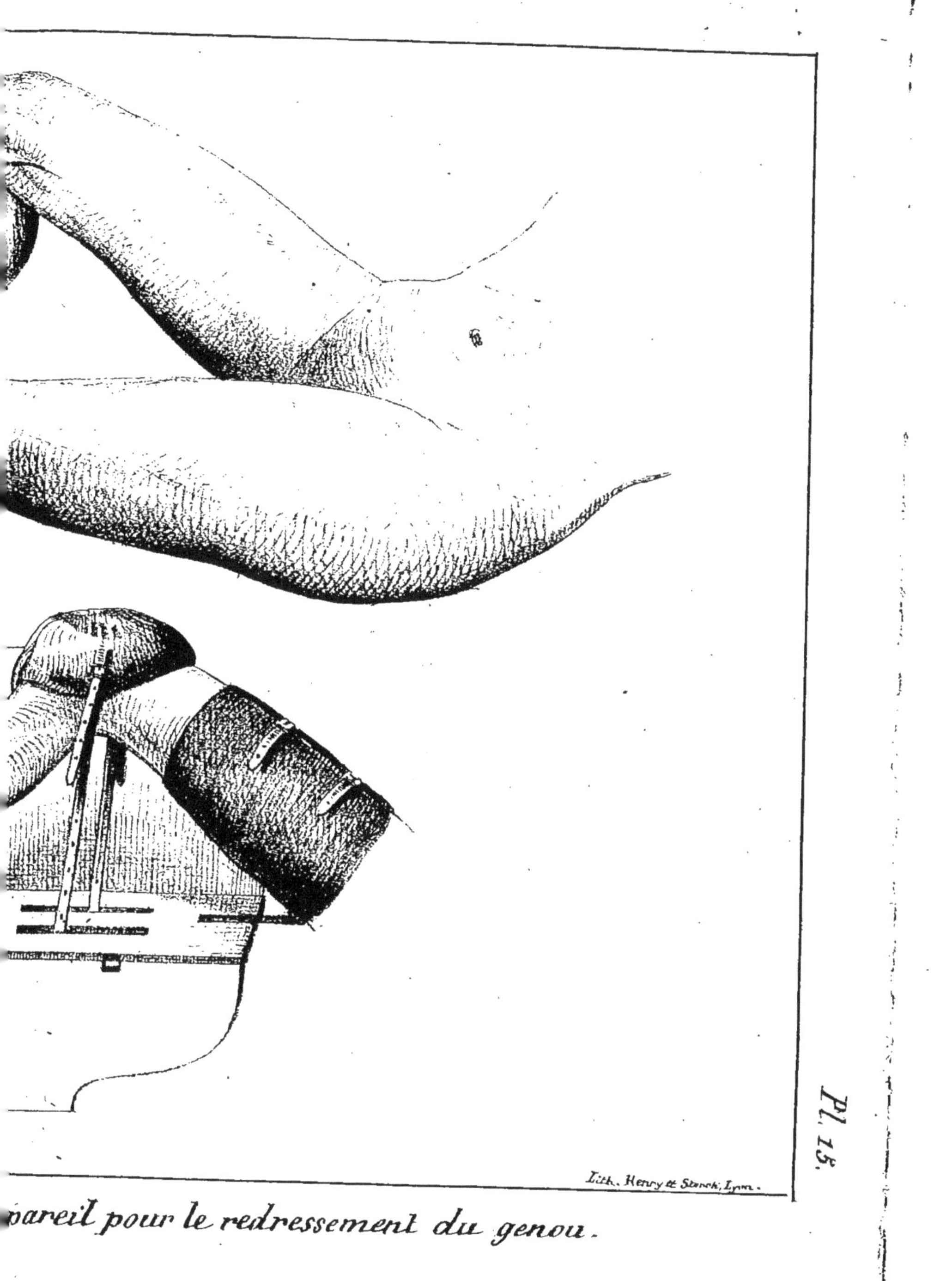

pareil pour le redressement du genou.

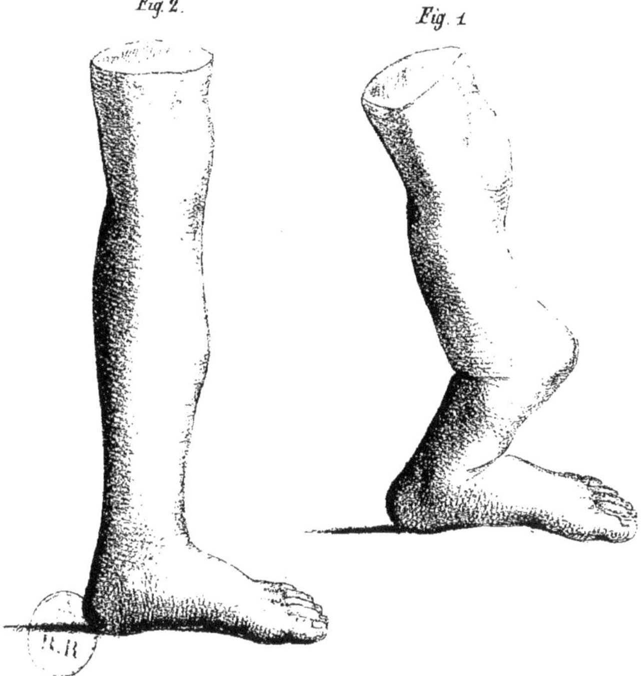

Lith. Henry et Storck. Lyon.

de la jambe datant de deux années avant et après la section des tendons.

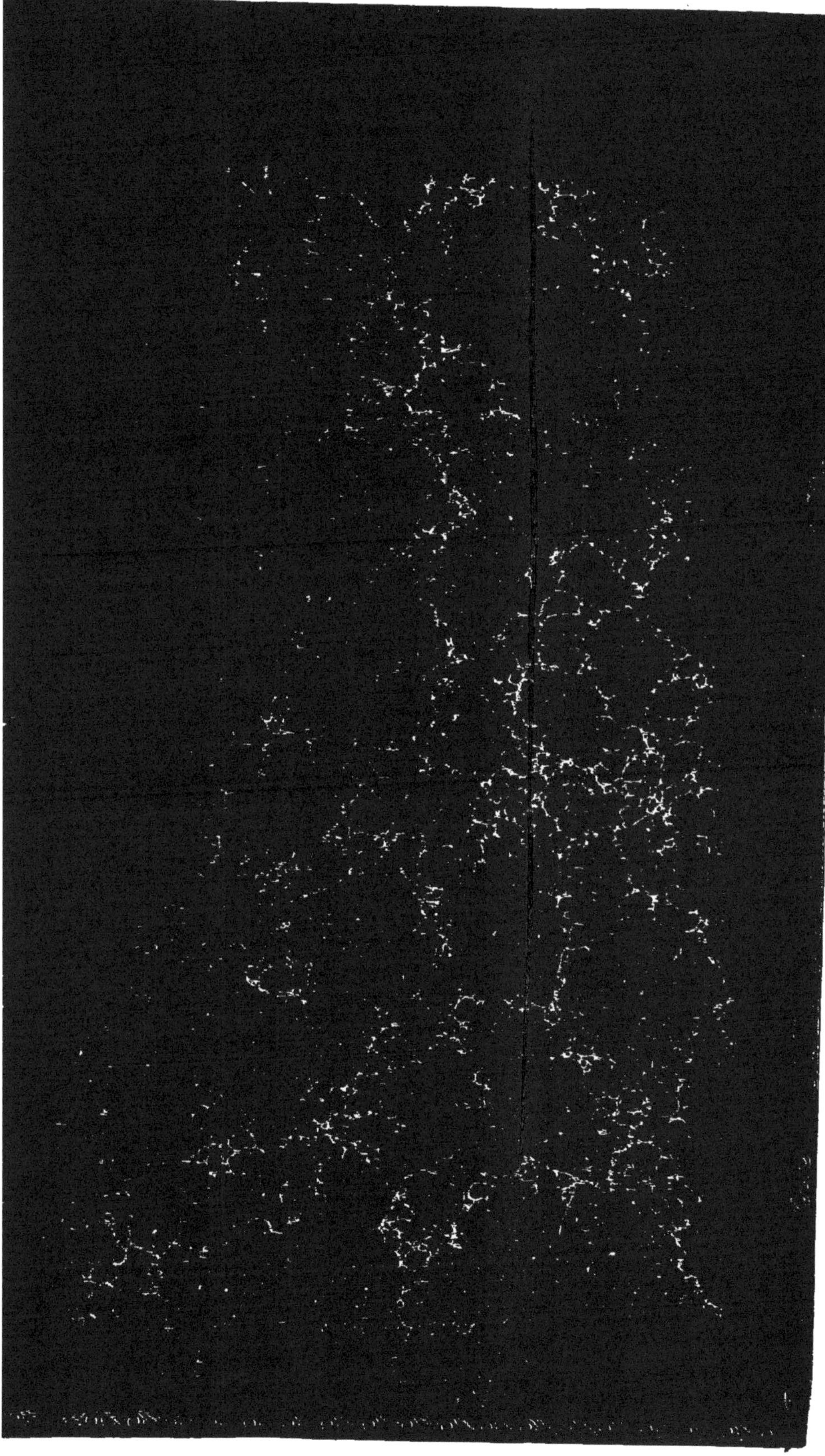

www.ingramcontent.com/pod-product-compliance
Ingram Content Group UK Ltd.
Pitfield, Milton Keynes, MK11 3LW, UK
UKHW020253230726
13925UKWH00001B/26

9 782013 618762